Einstelltechniken
in der Traumatologie

Einstelltechniken in der Traumatologie

Karin-Christa Lutz

1035 Abbildungen
129 Tabellen

1992

Georg Thieme Verlag · Stuttgart · New York

Lutz, Karin-Christa,
MTAR, ltd. MTAR in der Röntgenabteilung
der Chirurgischen Universitäts-Klinik
Krankenhausstraße 12
8520 Erlangen

Die Deutsche Bibliothek – CIP-Einheitsaufnahme

Lutz, Karin-Christa:
Einstelltechniken in der Traumatologie / Karin-
Christa Lutz. – Stuttgart ; New York : Thieme, 1992

Wichtiger Hinweis:

Wie jede Wissenschaft ist die Medizin ständigen
Entwicklungen unterworfen. Forschung und klini-
sche Erfahrung erweitern unsere Erkenntnisse, ins-
besondere was Behandlung und medikamentöse
Therapie anbelangt. Soweit in diesem Werk eine
Dosierung oder eine Applikation erwähnt wird, darf
der Leser zwar darauf vertrauen, daß Autoren, Her-
ausgeber und Verlag große Sorgfalt darauf ver-
wandt haben, daß diese Angabe dem Wissensstand
bei Fertigstellung des Werkes entspricht.

Für Angaben über Dosierungsanweisungen und
Applikationsformen kann vom Verlag jedoch keine
Gewähr übernommen werden. Jeder Benutzer ist
angehalten, durch sorgfältige Prüfung der Beipack-
zettel der verwendeten Präparate und gegebenenfalls nach Konsultation eines Spezialisten festzustel-
len, ob die dort gegebene Empfehlung für Dosierun-
gen oder die Beachtung von Kontraindikationen ge-
genüber der Angabe in diesem Buch abweicht. Eine
solche Prüfung ist besonders wichtig bei selten verwendeten Präparaten oder solchen, die neu auf den
Markt gebracht worden sind. Jede Dosierung oder
Applikation erfolgt auf eigene Gefahr des Benut-
zers. Autoren und Verlag appellieren an jeden Benutzer, ihm etwa auffallende Ungenauigkeiten dem
Verlag mitzuteilen.

© 1992 Georg Thieme Verlag
Rüdigerstraße 14, D-7000 Stuttgart 30
Printed in Germany
Satz: Gulde-Druck GmbH, Tübingen
gesetzt auf Linotype System 4 (300 LTC)
Druck: Grammlich, Pliezhausen

ISBN 3-13-770501-0   1 2 3 4 5 6

Vorwort

In meiner 20jährigen Tätigkeit mit Unfallpatienten habe ich immer wieder die Erfahrung gemacht, daß viele Standard-Einstelltechniken (ET) bei verletzten Patienten gar nicht oder nur in veränderter Form angewandt werden können. Diese praktischen Erfahrungen, die ich bisher nur in Fortbildungskursen weitergeben konnte, liegen jetzt in Buchform vor.

Mein Buch zeigt besonders angefertigte Alternativeinstellungen, die auch unter erschwerten Bedingungen Resultate liefern, die der Standardeinstellung entsprechen. Es beschreibt zusätzlich alle für den traumatisierten Patienten erforderlichen Standard- und Spezial-Einstelltechniken für besondere Fragestellungen. In den Abschnitten „ET-Wahl vor und nach Reposition" werden Einstelltechniken vorgeschlagen, die, gezielt eingesetzt, das beste Ergebnis bringen. Um die Handhabung mit dem Buch zu erleichtern, sind die Lagerungshinweise a.-p. und p.-a. angegeben. Bei Spezialaufnahmen ist der exakte Zentrierpunkt besonders wichtig. Aus diesem Grund wurde der gesamte Röntgenfilm und nicht nur der interessierende Objektausschnitt abgebildet.

Ich wünsche mir, daß ich mit diesem Buch dazu beitragen kann, die anfangs immer vorhandene Angst im Umgang mit unfallverletzten Patienten zu nehmen und so die notwendige Sicherheit in der täglichen Arbeit zu erreichen, die letztendlich zu einem optimalen Ergebnis und einer erfolgreichen Therapie führt.

Mein besonderer Dank gilt meiner Chefin, Frau PD Dr. med. K. HOFMANN-PREISS, durch deren Akzeptanz, Fachwissen und Toleranz dieses Buch erst möglich gemacht wurde.

Herzlich danken möchte ich auch all denen, die mich durch Initiative und mit fachlichem Wissen tatkräftig unterstützt haben.

Frau OA Dr. med. B. REICHLER und Frau Dr. med. U. AICHINGER, die mit der Befundung der Röntgenbilder wesentlich zum Gelingen dieses Buches beigetragen haben; Frau U. OPITZ, leitende MTAR, Orthopädie Erlangen, Herrn W. GANTHER, leitender MTAR, Kieferklinik Erlangen, die mir in Fachfragen hilfreich zur Seite standen; Frau H. AXMANN, Frau U. MEYER, Frau P. WEBER und all den anderen Kolleginnen und Kollegen der chirurgischen Röntgenabteilung für ihre engagierte Mithilfe und ihr Verständnis, den Sekretärinnen Frau H. TRÄG und Frau W. REDMANN für ihre Geduld.

Besonderen Dank auch Frau M. KOLTER, Leitende und Lehr-MTA Tübingen, die den Anstoß zu diesem Buch gab und mich mit ihrem Fachwissen unterstützte.

Für die Entwicklung und Vergrößerung der Fotografien danke ich Herrn cand. med. J. VAHRENHOLT und dem Team des SOS-Berufsausbildungszentrums Nürnberg unter Leitung von Frau C. GRENNAN; ebenso der Jugendgruppe des BRK, die für mich einen „Motorradunfall" schminkte, zwei Fotos davon sind in diesem Buch aufgenommen.

Herzlichen Dank Frau Dr. med. G. VOLKERT, Lektorat Thieme Verlag, die mich in meinem Vorhaben bestärkte und das Projekt von Beginn an sehr gut betreute. Mein Dank gilt auch weiteren Mitarbeitern des Thieme Verlags: Herrn R. ZEPF, Herrn G. SCHLESAK und Herrn M. LEHNERT für all ihre Mühe.

Erlangen, im Frühjahr 1992   *Karin Lutz*

Geleitworte

Das hier vorgestellte Buch zur Einstelltechnik bei traumatisierten Patienten stellt eine wesentliche Ergänzung zu den bisher erschienenen Standardwerken dar, die sich vor allem mit Einstellungen von Röntgenaufnahmen unter Routinebedingungen befassen.

Gerade bei einem frisch traumatisierten Patienten zeigt sich aber, daß Standardeinstellungen häufig nicht durchgeführt werden können, ohne dem Patienten erhebliche Beschwerden zu verursachen. Gleiches gilt auch für Patienten, bei denen postoperative Röntgenkontrollen, z.B. nach Osteosynthesen, durchgeführt werden müssen.

Deshalb ist es in der chirurgischen, aber auch in der orthopädischen Röntgendiagnostik dringend erforderlich, Alternativeinstellungen zu kennen, die in ihrem Ergebnis der Standardeinstellung entsprechen und aufgrund deren Information die weitere Therapie eingeleitet werden kann.

Gerade bei unbeweglichen Patienten, bei denen Routineeinstellungen nicht möglich sind, gibt das von Frau Karin Lutz vorgestellte Buch wertvolle Ratschläge. Es zeigt auch Spezialeinstellungen, die für bestimmte Fragestellungen optimale diagnostische Ergebnisse liefern und den Patienten nicht belasten.

Nachdem dieses Buch zusätzlich eine übersichtliche Gliederung hinsichtlich klinischer Fragestellungen und der dafür in Frage kommenden Einstelltechnik aufweist, wird es sich sicher nicht nur als Nachschlagewerk eignen, sondern auch im Routinebetrieb einer traumatologisch oder orthopädisch tätigen Röntgenabteilung täglicher Begleiter für MTAR, Radiologen und Chirurgen werden.

Erlangen, März 1992

Priv.-Doz. Dr. med. K. Hofmann-Preiß
Leiterin der Röntgenabteilung der
Chirurg. Klinik mit Poliklinik der
Universität Erlangen-Nürnberg

Die Unfallröntgenologie nimmt im Rahmen der gesamten Röntgendiagnostik einen großen Raum ein, wobei die Qualität der Röntgenaufnahmen entscheidend ist für die korrekte Diagnose und damit das weitere Wohlergehen des Patienten.

Jede Routine- und Spezialröntgenaufnahme wird in den Standardlehrbüchern genau beschrieben und läßt sich am beweglichen, nicht traumatisierten Patienten gut nachvollziehen.

Die Kunst, eine dem Standard entsprechende Röntgenaufnahme herzustellen, fängt erst dann an, wenn der Patient nicht mehr so beweglich ist oder überhaupt nicht mehr bewegt werden darf.

Die Traumatologie hat sich ständig weiterentwickelt, angefangen beim Transport des Patienten und den Lagerungsmöglichkeiten einschließlich Fixierung bis hin zu den operativen Maßnahmen. Und ungeachtet des Zustandes des Patients erwarten Radiologen und Chirurgen „typische Röntgenaufnahmen"!

Es bedarf einer großen Erfahrung in der traumatologischen Röntgenologie, um eine derartige Einstelltechnik in Wort und Bild zusammenzustellen und herauszugeben.

Diese Erfahrung hat Frau Karin Lutz als langjährige Leitende MTA in der Röntgenabteilung einer Chirurgischen Universitätsklinik mit viel Sachkenntnis und Enthusiasmus gesammelt und mit diesem Lehrbuch jetzt an MTAR und auch Radiologen weitergegeben.

„Aus der Praxis für die Praxis" ist ein Lehrbuch entstanden, das eine Lücke in der Literatur zur röntgendiagnostischen Einstelltechnik füllt.

Tübingen, März 1992

Margrit Kolter, Leitende und Lehr-MTA

Abkürzungen

!!	wichtig, beachten
AC-Gelenk	Akromioklavikulargelenk
a.-p.	anterior-posterior
„a.-p."	dorsovolar, dorsoplantar
AT-Winkel	Antetorsionswinkel
Behandlungs- methode →	nach
BWS (K)	Brustwirbelsäule (Körper)
EK	Empfindlichkeitsklasse
ET	Einstelltechnik
FFA	Fokus-Film-Abstand
GE	Geräteeinstellung
HWS (K)	Halswirbelsäule (Körper)
LWS (K)	Lendenwirbelsäule (Körper)
OSG	Oberes Sprunggelenk
p.-a.	posterior-anterior
„p.-a."	volodorsal
USG	Unteres Sprunggelenk
ZS	Zentralstrahl
$\boxed{3.2a-e}$	Abbildungshinweise

Inhaltsverzeichnis

Hand   57

Handgelenk/Handwurzelknochen   69

Unterarm   88

Ellenbogen   91

Oberarm   108

Schultergelenk 113

7. Schädel, Wirbelsäule, Becken 155

Schädel 155

Halswirbelsäule 184

Brustwirbelsäule 206

Lendenwirbelsäule/Kreuzbein/Steißbein 213

Becken/Hüftgelenk – Hüftgelenk/Hüftgelenk mit Oberschenkel (proximaler Anteil) 222

8. Untere Extremität   253

Oberschenkel/Becken-Bein-Ganzaufnahme   253

Kniegelenk/Kniegelenk mit Oberschenkel   264

Unterschenkel   285

Sprunggelenk   297

Fuß/Fersenbein/Vorfußzehen   310

9. Intensivstation 325

Röntgen auf der Intensivstation 325

10. Kinder 337

Sachverzeichnis 353

1. Handwerkszeug

a) Lagerungshilfen

- Bocollokeile,
- Schaumstoffkeile in den gleichen Winkeln (billiger) im fränkischen Raum über: Firma Baumann, Stefi, Krumme Gasse 21, 8720 Schweinfurt; Fa. Partner Diagnostica, 8060 Dachau, Jupiterstr. 9, Postfach 1505
- Holzkästen:
  a) Höhe 20, Breite 25, Länge 40.
  b) Höhe 10, Breite 40, Länge 40.
- Holztisch für AT-Aufnahmen:
  Höhe 50,
  Breite 43,
  Tiefe 58.
- Glider Firma Partner Diagnostica, röntgendurchlässig, wirft keinen Schatten (Abb. 1.**1a–c**).

- 30°-, 60°-, 90°-Keile für die Patella défilé. Herstellung: siehe unter Patella défilé (S. 271).
- Sandsäcke als Stützen.
- 2 Backsteine oder 2 Gewichte (à ca. 5 kg) für Panoramaaufnahme.
- Kassettenhaltegerät der Firma Mavig für seitlich angestellte Aufnahmen (Abb. 1.**2**).
- Telos-Gerät, für die „gehaltene Aufnahme",
- flexible Kassetten (Agfa) zusätzlich zu den starren Kassetten,
- Rastertunnel (Siemens)

2 Vorteile:
Für jede Kassettengröße nur 1 Rastertunnel erforderlich (im Gegensatz zu Rasterkassetten).
Kassetten können in der Tageslichtmaschine entwickelt werden.

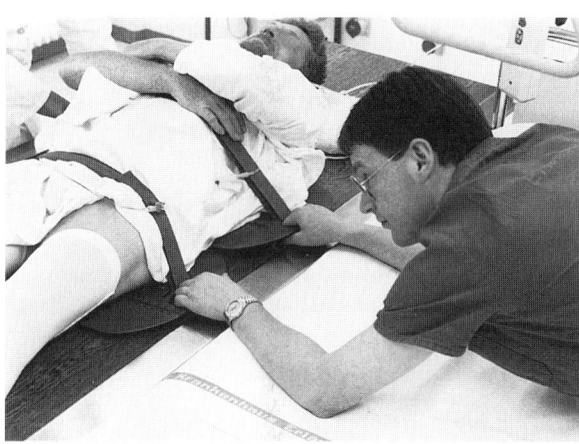

a

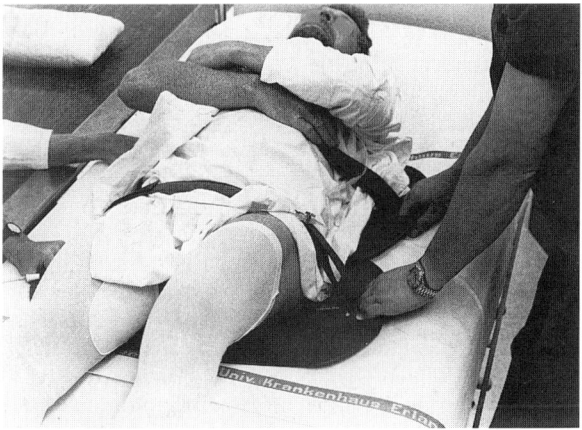

b

Abb. 1.**1a/b** Patient (LWK-Fraktur) vom Röntgentisch zurück ins Bett.
c Patient (WS-Fraktur) anheben zur Thoraxaufnahme.

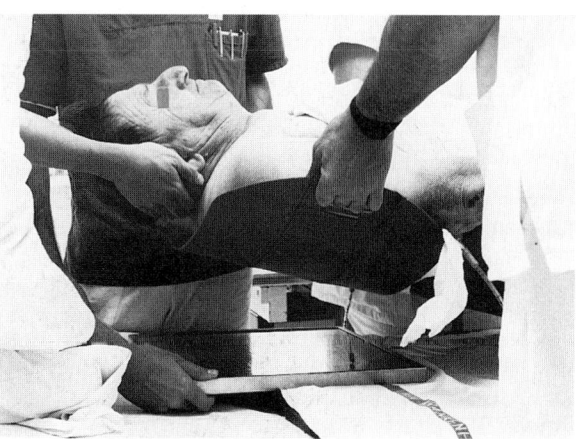

c

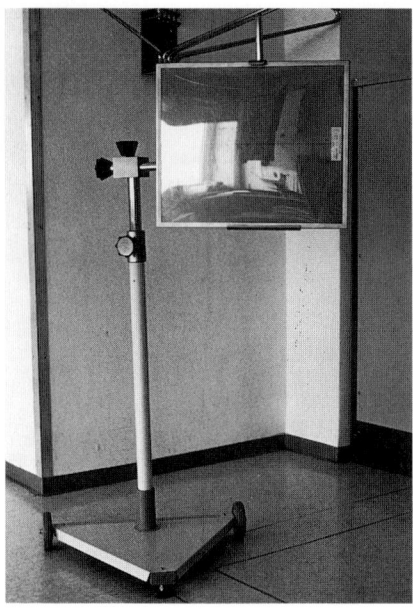

Abb. 1.2   Kassettenhaltegerät der Firma Mavig.

b) Hilfen zum Schwärzungsausgleich und zur Streustrahlenminderung

Filter „Eigenbau"

Reismehlsack:
– Der billigste, optimale Ausgleich.
Reis mahlen lassen und in möglichst *dünne* Stoffsäckchen in unterschiedlicher Menge (bis 1 kg) abfüllen. Die Säckchen werden zugenäht und zum Schutz vor Feuchtigkeit in *dünne* Plastiktüten gegeben.
Anwendung bei: Unterarm mit beiden Gelenken, Schulter, BWS a.-p.; BWS seitlich; Rippen; tief eingestelltem Becken, Reismehl auf beide Oberschenkel; axiale Hüfte; langer Oberschenkel, langer Unterschenkel; Fuß; Schichtaufnahmen z.B. bei unterschiedlich belüfteten Lungenflügeln.
Reismehl darf jedoch nicht bei Rheumaaufnahmen verwendet werden. Es zeichnet sich als Weichteilschatten auf der Aufnahme ab. Bei CP-Untersuchungen werden die Weichteile für die Diagnose mit beurteilt.

Zu beziehen auch über Partner Diagnostica

Filter der Firma Siemens

Schädelfilter:
Optimaler Schwärzungsausgleich an der Schädelkalotte. Das Schädelfilter kann für
– Schädel in zwei Ebenen,
– Schädel axial,
– Nasennebenhöhlenaufnahme,
– Hinterhauptsaufnahme,
– Altschul-Uffenorch
verwendet werden.

Schulterfilter:
Guter Schwärzungsausgleich am Akromioklavikulargelenk.
Das Filter findet auch Anwendung bei Schichtaufnahmen des Hüftgelenkes (Trochanter major).

Beckenfilter:
Sehr guter Schwärzungsausgleich an den Beckenschaufeln dünner Patienten.

Keilfilter:
a) In Verbindung mit Reismehl sehr guter Schwärzungsausgleich bei axialer Hüfte und Teilendoprothese
b) Keilfilter: (Sonderanfertigung). Schwärzungsausgleich für Beckenbeinganzaufnahmen.

Wirbelsäulenfilter:
– BWS – a.-p.,
– BWS – seitlich
   (bei Dehnung um 180° sehr gut für seitl. Übergang HWS/BWS),
– LWS – a.-p.,
– LWS – seitlich
   (Filter ab ca. Herbst 1992 über Siemens zu beziehen).

Filter der Firma Du Pont

Thoraxfilter:
Bleiacrylglasfilter, optimaler Schwärzungsausgleich von Lunge zu Mediastinum und Herz.

Thoraxschichtfilter:
Bleiacrylglasfilter in 2 verschiedenen Bleistärken, für jede Lunge getrennt einstellbar. Optimaler Ausgleich von Lunge, Hilus und Mediastinum.

Filter der Firma PTW-Freiburg
(zu beziehen über Partner Diagnostica)

HWS-Filter (Nr. 57-407):
Das Bleiacrylglasfilter wird am oberen Rand der Schulter mit Magnet angeheftet. Mit einem dicken Reismehlsack (ca. 1–1½ kg) ist der Schwärzungsausgleich gut.

Abdomen-Seitenlage-Filter (Nr. 57-432):
Optimaler Schwärzungsausgleich. Der rechte Abdomenrand wird ohne Überstrahlung dargestellt.
Es gibt 3 Stärken: Kind, normal, dick.

Strahlenschutz, Strahlenüberwachung:
- Bleigummischürzen,
- Bleigummihandschuhe,
- Bleigummistreifen (zum Abdecken),
- Stab- und Filmdosimeter.

2. Merke

!! Bei Aufnahmen von Extremitäten muß mindestens 1 Gelenk auf der Aufnahme zu sehen sein.

!! Bei allen Knochenaufnahmen müssen die Weichteile mit zu beurteilen sein.

!! Kassettenformat nicht zu klein wählen, eine Fraktur könnte übersehen werden.

!! Immer Aufnahmen in 2 Ebenen anfertigen; eine Fraktur, Luxation oder auch eine Metastase ist oft nur in 1 Ebene zu sehen.
Ausnahme: Klavikula, AC-Gelenk, Becken.

!! Vergleichsaufnahme bei Kindern in 1 Ebene mit anfertigen, um Knochenkerne und Wachstumsfuge zu beurteilen. Wenn möglich: verletzten und nichtverletzten Körperteil in 1 Strahlengang aufnehmen. Bei Fingeraufnahmen genügt der angrenzende Finger zum Vergleich.

!! Patient zum Röntgen entkleiden.
Ausnahme: Verdacht auf WS-Fraktur (für Orientierungsaufnahmen im Wirbelsäulenbereich), um keine zusätzliche Fehlstellung der unbekannten Frakturen hervorzurufen. Im anderen Fall müssen die Kleider des Patienten aufgeschnitten werden.

!! Fremdkörpersuche bei „dicken" Weichteilen, z. B. Oberschenkel: Bleimarkierung an die verletzte Stelle.

!! Verletzte Patienten haben Schmerzen und Angst. Man sollte mit dem Patienten sprechen und ihm, bevor man ihn bewegt, sagen, welche Lageveränderung man vornimmt.

!! Älteren Patienten ist es nach dem Aufrichten aus der horizontalen Lage häufig schwindelig. Daher den Patienten, bevor er vom Tisch heruntersteigt, danach fragen und gegebenenfalls noch ein paar Minuten sitzen lassen. Beim Heruntersteigen dem Patienten behilflich sein.

!! Strahlenschutz auch beim schwerverletzten Patienten nicht vernachlässigen.

!! Hilfspersonen, die den Patienten halten, nach Schwangerschaft fragen und mit Bleischutz und Stab-Dosimeter versorgen. Aufzeichnungspflicht der abgelesenen Werte.

!! Hilfspersonen nicht im direkten Strahlengang stehen lassen, die Primärstrahlen werden von der Bleischürze nicht vollständig abgehalten.

!! Die 15/40- und 20/40-Formate sind durch das Europamaß 18/43 ersetzt worden. Für die Aufnahmen in diesem Buch wurde noch das 20/40-Format verwendet.

3. Polytrauma

1. Name des Patienten unbekannt

Alle Anforderungen und der Skribor werden bei: männlichen Patienten mit: ♂, Datum, Uhrzeit, weiblichen Patienten mit: ♀, Datum, Uhrzeit ausgefüllt.

2. Erste Maßnahmen in der Poliklinik (Schockraum)

Thorax (Röntgenaufnahme) und Abdomen (Ultraschall oder Bauchspülung).

!! Bei Thoraxaufnahmen den Buchstaben nicht vergessen, das Mediastinum kann verbreitert, das Herz verlagert sein.

3. Kein Schockraum vorhanden

Die Röntgenabteilung sollte eine Viertelstunde vor Eintreffen des Patienten verständigt werden, um die erforderlichen Vorbereitungen zu treffen:
- Röntgenraum freihalten.
- Röntgentisch (fahrbar) in die richtige Position bringen (für die Anästhesie).
- Narkosegerät, Absauggerät bereitstellen.
- Skribor schreiben.
- Evtl. Kollegen(in) bitten, das Entwickeln zu übernehmen.

4. Patient kommt in Rückenlage (z. B. in Vakuummatte)
3.1a/b
3.2a–e

Röntgentisch oder Unfalltrage sollten höhenverstellbar sein, um den Patienten mit der Matte, der Trage oder der Vakuummatte von der Trage auf den Tisch ziehen zu können.
Ist der Tisch nicht höhenverstellbar, einen Glider (s. „Handwerkszeug") unter den Patienten schieben. Liegt der Patient auf einem Stofftuch, dieses stramm spannen und den Patienten zum leichteren Unterschieben des Gliders – ohne die Wirbelsäule zu verdrehen –
- an der einen Körperseite etwas anheben.
  (Kopf halten: Siehe **!!** umlagern.) Ansonsten anheben durch gleichzeitiges Drehen mehrerer Personen (ohne die Wirbelsäule zu verdrehen) (Kopf halten!). Um den Glider besser herausziehen zu können, wird die Gegenseite ebenfalls durch Drehen etwas angehoben. Bei Verdacht auf Wirbelsäulenfraktur geschieht das Umlagern nur unter Anleitung eines Arztes (siehe **!!** umlagern).

- Alle angeforderten Röntgenaufnahmen werden vom Kopf angefangen, über die Wirbelsäule, Becken und Extremitäten a.-p. angefertigt.
- Im Anschluß die Aufnahmen in der 2. Ebene röntgen.
  Der Patient darf bei V. a. WS-Fraktur nicht zur seitl. Aufnahme gedreht werden. Kassette wird seitl. neben dem Patienten angestellt, Strahlengang horizontal.
  Der Kopf des Patienten darf zum Unterpolstern für die seitliche Schädelaufnahme nur nach Ausschluß einer Fraktur im Halswirbelsäulenbereich angehoben werden.
  Um keine Zeitverzögerung zu bekommen, sollte parallel zum Röntgen eines Multitraumas entwickelt werden. Bei Verdacht auf BWS- oder LWS-Fraktur sollte der Übergang BWS/LWS seitlich routinemäßig mitgeröntgt werden. Die seitlichen Aufnahmen in der Vakuummatte sind oft nicht optimal (durch die Falten und Tragegriffe der Matte), jedoch genügen sie zur Aussage einer Fraktur. Wenn erforderlich, kann der Patient im Anschluß aus der Vakuummatte gehoben werden und die gewünschte seitliche Aufnahme wird wiederholt.
- Weitere Zusatzaufnahmen, wenn erforderlich, in Rückenlage des Patienten anfertigen.

!! **Umlagern:** Der polytraumatisierte Patient kann den Kopf nicht selbst halten. Bei Verdacht auf eine HWK-Fraktur **muß**, damit der Kopf nicht abknickt, dieser zum Umlagern **immer** unter leichtem Zug gehalten werden. Ebenso darf die **WS nicht verdreht** werden. Bei starker Blutung am Kopf kann der Arzt – um nicht beim Zug am Kopf abzurutschen – seine Mittelfinger in die äußeren Gehörgänge stecken.
Sind alle, die beim Umlagern behilflich sind, bereit, gibt **der am Kopf des Patienten Stehende das Kommando.** Durch Umlagern kann es zu einer zusätzlichen Fehlstellung einer nicht bekannten Fraktur kommen. Diese ist im Wirbelsäulenbereich besonders gefährlich. Daher – wenn gewünscht – Umlagern nur unter Aufsicht des Arztes!

3.1 a/b

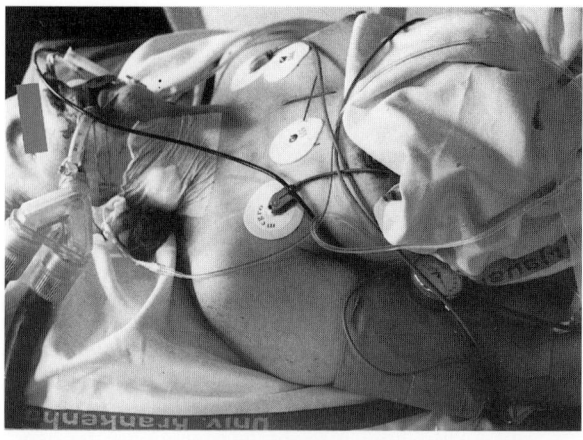

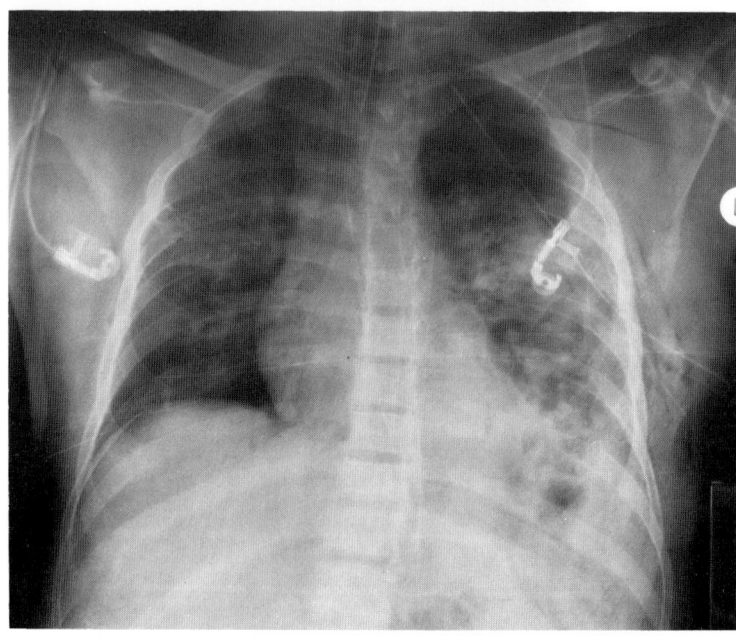

Abb. 3.**1a**   Thorax a.-p.
b Infiltration, gekammerter Erguß links, Thoraxwandemphysem links, Infiltration rechter Oberlappen, Mediastinum nach rechts verschoben.

‼ Durch Anheben oder Drehen des Kopfes kann eine Densfraktur abgleiten. Das kann entweder zu einer tetraspastischen Lähmung oder zum Tod des Patienten führen.
Bei Frakturen oder Luxationen in den Segmenten 3−7 der HWS kann es zu einem hohen Querschnitt, im Bereich der Segmente 4−12 (BWS) bis Segment 1 (LWS) zu einem tiefen Querschnitt kommen.
Die meisten Frakturen im BWS- und LWS-Bereich liegen zwischen dem 10. BWK und dem 2. LWK (Schutz durch Rippen bzw. Becken fehlt).

3.2a−e

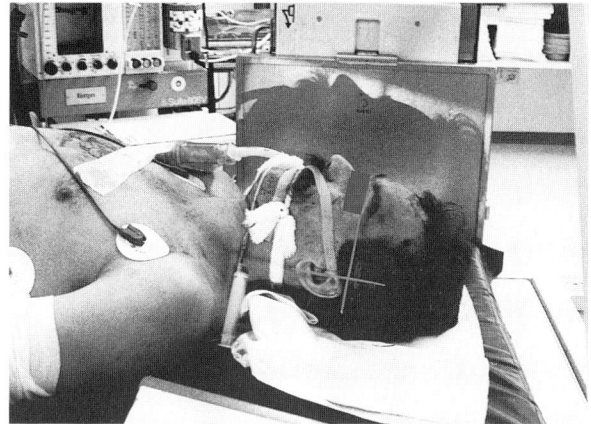

a

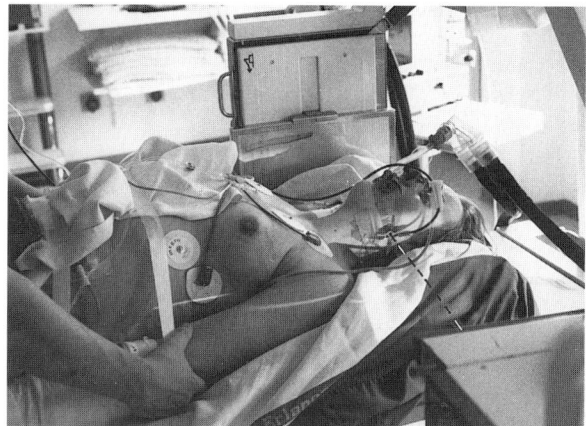

b

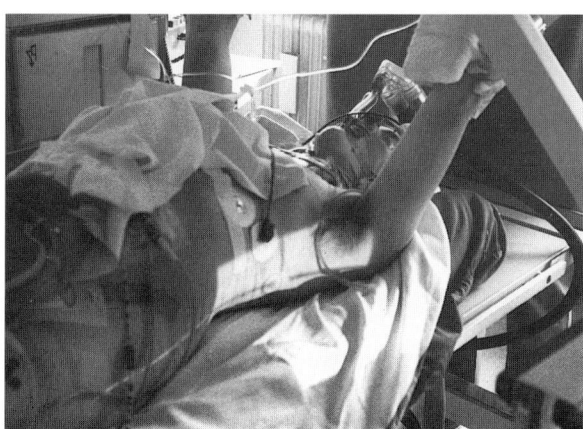

c

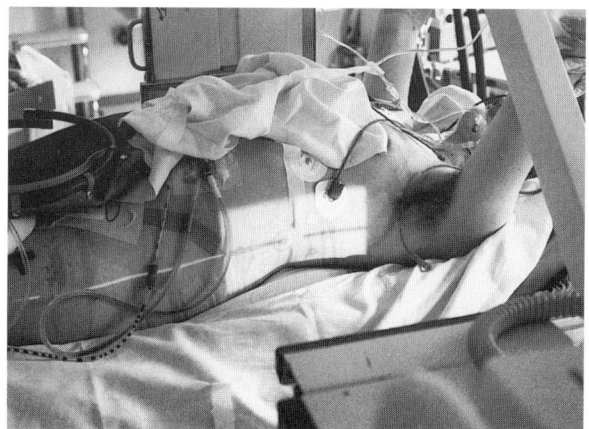

d

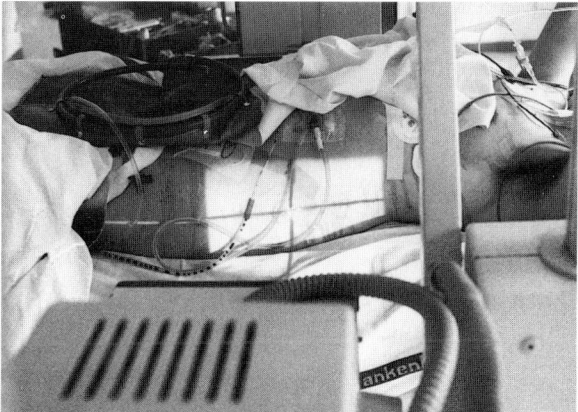

e

Abb. 3.**2a−e**   Im Anschluß an die a.-p. Aufnahmen seitliche
Einstellungen: Schädel seitlich, HWS seitlich mit gezogenen
Armen, BWS seitlich mit angehobenen Armen, BWS-LWS-
Übergang, LWS seitlich.

5. Patient in Bauchlage
(Verdacht auf Wirbelsäulenfraktur)

3.3a−f

– In dieser Lage alle geforderten Aufnahmen im
Rumpfbereich p.-a. und anschließend seitlich röntgen. Die Lageveränderung auf jeder Aufnahme
vermerken.

– Die Aufnahmen werden vom Arzt beurteilt. Bei
einer Fraktur oder Verdacht auf Fraktur wird der
Patient nur unter Aufsicht des Arztes umgelagert.
(Siehe !! Umlagern. S. 7.) Erforderliche Zusatzaufnahmen können anschließend angefertigt werden.

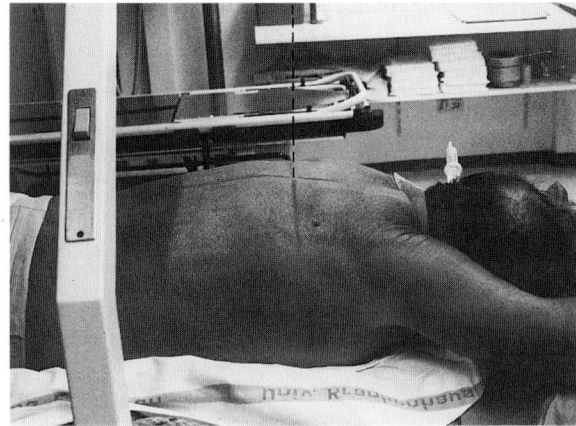

a

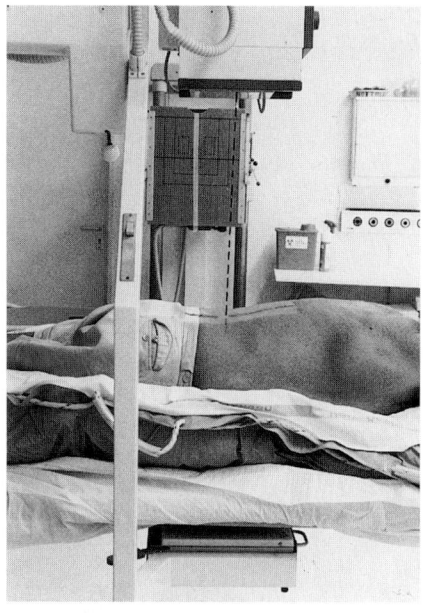

b

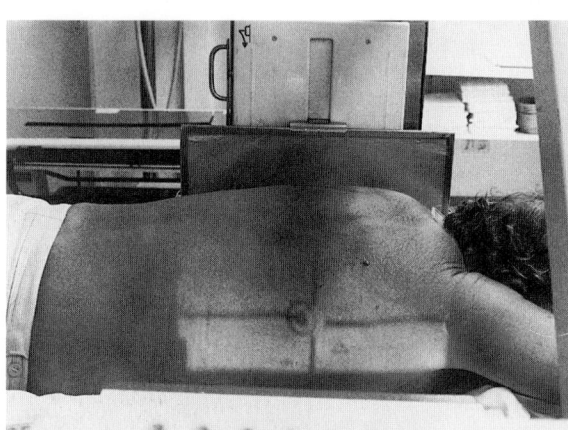

c

Abb. 3.**3 a/b**   Patient in Bauchlage, alle geforderten Aufnahmen p.-a. röntgen.
c – e 2. Ebene in Bauchlage.

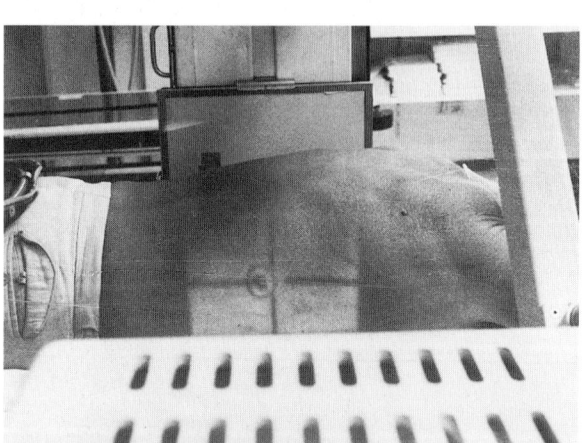

d

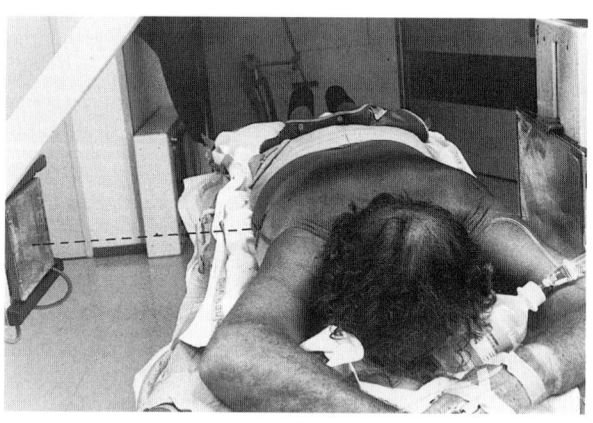

e

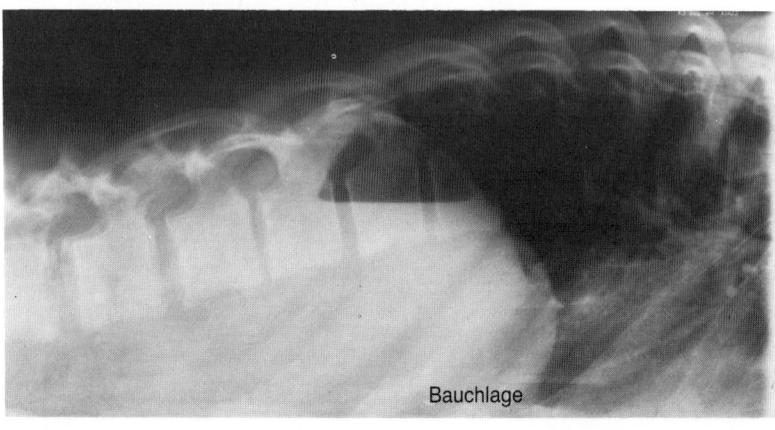

Bauchlage

f

f Keine Fraktur, Luft der Magenblase in Projektion auf die kaudale BWS (Beschriftung: Bauchlage!).

6. Patient in Seitenlage (V. a. Wirbelsäulenfraktur)

3.4a–e

– Als Übersicht werden zuerst die seitlichen Wirbel-
säulenaufnahmen angefertigt. Ist es erforderlich,
können auch die a.-p. Röntgenaufnahmen in Seitenlage – im horizontalen Strahlengang – geröntgt
werden. Sie sind jedoch nicht optimal.
Die veränderte Lage muß bei der a.-p. Aufnahme
auf jeder Röntgenaufnahme vermerkt werden.
Umlagern bei Verdacht auf Fraktur oder bekann-
ter Fraktur nur im Beisein eines Arztes (s. !!
Umlagern. S. 7).

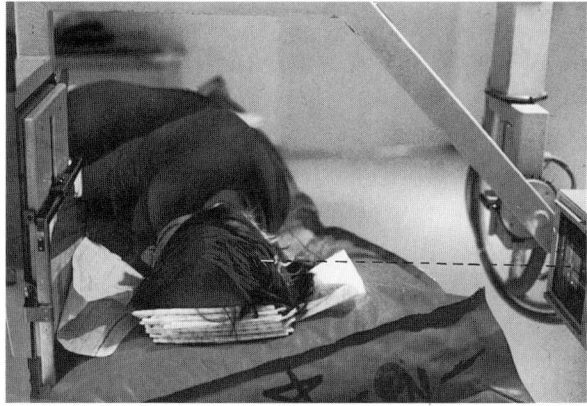

a

Abb. 3.4 a/b   Patient in Seitenlage, der interessierende Bereich wird a.-p. (im horizontalen Strahlengang) und seitlich
(frontaler Strahlengang) geröntgt.

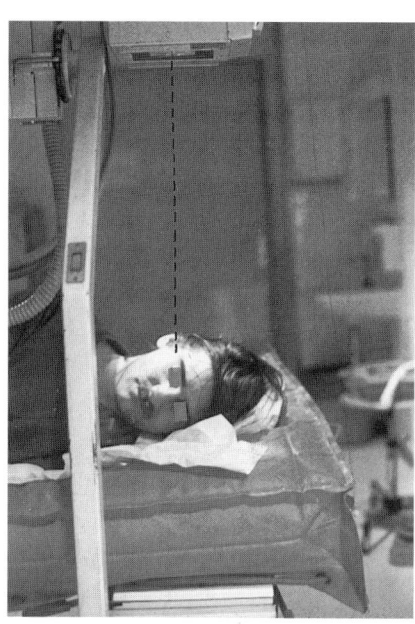

b

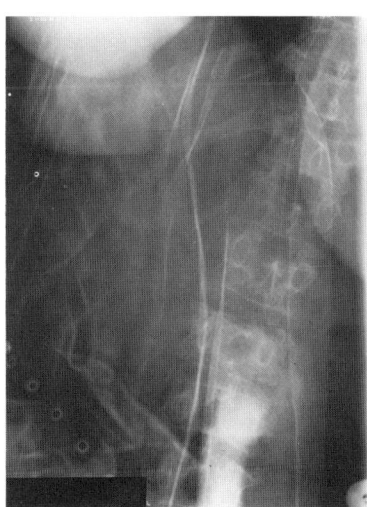
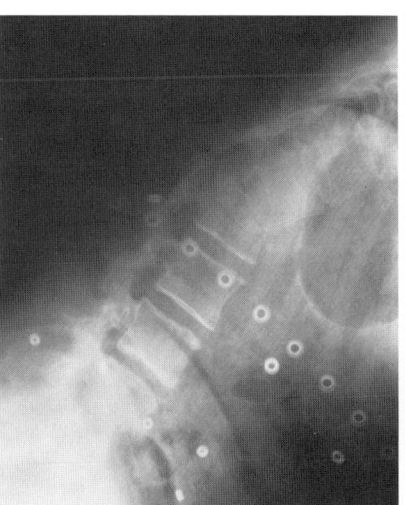
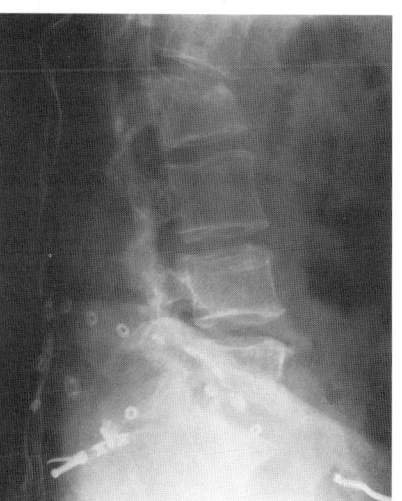

c Kompressionsfraktur mit Knickkyphosierung LWK 2.

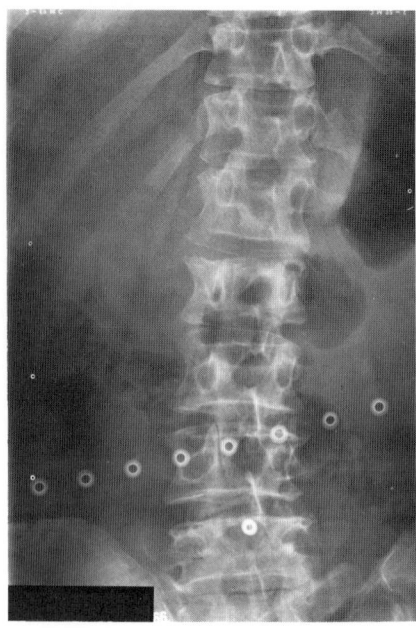
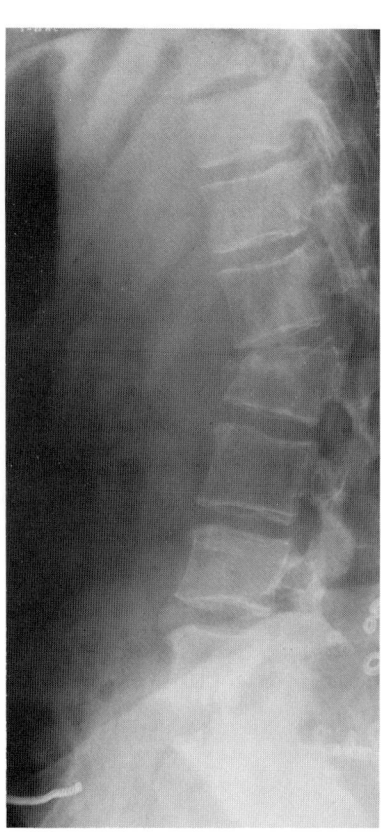

Abb. 3.4 d/e   Patient in Rückenlage (vom Unfallchirurgen)
umgelagert: In Rückenlage ist die zusätzliche Subluxation im
Bewegungssegment L1/L2 besser erkennbar. A.-p. Fehlrota-
tion und vermehrte Höhenminderung.

4. Thorax

Lunge

Standard-ET	Thorax (Lunge) p.-a./a.-p. (S. 14, 15). Thorax seitlich (S. 16).
Spezial-ET	Thorax in Seitenlage (S. 17).
Wahl der Standard-ET bzw. der Spezial-ET bei Verdacht auf	Erguß (S. 18). Pneumothorax (S. 19). Tumor/Metastasen (S. 20).

Objekt	Format	Empfindlich-keitsklasse	Raster 12/40	Abstand cm	Belichtung kV/mAs
Thorax	35/35, 40/40 35/43	200	+ p.-a. mit Du-Pont-Filter	180	p.-a. 125/8,0 seitlich 125/20
Thorax	35/35, 40/40	200	+	180	p.-a. 125/3,2 seitlich 125/5,0
Thorax	35/35, 40/40 35/43	200	8/40 +	115	a.-p. 117/2,0 (im Liegen)
Thorax	24/30, 35/35	200	8/40 +	115	125/3,2 (in Seitenlage)

Die Belichtungswerte bei Thorax p.-a. mit Du-Pont-Filter beziehen sich auf einen 12-Puls-Generator, eine Quanta-fast-detail-Folie und einen 10-L-Film.
Die anderen Belichtungsdaten gelten für einen 12-Puls-Generator und einen RP1-Film (blue).
Im *Regelfall* – wie üblich –: Die Aufnahmen mit Belichtungsautomatik und vorgegebenen KV anfertigen.
Im *Ausnahmefall* und wie üblich: Gilt die angegebene freie Belichtung als Richtwert.

Standard-ET: Thorax p.-a./a.-p.

4.1a–e

im Stehen/im Liegen:

a) **im Stehen,** ventral am Stativ anliegend. Das Kinn in die Mulde des Stativs legen (kann der Hals nicht gestreckt werden, Kinn anlehnen).

– Die Arme werden in den Ellenbogen nach außen gedreht und am Wandstativ angelehnt. So werden die Schulterblätter herausprojiziert und die Lunge überlagerungsfrei dargestellt.
– Oberer Kassettenrand: 1½ cm oberhalb des Schulter-Hals-Winkels (er zeichnet sich im Lichtvisier am Rasterwandgerät ab).

– Einblendung bis an die Hautgrenze der unteren Rippenbögen.
– Der Patient zieht automatisch die Schultern nach oben. Die MTAR legt ihre Hände auf die Schultern des Patienten und bittet ihn, die Schultern hängen zu lassen.
– An den hinteren Rippenbögen die plane Lage des Patienten überprüfen.

GE Der ZS trifft senkrecht im horizontalen Strahlengang auf Thorax- und Kassettenmitte. Aufnahme in tiefer Inspiration. Du-Pont-Thoraxfilter verwenden (wenn vorhanden).

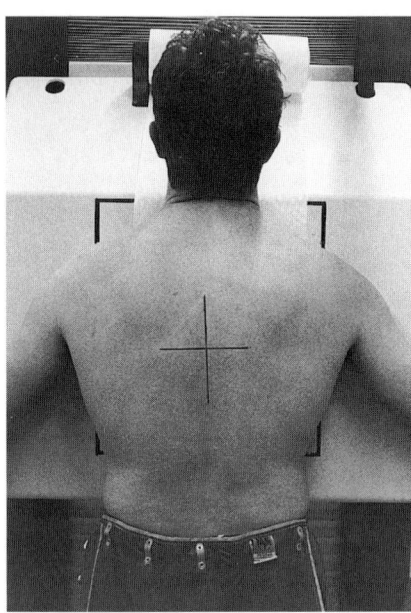

a

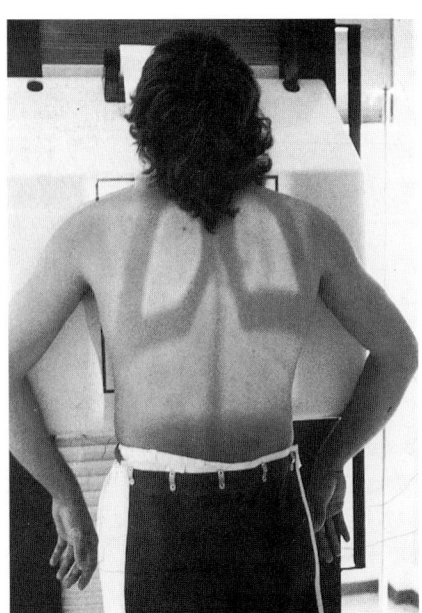

b

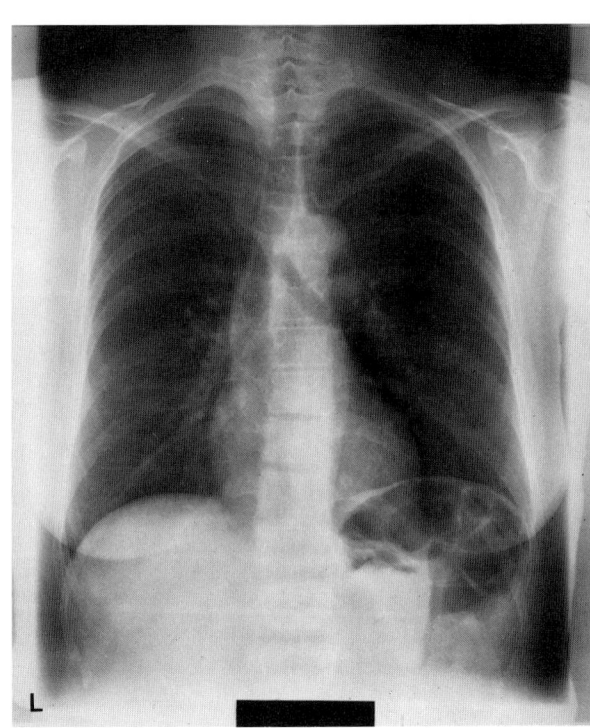

c

Abb. 4.**1a** Thorax p.-a. ohne Du-Pont-Filter.
b Thorax p.-a. mit Du-Pont-Filter.
c Herz und Lunge o.B. (mit Filter).

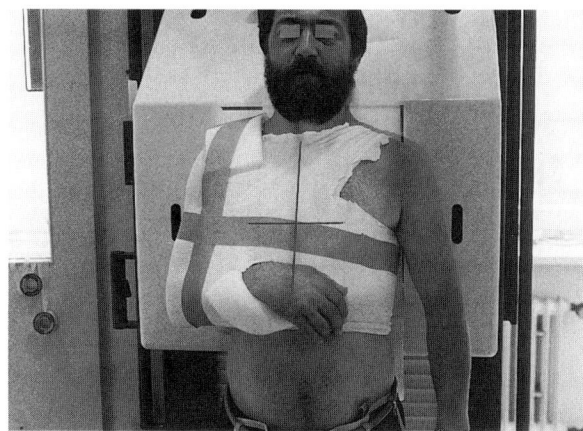

d

Abb. 4.**1 d**   Thorax a.-p., Patient mit Desault-Verband.

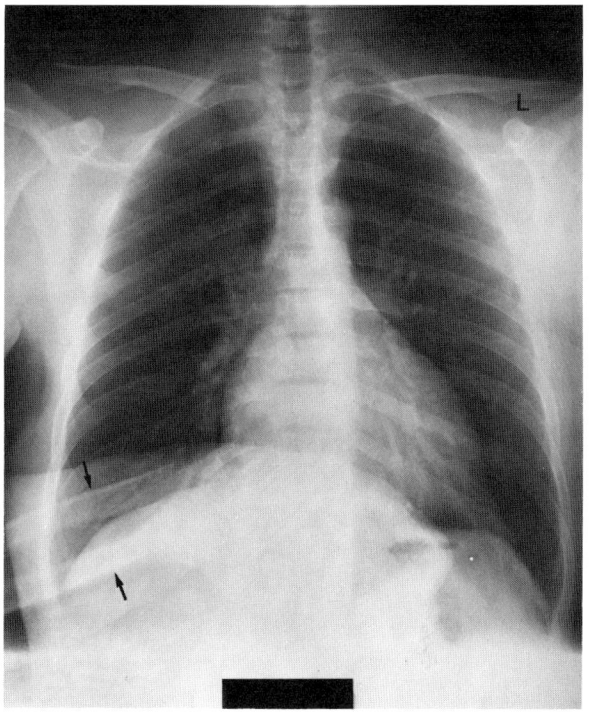

e Unauffälliger Herz-Lungenbefund.

Thorax a.-p.   4.2a/b

b) im Liegen, Rückenlage, Arme wenn möglich in den
Ellenbogen nach vorn drehen. Der Patient liegt genau
in Kassettenmitte, die rechte und linke Seite sind gleich
weit vom Kassettenrand entfernt (durch Tasten überprüfen), oberer Kassettenrand 1½ cm oberhalb des
Schulter-Hals-Winkels (s. p.-a.). Die Aufnahme sollte

in planer Rückenlage mit 8/40 Raster angefertigt werden.

GE Der ZS trifft senkrecht auf Kassettenmitte. Aufnahme – wenn möglich – in tiefer Inspiration. Bei
bewußtseinsgetrübten Patienten vor dem Auslösen
der Aufnahme durch Beobachten den Atemrhyth-
mus kontrollieren (Abb. 4.**2a**).

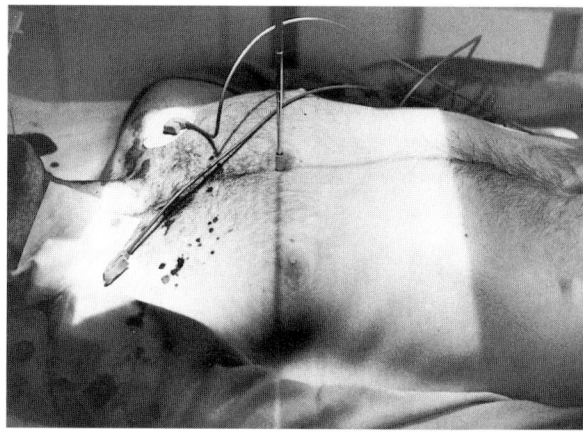

a

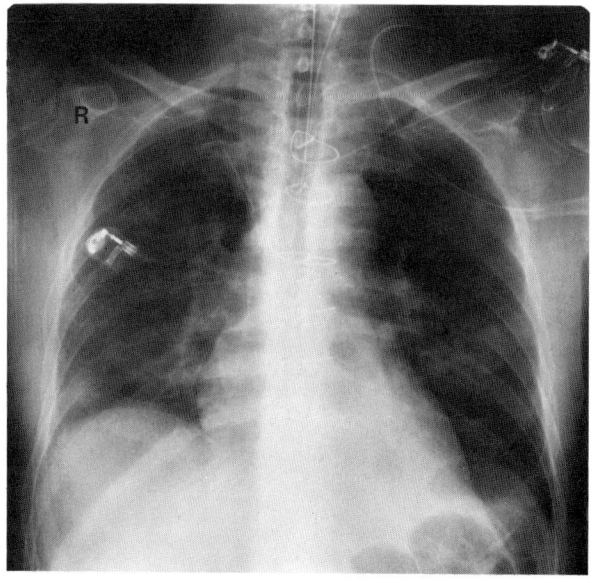

Abb. 4.**2a**   Thorax im Liegen.
b Unterlappeninfiltrat rechts.

b

!! Im Sitzen sollte die Thoraxaufnahme a.-p. nur in Ausnahmefällen, und dann nur bei vollkommen aufgerichteten Patienten, angefertigt werden. Ist dies nicht der Fall, bringt die ET im Liegen bessere Ergebnisse, da die Lunge ausgedehnt dargestellt wird. Aufnahmen sitzender Patienten, die zumeist in sich zusammensinken, zeigen gestaute Lungen mit Zwerchfellhochstand.

Abb. 4.3a   Thorax seitlich, Patient hält sich an einem Bügel fest.
b/c Patient verschränkt die Arme über dem Kopf.
d Siehe Befund 4.1c.

Standard-ET: Thorax seitlich: 4.3a−d

im Stehen/im Sitzen:
Seitlich anliegend, in der Routine wird die Aufnahme *links anliegend* (Herz) angefertigt. Der Patient nimmt die Arme möglichst senkrecht nach oben und verschränkt sie über dem Kopf. Er stellt sich seitlich mit der Wirbelsäule parallel zum Rasterwandgerät (oder: die Arme nach vorn nehmen und mit den Händen an einem Infusionsständer festhalten). Er wird aufgefordert, sich *leicht* nach vorn zu beugen (Katzenbuckel machen). Grund:
a) bessere Lage vor der Iontomatkammer,
b) bessere Möglichkeit des Einblendens.
Oberer Kassettenrand in Höhe der p.-a. Aufnahme.

GE Der ZS trifft senkrecht im horizontalen Strahlengang auf die mittlere Axillarlinie.

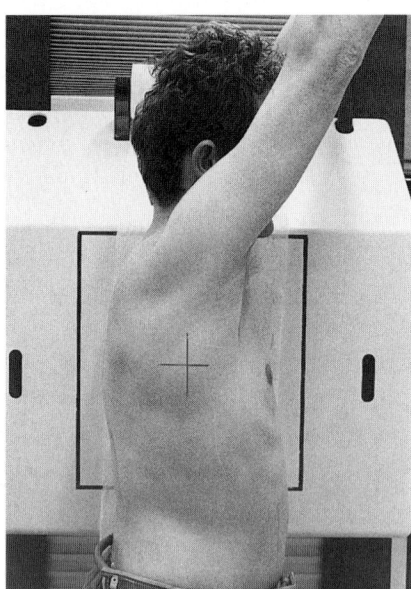

a

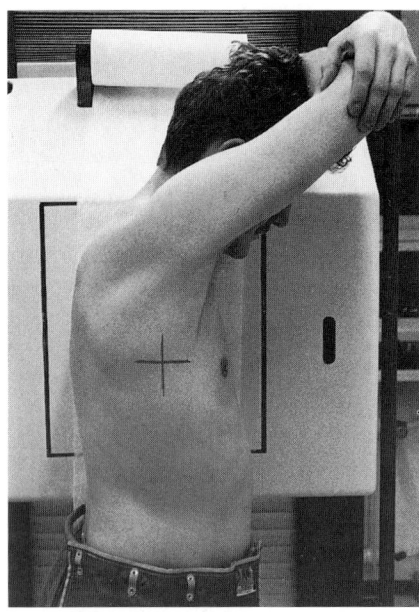

b

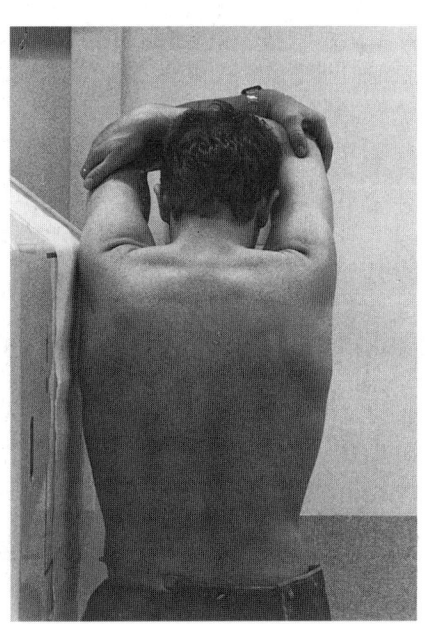

c

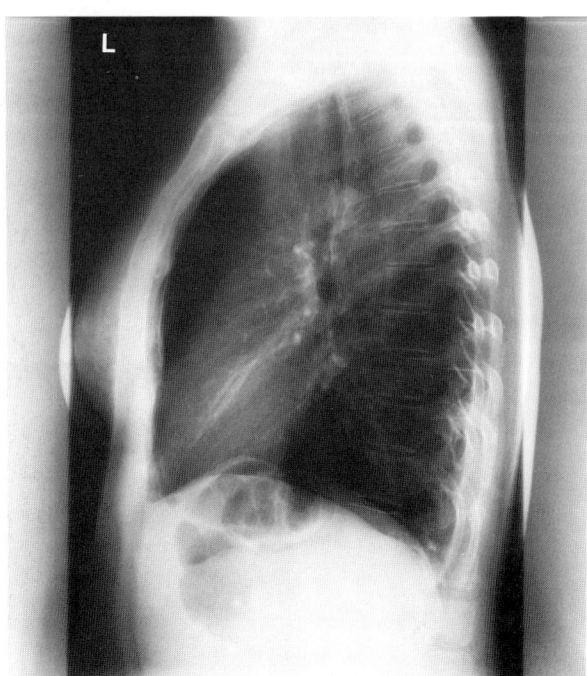

d

Spezial-ET: Thorax in Seitenlage $\boxed{4.4\,a-c}$

im Liegen:

Seitenlage, interessierende Seite liegt dem Tisch an. *Bei Bettaufnahmen beachten:* Um eine Überlagerung durch Matratzenanteile zu vermeiden, wird der Patient auf eine feste Unterlage, z.B. Brett eines fahrbaren Wagens, gelegt.

Die Kassette befindet sich dorsal oder ventral parallel zum Thorax. Oberer Kassettenrand oberhalb des 7. HWK.

GE Der ZS zielt senkrecht (in horizontalem Strahlengang) auf Mitte der anliegenden Lungenseite und Kassettenmitte: Inspiration.

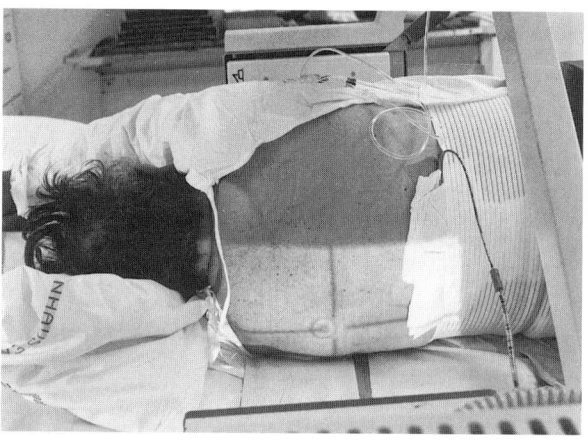

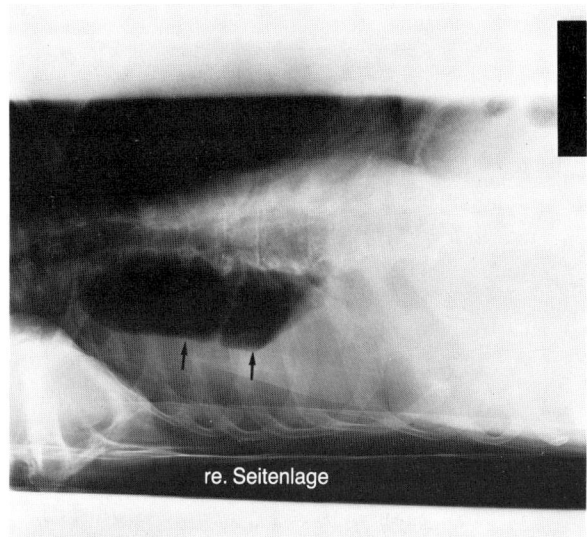

Abb. 4.**4 a/b**   Patient in rechter Seitenlage.
c Frei auslaufender Pleuraerguß (ca. 800 ml)

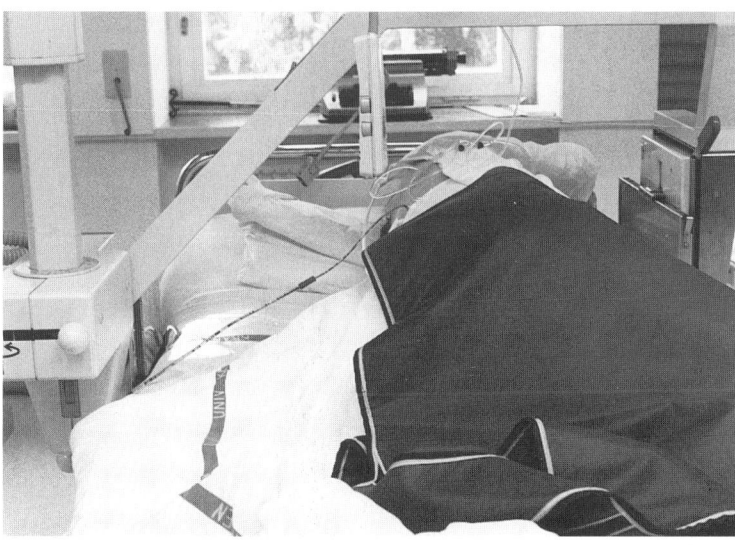

ET-Wahl	Thorax – Routine	
	Wahl der ET	Lagerung/GE
Thorax	1. Thorax p.-a./a.-p.	← Standard-ET (S. 14, 15) Der Patient kann stehen – wenn angefordert –:
	2. Thorax seitlich	← Standard-ET (S. 16)

ET-Wahl	**Thorax – Erguß**	4.5a–d

	Wahl der ET	Lagerung/GE
Thorax **(V. a. Erguß)**	1. Thorax p.-a./a.-p.	← Standard-ET (S. 14, 15)
	2. Thorax seitlich	← Standard-ET (S. 16) Zusatzaufnahme bei Fragestellung: a) Menge des Ergusses / b) ist der Erguß gekammert, oder läuft er aus
	3. Thorax in Seitenlage (interessierende Seite anliegend)	← Standard-ET (S. 17)

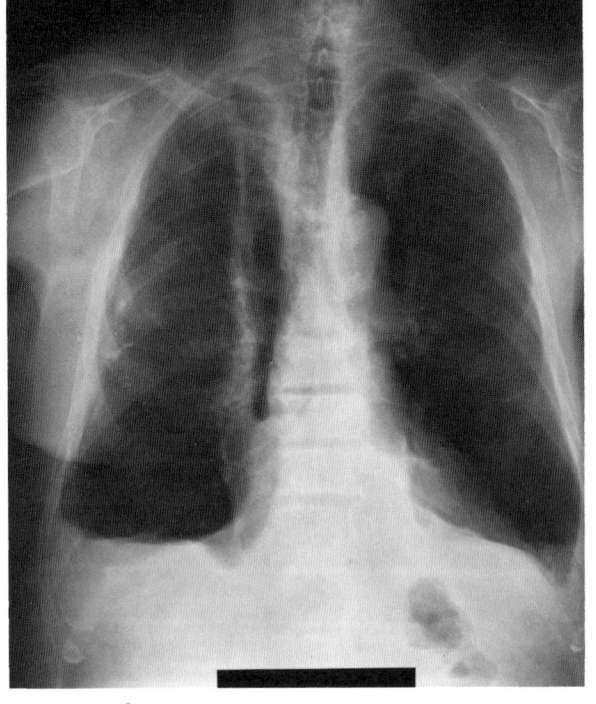

a

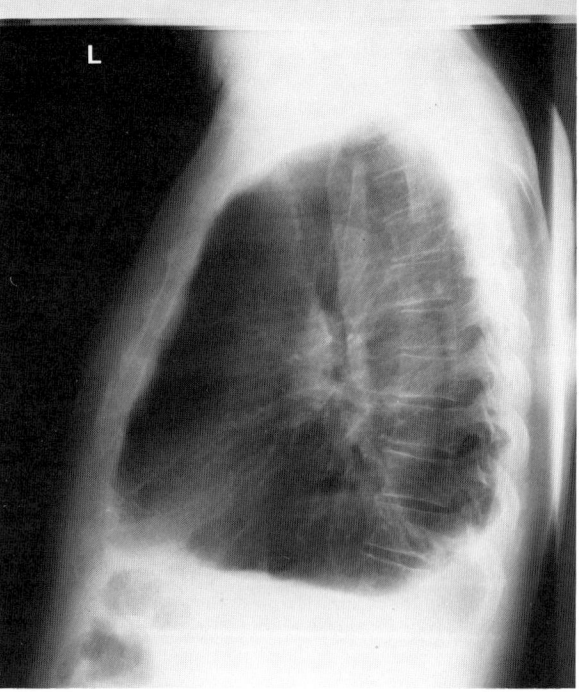

b

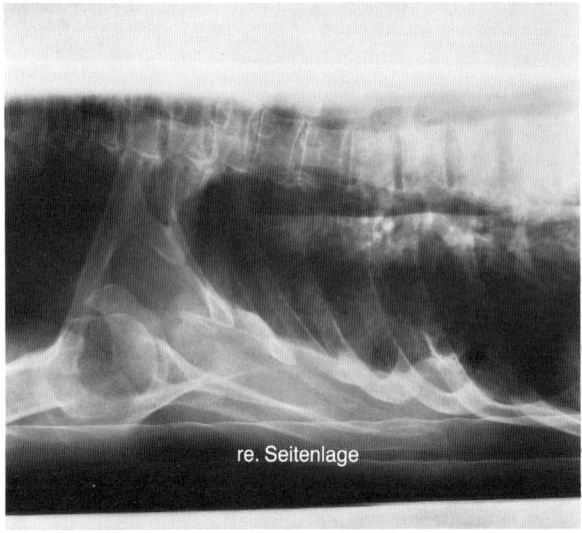

c

re. Seitenlage

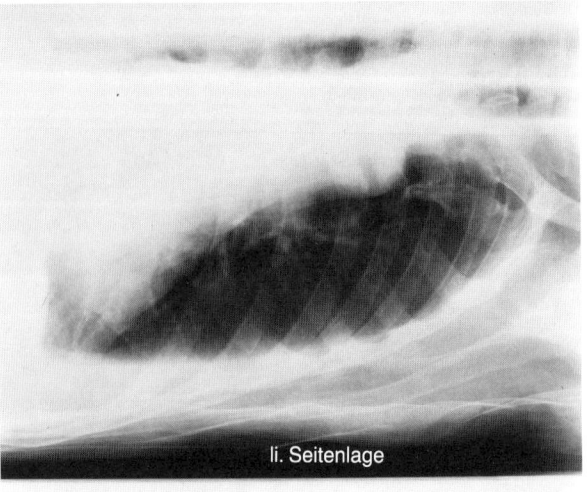

d

li. Seitenlage

Abb. 4.**5a/b** Z. n. Ösophagusresektion und Magenhochzug; kleine, den Randwinkel eben überschreitende Pleuraergüsse. **c** Rechte Seitenlage ca. 200 ml. **d** Linke Seitenlage ca. 400 ml.

!! Erguß: Flüssigkeit zwischen den Pleurablättern. Die Pleurablätter überziehen Lunge und Thoraxwand. Ab 300 ml ist ein Erguß zu sehen, erst dann ist der Zwerchfellwinkel im Stehen verschattet. Ein gekammerter Erguß entsteht durch Verwachsungen zwischen den beiden Pleurablättern, der Erguß kann nicht mehr auslaufen.

!! Ergußaufnahme beim liegenden Patienten: Beim auslaufenden Erguß stellen sich die Lungenflügel unterschiedlich transparent dar.
Der gekammerte Erguß bleibt als konstante Verschattung.
Die Aufnahme in *tiefer Inspiration* anfertigen.

ET-Wahl   **Thorax – Pneumothorax**   4.6a–c

	Wahl der ET	Lagerung/GE
Thorax **(V. a. Pneumothorax)**	Thorax p.-a./a.-p.	← Standard-ET (S. 14, 15) **in Exspiration**

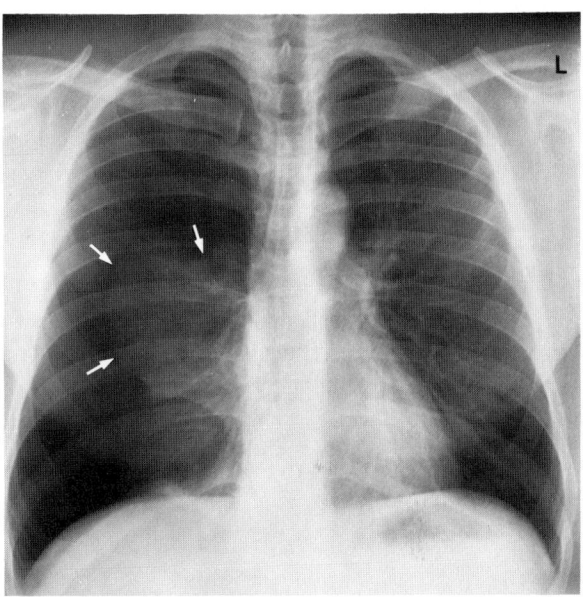

a

Abb. 4.**6a**   Pneu rechts, Lungenflügel beinahe völlig kollabiert.
b Verdacht auf Spitzenpneu, Lunge in Inspiration.
c Vergleich Inspiration/Exspiration. Der Spitzenpneu links ist in Exspiration deutlicher zu sehen, Erguß links.

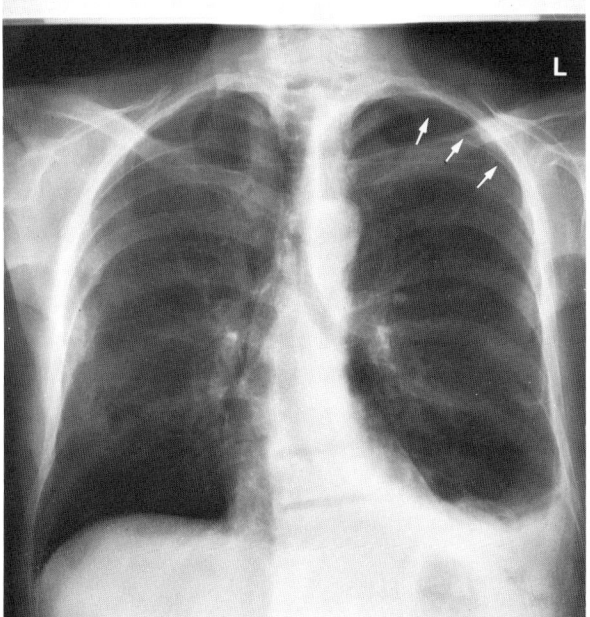

b

Inspiration

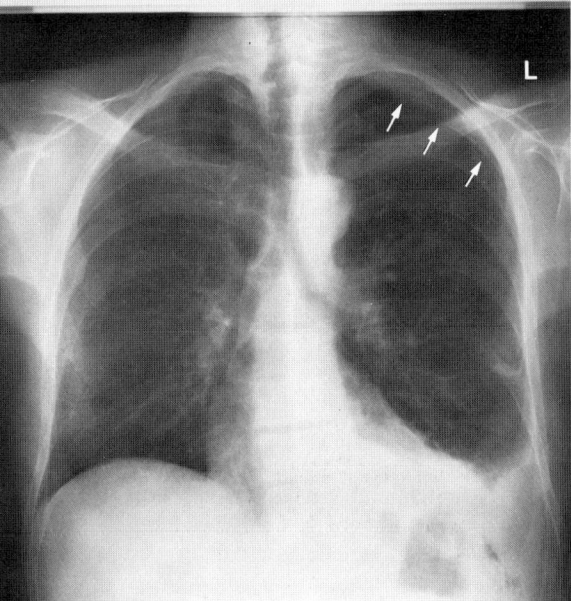

c

Exspiration

‼ Pneumothorax: Es befindet sich Luft zwischen den Pleurablättern. Er entsteht durch Verletzung der Lunge (z. B. bei Rippenfrakturen). Die Lunge zieht sich zur Lungenwurzel zurück. Bei V. a. Pneumothorax wird die Aufnahme in Exspiration angefertigt, da besonders ein Mantel- oder Spitzenpneu besser zu beurteilen ist.

ET-Wahl   Thorax – Tumor/Metastasen   4.7 a/b

	Wahl der ET	Lagerung/GE
Thorax **(V. a. Tumor/ Metastasen)**	1. Thorax p.-a./a.-p. und seitlich	← Standard-ET (S. 14, 15, 16) mit Mamillenmarkierung (s. ‼) bei fraglichem Befund
	2. Thoraxdurchleuchtung	

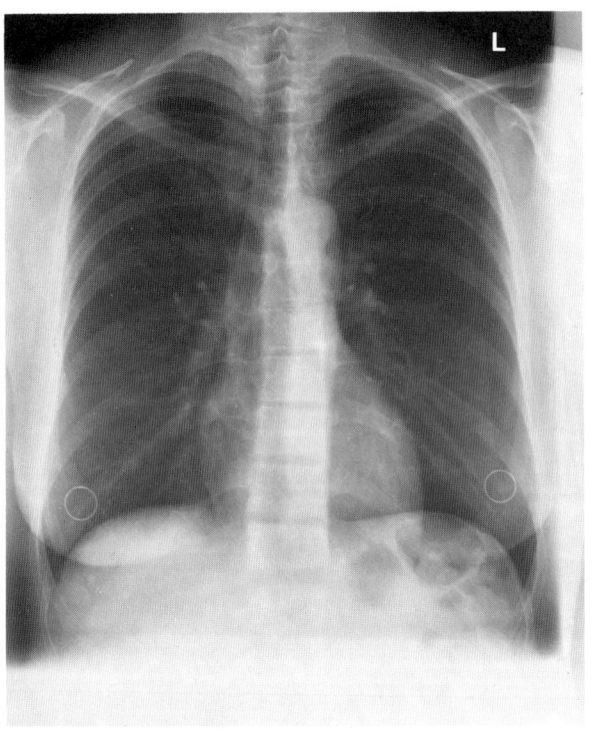
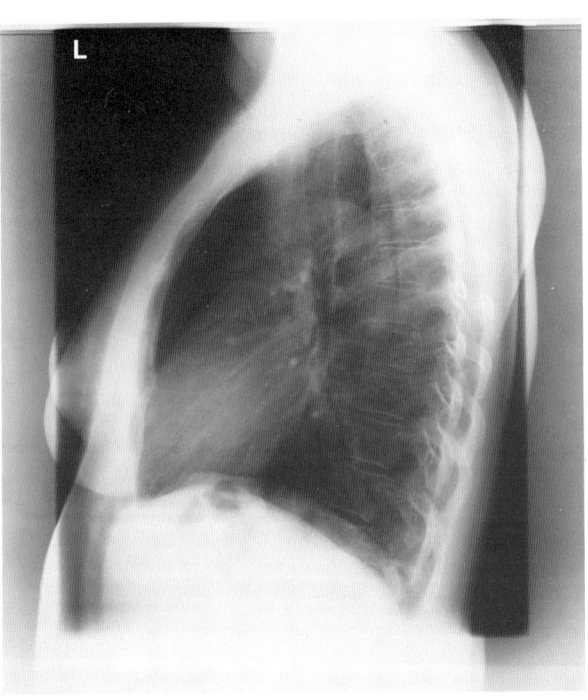

a

b

Abb. 4.**7 a/b**   Thorax p.-a. mit Mamillenmarkierung: unauffälliger Herz-Lungen-Befund.

‼ *Mamillenmarkierung:* Die Brustwarzen können sich wie Metastasen als runde Schatten bei der Lungenaufnahme abzeichnen. Aus diesem Grund werden in der Chirurgischen Universitätsklinik Erlangen generell alle Patienten mit V. a. Tumor, bekanntem Tumor oder in der Tumornachsorge mit Mamillenmarkierung geröntgt.
Als Mamillenmarkierung können entweder schmale Metallvorhangringe oder kleine Büroklammern, die zu einem Dreieck auseinandergebogen werden, mit Klebestreifen auf die Mamille angeklebt werden.

Knöcherner Thorax

Schlüsselbein

Akromioklavikulargelenk
(AC-Gelenk)

Standard-ET	Klavikula (Schlüsselbein) (S. 22).
	Klavikula bds. – Panoramaaufnahme (S. 22).
	Klavikula 2. Eb. 45° schräg (S. 24).
Spezial-ET	Schwedenstatus 3. Aufnahme (S. 25, 121).
Wahl der Standard-ET bzw. d. Spezial-ET bei V. a.	Fraktur im Bereich: Klavikula (S. 25).
	Luxation im Bereich: Akromioklavikulargelenk/ Sternoklavikulargelenk (S. 25).
	Arthrose im Bereich: Akromioklavikulargelenk (S. 26).
Klavikula nach Reposition/Osteosynthese	(S. 26)

Objekt	Format	Empfindlich- keitsklasse	Raster 8/40	Abstand cm	Belichtung kV/mAs
Klavikula	24/30	200	+	115	66/20
Panorama- aufnahme	20/60 (oder 2 × 24/30)	200	–	120	52/16
Schultereckgelenk (nach Rep. im Bett)	18/24	200	–	105	57/20

Die Belichtungsdaten gelten für einen 12-Puls-Generator und einen RP1-Film (blue).
Im *Regelfall* – wie üblich –: Die Aufnahmen mit Belichtungsautomatik und den vorgegebenen kV anfertigen.
Im *Ausnahmefall* und wie üblich gilt die angegebene freie Belichtung als Richtwert.
8/40 Raster zu 12/40 Raster = 2 Belichtungspunkte mehr.
Die Aufnahmen werden in Atemstillstand angefertigt.

Standard-ET: Klavikula a.-p./p.-a.   [4.8]

im Stehen/im Liegen:
Die Klavikula liegt der Kassette plan an. Sie muß in ihrer gesamten Länge auf der Aufnahme abgebildet sein (innere und äußere Begrenzung abtasten!).

GE ZS zielt senkrecht auf Kassettenmitte.

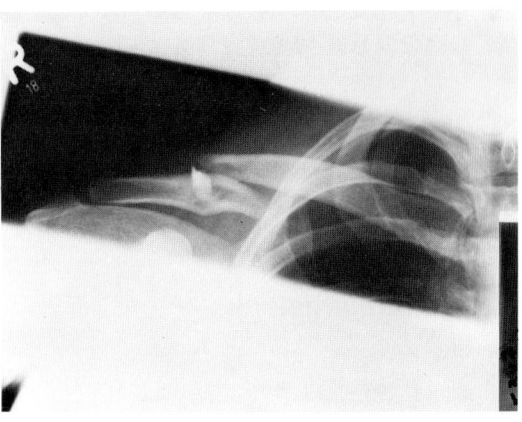

Abb. 4.**8**   Klavikulafraktur.

Standard-ET: Klavikula a.-p. bds. –   [4.9a/b]
Panoramaaufnahme

im Stehen/im Liegen:
Der Patient steht mit dem Rücken am Rasterwandgerät, die Schultern werden zurückgenommen, er steht mit „Brust raus", gerade vor dem Rasterwandgerät.
Die Kassette (Format 20/60) ist in Haltebügeln vor dem Rasterwandgerät eingehängt oder: 2 × 24/30-Kassetten mit Klebestreifen nebeneinander an das Rasterwandgerät ankleben (diese Aufnahmen werden nach dem Entwickeln zusammengeklebt).

GE ZS senkrecht in Höhe auf das Manubrium sterni und auf Kassettenmitte.

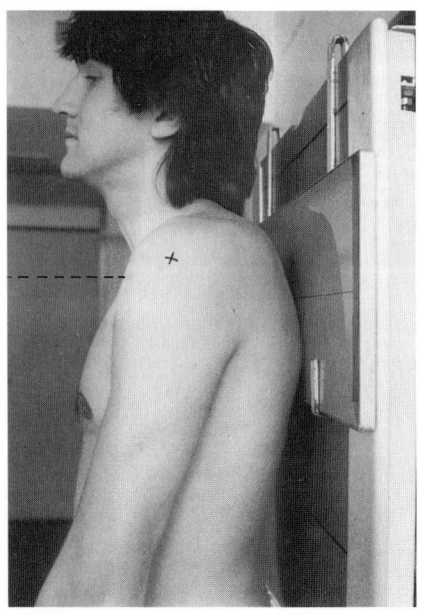

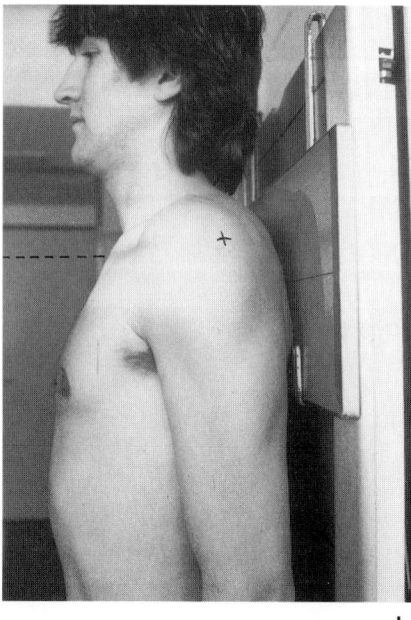

Abb. 4.**9a**   A.-p., Panoramaaufnahme; der Patient läßt die Schulltern nach vorn unten hängen.
b A.-p., Panoramaaufnahme; „Brust raus" (20/60-Kassette).

a   b

Standard-ET: Klavikula a.-p. bds. – Panoramaaufnahme mit Belastung

4.9c/d

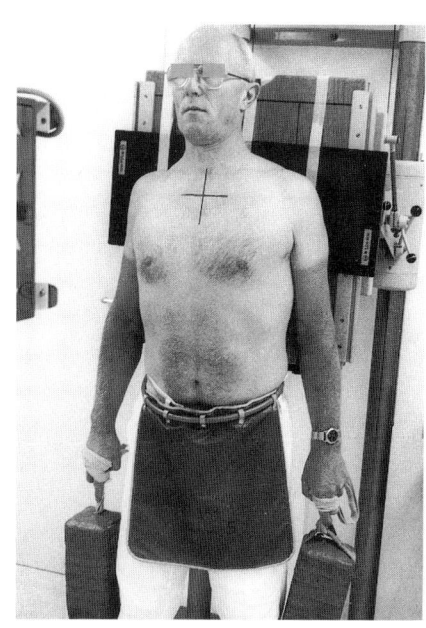

im Stehen:
ET: Panoramaaufnahme ohne Belastung.

– Zusätzlich bekommt der Patient in jede Hand ein ca. 5 kg Gewicht. *Vorsicht:* Testen, ob er die Gewichte halten kann!

– Die Belichtung wird eingestellt, bevor die Belastung erfolgt.

GE ZS senkrecht in Höhe auf das Manubrium sterni und auf Kassettenmitte.
Die Beschriftung lautet: „Aufnahme mit Belastung".

!! Für die Panoramaaufnahme ist es wichtig, daß der Patient seine Schultern weit nach hinten nimmt: „Brust raus". Nur bei zurückgenommenen Schultern kann sicher beurteilt werden, ob eine Bandverletzung vorliegt (Abb. 4.**9c–d**).

c

c A.-p. Panoramaaufnahme mit Belastung 2 × 24/30-Kassette).
d AC-Gelenksprengung links (Tossi-III).

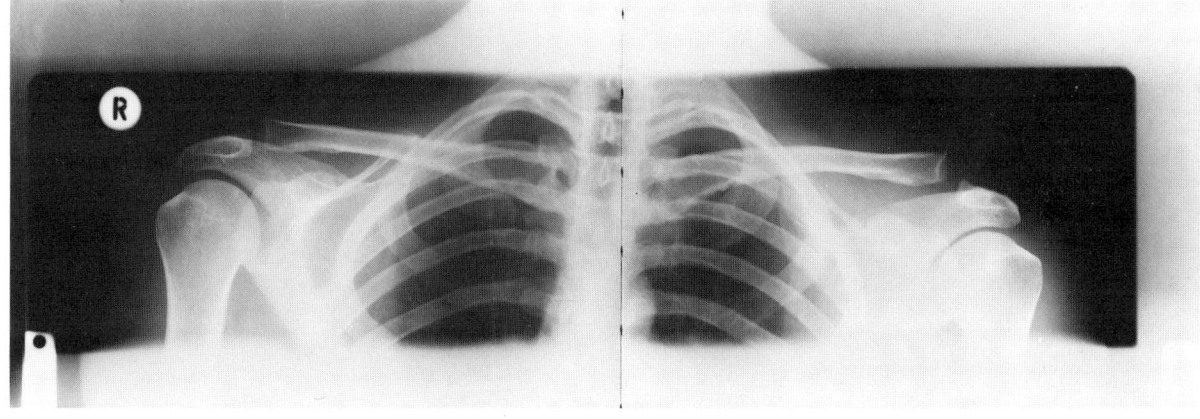

d

Standard-ET: Klavikula 2. Ebene, 45° schräg 4.10a−c

im Liegen:

Rückenlage, die Klavikula muß in ihrer gesamten Länge dargestellt werden. Daher ist es wichtig, sowohl die Schultern des Patienten als auch seinen Kopf(!) hochzulagern (s. Foto Keilanordnung). Die Kassette, die an den oberen Rand der Schulter angelegt wird, weit unter den Hals schieben, damit der mediale Anteil der Klavikula nicht abgeschnitten wird.

GE Die Röhre um 45° nach kranial richten. Der ZS tritt senkrecht auf den unteren Rand der Klavikula und auf die im 45°-Winkel angestellte Kassette auf (Abb. 4.**10a−c**).

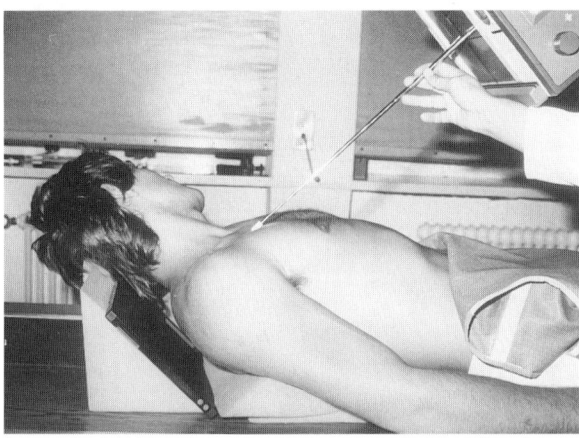
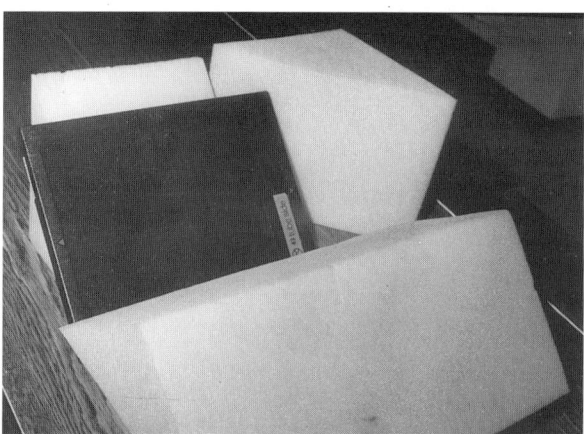

a

b

Abb. 4.**10a** Klavikula schräg 45°.
b Anordnung der drei 45°-Keile.
c Keine knöcherne Verletzung.

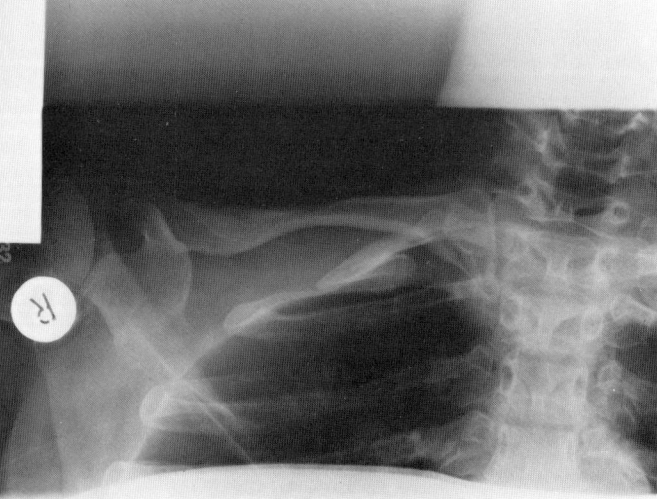

c

Spezial-ET: Schwedenstatus 3. Aufnahme   4.11a/b

im Stehen/im Liegen:
Rückenlage, Schulterblatt flach anliegend, Arm 90°
abduziert, Ellenbogen 90° abgewinkelt, Arm in Außenrotation. Im Stehen hält sich der Patient am besten
an einem Infusionsständer fest (s. Schwedenstatus,
S. 119) (Abb. 4.**11a/b**).

GE ZS senkrecht auf das Schultereckgelenk.

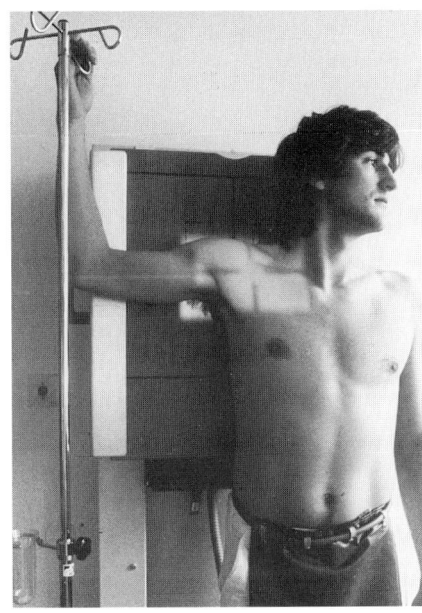

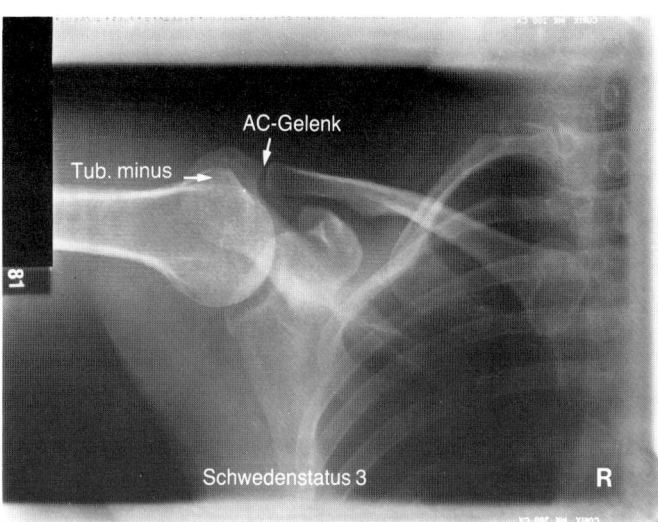

Abb. 4.**11a**   Schwedenstatus 3. Aufnahme.
b Kein krankhafter Befund.

ET-Wahl   Klavikula/AC-Gelenk (= Schultereckgelenk)/Sternoklavikulargelenk

Verletzung V. a. Fraktur/Luxation im Bereich →	Wahl der ET	Lagerung/GE
Klavikula (Fraktur)	1. Klavikula a.-p./p.-a.	← Standard-ET (S. 22) wenn angeordnet, jedoch nicht unbedingt erforderlich:
	2. Klavikula schräg 45°	← Standard-ET (S. 24)
Schultereckgelenk	1. Klavikula a.-p.	← Standard-ET (S. 22) nach Frakturausschluß:
	2. Panoramaaufn. mit Belastung	← Standard-ET (S. 23) (im Stehen) ← **im Liegen:** Die Arme des Patienten werden während der Aufnahme gleichmäßig nach unten gezogen **GE** Wie bei der Standard-ET
Sternoklavikular-gelenk	Schicht (Zonographie)	← wenn möglich p.-a.

ET-Wahl   **AC-Gelenk (= Schultereckgelenk) – Arthrose**

Verletzung V. a. Fraktur/Luxation im Bereich →	Wahl der ET	Lagerung/GE
Schultereckgelenk **(nicht traumatisch)**	1. Schultergelenk a.-p. 2. Schwedenstatus (3. Aufnahme)	← Standard-ET (S. 131) ← Spezial-ET (S. 25, 119)

Klavikula nach Reposition

Wahl der Standard-ET bzw. der Spezial-ET nach:

–   Rucksackverband → Klavikulafraktur.
–   Spickung, Verdrahtung → Schultereckgelenk-
    sprengung.

Behandlungsmethode nach →	Wahl der ET	Lagerung/GE
Rucksackverband 4.12 → **Klavikulafraktur**	1. Klavikula a.-p. 2. Klavikula schräg 45°	← Standard-ET (S. 22) evtl. zusätzlich: ← Standard-ET (S. 24)

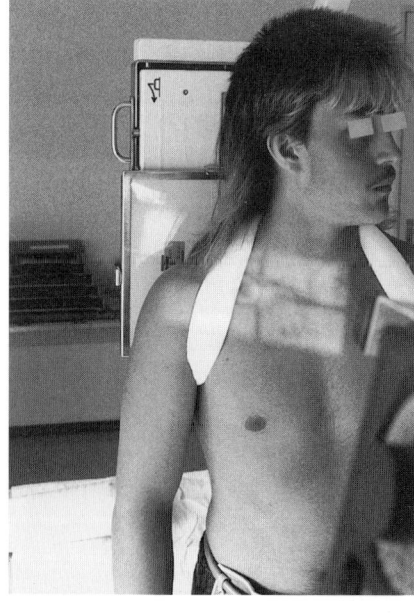

Abb. 4.**12**   Klavikula a.-p. (Rucksackverband).

Behandlungsmethode nach →	Wahl der ET	Lagerung/GE
Spickung, Verdrahtung → **Schultereckgelenk-** **sprengung**	1. Klavikula a.-p.	← Standard-ET (S. 22)

Knöcherner Thorax

Brustbein

Standard-ET   Sternum (Brustbein) p.-a. (S. 28).
                                    Sternum seitlich (S. 29).

Spezial-ET

Wahl der Standard-ET bei V. a. Fraktur im Bereich: Sternum (S. 30).

Sternum nach Osteosynthese   (S. 30)

Objekt	Format	Empfindlich-keitsklasse	Raster	Abstand cm	Belichtung kV/mAs
Sternum p.-a.	24/30	200	8/40	115	63/40
Sternum seitl.	24/30	200	12/40	115	66/80 (im Stehen)
Sternum seitl.	24/30	200	8/40	115	63/63 (im Liegen)

Die Belichtungsdaten gelten für einen 12-Puls-Generator und einen RP1-Film (blue).
Im *Regelfall* – wie üblich –: Die Aufnahmen mit Belichtungsautomatik und den vorgegebenen kV anfertigen.
Im *Ausnahmefall* und wie üblich: Gilt die angegebene freie Belichtung als Richtwert.
8/40 Raster zu 12/40 Raster = 2 Belichtungspunkte mehr.
Aufnahmen in Atemstillstand; seitlich in Inspiration.

Standard-ET: Sternum p.-a. | 4.13 a−c |

im Liegen:

Der Patient liegt in Bauchlage auf dem Röntgentisch. Rechte Seite um ca. 25−30° anheben. Schulterblatt der angehobenen Seite von den Rippen wegziehen (s. Foto).

GE ZS zielt a) senkrecht auf die Mitte zwischen Schulterblatt und Wirbelsäule und b) auf Mitte Sternum senkrecht auf die Kassettenmitte.

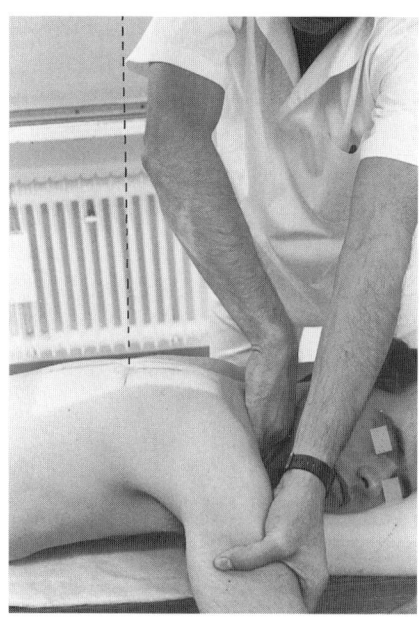

a

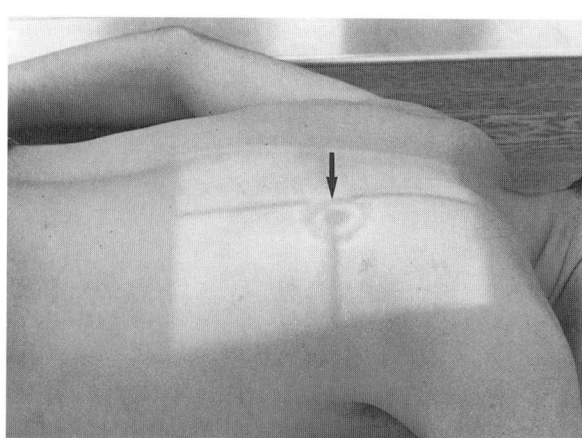

b

Abb. 4.**13 a**   Rechtes Schulterblatt wird weggezogen.
b Sternum p.-a.
c Keine Fraktur nachweisbar.

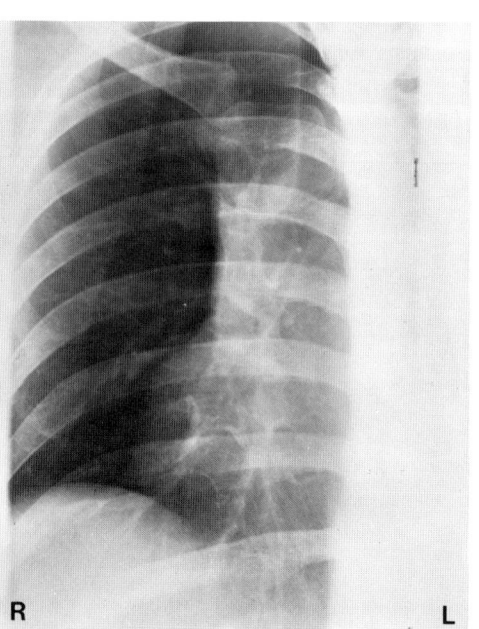

c   R   L

Standard-ET: Sternum seitlich   4.14a–d

im Stehen:
Der Patient steht exakt seitlich vor dem Rasterwandgerät. Er nimmt beide Arme über den Kopf. Wenn möglich beugt sich der Patient so weit nach vorn, bis das Sternum parallel zum Kassettenrand steht. Hierdurch kann enger eingeblendet werden.

GE ZS senkrecht auf Sternum- und Kassettenmitte (siehe **!!**).

Sternum seitlich

im Liegen:
Rückenlage
a) *Die Arme über den Kopf nach oben nehmen,* die Kassette mit Raster seitlich neben dem Patienten anstellen. Eine Bleilamellenabdeckung („Indianer") genau auf das Sternum legen. Liegt diese Bleiabdeckung

der Kassette zu dicht an, projiziert sie sich durch das divergierende Strahlenbündel in das Sternum! Der untere Kassettenrand befindet sich 2 cm unterhalb der Sternumspitze.

b) *Können die Arme nicht nach oben über den Kopf genommen werden,* wird der Oberkörper im Wirbelsäulenbereich mit einem festen Kissen hochgelagert. Die Arme liegen auf dem Tisch.

GE Kassettenformat in voller Länge ausblenden. Der ZS trifft in horizontalem Strahlengang ca. 3 cm dorsal des Sternums auf Kassettenmitte auf. Steckraster oder Rasterkassette verwendet.

!! Diese Einstelltechnik sollte mit freier Belichtung angefertigt werden, da sich bei Aufnahmen mit Belichtungsautomatik die Meßkammer im Lungengewebe befindet und deshalb unterbelichtete Aufnahmen zu erwarten sind.

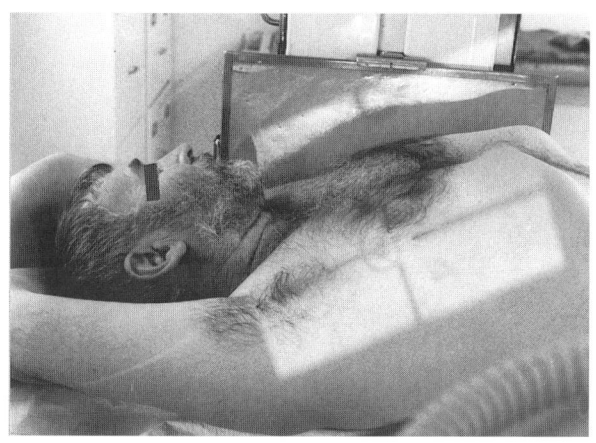

a

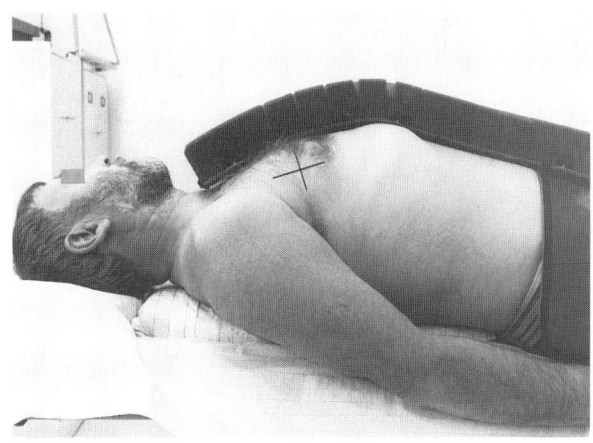

b

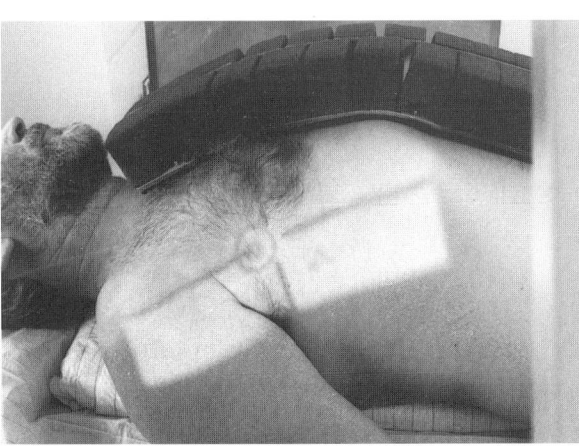

c

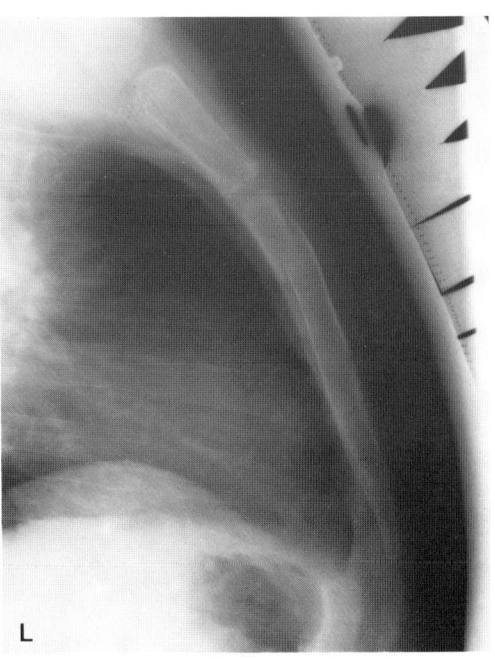

L

d

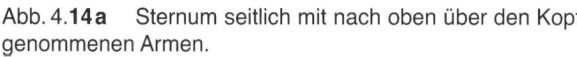

Abb. 4.**14a**   Sternum seitlich mit nach oben über den Kopf genommenen Armen.
b/c Festes Kissen unter der Wirbelsäule. Die Arme hängen nach unten.
d Dislozierte Fraktur des Corpus sterni.

ET-Wahl	Sternum		

Verletzung V. a. Fraktur/Luxation im Bereich →	Wahl der ET	Lagerung/GE
Sternum **(Fraktur)**	Sternum seitlich	← Standard-ET im Stehen/im Liegen

‼ Die Schrägaufnahme ist für die Beurteilung einer Fraktur des daumendicken Sternums durch die Überlagerung des Mediastinums nicht geeignet. Daher kann bei dieser Fragestellung auf die Schrägaufnahme verzichtet werden. Ein Befund im Sternum oder eine Luxation im Bereich Sternoklavikulargelenk wird besser durch eine Schichtung abgeklärt.

Sternum nach Osteosynthese

ET-Wahl	Osteosynthese bei Sternumfraktur		

Behandlungsmethode nach →	Wahl der ET	Lagerung/GE
Osteosynthese →	1. Sternum p.-a.	← Standard-ET
Sternumfraktur **bei V. a. Osteomyelitis**	2. Sternum seitlich 3. Schicht p.-a.	← Standard-ET

Knöcherner Thorax

Rippen

Standard-ET

Rippen 1–7 a.-p./p.-a. (S. 32).
Rippen 7–12 a.-p./p.-a. (S. 32).
Rippen 1–7, 7–12 schräg a.-p./p.-a. (S. 33).

Spezial-ET

Wahl der Standard-ET bei V. a.

Fraktur im Bereich: Rippen 1–7, 7–12 (S. 35).

Rippen nach Reposition: unveränderte ET

Objekt	Format	Empfindlich-keitsklasse	Raster 8/40	Abstand cm	Belichtung kV/mAs
Rippen 1–7	24/30	200	+	115	66/20
Rippen 7–12	24/30	200	+	115	73/32

Die Belichtungsdaten gelten für einen 12-Puls-Generator und einen RP1-Film (blue).
Im *Regelfall* – wie üblich –: Die Aufnahmen mit Belichtungsautomatik und den vorgegebenen kV anfertigen.
Im *Ausnahmefall* und wie üblich: Gilt die angegebene freie Belichtung als Richtwert.
8/40 Raster zu 12/40 Raster = 2 Belichtungspunkte mehr.
Rippen schräg 1-kV-Stufe mehr belichten
Aufnahme der oberen Rippen: Inspiration
Aufnahme der unteren Rippen: Exspiration

Standard-ET: Rippen 1 − 7 a.-p./p.-a. $\boxed{\text{4.15a/b}}$

im Liegen/im Stehen:

Der Patient liegt mit dem Körper plan dem Rastertisch
bzw. dem Wandstativ an. Die Schultern (wenn möglich!) nach unten ziehen und den Arm im Ellenbogengelenk nach lateral abspreizen. Bei mageren Patienten
ist es ratsam, zum Schwärzungsausgleich bei der ET im
Liegen, Reismehl auf die *Mitte der Rippen* zu legen.
Oberer Kassettenrand 2 cm oberhalb der Schulterrundung.
Durch das Abspreizen des Armes werden die Rippen
nicht vom Schulterblatt überlagert.

GE Der ZS zielt senkrecht auf Kassettenmitte. Um
gleichmäßige Belichtungsverhältnisse zu haben,
wird die Aufnahme in *tiefer Inspiration* angefertigt.

Rippen 7 − 12 a.-p./p.-a. $\boxed{\text{4.15c − d}}$

im Liegen/im Stehen:

Der Patient liegt mit dem Körper plan dem Rastertisch
bzw. dem Wandstativ an. Zum Schwärzungsausgleich
ist es ratsam, bei Aufnahmen im Liegen, einen Reismehlsack an den *äußeren Rippenanteil* anzulegen (ein
Bocollokeil verhindert das Abrutschen). Der untere
Kassettenrand befindet sich 2 cm oberhalb des Beckenkammes (letzte Rippe tasten!)

GE Der ZS zielt senkrecht auf Mitte Kassette. Um
möglichst gleichmäßige Belichtungsverhältnisse zu
haben, wird die Aufnahme in *extremer Exspiration*
angefertigt. Den Patienten vor dem Auslösen der
Aufnahme mehrfach auffordern, noch etwas weiter auszuatmen.
Kann der Patient infolge seiner Schmerzen beim
Atmen nicht so weit ausatmen, kann man auf die
Rippen 7 − 10 zum Schwärzungsausgleich einen
weiteren Reismehlsack legen.

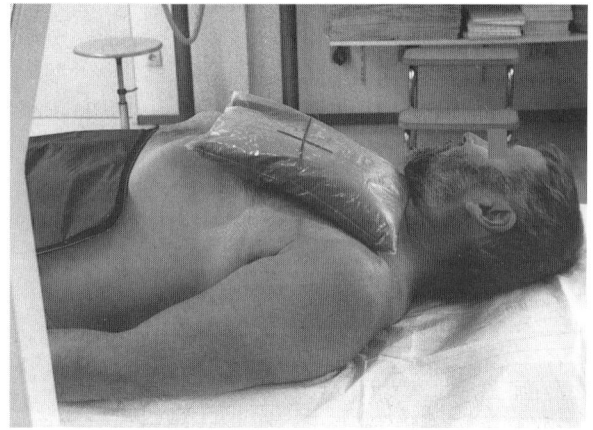

a

Abb. 4.**15a**　A.-p., obere Rippen, Reismehl in der Mitte.
b Fraktur 5. und 9. Rippe lateral und 1. Rippe ventral.

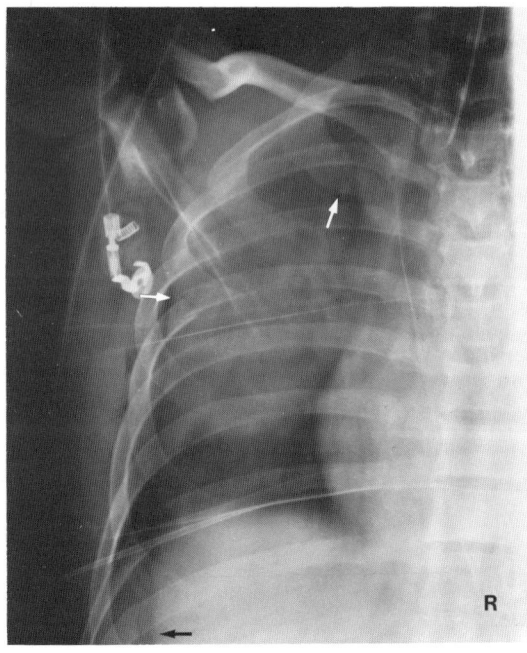

b

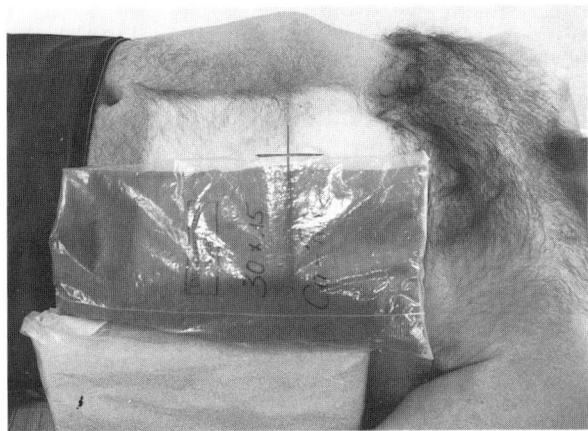

c

c A.-p. untere Rippen, Reismehl an der Seite; Bocollo zum Unterstützen am Rand.

d Schrägfrakturen der hinteren Anteile der 7., 8., 9. und 10. Rippe. Erhebliche Dislokation bei Fraktur 11. Rippe, Querfortsatzfraktur L2.

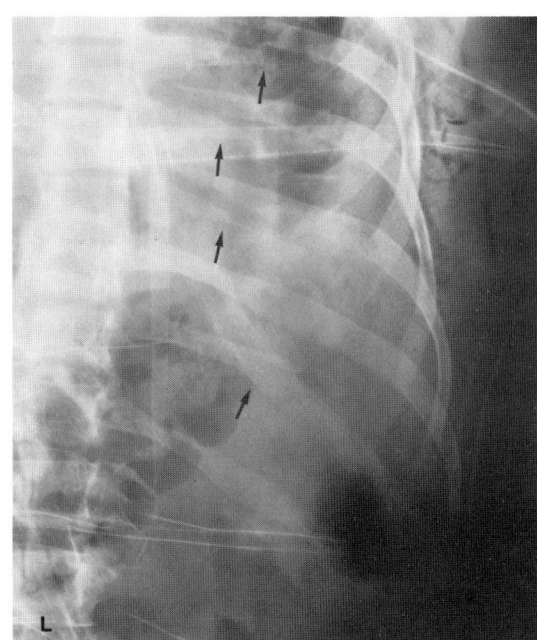

d

Standard-ET: Rippen 1–7 und   4.16 a–g
7–12 schräg, a.-p./p.-a.

im Liegen/im Stehen

Interessierende Seite anliegend, Gegenseite für die Aufnahme in Rückenlage um ca. 30° anheben.
a) In *Rückenlage* bessere Darstellung der der Kassette anliegenden Rippenbögen.
b) In *Bauchlage* bessere Darstellung der der Kassette abliegenden Rippenbögen. Die interessierende Seite wird angehoben.
Evtl. Schwärzungsausgleich verwenden.

GE Den ZS senkrecht auf Kassettenmitte richten. Atmung: siehe Rippen a.-p./p.-a.

!! Rippenaufnahmen dürfen nicht in Hartstrahltechnik angefertigt werden, da knöcherne Befunde und Frakturen überstrahlt und damit übersehen werden können.

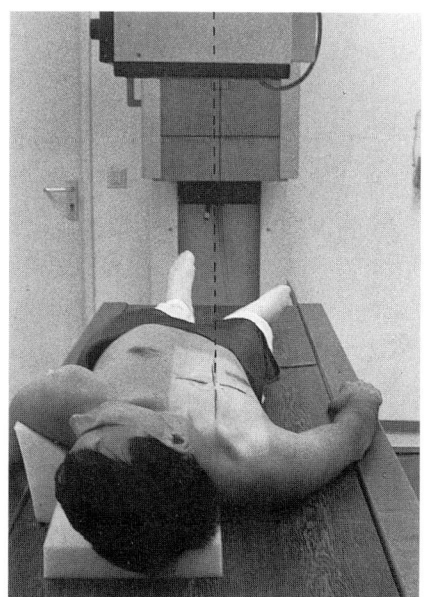

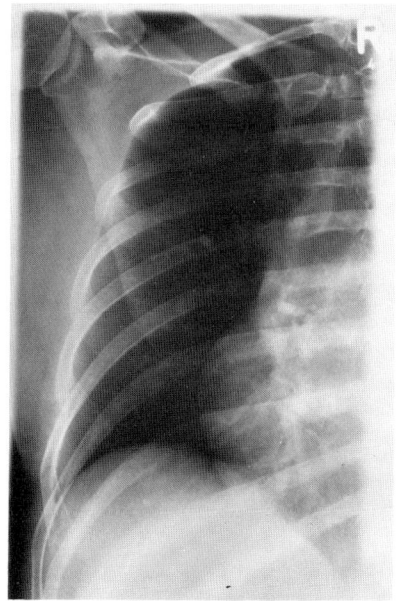

Abb. 4.**16 a** Obere Rippen schräg in Rückenlage.
b Keine Fraktur nachweisbar.

a   b

c–g ▶

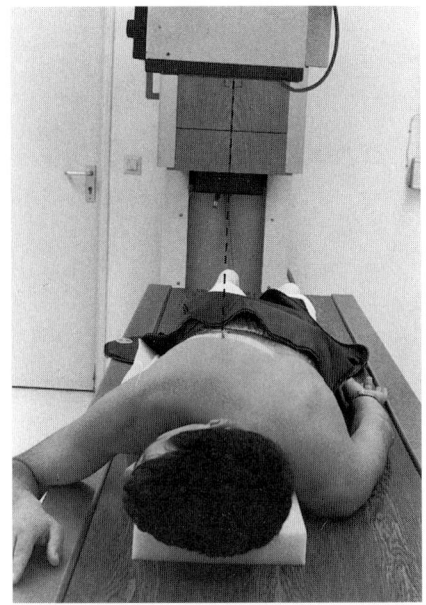

c

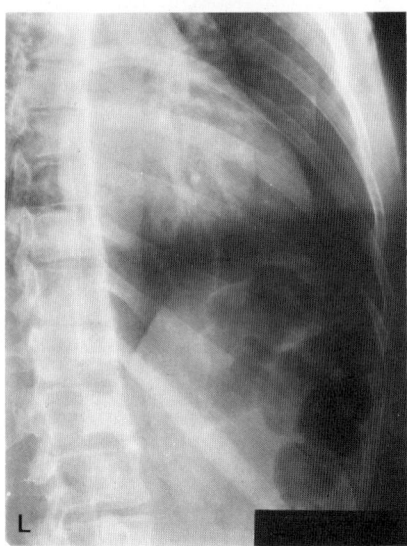

e

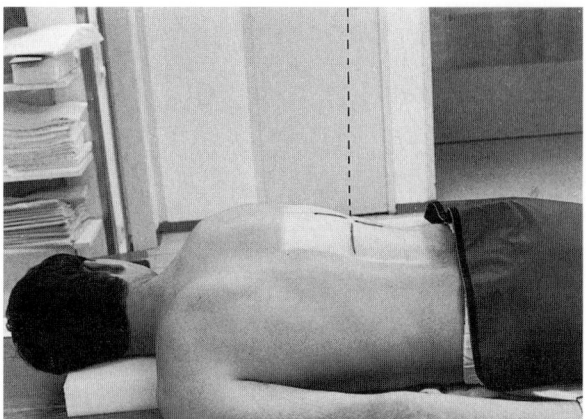

d

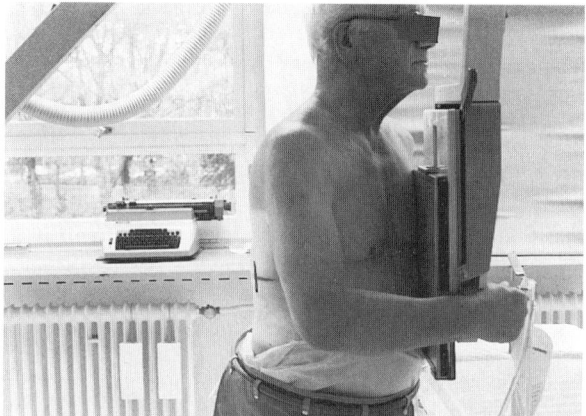

f

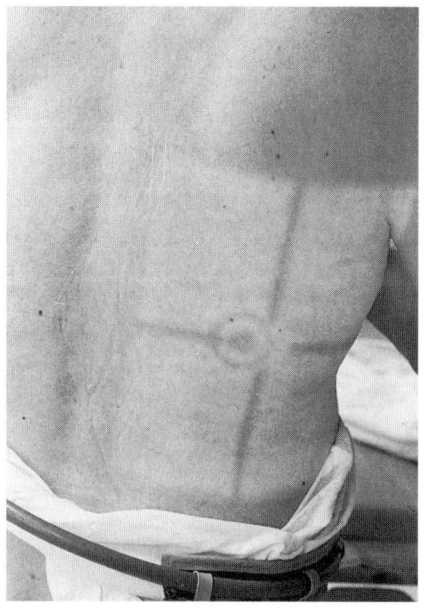

g

Abb. 4.**16c/d**   Untere Rippen schräg in Bauchlage.
Abb. 4.**16e** Kein knöcherner Befund (mit Reismehlabdeckung der Rippen 5–8).
f/g Untere Rippen schräg im Stehen.

ET-Wahl	Rippen 1−7 und 7−12	4.17a−c

Verletzung V. a. Fraktur/Luxation im Bereich →	Wahl der ET	Lagerung/GE
Rippen 1−7 (Fraktur)	1. Rippen a.-p./p.-a.	← Standard-ET (S. 32) Bei Schmerzen in der Axillarlinie noch zusätzlich:
	2. Rippen schräg	← Standard-ET a) oder b) **Patient kann sich nicht drehen**
		a) Auflagematte mit langem 45°-Schaumstoffkeil von der interessierenden Seite her unterpolstern.
		b) Unfallröntgengerät: C-Bogen im Winkel von 30−40° schräg stellen. Die Kassette liegt der interessierenden Außenseite an.
Rippen 7−12 (Fraktur)	s. o.	s. o.

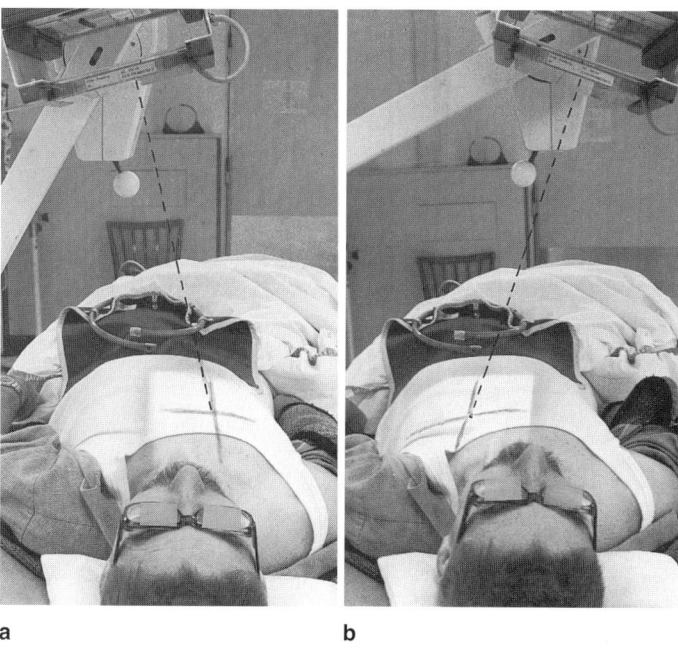

a   b

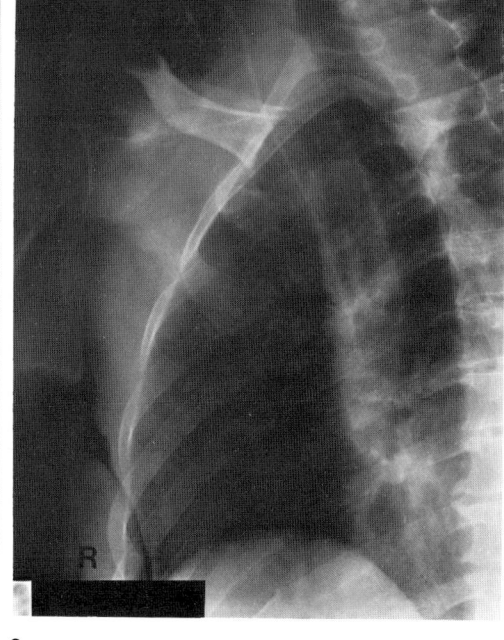

c

Abb. 4.**17a**   Rechte obere Rippen schräg, Patient in planer Rückenlage (mit Unfallröntgengerät).
b Obere Rippen links schräg.
c Keine knöcherne Verletzung nachweisbar.

Rippen nach Reposition:

Wahl der Standard-ET wie beschrieben.

5. Abdomen

Standard-ET	Abdomen im Stehen/im Liegen: S. 38. Gallenblasenübersicht (S. 39).
Spezial-ET	Abdomen in linker Seitenlage (S. 39).
Wahl der Standard-ET bei V. a.	Schattengebende Konkremente im Abdomen. Ileus, Magen-/Darm-/Gallengangsperforation (S. 41).

Objekt	Format	Empfindlich-keitsklasse	Raster 8/40	Abstand cm	Belichtung kV/mAs
Abdomen	35/43	400	12/40	115	117/8,0 (im Stehen)
Abdomen	35/43	400	12/40	115	70/40 (im Liegen)
Abdomen	35/43	400	+ Filter	115	125/8,0 (in linker Seitenlage)
Gallenblasen-übersicht	24/30	200	12/40	115	77/40

Die Belichtungsdaten gelten für einen 12-Puls-Generator und einen RP1-Film (blue).
Im *Regelfall* – wie üblich –: Die Aufnahmen mit Belichtungsautomatik und den vorgegebenen kV anfertigen.
Im *Ausnahmefall* und wie üblich: Gilt die angegebene freie Belichtung als Richtwert.
Empfindlichkeitsklasse 200 zu 400 = 2–3 Belichtungspunkte weniger.
8/40 Raster zu 12/40 Raster = 2 Belichtungspunkte mehr.

Standard-ET: Abdomen im Stehen 　5.1a–b

im Stehen/im Liegen:

a) im Stehen
Ventral dem Stativ anliegend, der Patient steht plan vor dem Rasterwandgerät.

GE Der ZS trifft im horizontalen Strahlengang senkrecht 2 cm oberhalb der Beckenschaufel in Abdomen- und Kassettenmitte auf. Aufnahme in Inspiration anfertigen (s. **!!** Atmung).

!! ET bei V. a. Magen-/Darm-/Gallengangsperforation und bei V. a. Ileus. Die freie Luft zeigt sich als schmale Luftsichel unterhalb der Zwerchfellkuppen (Abb. 5.**1**).

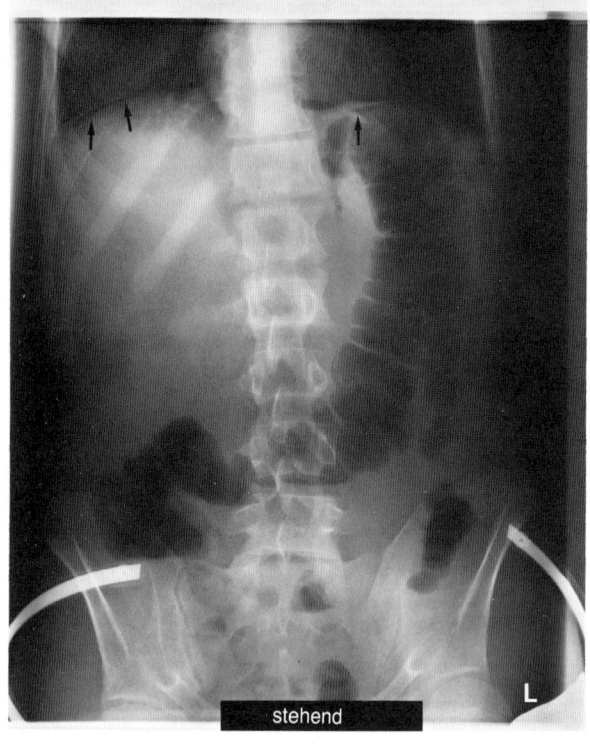

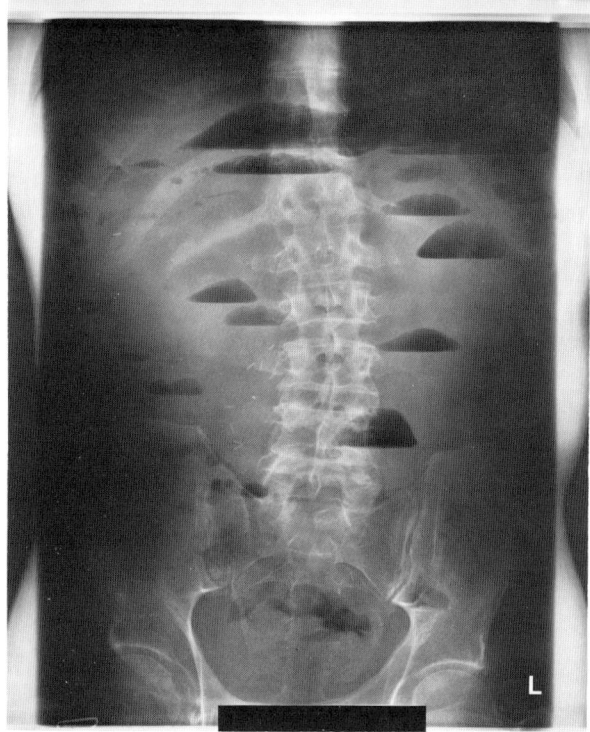

Abb. 5.**1a** Subphrenisch freie Luft unter den Zwerchfellen beiderseits. **b** Dünndarmileus.

Abdomen im Liegen 　5.2

b) im Liegen
Rückenlage. Patient liegt plan auf dem Röntgentisch. Für die Nierenuntersuchung oder den Konkrementnachweis liegt der untere Kassettenrand 2 cm unterhalb des oberen Symphysenrandes (um die Blase vollständig auf der Röntgenaufnahme zu sehen).

GE Der ZS trifft senkrecht auf Abdomen und Kassettenmitte. Aufnahme in Exspiration.

!! ET für i. v. Pyelogramm und für Kontrollaufnahmen nach oraler Kontrastmittelgabe (Abb. 5.**2**).

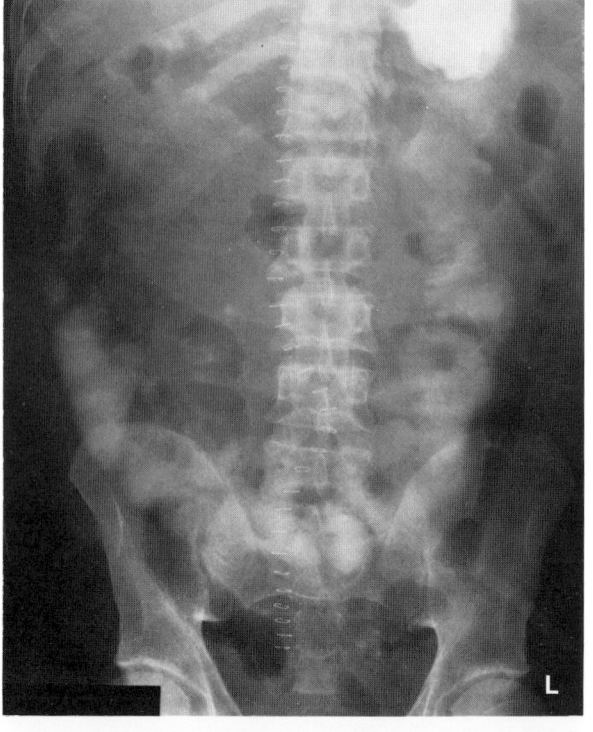

Abb. 5.**2** Kontrolle 1 Stunde nach Gabe von wasserlöslichem KM. KM im Dünndarm, teilweise im Magenfundus.

Standard-ET: Gallenblasenübersicht   5.3

im Liegen:
Bauchlage. Die rechte Seite des Patienten wird mit Bocollo um 35° angehoben, der linke Arm liegt am Körper entlang nach unten, der rechte Arm stützt sich im Ellenbogen leicht ab. Zur stabileren Lage zieht der Patient das rechte Knie an. Aufzunehmende Körperseite des Patienten (rechte Seite) in Kassettenmitte. Der Beckenkamm liegt im unteren Drittel der Kassette.

GE Der ZS trifft auf die Mitte zwischen WS und äußerer Hautbegrenzung senkrecht auf Kassettenmitte. Der Fußpunkt des ZS ist auf der Haut mit Fettstift für die weiteren Aufnahmen zu markieren. Die Aufnahme wird in Exspiration ausgelöst.

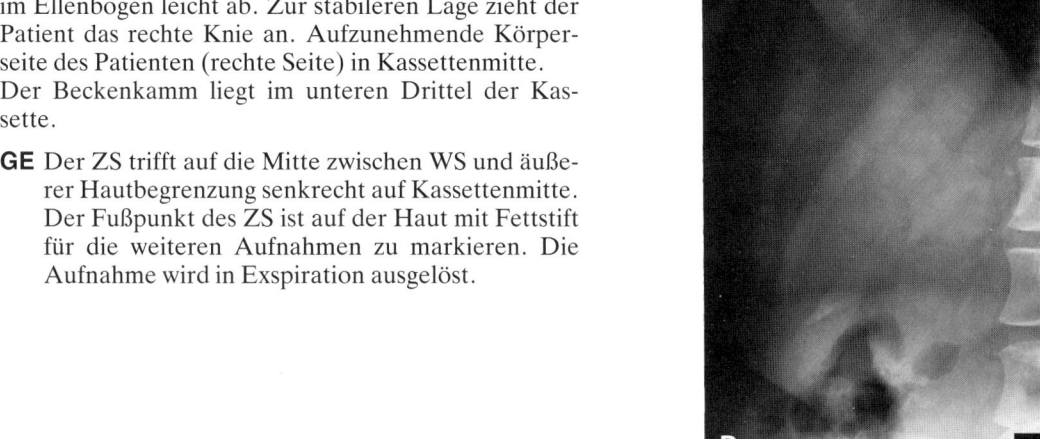

Abb. 5.**3**   Rechter Oberbauch ohne Konkrementnachweis.

Spezial-ET Abdomen: in linker Seitenlage   5.4a–c

im Liegen:
Der Patient liegt mit dem Bauch oder dem Rücken der Kassette an. Vorsicht, die freie Luft steigt nach oben und liegt knapp unterhalb der Hautgrenze zwischen Zwerchfell und Leber!
Bevor die Aufnahme ausgelöst wird, soll der Patient möglichst 5 Minuten in *linker Seitenlage* liegen, damit die Luft nach oben steigen kann.

GE Der ZS trifft im horizontalen Strahlengang in Höhe Beckenkamm auf Abdomen- und Kassettenmitte auf.
– Unbedingt als Schwärzungsausgleich „Indianer" oder Filter der Fa. PTW verwenden.
– Ohne Filter müssen 2 Aufnahmen (mit „Indianer") angefertigt werden: Abdomen 35/43 und Ausschnitt 20 × 40 des oberen Abdomendrittels. Aufnahme in Exspiration.

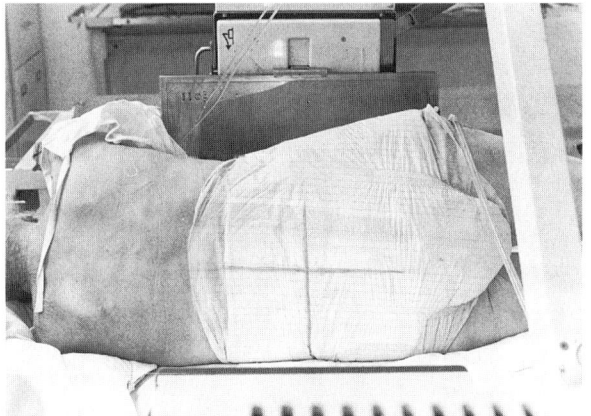

Abb. 5.**4a**   Abdomen in linker Seitenlage.

b, c ▶

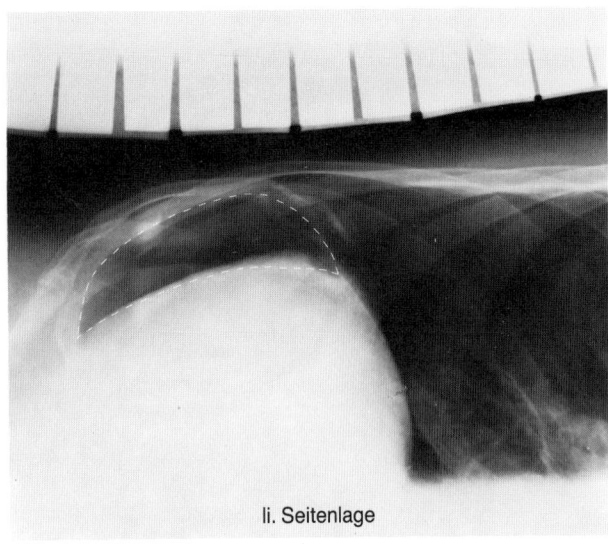

li. Seitenlage

b

Abb. 5.**4b**   subphrenisch freie Luft.
c 2. Ebene zu 5.**1b**.

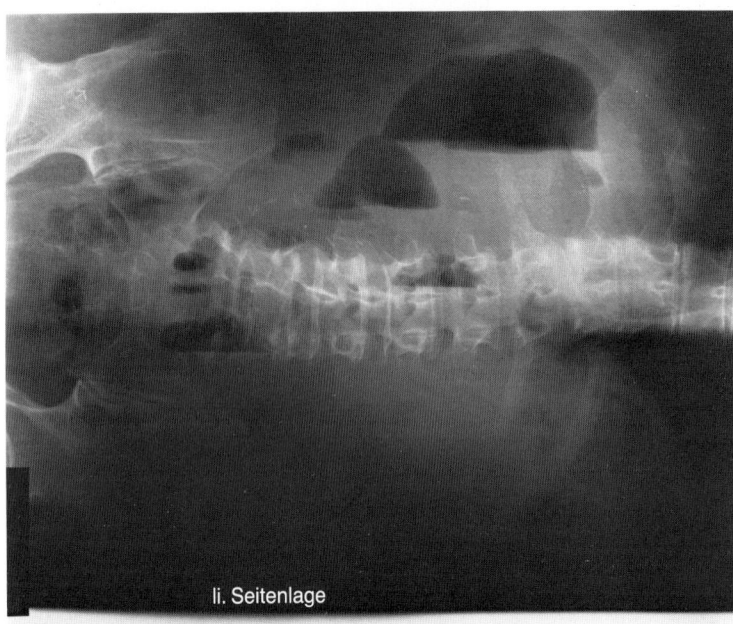

li. Seitenlage

c

!! Auf der rechten Seite befindet sich die Leber. Aus diesem Grund wird die Aufnahme in linker Seitenlage angefertigt. Die nach oben steigende Luft zeigt sich deutlich zwischen dem äußeren Leberrand und dem Peritoneum. Würde die Aufnahme in Rechtsseitenlage angefertigt werden, könnte es durch die Luft der Magenblase und der linken Kolonflexur zu Fehldiagnosen kommen.

!! *Atmung:*
– Im Stehen: Um die Zwerchfelle nicht abzuschneiden, ist es günstiger, die Aufnahme in Inspiration anzufertigen.
– Im Liegen, in Rückenlage: Das Abdomen soll von den Zwerchfellen bis zur Symphyse zu beurteilen sein: Aufnahme in Exspiration.
– Im Liegen in *linker Seitenlage*: Die Aufnahme wird in Exspiration angefertigt.

ET-Wahl   Schattengebende Konkremente

Akutes Abdomen	Wahl der ET	Lagerung/GE
Abdomen **(schattengebende Konkremente)**	1. Abdomenübersicht a.-p.	← Standard-ET (S. 38) in Rückenlage evtl. zusätzlich:
	2. a) i. v. Pyelogramm	evtl. zusätzlich:
	b) Gallenblasenübersicht	← Standard-ET (S. 39)

ET-Wahl   Ileus/Magen-/Darm-/Gallengangsperforation   5.5a–d

Akutes Abdomen	Wahl der ET	Lagerung/GE
Abdomen **Ileus, Magen-/Darm-/ Gallengangs- perforation**	1. Thorax p.-a.	**Der Patient kann stehen:** ← Standard-ET (S. 14) im Stehen
	2. Abdomen im Stehen	← Standard-ET (S. 38) evtl. zusätzlich: ← Spezial-ET (S. 39)
	3. Abdomen in linker Seitenlage	
		Der Patient kann nicht stehen: ← Standard-ET (S. 15) im Liegen
	1. Thorax a.-p.	
	2. Abdomen in linker Seitenlage	← Spezial-ET (S. 39)

‼ Handelt es sich um eine schmale Luftsichel, ist diese bei der Thoraxaufnahme im Stehen, unterhalb der Zwerchfelle, oft besser als bei der Abdomenübersicht im Stehen zu beurteilen.

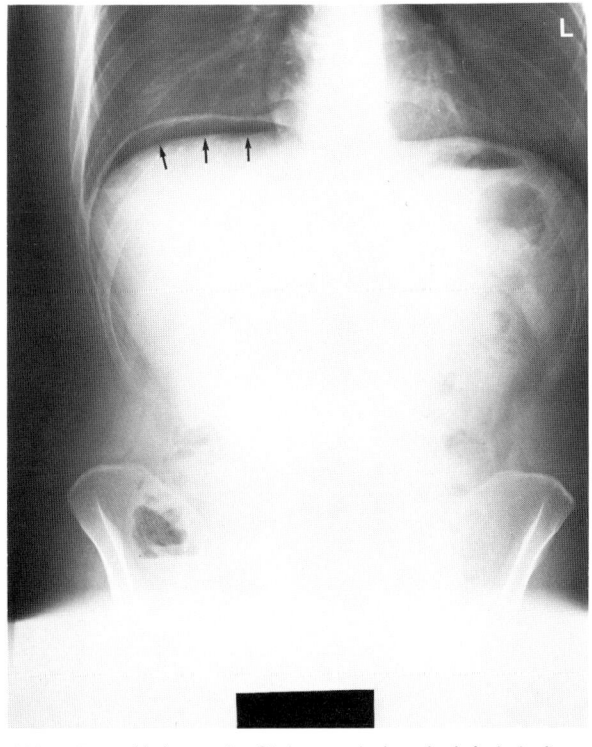

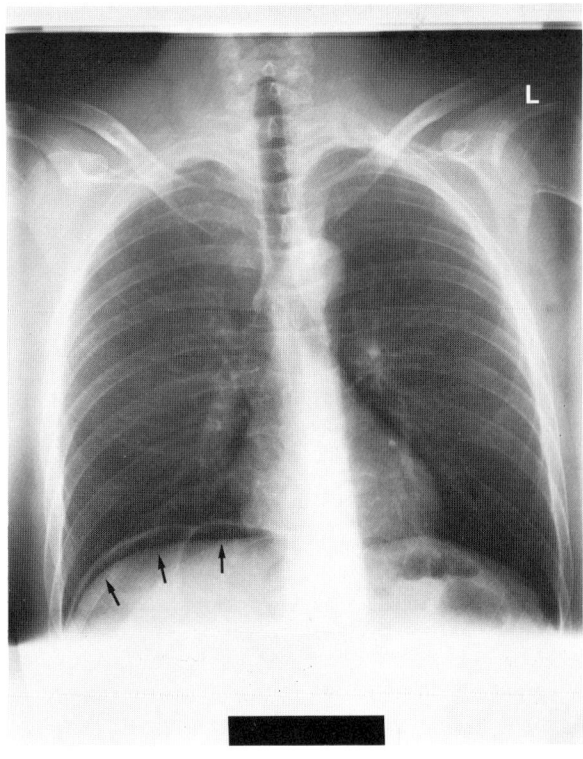

Abb. 5.**5a**   Abdomen im Stehen: subphrenisch freie Luft.   **b** Thorax im Stehen: schmale Luftsichel sehr gut zu sehen.

c–d ▶

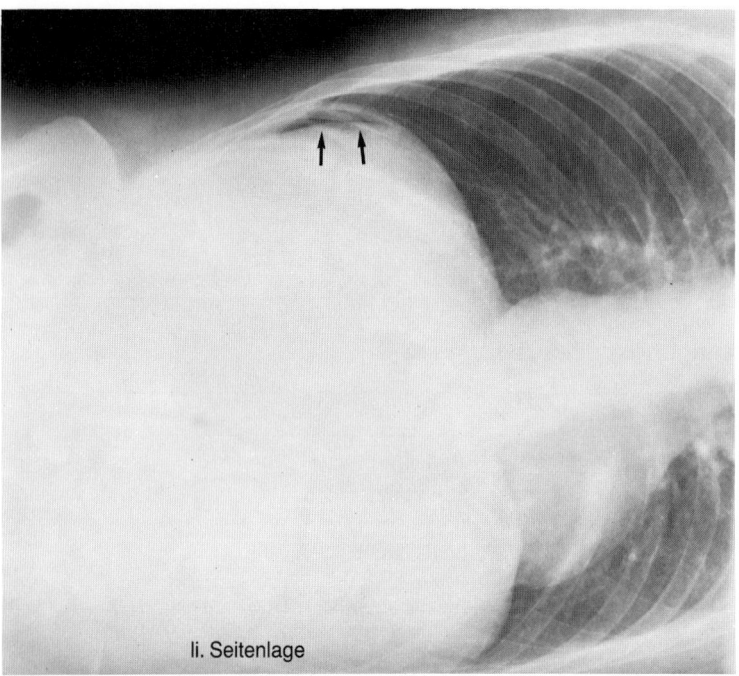

c

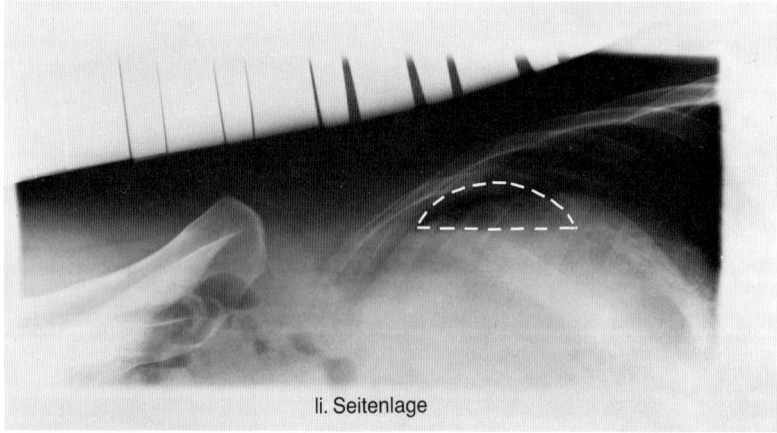

d

Abb. 5.**5c** Abdomen in linker Seitenlage: freie Luft (Fremdaufnahme).
d Nach 5-Minuten-Linksseitenlage.

6. Obere Extremität

Daumen

Standard-ET	Daumen „p.-a."/„a.-p." (S. 44). Daumen schräg (S. 44). Daumen seitlich (S. 44).
Spezial-ET	„Gehaltene Aufnahmen" für ulnares/radiales Seitenband (Daumen) (S. 44/45).
Wahl der Standard-ET bzw. der Spezial-ET bei V. a.	Fraktur/Luxation/knöcherner Sehnenausriß im Bereich: Daumen (S. 46). Bandläsion im Bereich: Daumen (S. 46).
Daumen nach Reposition	(S. 47)

Objekt	Format	Empfindlich-keitsklasse	Raster 8/40	Abstand cm	Belichtung kV/mAs
Daumen	18/24 (2) 13/18 (2)	100	–	105	44/6,3

Die Belichtungsdaten gelten für einen 12-Puls-Generator und einen RP1-Film (blue).
Aufnahmen im Gips 4−5 Belichtungspunkte (2 kV/3 mAs-Stufen) mehr belichten.

Standard-ET: Daumen „p.-a."/„a.-p." `6.1 a/b`

im Sitzen/im Liegen:
a) Ist eine *Innenrotation möglich*, wird der Daumen
„p.-a." auf die Kassette aufgelegt und die Hand – ohne
den Daumen zu verdrehen – abgespreizt. Die Fingernagelebene soll dem Film parallel anliegen.
b) Ist eine *Innenrotation nicht möglich*, legt der Patient
das Handgelenk seitlich auf. Den Daumen, der zur
stabilen Lage mit Mull oder Schaumstoff unterpolstert
wird, nach medial abspreizen lassen. Er liegt nun filmparallel. Reismehl kann zum Schwärzungsausgleich unter den Daumen gelegt werden.

GE ZS zielt senkrecht auf das interessierende Gelenk
bzw. den Phalanxanteil.

Standard-ET: Daumen schräg

im Sitzen/im Liegen:
Bei plan aufliegender Hand liegt der Daumen automatisch schräg.

GE ZS zielt senkrecht auf das interessierende Gelenk
bzw. den Phalangenanteil.

Standard-ET: Daumen seitlich `6.2`

im Sitzen/im Liegen:
Finger II–V auf die Fingerspitzen zur Hohlhand aufstellen, der Daumen liegt automatisch seitlich.

GE ZS zielt senkrecht auf das interessierende Gelenk
bzw. den Phalanxanteil.

Spezial-ET: „Gehaltene Aufnahmen" – Daumen –

im Sitzen:
1. ET für das *ulnare Seitenband* `6.3 a–c`
→ Beispiel: Daumen der rechten Hand ←
– Der Patient sitzt an der Schmalseite des Tisches.
  Der Arzt steht an der Längsseite links neben dem
  Patienten.
– Der Daumen „a.-p." muß exakt parallel zur Kassette liegen.
– Mit seiner linken Hand hält der Arzt den Finger des
  Patienten am Endglied fest (ohne es zu verdrehen,
  die Fingernagelebene soll parallel zum Film liegen). Sein Daumen der rechten Hand drückt gegen
  den radialen Anteil des zu untersuchenden Gelenkes, und gleichzeitig wird das Endglied nach radial
  gezogen.
– Zum Ausschluß von Bandlockerungen eine Vergleichsaufnahme mit der gesunden Seite anfertigen.

GE ZS zielt senkrecht auf das zu untersuchende Ge-
lenk. Ausblendung in Längsrichtung bis zum Pha-
langenende.
– Belichtung einstellen.
– Röhre auf Vorlauf.
– Der Arzt zieht den Finger nach radial und gibt das
  Kommando zum Auslösen der Aufnahme.

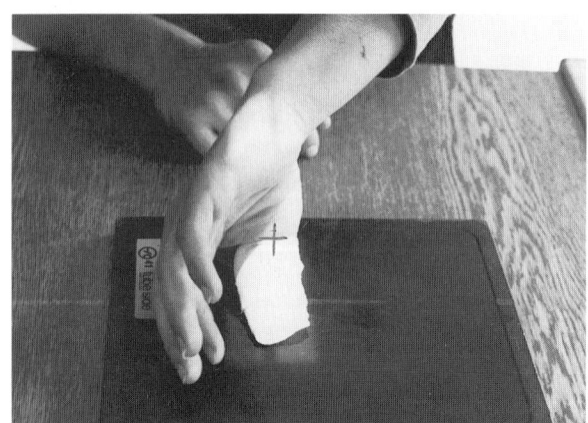

a

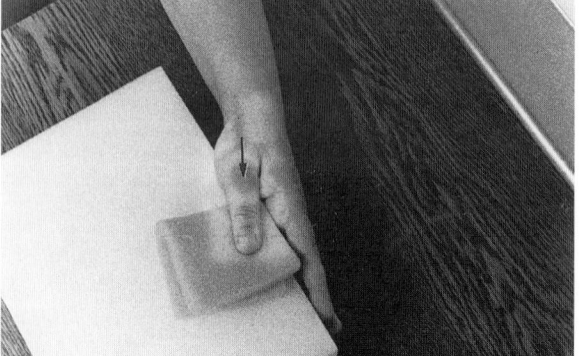

b

Abb. 6.**1 a** Daumen „p.-a.", **b** Daumen „a.-p.".

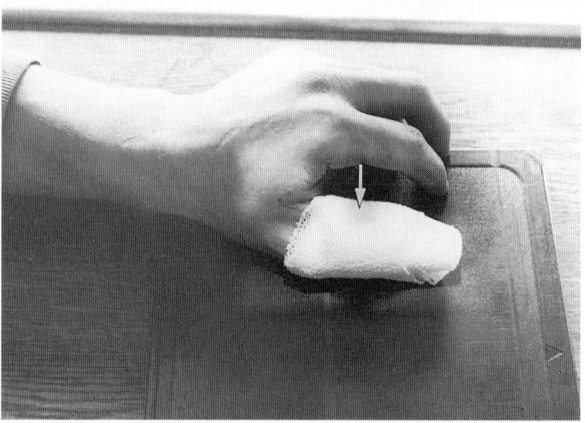

Abb. 6.**2** Daumen seitlich.

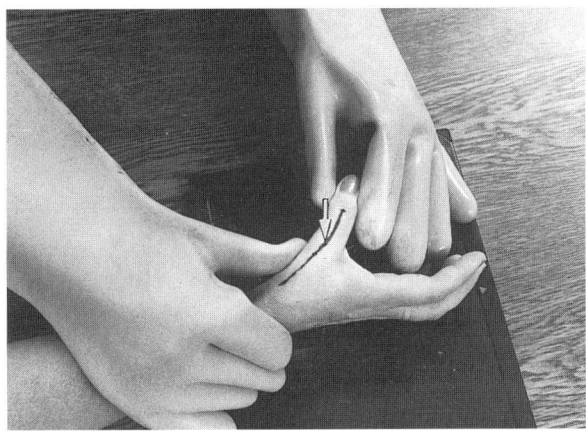

a

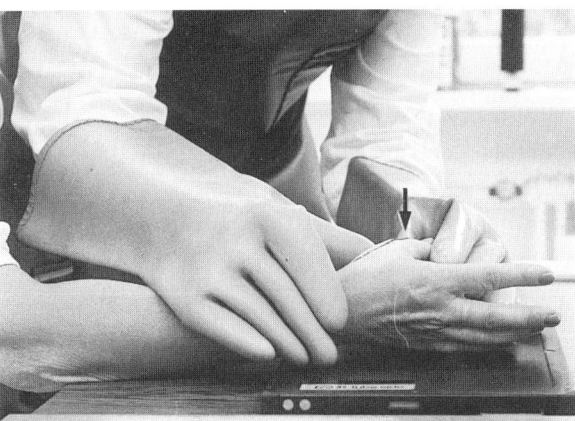

b

Abb. 6.**3a/b**   „Gehaltene Aufnahmen" ulnares Seitenband.
c Rechts geringe ulnare Aufklappbarkeit: V. a. Kapselhäma-
tom.

2. ET für das *radiale Seitenband*   6.**3d/e**
→ Beispiel: Daumen der rechten Hand ←
–   Der Patient sitzt an der Schmalseite des Tisches.
    Der Arzt steht an der Längsseite rechts neben dem
    Patienten.
–   Der Daumen „a.-p." muß exakt parallel zur Kas-
    sette liegen. Der Arzt hält mit seiner rechten Hand
    das Endglied des zu untersuchenden Fingers (ohne
    ihn zu verdrehen, die Fingernagelebene soll par-
    allel zum Film liegen). Der Daumen seiner linken
    Hand drückt gegen die Ulnarseite des zu untersu-
    chenden Gelenkes, und gleichzeitig wird das End-
    glied nach ulnar gezogen.
–   Zum Ausschluß von Bandlockerungen eine Ver-
    gleichsaufnahme mit der gesunden Seite anferti-
    gen.

GE ZS zielt senkrecht auf das zu untersuchende Ge-
lenk. Ausblendung in Längsrichtung bis zum Pha-
lanxende.
–   Belichtung einstellen.
–   Röhre auf Vorlauf.
–   Der Arzt zieht den Finger nach ulnar und gibt das
    Kommando zum Auslösen der Aufnahme.

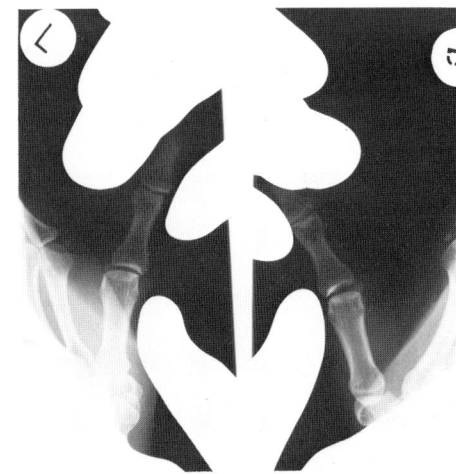

c

!!   Zur genauen Festlegung der Achse für die Winkel-
     messung ist es notwendig, die gesamte Phalanx sowie
     das Metakarpale auf der Aufnahme zu haben.

!!   Vor dem Röntgen „gehaltener Aufnahmen" müs-
     sen zum Frakturausschluß zuerst Standardaufnah-
     men in 2 Ebenen angefertigt werden.

!!   Es ist anzuraten, die „gehaltenen Aufnahmen" von
     einem Arzt (nicht vom Patienten selbst) halten zu
     lassen, da der Patient, bedingt durch seine Schmer-
     zen, den Finger nicht maximal abspreizen würde.

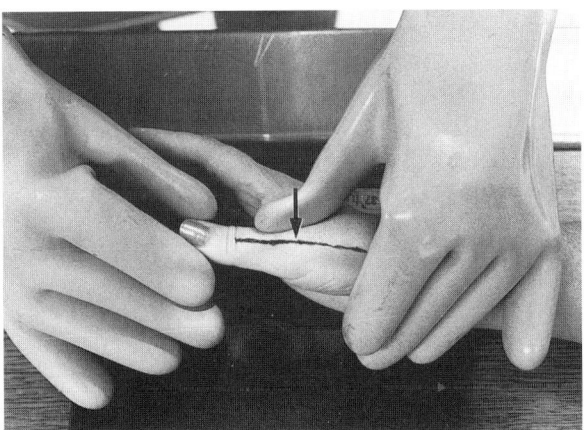

d

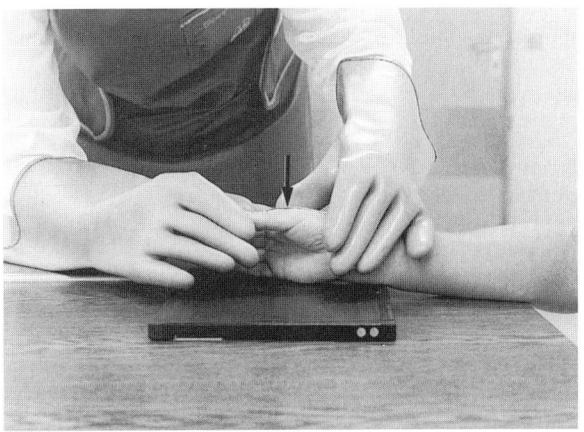

e

Abb. 6.**3d/e**   Radiales Seitenband.

ET-Wahl Daumen-Fraktur/Luxation/knöcherner Sehnenausriß

Verletzung V. a. Fraktur/Luxation im Bereich →	Wahl der ET	Lagerung/GE
Daumen (auch V. a. knöch. Sehnenausriß)	1. Daumen 6.4 „p.-a."/„a.-p."	← Standard-ET (S. 44) a) oder b)
	2. Daumen schräg	← Standard-ET (S. 44)
	3. Daumen seitlich	← Standard-ET (S. 44)

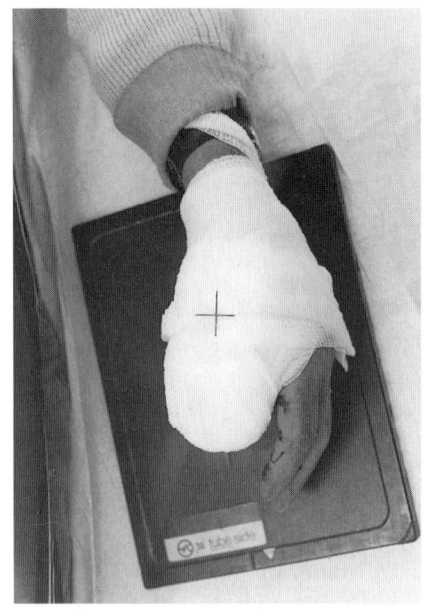

Abb. 6.4   Daumen „a.-p.".

!! Eine Fraktur oder Luxation sieht man oft nur in einer Ebene. Ein knöcherner Sehnenausriß ist häufig nur bei einer Schrägaufnahme (ca. 20–30°) zu beurteilen. Deshalb *muß* der Daumen nach einem Trauma *immer* in 3 Ebenen geröntgt werden.

ET-Wahl Daumen-Bandläsion/ulnares/radiales Seitenband

Verletzung V. a. Fraktur/Luxation im Bereich →	Wahl der ET	Lagerung/GE
Daumen (V. a. Bandläsion, – ulnares/ radiales Seitenband	1. Daumen „a.-p."/„p.-a." und seitlich	← Standard-ET (S. 44) a) oder b)
		Nach Frakturausschluß:
	2. Spezial-ET ulnares/radiales Seitenband des verletzten Daumens	← Spezial-ET (S. 44, 45)
	3. Spezial-ET ulnares/radiales Seitenband der Gegenseite zum Vergleich	← Spezial-ET (S. 44, 45)

Daumen nach Reposition

| **ET-Wahl** | Verdrahtung, Spickung + Gips nach → Fraktur im Daumenbereich 6.5a–e |

Behandlungsmethode nach →	Wahl der ET	Lagerung/GE
Verdrahtung, Spickung + Gips	1. Daumen „a.-p."	← Handgelenk seitlich lagern
→	2. Daumen schräg	← Standard-ET (S. 44)
Fraktur im Daumenbereich	3. Daumen seitlich	← Hilfestellung wie bei 1.

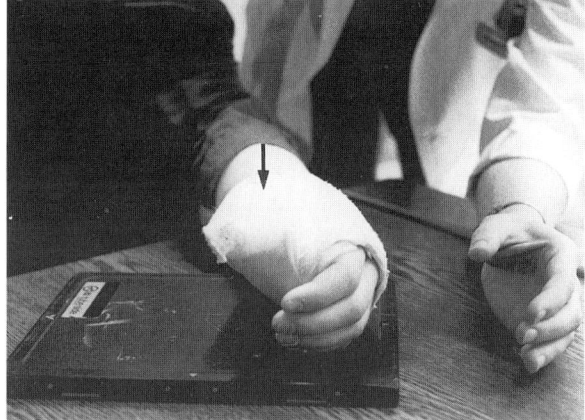

a

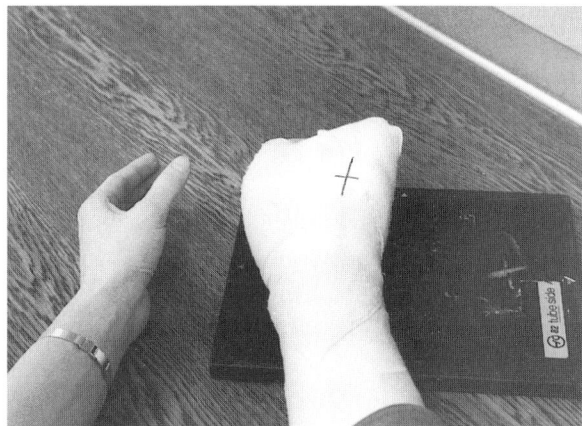

b

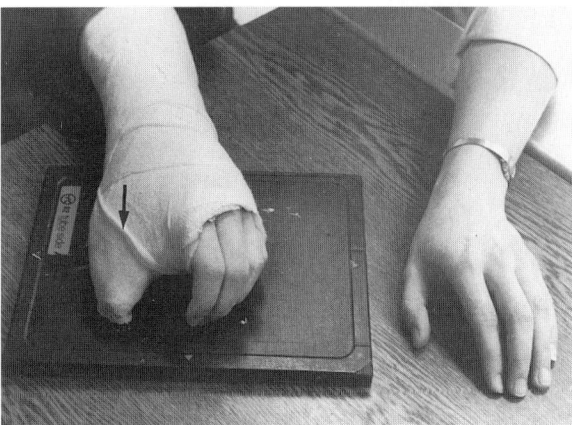

c

Abb. 6.**5a–c**   Bei extrem dickem Gips die eigene Hand neben den Patienten in die gewünschte Stellung legen, die Patientenhand entsprechend drehen.

d–e ▶

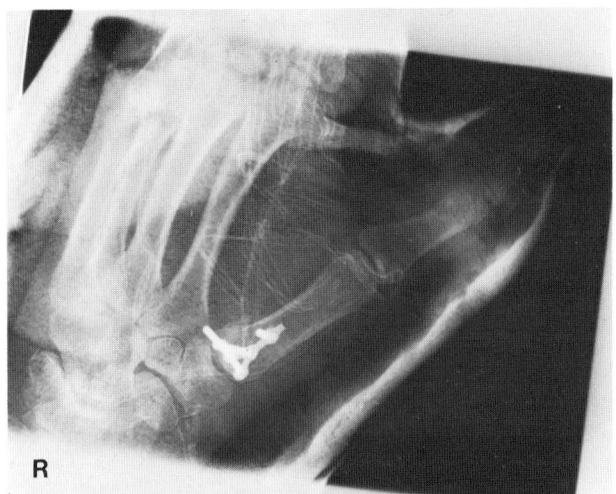
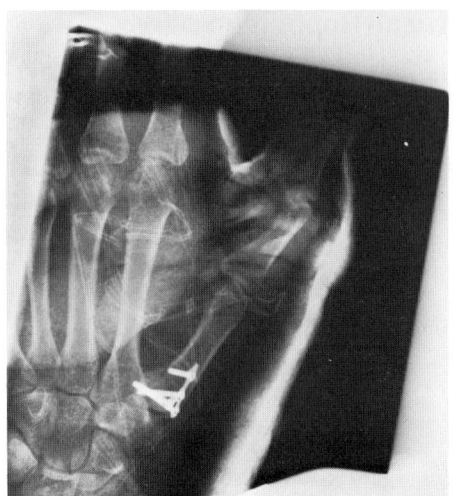

d

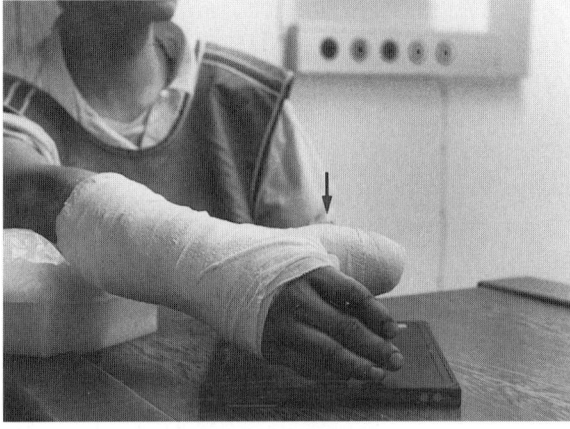

e

Abb. 6.**5d** Spickung nach Bennettscher Fraktur (Fraktur im Bereich des Daumensattelgelenks).
e Zeigt der Daumen im Gipsverband nach oben, Schaumstoff zum Ausgleich unter den Unterarm und Ellenbogen legen.

Finger II–V

Standard-ET	Finger II–V „a.-p." (S. 50). Finger II–V schräg – Nørgaad-ET (S. 50). Finger II–V seitlich (S. 51).
Spezial-ET	„Gehaltene Aufnahme" für ulnares/radiales Seitenband (Finger II–V) (S. 52).
Wahl der Standard-ET bzw. der Spezial-ET bei V.a.	Fraktur/Luxation/knöcherner Sehnenausriß im Bereich: Finger II–V (S. 53). Bandläsion im Bereich: Finger II–V (S. 54). Fremdkörpersuche im Fingerbereich (S. 54).
Finger nach Reposition	(S. 55)

Objekt	Format	Empfindlich-keitsklasse	Raster 8/40	Abstand cm	Belichtung kV/mAs
Finger	18/24 (2) 13/18 (2)	100	–	105	44/5

Die Belichtungsdaten gelten für einen 12-Puls-Generator und einen RP1-Film (blue).
Aufnahmen im Gips 4–5 Belichtungspunkte (2 kV/3 mAs-Stufen) mehr belichten.

Standard-ET: Finger II–V „a.-p."/„p.-a." 6.6 a/b

im Sitzen/im Liegen/im Stehen:
a) Die zu untersuchenden Finger plan (= Fingernagelebene parallel zum Film) auf die Kassette legen. Die
angrenzenden Finger sollen mit auf der Aufnahme abgebildet werden, um die Ulnar- und Radialseite sicher
unterscheiden zu können.
b) Bei *Streckhemmung* wird das interessierende Gelenk bzw. der Phalanxanteil plan „p.-a." auf die Kassette aufgelegt. Die angrenzenden Finger sollen mit abgebildet werden.

GE ZS zielt senkrecht auf das interessierende Gelenk
bzw. auf den Phalanxanteil.

Standard-ET: Finger II–V schräg 6.7 a–d

im Sitzen/im Liegen:
Nørgaad-ET (Supination)
Die Hand liegt mit ca. 30° (nicht steiler) angehobener
Radialseite dem Film an. Die Finger werden leicht
abgewinkelt, sie liegen nebeneinander. Der Daumen
wird weit abgespreizt, er ist bei dieser ET nicht beurteilbar.

GE ZS zielt senkrecht auf das interessierende Gelenk
bzw. den Phalanxanteil.

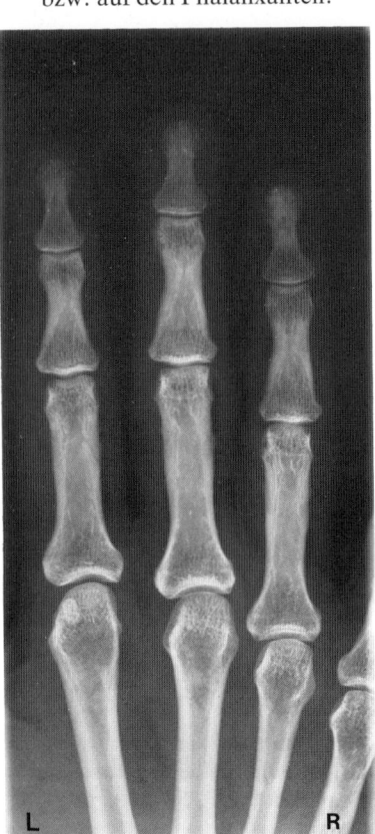

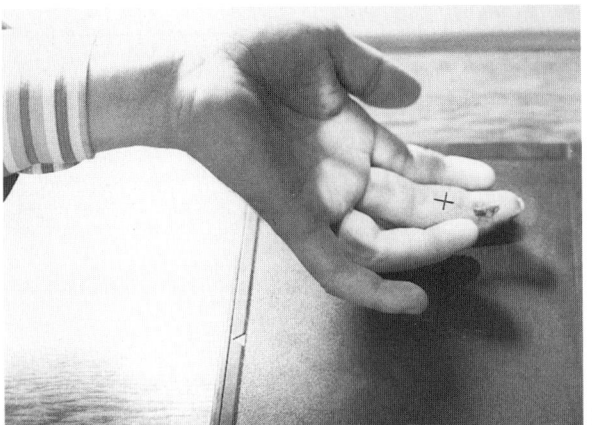

Abb. 6.**6 a**   Finger „a.-p.", ohne knöchernen Befund.
b Finger „p.-a." interessierender Anteil plan aufliegend.

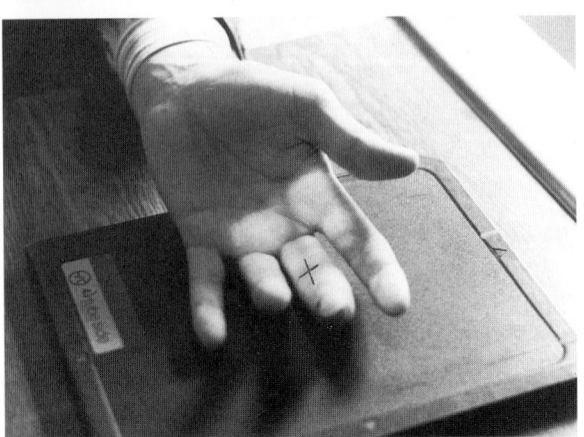

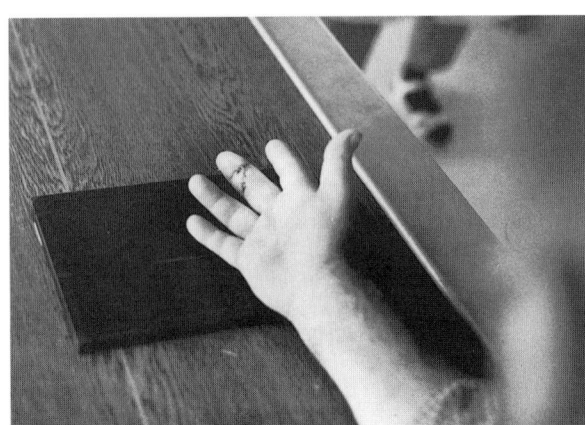

Abb. 6.**7 a/b**   Finger schräg – Nørgaad-ET.

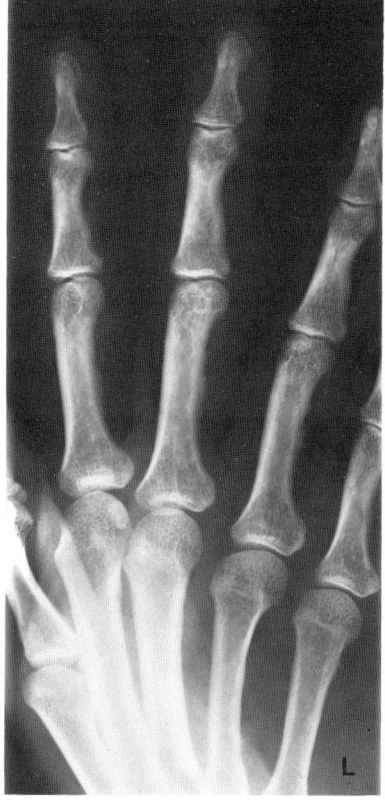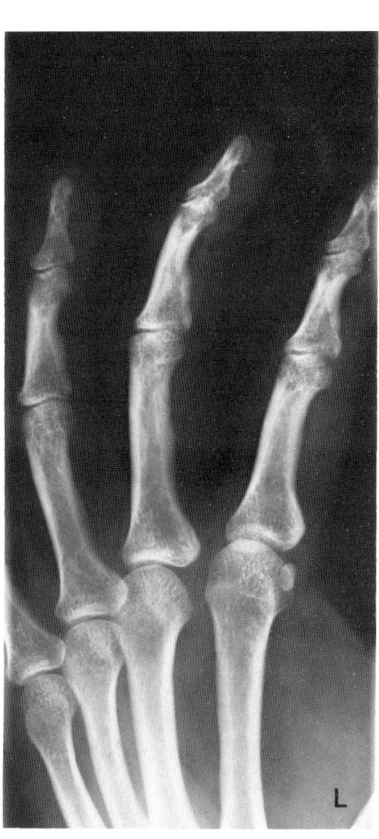

c Dig. III – Nørgaad-ET. **d** Rö. Dig. III –
Zitherspieler-ET (Vergleich der ET).

c   d

‼ Im Gegensatz zur Zitherspielerstellung, bei der die
Fingergrundgelenke ineinander projiziert werden,
stellen sie sich bei der Nørgaad-ET gut einsehbar
dar. Deshalb darf für die Finger II–V und das
Metakarpale V nur die Nørgaad-ET angewendet
werden (s. auch Hand, S. 59, 61, 62). Die Nørgaad-
ET kommt aus der Rheumatologie. Ihr 2. Name,
Ballfängeraufnahme, beschreibt treffend die Lagerung. Bei dieser Fragestellung werden immer Vergleichsaufnahmen angefertigt. Bei Frakturverdacht nur die verletzte Seite röntgen.

Standard-ET: Finger II–V seitlich   6.8

(medial oder lateral anliegend)

im Sitzen/im Liegen:
Um die Gelenke einsehen zu können, muß der Finger
filmparallel liegen (Hilfsmittel z. B.: die Finger III und
IV mit Mulltupfern unterpolstern). Eine exakt seitliche
Lage ist unbedingt erforderlich. Bereitet es dem Pa-
tienten Schwierigkeiten, den gewünschten Finger ein-
zeln seitlich zu lagern, kann er mit einem Stift oder
Holzspatel diesen Finger etwas nach lateral drücken.

GE ZS zielt senkrecht auf das interessierende Gelenk
bzw. den Phalanxanteil.

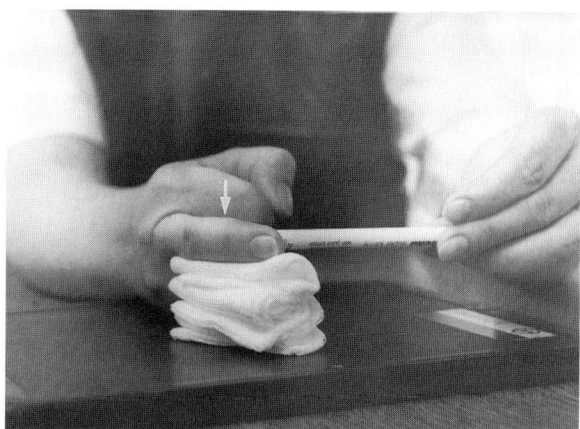

Abb. 6.8   Finger seitlich, wenn erforderlich kann er mit
einem Stift nach lateral gedrückt werden.

Spezial-ET: „Gehaltene Aufnahmen" Finger II–V

im Sitzen:

1. ET für *ulnares Seitenband*: | 6.**9a/b** |

→ Beispiel Finger der rechten Hand ←

– Der Patient sitzt an der Schmalseite des Tisches. Der Arzt steht an der Längsseite links neben dem Patienten.
– Der Finger „a.-p." muß plan – Fingernagelebene parallel zum Film – auf der Kassette aufliegen.
– Der Arzt drückt mit seinem linken Daumen gegen das aufzunehmende Gelenk, während sein Zeigefinger der gleichen Hand den Finger des Patienten nach radial drückt.
– Zum Ausschluß von Bandlockerungen bei unklarem Befund eine Vergleichsaufnahme mit der gesunden Seite anfertigen.

GE ZS zielt senkrecht auf das zu untersuchende Gelenk. Ausblendung in Längsrichtung bis zum Phalangenende:
– Belichtung einstellen.
– Röhre auf Verlauf.
– Der Arzt drückt den Finger nach radial und gibt das Kommando zum Auslösen der Aufnahme.

2. ET für *radiales Seitenband* | 6.**9c/d** |

→ Beispiel Finger der rechten Hand ←

– Der Patient sitzt an der Schmalseite des Tisches. Der Arzt steht an der Längsseite rechts neben dem Patienten.
– Der Finger „a.-p." muß plan – Fingernagelebene parallel zum Film – auf der Kassette aufliegen.
– Der Arzt drückt mit seinem rechten Daumen gegen das aufzunehmende Gelenk, während sein Zeigefinger der gleichen Hand den Finger des Patienten nach ulnar drückt.
– Zum Ausschluß von Bandlockerungen bei unklarem Befund eine Vergleichsaufnahme mit der gesunden Seite anfertigen.

GE ZS zielt senkrecht auf das zu untersuchende Gelenk. Ausblendung in Längsrichtung bis zum Phalangenende:
– Belichtung einstellen.
– Röhre auf Verlauf.
– Der Arzt drückt den Finger nach ulnar und gibt das Kommando zum Auslösen der Aufnahme.

!! Siehe auch „Gehaltene Aufnahmen" des Daumens (S. 44, 45).

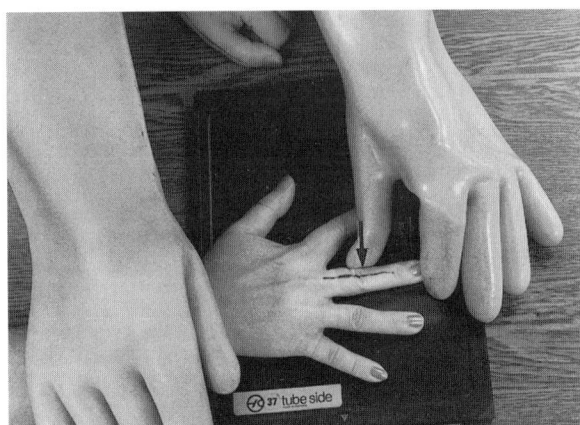
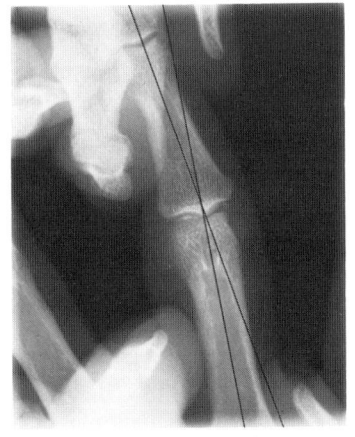
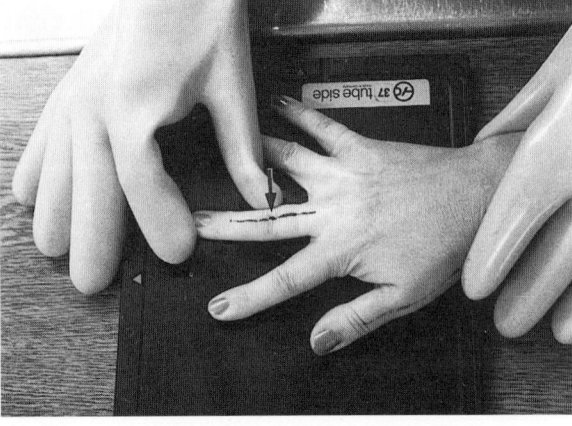
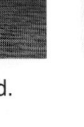

Abb. 6.**9a** „Gehaltene Aufnahmen" ulnares Seitenband.
b Ulnares Seitenband o. B.
c Radiales Seitenband, „gehaltene Aufnahmen".
d Aufklappbarkeit 30°, sichere Seitenbandruptur (Grenzwert 20°).

ET-Wahl **Finger II–V/Fraktur/Luxation/knöcherner Sehnenausriß** 6.10a–e.

Verletzung V. a. Fraktur/Luxation im Bereich →	Wahl der ET	Lagerung/GE
Finger II–V (auch V. a. knöchernen Sehnenausriß)	1.a) Finger „a.-p."	← Standard-ET (S. 50)
	b) Finger „p.-a."	← Bei **Streckhemmung** wird das interessierende Gelenk bzw. der Phalanxanteil plan „p.-a." auf die Kassette auflegen (Abb. 6.**10**). Die angrenzenden Finger sollen mit abgebildet werden. **GE** ZS zielt senkrecht auf Mitte Objekt.
	2. Nørgaad-ET	← Standard-ET (S. 50)
	3. Finger exakt seitlich	← Standard-ET (S. 51)

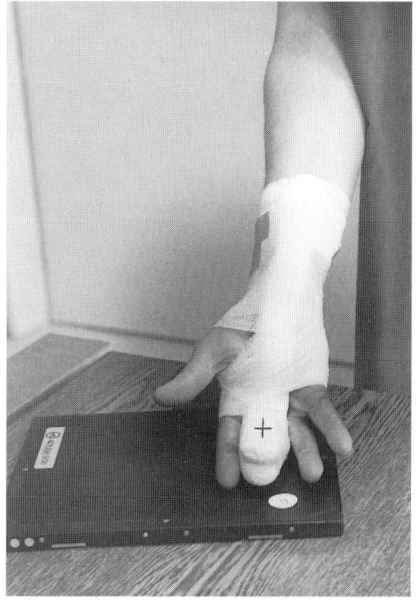

a

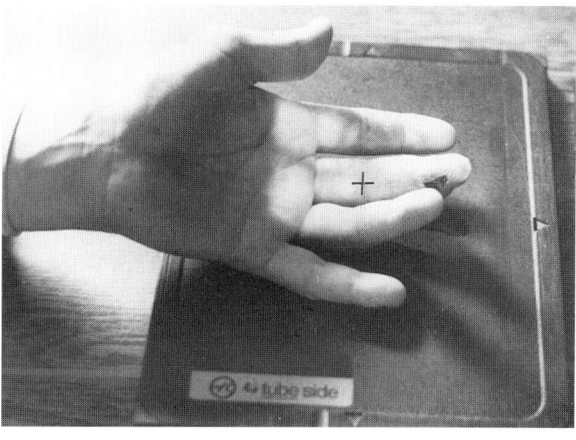

b

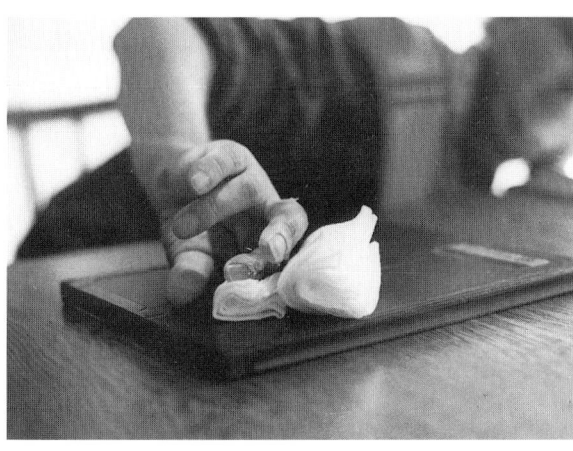

c

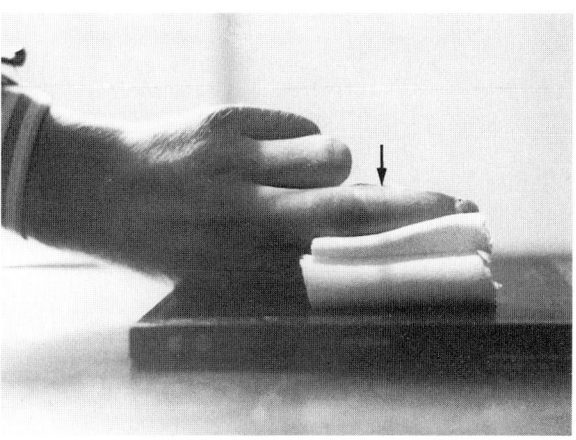

d

Abb. 6.**10a** Finger „p.-a.", das interessierende Gelenk bzw. der Phalanxanteil liegt plan auf.
b Nørgaad-ET.
c/d Finger seitlich (Patient beugt sich zur gesunden Seite).

e ▶

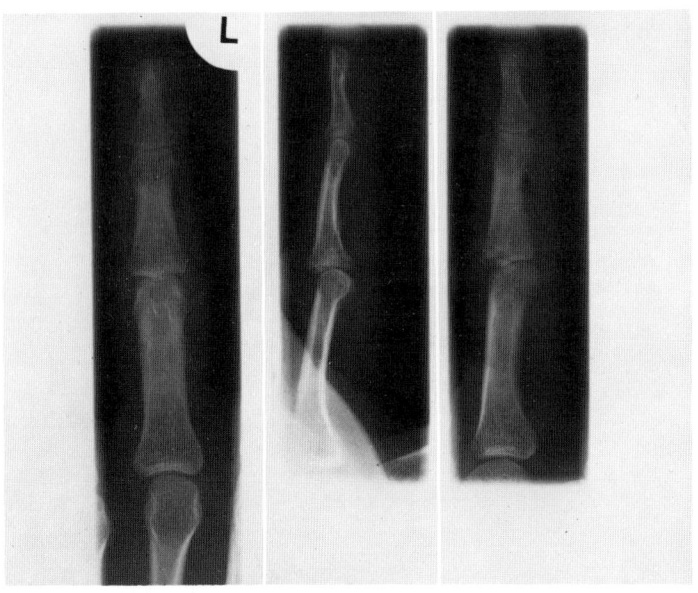

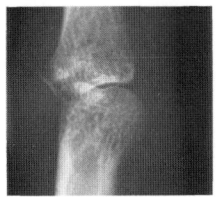

!!   Eine Fraktur oder Luxation ist oft
nur in einer Ebene zu sehen.
–   Ein knöcherner Sehnenausriß ist
häufig nur bei einer Schrägaufnahme
(ca. 20–30°) zu beurteilen. Deshalb
müssen Finger nach einem Trauma
immer in 3 Ebenen geröntgt werden,

Abb. 6.**10 e**   Knöcherner Strecksehnenausriß im Mittelgelenk
(s. Bildausschnitt).

ET-Wahl   Finger II–V/Bandläsion/Fremdkörper

Verletzung V. a. Fraktur/Luxation im Bereich →	Wahl der ET	Lagerung/GE
Finger II–V **(V. a. Bandläsion** **– ulnares/radiales** **Seitenband)**	1. Finger „a.-p."/„p.-a." und seitlich Nach Frakturausschluß:	← Standard-ET („p.-a.", s. voraus- gehende Verletzung der Finger)
	2. Spezial-ET ulnares/radiales Seitenband des verletzten Fingers	← Spezial-ET (S. 52)
	3. Spezial-ET ulnares/radiales Seitenband der Gegen- seite zum Vergleich.	evtl. zusätzlich bei unklarem Befund: ← Spezial-ET
Finger II–V **(V. a. Fremdkörper)**	1. a) Finger „a.-p." b) Finger „p.-a."	← Standard-ET (S. 50) ← Bei **Streckhemmung** wird der verletzte Teil des Fingers „p.-a." plan auf die Kassette aufgelegt. Vor allem bei D-III müssen die angrenzenden Finger mit abgebildet werden (s. Finger „a.-p." Standard-ET).
	2. Finger exakt seitlich	**GE** ZS trifft senkrecht auf die verletzte Stelle. ← Standard-ET (S. 51).
	3. Finger schräg	**GE** ZS trifft senkrecht auf die verletzte Stelle. ← Finger aus der seitlichen Position geringfügig nach ventral oder dorsal drehen, um den Fremdkörper bei der Aufnahme tangential zu treffen. **GE** ZS trifft senkrecht (tangential) auf die verletzte Stelle.

‼ Bei allen Röntgenaufnahmen der Knochen sollen die Weichteile mit zu beurteilen sein, d. h., die Spannung darf nicht zu hoch gewählt werden. Besonders wichtig ist dies bei der Fremdkörpersuche. Optimal wäre eine Mammographieröhre. Die Spannung ist durch die Leitlinien festgelegt.

Finger II–V nach Reposition

ET-Wahl	**Verdrahtung/Spickung/Gips**	6.11 a/b

Behandlungsmethode nach→	Wahl der ET	Lagerung/GE
Verdrahtung, Spickung (±) Gips → **Fraktur im Finger-bereich II–V**	1. a) Finger „p.-a." b) Finger „a.-p."	← Standard-ET (S. 50) ←Liegt der Patient im Bett: den Arm über den Bettrand hängen lassen. Die Finger liegen auf der Kassette, die auf einem Stuhl liegt, mit dem interessierenden Anteil auf. **GE** ZS trifft senkrecht auf den interessierenden Anteil der Finger.
	2. Nørgaad-ET	← Standard-ET (S. 50) oder siehe 1. b)
	3. Hand seitlich	← Standard-ET (S. 51) ← Liegt der Patient im Bett: Kopfteil hochstellen, bis die Hand seitlich neben dem Patienten auf der Kassette liegt. Oder: Der Patient spreizt den Arm zur Seite ab und legt ihn mit der Hand auf die Kassette auf.

‼ Mit oder ohne Gips, die Wahl der Einstelltechniken bleibt gleich.

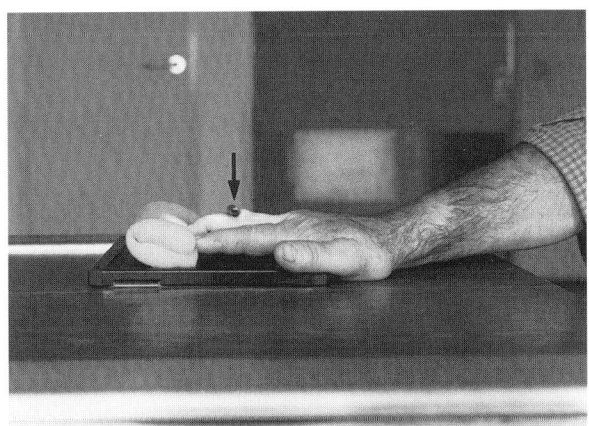

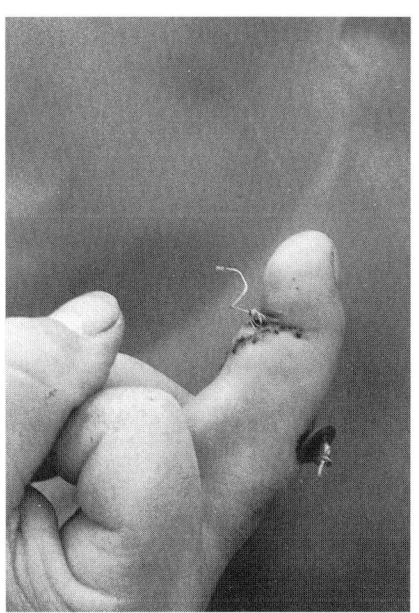

a   b

Abb. 6.**11 a/b**   „a.-p.", kann der Finger nicht plan aufgelegt werden, Schaumstoff unter die Fingerspitzen legen.

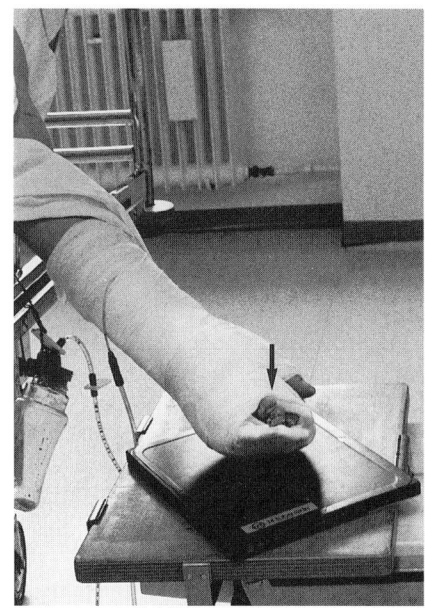

a

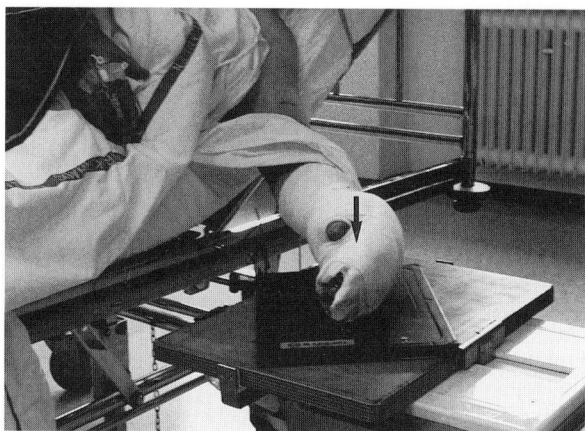

b

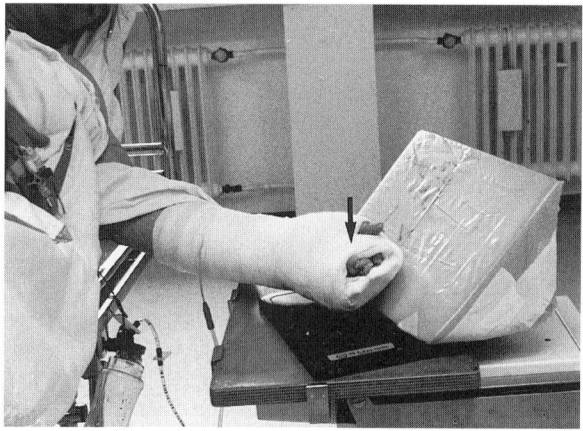

c

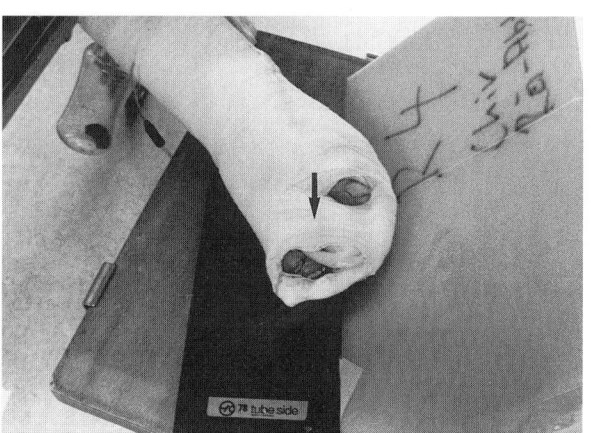

d

Abb. 6.**12a** Der interessierende Anteil der Hand liegt plan auf.
b Hand seitlich. **c/d** Nørgaad-ET.

Hand

Standard-ET	Hand „a.-p." (S. 58). Hand schräg (Nørgaad, Zitherspieler) (S. 58, 59) Hand seitlich (S. 59).
Spezial-ET **Wahl der Standard-ET bzw. Spezial-ET bei V. a.**	Fraktur/Luxation im Bereich: Finger II−V/Os metacarpale V (S. 60). Fraktur/Luxation im Bereich: Os metacarpale V (S. 62). Fraktur/Luxation im Bereich: Ossa metacarpalia II−IV, Handwurzel (S. 62). Fremdkörperverletzung im Bereich: Weichteile (S. 63). Kreissägenverletzung im Bereich: Finger (S. 65).
Hand nach Reposition	(S. 67)

Objekt	Format	Empfindlich-keitsklasse	Raster 8/40	Abstand cm	Belichtung kV/mAs
Hand	18/24 24/30	100	−	105	„a.-p." 44/6,3 schräg 46/6,3 seitl. 46/12
Finger der ganzen Hand seitlich	18/24	100	−	105	44/6,3

Die Belichtungsdaten gelten für einen 12-Puls-Generator und einen RP1-Film (blue).
Aufnahme im Gips 4−5 Belichtungspunkte (2 kV/3 mAs-Stufen) mehr belichten.

Standard-ET: Hand „a.-p." 6.13 a/b

im Sitzen/im Liegen:

„a.-p." (Hand in Pronation): wenn möglich soll die Hand durchgestreckt werden. Ein flacher Schaumstoffstreifen (1 cm hoch), unter die Fingerspitzen gelegt, ermöglicht es dem Patienten, die Finger leichter durchzustrecken (Abb. 6.13). Außerdem kann bei dicken Händen besser in die distalen Fingergelenke eingesehen werden.

GE Der ZS trifft senkrecht auf die Handmitte.

Standard-ET: Hand schräg 6.14 a–e

im Sitzen/im Liegen:

a) „a.-p." *Zitherspieler-ET* (Pronation) (Abb. 6.**14a**/**b**).
Die Hand liegt mit ca. 30° angehobener Radialseite dem Film an. Die Finger sind leicht abgewinkelt, sie liegen nebeneinander und mit den Fingerspitzen dem Film an.

b) „P.-a.": *Nørgaad-ET* (Supination) (Abb. 6.**14c/d/e**)
Die Hand liegt mit ca. 30° (nicht steiler!) angehobener Radialseite dem Film an. Die Finger werden leicht gebeugt, sie liegen nebeneinander. Der Daumen wird weit abgespreizt, er ist bei dieser ET nicht beurteilbar.

GE Der ZS zielt senkrecht auf Objektmitte, d.h. auf das Köpfchen des Os metacarpale III.

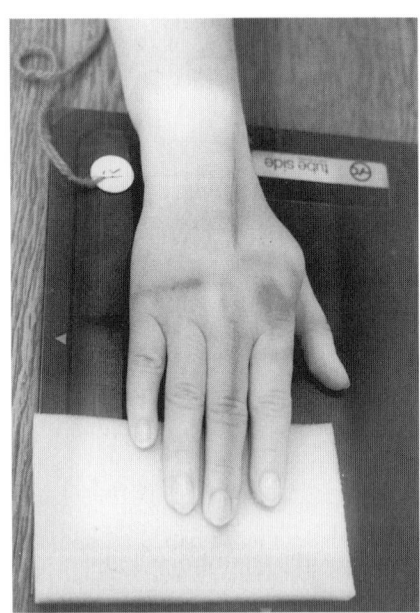

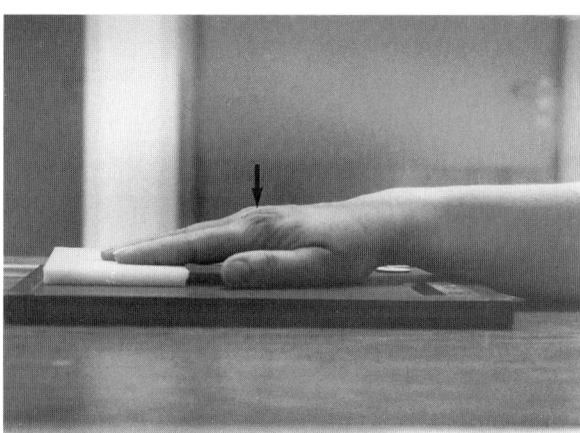

Abb. 6.**13a/b** Schaumstoff ermöglicht ein besseres Durchstrecken der Finger.

a

b

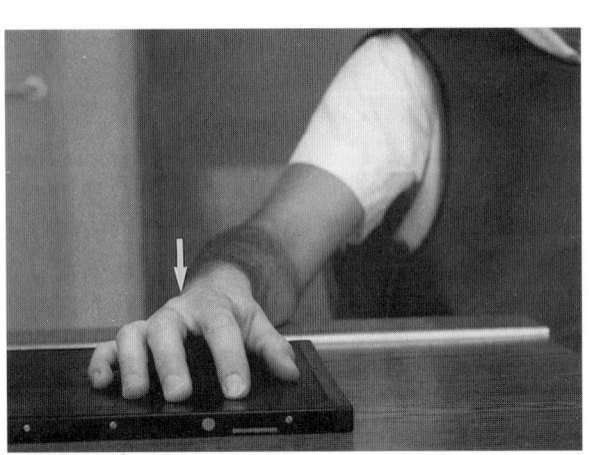

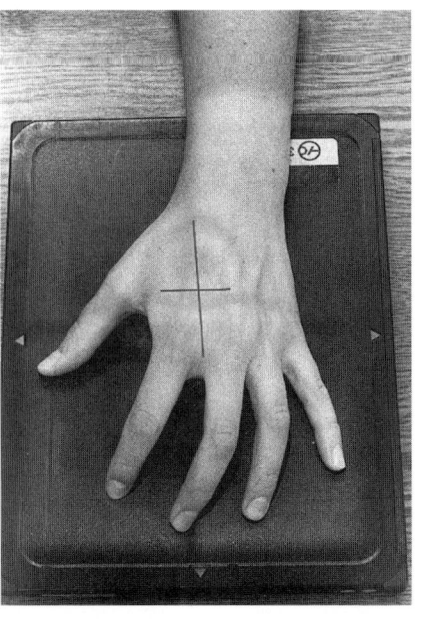

a

b

Abb. 6.**14a/b** Zitherspieler-ET.

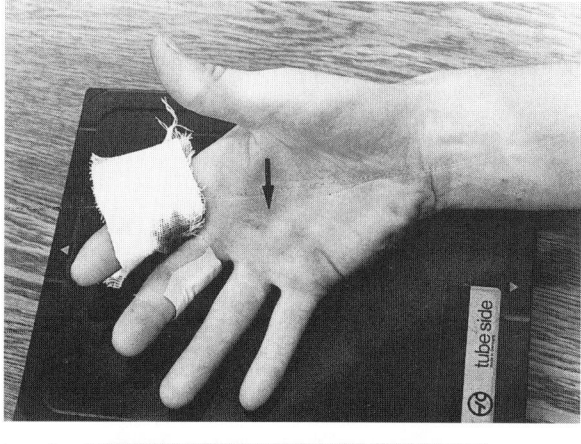
c

c Nørgaad-ET.
d Hand Zitherspieler-ET; ET korrekt für die Ossa metacarpalia I–IV und die Handwurzelknochen.
e Hand Nørgaad-ET, ET korrekt für die Finger II–V und das Os metacarpale V. Beide Röntgenaufnahmen der Hand ohne pathologischen Befund.

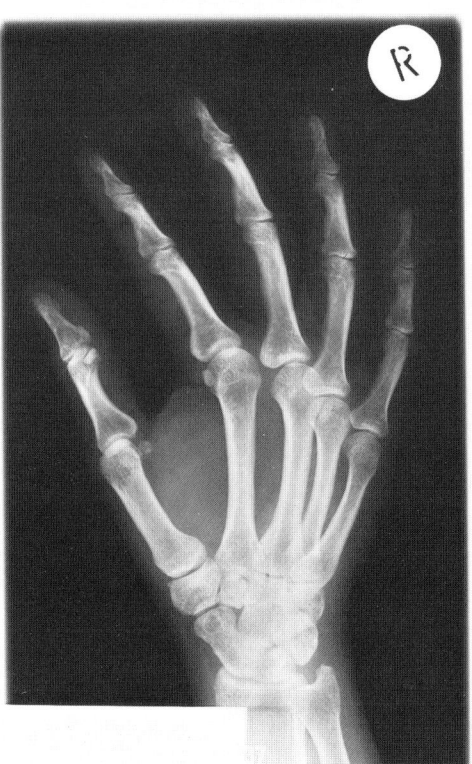
d

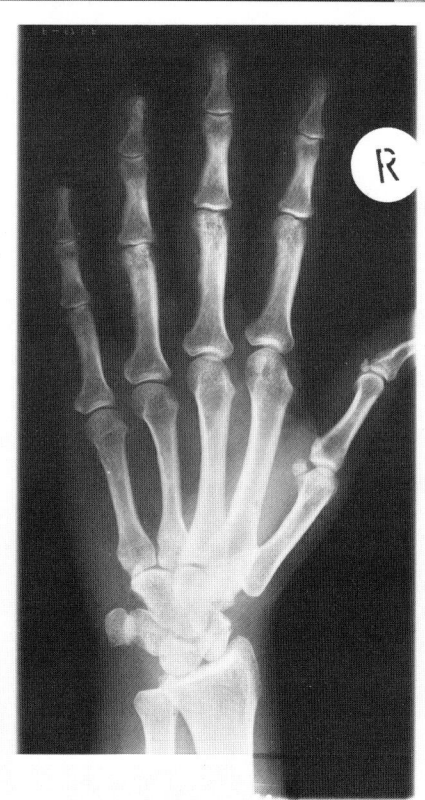
e

Standard-ET: Hand seitlich $\boxed{6.15\,a-d}$

im Sitzen/im Liegen/im Stehen:
a) Die Hand liegt möglichst gestreckt mit der ulnaren Seite dem Film an, der gestreckte Daumen liegt neben dem Zeigefinger (ein Reismehlsack unter dem Daumen bringt einen Schwärzungsausgleich).
b) Finger II–V der ganzen Hand seitlich:
Finger möglichst fächerförmig auseinandernehmen, zum Unterpolstern der einzelnen Finger evtl. Mulltupfer verwenden (Abb. 6.**15b/c**).

GE Der ZS trifft senkrecht auf die Köpfchen der Ossa metacarpalia.

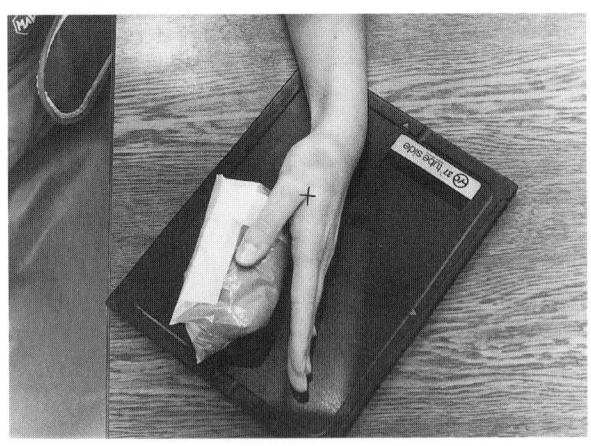

a

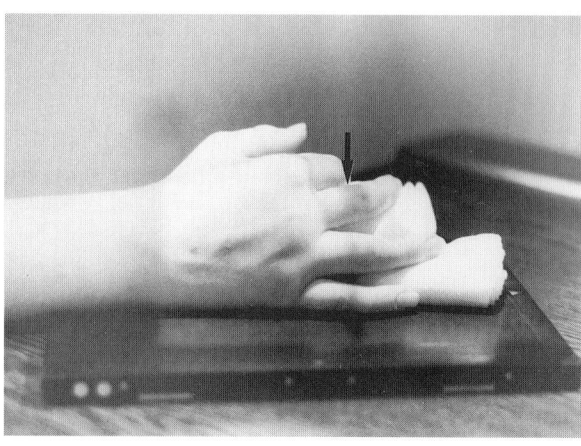

b

Abb. 6.**15a** Hand seitlich, eine große Hand kann diagonal auf die Kassette gelegt werden.

Abb. 6.**15b/c** Hand seitlich, Finger fächerförmig auseinandergenommen.
d Finger ohne pathologischen Befund.

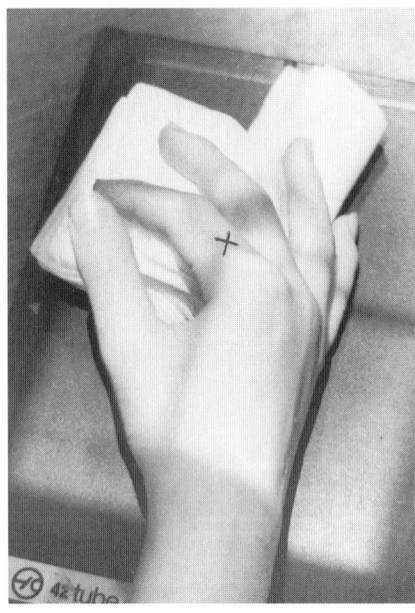

c

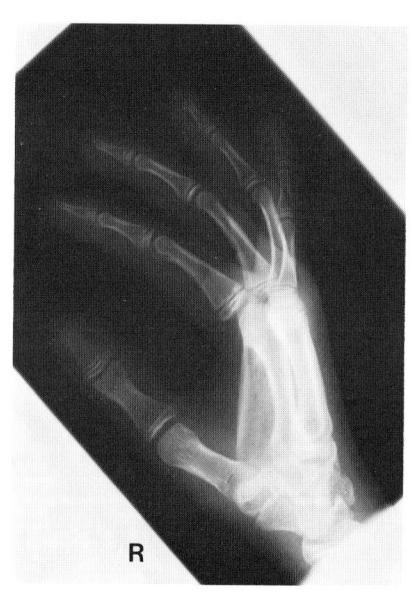

d

ET-Wahl   **Finger II–V/Os metacarpale V**   6.16a–d

Verletzung V. a. Fraktur/Luxation im Bereich →	Wahl der ET	Lagerung/GE
Finger II–V Os metacarpale V	1. Hand „p.-a."	← der interessierte Anteil liegt plan auf der Kassette. **GE:** ZS trifft senkrecht auf die Objektmitte.
	2. Nørgaad-ET	← Standard-ET (S. 59)
	3. Hand exakt seitlich	← Standard-ET (S. 59) a) oder b)

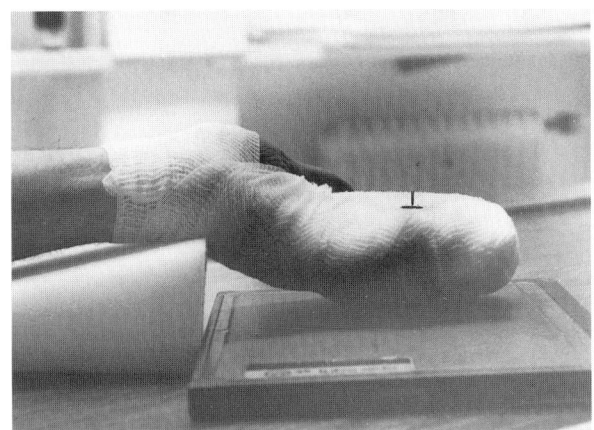

a

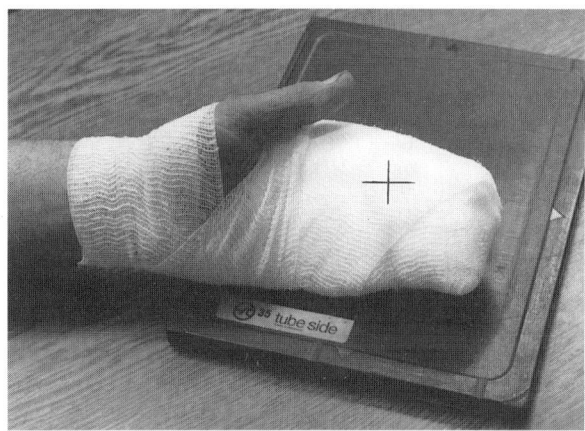

b

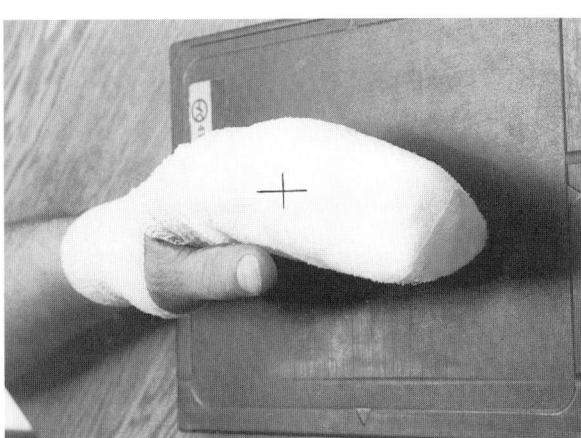

c

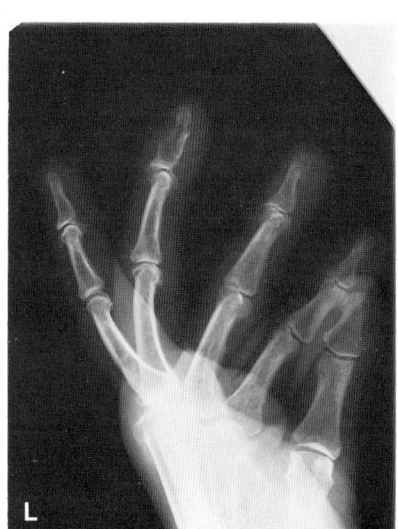

d

Abb. 6.**16a**   Hand „p.-a."
b Nørgaad-ET.
c Hand seitlich.
d Hand seitlich, Finger fächerförmig auseinandergenommen:
Mehrstückfraktur des Endgliedes.

ET-Wahl   **Os metacarpale V**   6.17a−c

Verletzung V. a. Fraktur/Luxation im Bereich →	Wahl der ET	Lagerung/GE
Os metacarpale V	1. Metakarpus V möglichst mit Dig. V „a.-p."/„p.-a."	← M. V muß plan der Kassette anliegen. **GE:** ZS trifft senkrecht auf Objektmitte.
	2. Nørgaad-ET 6.**17**	← Standard-ET (S. 59) **GE:** siehe 1.
	3. Hand seitlich, jedoch nur bei V. a. erhebliche Dislokation.	← Standard-ET (S. 59)

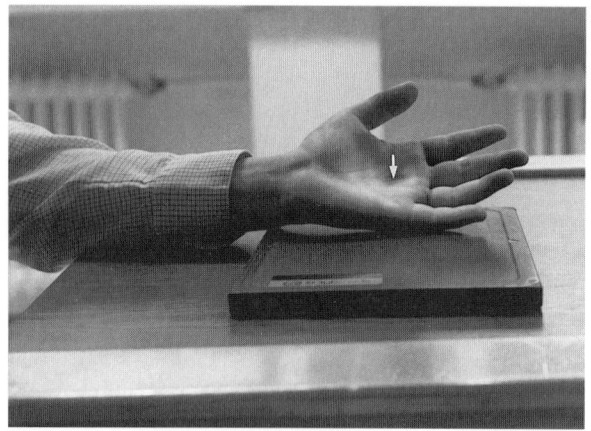

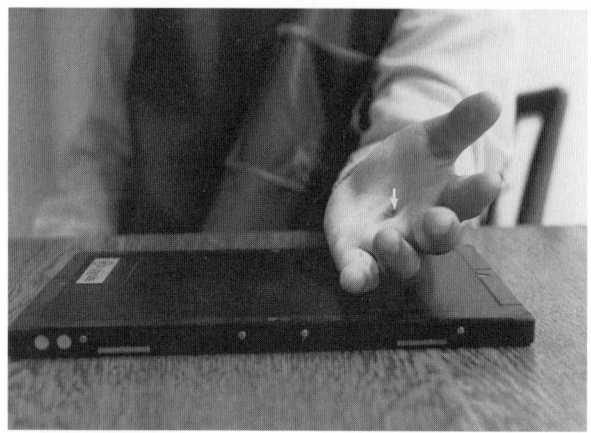

a   b

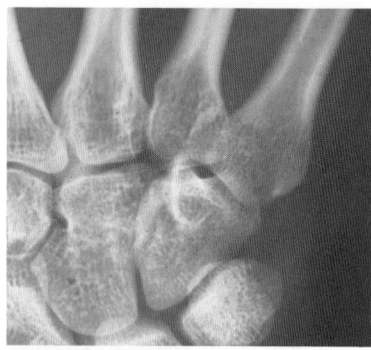

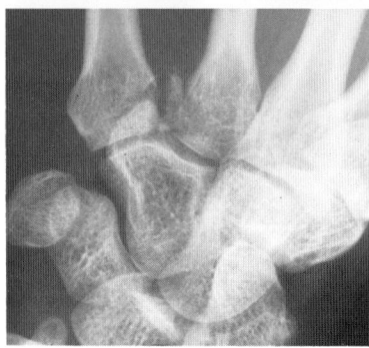

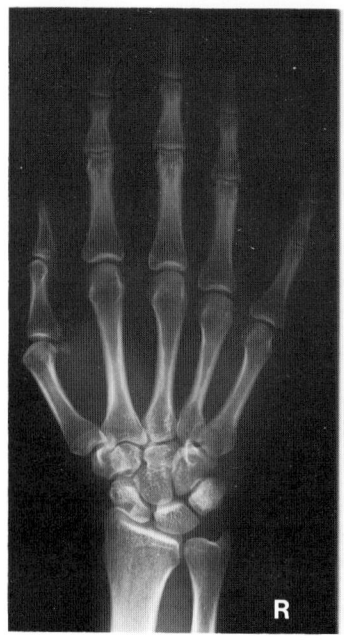

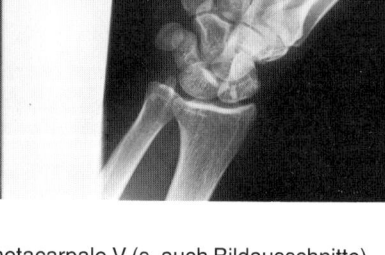

c

Abb. 6.17 a/b   Nørgaad-ET.
c Dislozierte Basisfraktur des Os metacarpale V (s. auch Bildausschnitte).

ET-Wahl	**Ossa metacarpalia II−IV, Handwurzel**	6.18 a−d

Verletzung V. a. Fraktur/Luxation im Bereich →	Wahl der ET	Lagerung/GE
Ossa metacarpalia II−IV, Handwurzel	1. a) Hand „a.-p." b) Hand „p.-a."	← Standard-ET (S. 58) ← Ist eine **Streckung** der Hand **nicht möglich**, muß „p.-a." geröntgt werden. Der interessierte Anteil der Hand muß plan aufliegen. Toleriert es der Patient, kann man eine Mullbinde zum Flachdrücken verwenden. **GE:** ZS trifft senkrecht auf Objektmitte.
	2. Zitherspieler-ET	← Standard-ET (S. 58)
	3. Hand seitlich, jedoch nur bei V. a. erhebliche Dislokation.	← Standard-ET (S. 59)

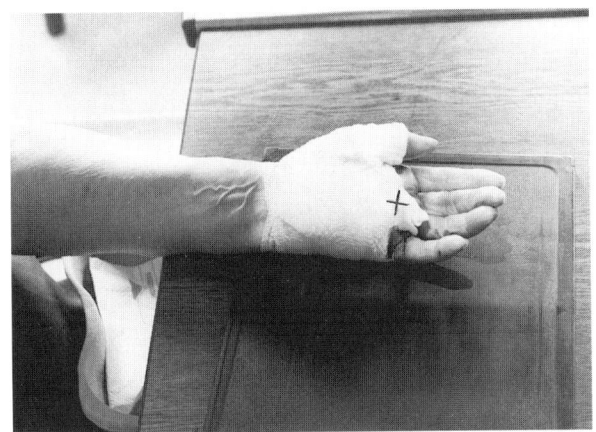
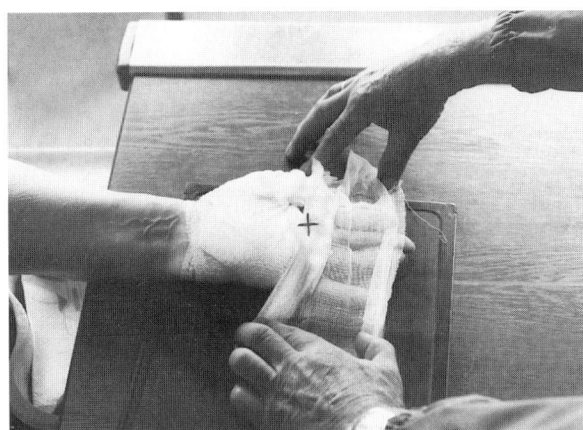
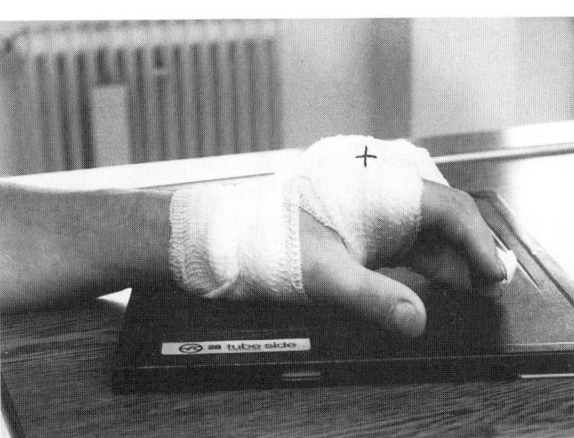
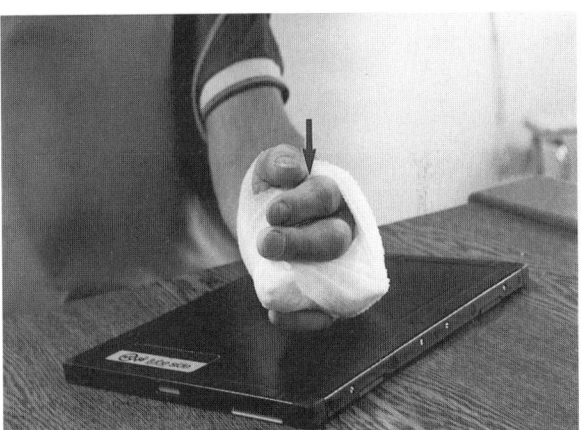

a
b
c
d

Abb. 6.**18a**   Mittelhand „p.-a." liegt plan auf der Kassette.
b Mullbinde zum Flachdrücken.
c Zitherspieler-ET.
d Hand seitlich; bei einer großen Hand kann die Kassette
diagonal unter die Hand gelegt werden.

ET-Wahl   Fremdkörperverletzung

Verletzung V. a. Fraktur/Luxation im Bereich →	Wahl der ET	Lagerung/GE
Fremdkörperverletzung **(Weichteile)**	1. a) Hand „a.-p." b) Hand „p.-a." 6.19a–c	← Standard-ET (S. 58) ← Der interessierende Anteil muß plan aufliegen **GE:** ZS trifft senkrecht in Höhe auf die verletzte Stelle.
	2. Hand seitlich	← Standard-ET (Mittelhand, Handballen) (S. 59) **GE:** ZS trifft tangential auf die verletzte Stelle.
	3. Hand schräg	← Hand aus der seitlichen Position geringfügig nach ventral oder dorsal drehen, um den Fremdkörper überla- gerungsfrei darzustellen. **GE:** ZS trifft tangential auf die verletzte Stelle.

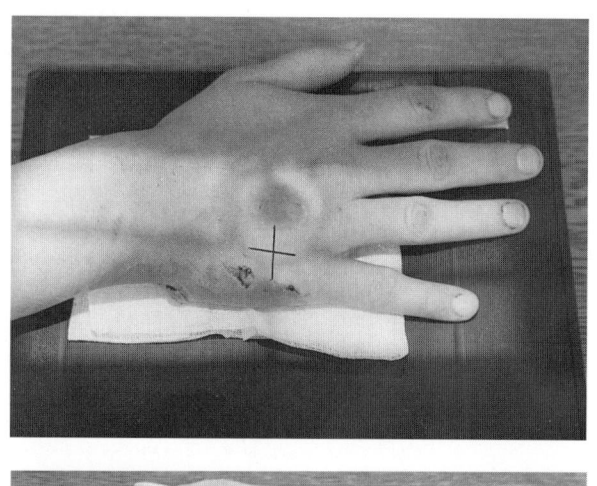

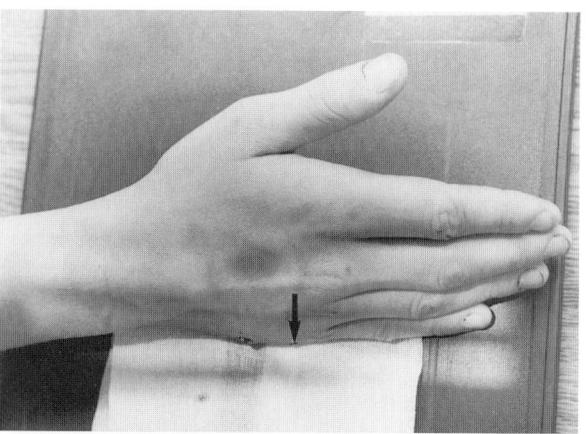

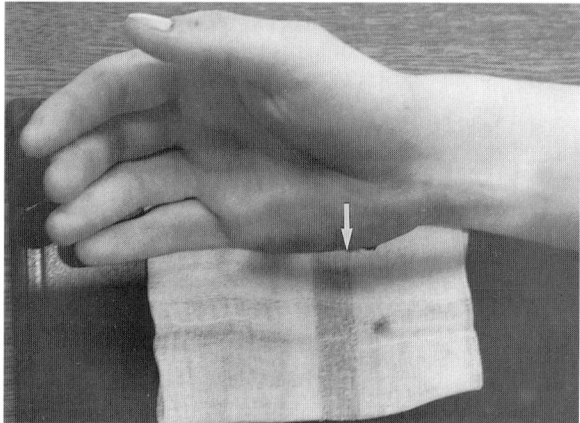

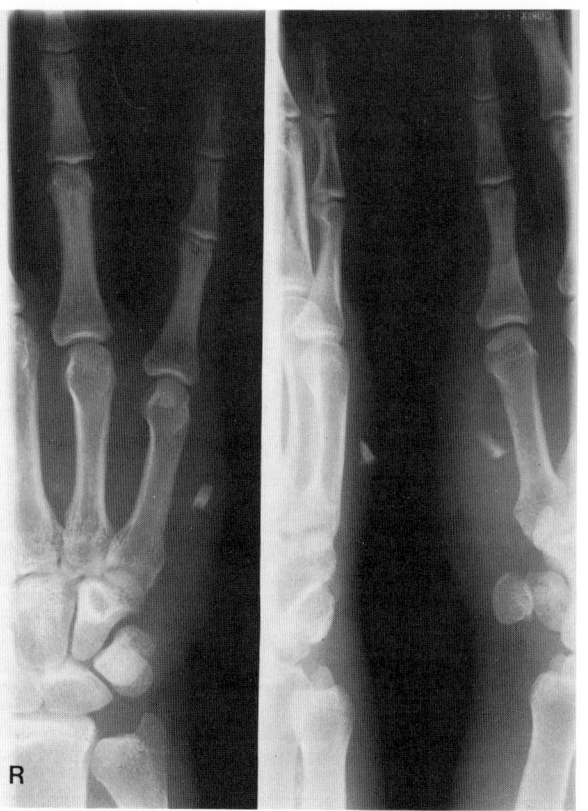

Abb. 6.**19a – c**   Hand „a.-p.", Hand seitlich, Hand schräg.
d Schattengebender Fremdkörper in den Weichteilen neben
dem Os metacarpale V.

‼ Bei der Fremdkörpersuche im Handbereich müssen die Weichteile gut beurteilbar sein, daher möglichst niedrige Spannung wählen. Optimal wäre eine Mammographieröhre.

ET-Wahl	**Kreissägenverletzung (Finger)** 6.20a–h	
Verletzung V. a. Fraktur/Luxation im Bereich →	Wahl der ET	Lagerung/GE
Kreissägenverletzung (Finger)	1. Übersicht Hand 6.**20a** „a.-p."	← Standard-ET (S. 58) ← Patient liegt auf einer Trage. Diese an die Schmal- seite des Röntgentisches fahren. Evtl. zur schmerzfreien Lagerung – Kopfteil der Trage erhöhen. Arm im Schulter- gelenk abspreizen und Hand auf die Kassette – auf Tisch – auflegen. **GE:** ZS trifft senkrecht auf Objektmitte.
	2. Nørgaad-ET 6.**20b/c**	← Gleiche Lagerung wie 1, jedoch Nørgaad-ET (S. 59)
	3. weitere Zusatz- Aufnahme wie – Hand p.-a. – Zitherspieler-ET – Hand seitlich nur bei Bedarf nach dem Betrachten der ersten 2 Aufnahmen anfertigen.	← Gleiche Lagerung wie 1.
	4. Amputate „a.-p." und seitlich	← Amputate exakt „a.-p." und seitlich lagern **GE:** ZS trifft senkrecht auf Objektmitte.

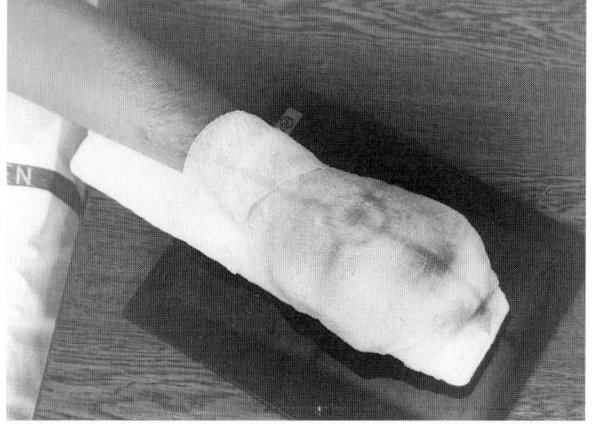

a

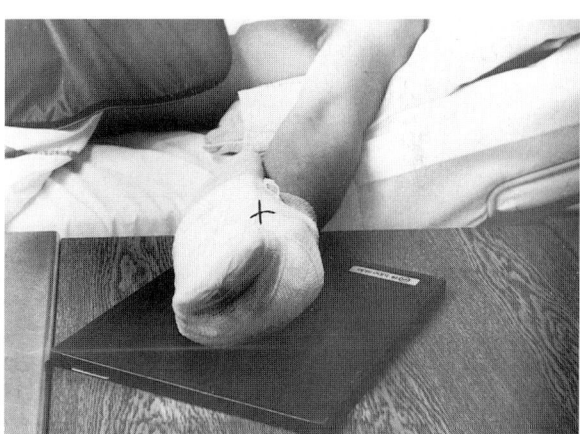

b

Abb. 6.**20a**   Hand „a.-p." (auf einer Cramer-Schiene).
b/c Nørgaad-ET.

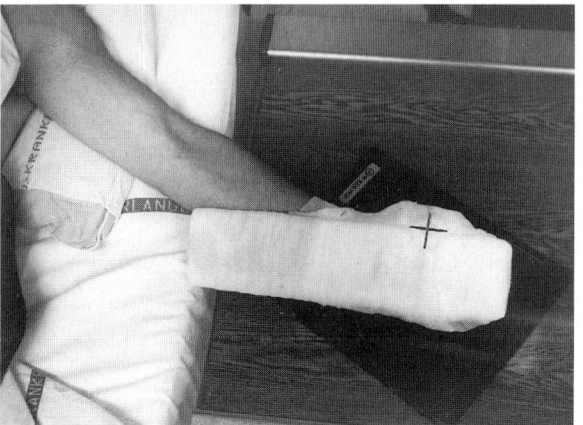

c

d–g ▶

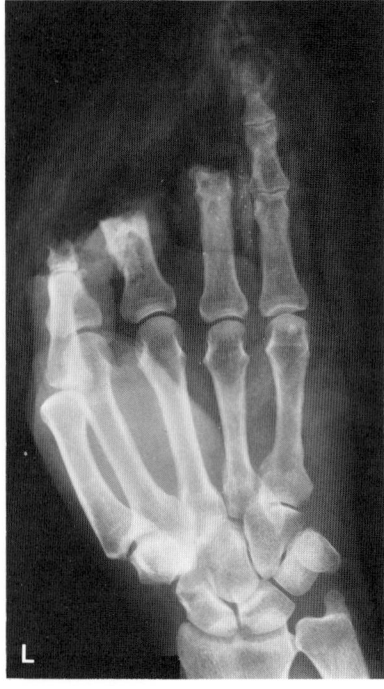

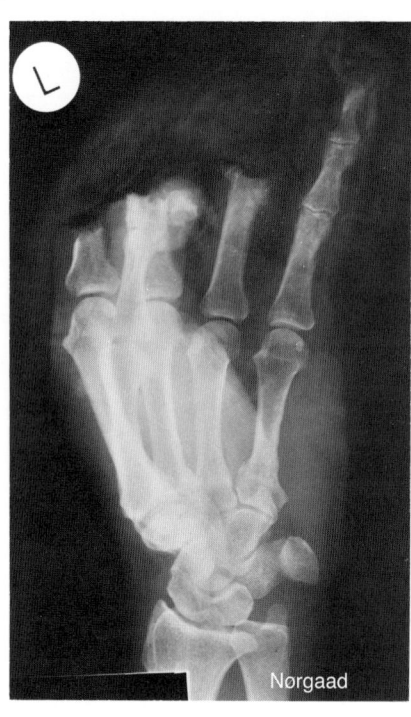

d

e

Abb. 6.**20 d/e** Kreissägenverletzung mit Teilamputation Digitus I−IV und Fraktur im Endgliedbereich. Digitus V.

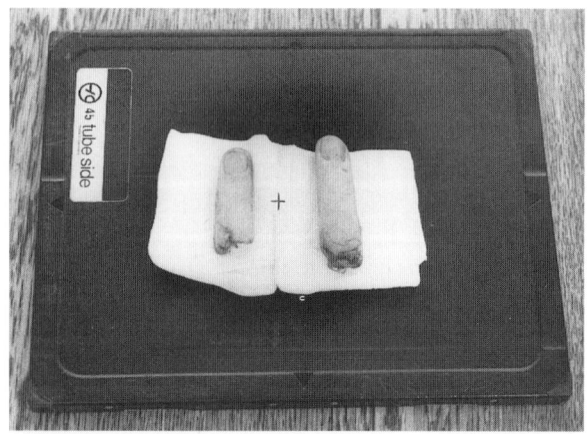

f

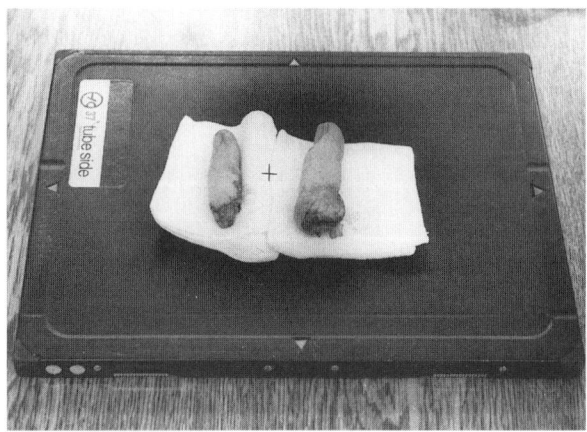

g

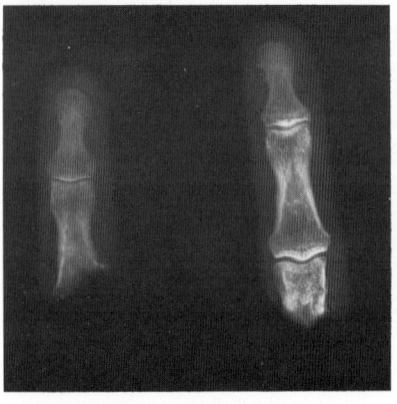

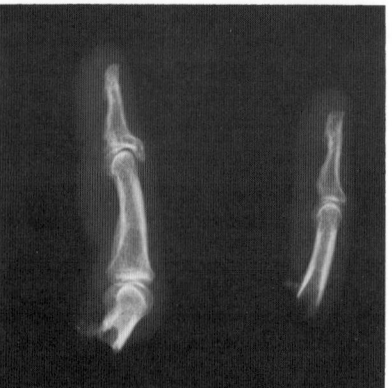

h

Abb. 6.**20 f/g** Amputate exakt in 2 Ebenen.
h Amputate in 2 Ebenen.

Hand nach Reposition

Wahl der Standard-ET bzw. der Spezial-ET nach

- Gips, Spickung, Verband → Kreissägenverletzung.
- Gips, Spickung, Verband → Fraktur im Mittelhand- und Handwurzelbereich.

Behandlungsmethode nach→	Wahl der ET	Lagerung/GE
Gips, Spickung, Verband → **Kreissägenverletzung (Fingerbereich)**	1. Hand „a.-p."/„p.-a." 6.21a–e	← Standard-ET (S. 58) ← Bei Patienten im Bett: Arm über Bettrand hängen lassen. Die Hand liegt mit dem interessierenden Anteil auf der Kassette, die auf einem Stuhl liegt, auf. **GE:** ZS trifft senkrecht auf Objektmitte.
	2. Nørgaad-ET	← Standard-ET (S. 59) (jedoch Lagerung wie 1).
	3. Hand seitlich	← Standard-ET (S. 59). ← Patient im Bett, Kopfteil des Bettes oder der Trage erhöhen, Patient spreizt den Arm in der Schulter ab und legt die Hand auf die Kassette – neben Patient auf den Tisch – auf. **GE:** ZS trifft senkrecht auf Objektmitte.

Behandlungsmethode nach→	Wahl der ET	Lagerung/GE
Gips, Spickung, Verband → **Fraktur Mittelhand- und Handwurzelbereich**	1. Hand „a.-p."/„p.-a."	Siehe Kreissägenverletzung
	2. Zitherspieler-ET	← Standard-ET (S. 58) (Lagerung wie bei Kreissägenverletzung)
	3. Hand seitlich	Siehe Kreissägenverletzung.

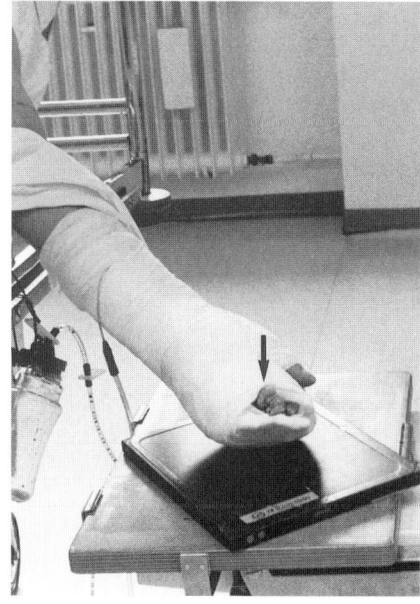

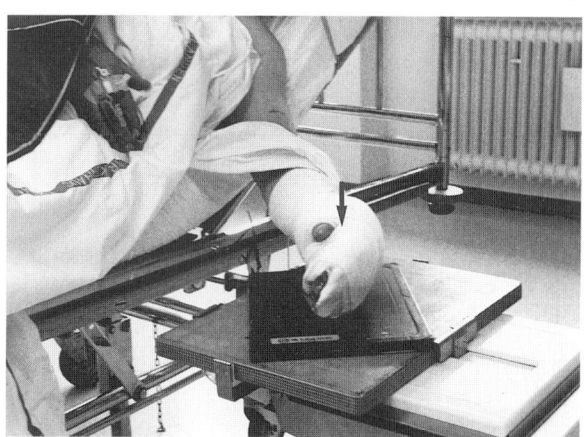

Abb. 6.**21a** „p.-a.", der interessierende Anteil der Hand liegt plan auf.
b Seitlich bei abgespreiztem Arm.

a   c–e ▶

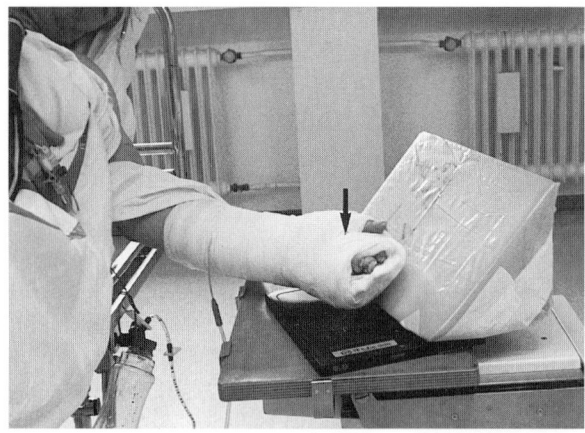
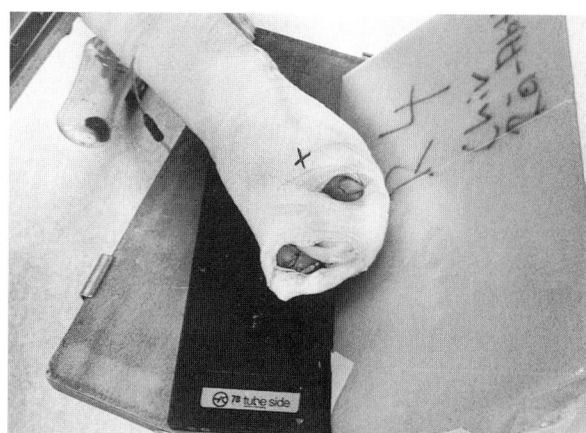

c

d

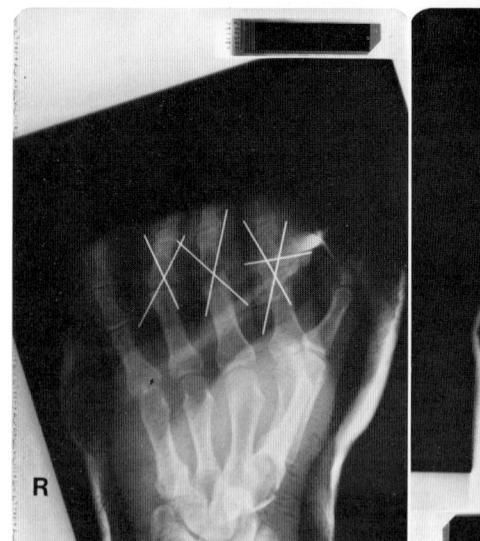
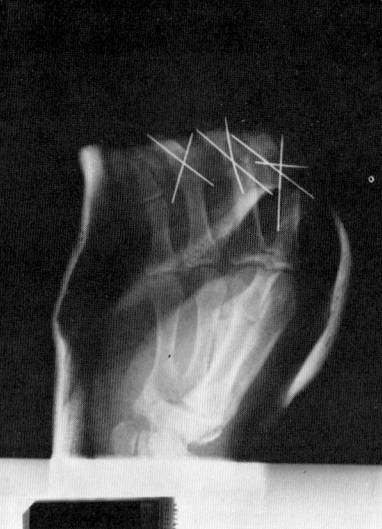
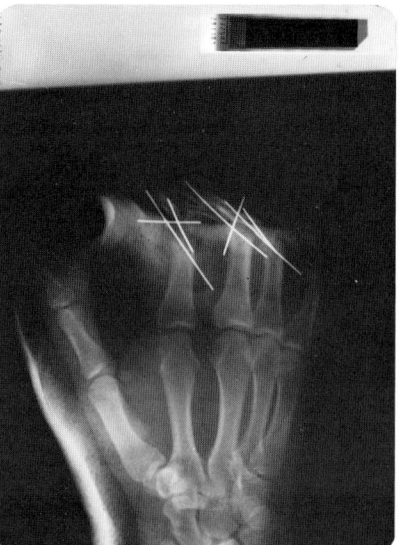

e

Abb. 6.**21 c/d**   Nørgaad-ET.
e Spickung der Finger nach Kreissägenverletzung: „p.-a."
Vergleich Nørgaad-ET (richtig) und Zitherspieler-ET (falsch).

Os metacarpale V nach Reposition: ET unverändert

Handgelenk/Handwurzelknochen

Standard-ET	Handgelenk „a.-p." – Neutral-Null-Stellung (S. 70).
	Handgelenk seitlich – Neutral-Null-Stellung (S. 70).
	Handgelenk „a.-p." – bei eingeschränkter Beweglichkeit (S. 73).
	Handgelenk seitlich – bei eingeschränkter Beweglichkeit (S. 73).
Spezial-ET	Os scaphoideum (naviculare) in 4 Ebenen (S. 74).
	Handwurzelknochen in 4 Ebenen (S. 75).
	Handgelenk tangential – Karpaltunnel – (S. 75).
	„Streßaufnahmen" (S. 77).
Wahl der Standard-ET bzw. der Spezial-ET bei V. a.	Fraktur/Luxation im Bereich: Handgelenk (Radius/Ulna) (S. 78).
	Fraktur/Luxation im Bereich: Handgelenk mit distalem Unterarm (S. 78).
	Fraktur/Luxation im Bereich: Os scaphoideum (S. 81).
	Fraktur/Luxation im Bereich: Handwurzelknochen (S. 81).
	Karpale Instabilität im Bereich: Handgelenk – vor und nach Arthrographie (S. 81, 82).
	Karpaltunnelsyndrom (S. 83).
Handgelenk nach Reposition	(S. 84)

Objekt	Format	Empfindlich-keitsklasse	Raster	Abstand cm	Belichtung kV/mAs
Handgelenk	18/24 evtl. (2)	100	–	105	„a.-p.": 44/10 seitl.: 48/12,5
Os scaphoideum Handwurzelknochen	18/24 (4) 24/30 (4)	100	–	105	„a.-p.": 44/10 schräg: 46/10
Karpaltunnel	18/24	100	–	95	schräg: 48/16

Aufnahme im Gips 4–5 Belichtungspunkte (2 kV/3 mAs-Stufen) mehr belichten.
Die Belichtungsdaten gelten für einen 12-Puls-Generator und einen RP1-Film (blue).

Standard-ET: Handgelenk „a.-p."   6.22a/b

im Sitzen:
Handgelenk noch eingeschränkt beweglich:
ET in Neutral-Null-Stellung „a.-p.": Oberarm und Unterarm müssen – bei 90° abgewinkeltem Ellenbogen – in einer Ebene liegen (Höhenausgleich: Holzkasten) (Abb. 6.22).
– Hand strecken.
– Längsachse von Os metacarpale III und Radius muß in einer Linie liegen.
– Os metacarpale III muß vollständig mit auf der Aufnahme abgebildet sein.

GE Der ZS trifft senkrecht auf die Mitte des Handgelenks (1 cm unterhalb und 2 cm lateral des Daumensattelgelenks) direkt auf das **Os lunatum** auf.

!! Für Winkelmessungen zwischen den kleinen Handwurzelknochen ist es wichtig, daß die Achse des Os metacarpale III in Verlängerung der Achse des Radius liegt. Dies ist die Ruhestellung.

Standard-ET: Handgelenk seitlich   6.22c–j

im Sitzen/im Stehen:
Handgelenk ist noch eingeschränkt beweglich:
ET in Neutral-Null-Stellung seitlich: Der Patient legt seinen Arm direkt am Oberkörper an und winkelt den Ellenbogen exakt im 90°-Winkel ab. Die Hand mit dem Handgelenk liegt seitlich so der Kassette auf, daß die Ossa metacarpalia vollständig auf der Röntgenaufnahme abgebildet werden.

Man erreicht die **exakt seitliche Lagerung des Handgelenks**, indem man die gestreckte Hand des Patienten senkrecht zwischen Daumen und Zeigefinger nimmt und so weit nach dorsal dreht (ca. 5°), bis der Daumenballen und Kleinfingerballen in der Senkrechten in einer Linie stehen. Zur exakten Streckung das Handgelenk an einen Stein oder an einen Holzklotz anlehnen. Höhenausgleich für die Aufnahme im Sitzen: Einen Holzkasten auf den Stuhl legen, der Patient setzt sich auf den Holzkasten. Im Stehen: Kassette entsprechend hochlagern.

GE ZS trifft exakt senkrecht auf das **Os lunatum** (1 cm unterhalb Daumensattelgelenk auf Mitte Handgelenk).

!! Die Achse von Radius, Os capitatum und Os metacarpale III müssen in einer Linie liegen. Die exakt seitliche Lage wird durch das Anlegen an einen Stein garantiert. Nachdem die Neigungswinkel der Handwurzelknochen zueinander konstant sind, können diese Winkel an standardisierten Aufnahmen ausgemessen werden. Damit wird eine Subluxation nach einem Trauma erkennbar. Eine übersehene karpale Instabilität führt zur Bewegungseinschränkung der Hand und im späteren Stadium zur Handgelenkarthrose.

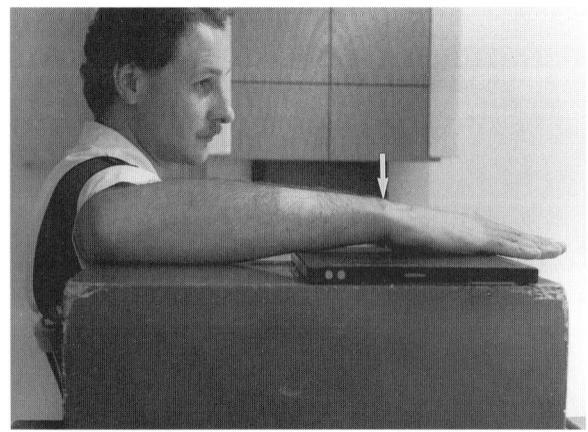

a

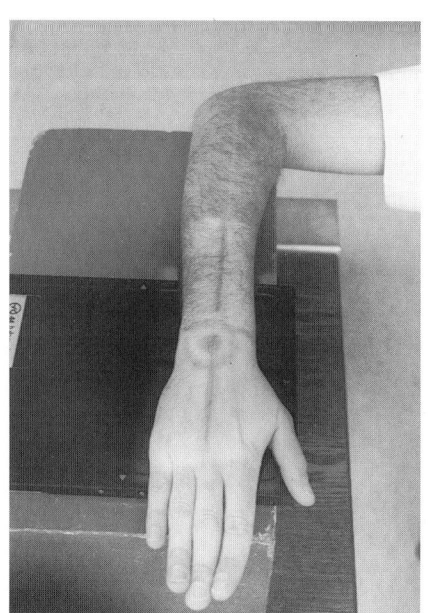

b

Abb. 6.**22a/b**   Handgelenk in Neutral-Null-Stellung „a.-p."

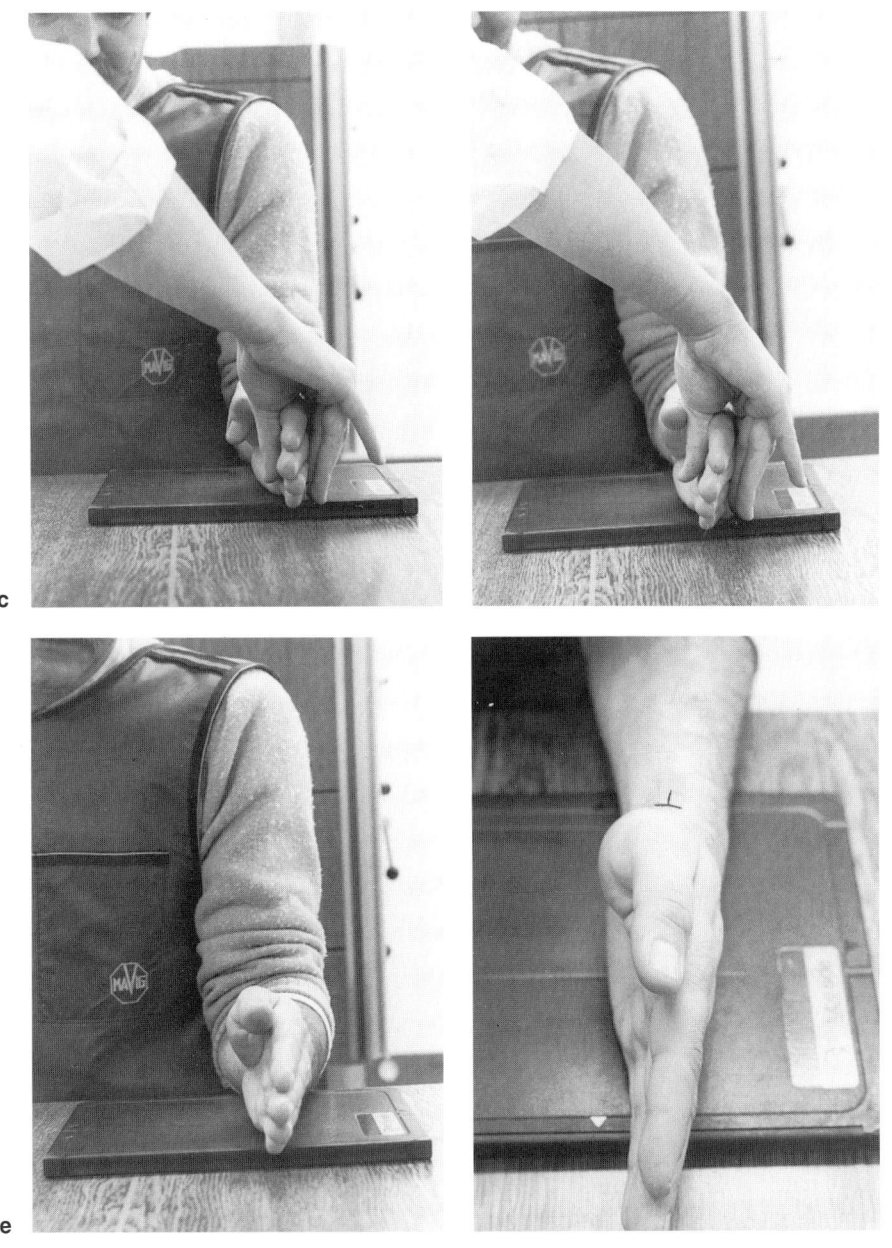

c d

e f

c–f Handgelenk in Neutral-Null-Stellung seitlich, exakt seitlich gelagert.

g–j ▶

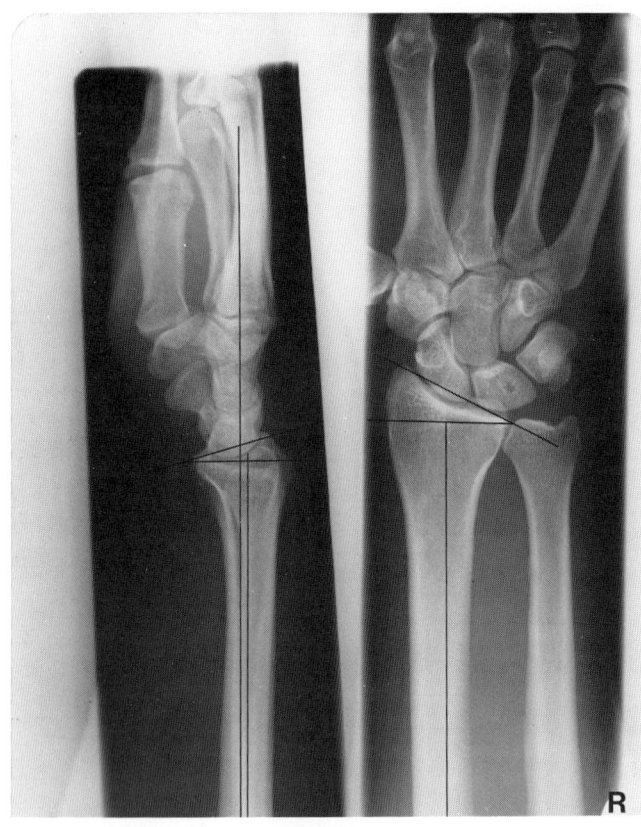

Abb. 6.**22 g/h** Handgelenk in 2 Ebenen in Neutral-Null-Stellung, kein Hinweis auf Bandläsion, achsengerechte Stellung. Eingezeichnete Winkel zum Ausschluß von Bandverletzungen.

g

h

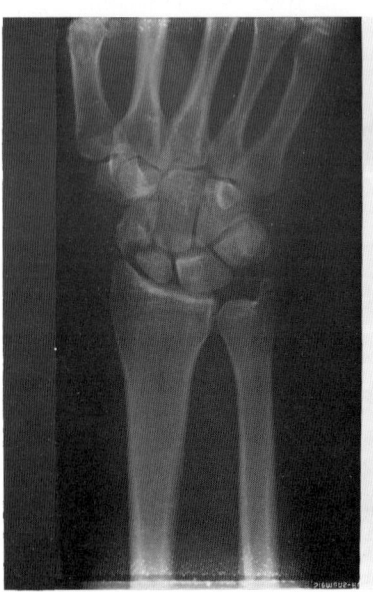

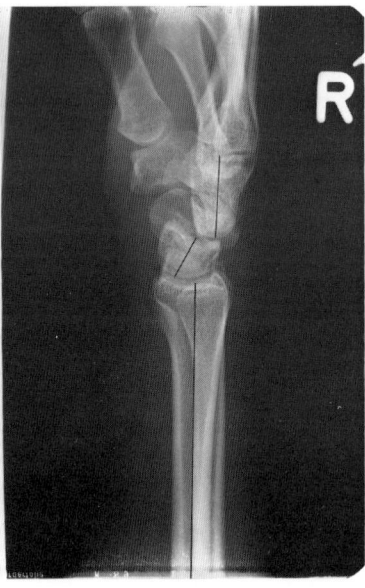

i/j Vergleich zu **g/h**. Skaphoidfraktur, die schweren Gefügestörungen (Lockerungen) durch Bandruptur werden erst bei der seitlichen Aufnahme deutlich.
j Die eingezeichneten Achsen der Handwurzelknochen zeigen eine Palmardrehung des Os lunatum. Die Lunatumachse fällt aus der Kapitatum-Radiusachse heraus. De-Quervain-Fraktur (Fremdaufnahme).

i

j

Standard-ET: Handgelenk „a.-p." 6.23

im Sitzen:
Handgelenk ist nicht beweglich: Zur schmerzfreien Lagerung die Kassette mit dem Handgelenk auf einen 10 cm hohen Holzkasten legen (Abb. 6.23). Patient neigt sich zur exakten „a.-p."-Lagerung nach vorn und zur gesunden Seite hin. Er hält sich zur Sicherheit mit der gesunden Hand am Tisch fest.

GE Der ZS trifft senkrecht auf Handgelenkmitte (1 cm unterhalb und 2 cm lateral des Daumensattelgelenks) direkt auf das Os lunatum auf.
Schmerzbedingte Lagerungsänderung siehe unter Wahl der ET S. 78.

Standard-ET: Handgelenk seitlich 6.24

im Sitzen/im Stehen:
Eine exakte Streckung der Hand ist nicht möglich: Am wenigsten schmerzhaft ist es für den Patienten, wenn er sich zur seitlichen Aufnahme hinstellt. Das Handgelenk – wenn möglich – in exakt seitlicher Drehung in die Mitte der Kassette legen (s. Neutral-Null-Stellung seitlich) (Abb. 6.24).

GE ZS trifft senkrecht auf die Handgelenkmitte (1 cm unterhalb des Daumensattelgelenks) auf das **Os lunatum**.

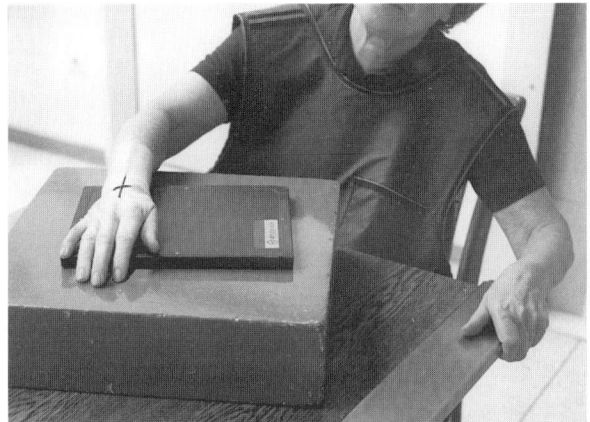

Abb. 6.23 Handgelenk „a.-p.", siehe Text.

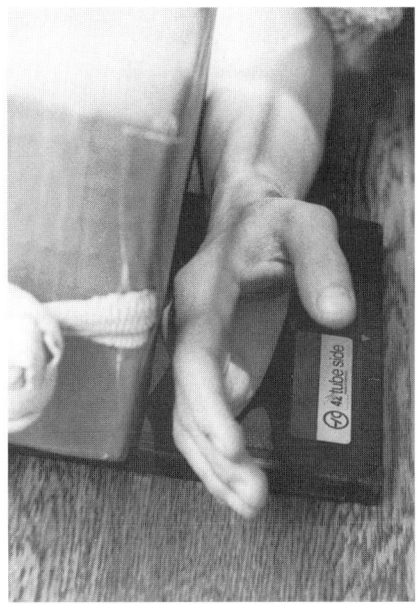

Abb. 6.24 Handgelenk seitlich, im Stehen.

Spezial-ET: Os scaphoideum   6.25a–h
„a.-p."/schräg

im Sitzen:
Die Kassette 18/24 wird für 4 Aufnahmen unterteilt.
1. **„a.-p."** (plan aufliegend): Die Hand liegt mit dem Os scaphoideum „a.-p." auf dem 1. Viertel der Kassette auf. Die Finger II bis V, wenn möglich(!), nach ulnar abspreizen.
2. **Schräg** (radial angehoben): Hand und Unterarm liegen im 45°-Winkel – mit dem Os scaphoideum in der Mitte – dem 2. Kassettenviertel an. Die Finger II−V werden, wenn möglich(!), nach ulnar abgespreizt.
3. **Schräg** (Finger angehoben): Einen 15°-Bocollokeil von kranial her unter die Kassette schieben. Die Hand liegt plan mit dem Os scaphoideum in der Mitte des 3. Kassettenviertels. Die Finger II−V, wenn möglich(!), nach ulnar abspreizen.
4. **Schräg** (ulnar angehoben): Die Kassette wird wieder plan auf den Tisch gelegt. Unterarm und Hand mit der Ulnarseite um 45° anheben. Das Os scaphoideum befindet sich in der Mitte des 4. Kassettenteiles. Finger II−V, wenn möglich(!), nach ulnar abspreizen.

GE ZS zielt auf das Os scaphoideum (siehe !!). Die Lage des Daumens ist unwichtig.

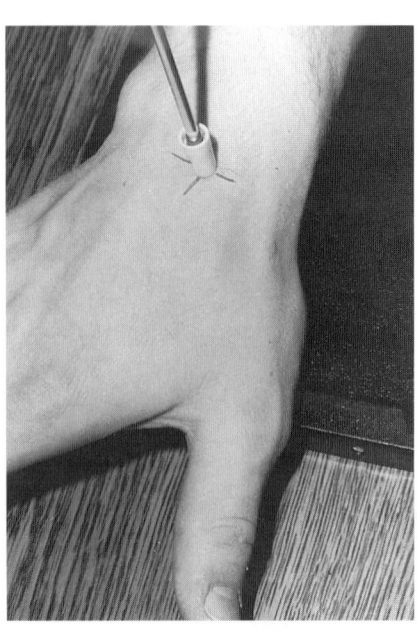

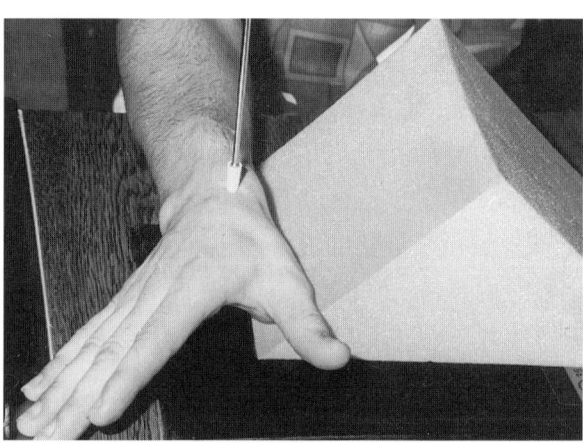

Abb. 6.**25a/b**   Os scaphoideum ET 1.
c/d ET 2.
e/f ET 3.
g/h ET 4. Skaphoidfraktur im distalen Drittel, keine Stufenbildung, gut angelagert.

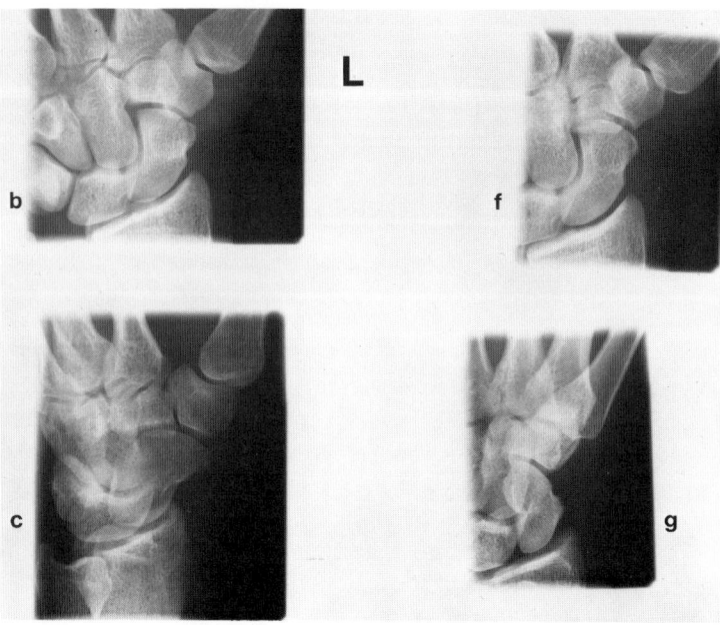

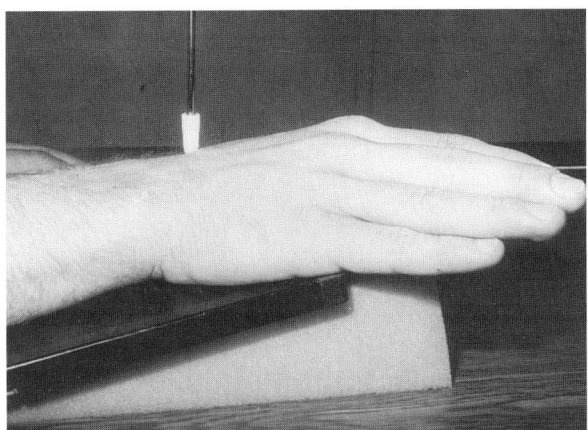

e

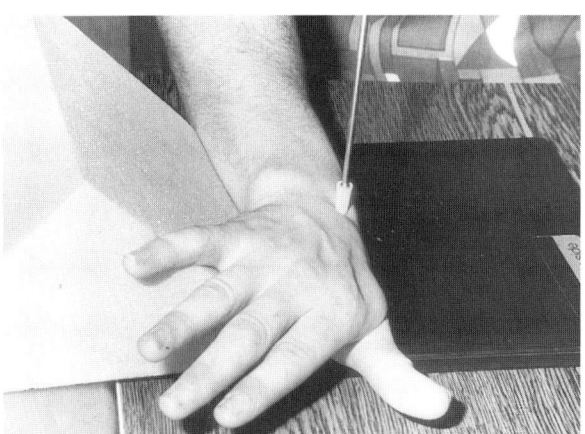

h

Spezial-ET: Handwurzelknochen „a.-p."/schräg

im Sitzen:
Die Kassette 24/30 wird für 4 Aufnahmen unterteilt:

1. „**a.-p.**" (plan aufliegend): Die Hand liegt mit dem **Lunatum** „a.-p." auf dem 1. Viertel der Kassette auf. Die Finger II bis V, wenn möglich(!), nach ulnar abspreizen.
2. **Schräg** (radial angehoben): Hand und Unterarm liegen im **15**°-Winkel − mit dem **Lunatum** in der Mitte − dem 2. Kassettenviertel an. Die Finger II bis V werden, wenn möglich(!), nach ulnar abgespreizt.
3. **Schräg** (Finger angehoben): Einen 15°-Bocollokeil von kranial her unter die Kassette schieben. Die Hand liegt plan mit dem **Lunatum** in der Mitte des 3. Kassettenviertels.
Die Finger II bis V, wenn möglich(!), nach ulnar abspreizen.
4. **Schräg** (ulnar angehoben): Die Kassette wird wieder plan auf den Tisch gelegt. Unterarm und Hand mit der Ulnarseite um 15° anheben. Das **Lunatum** befindet sich in der Mitte des 4. Kassettenteiles. Finger II bis V, wenn möglich(!), nach ulnar abspreizen.

GE Der ZS zielt auf das Os lunatum (s. **!!**).

!! Das **Os scaphoideum** liegt 1 cm unterhalb und 1 cm ulnarwärts des Daumensattelgelenks. Das **Os lunatum** befindet sich direkt neben dem Os scaphoideum in der Mitte des Handgelenkes.
Für Ungeübte: Für die exakte Zentrierung kann dieser Punkt mit einem Fettstift markiert werden. Der ZS ist bei allen 4 Einstellungen auf diesen Punkt gerichtet.

!! Vor einer Spezialaufnahme sollte immer zuerst eine Standardaufnahme (Handgelenk in 2 Ebenen) angefertigt und beurteilt werden (s. De-Quervain-Fraktur Abb. 6.**22i/j**).

Spezial-ET: Handgelenk tangential − Karpaltunnel-ET −   6.26a−e

3 Einstellmöglichkeiten, Wahl abhängig von der Beweglichkeit im Handgelenk.

im Sitzen:
Relativ gute Beweglichkeit im Handgelenk:
Handgelenk und Unterarm liegen auf der Kassette auf. Der Patient zieht mit einer elastischen Binde die Hand nach hinten.

GE Der ZS zielt im Winkel von 45° tangential von vorn oben nach hinten unten auf den Karpaltunnel.

im Stehen:
a) **Beweglichkeit im Handgelenk eingeschränkt:**
Patient steht seitlich neben dem Röntgentisch, die Hand liegt flach auf der Kassette auf. Mit seinem Körpergewicht beugt sich der Patient so weit als möglich nach vorn.

b) **Beweglichkeit im Handgelenk extrem eingeschränkt:**
Die Kassette wird an einer 45°-Bocollokeil angelehnt, die Hand des Patienten liegt flach auf der Kassette. Der Patient beugt sich soweit als möglich nach vorn. Das Handgelenk liegt im Winkel von 40° zur Senkrechten.

GE a) Der ZS zielt im Winkel von 45° tangential von hinten oben nach vorn unten auf den Karpaltunnel.
b) Der ZS zielt bis zu 15° schräg tangential von hinten oben nach vorn unten auf den Karpaltunnel.

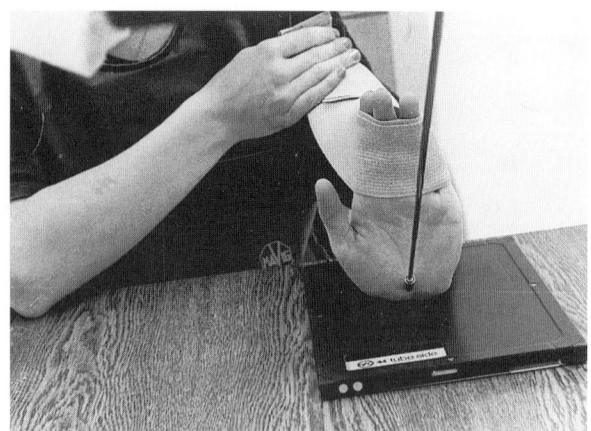

a

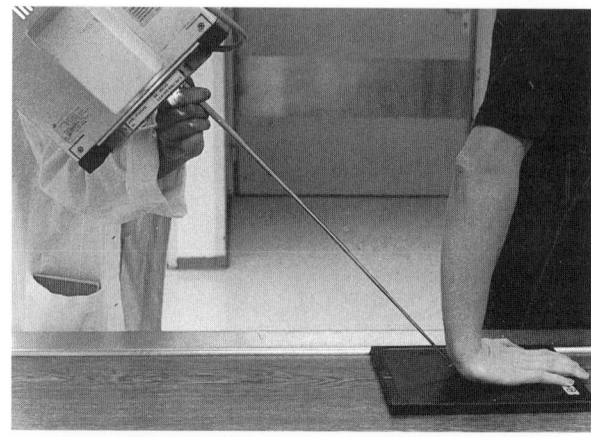

b

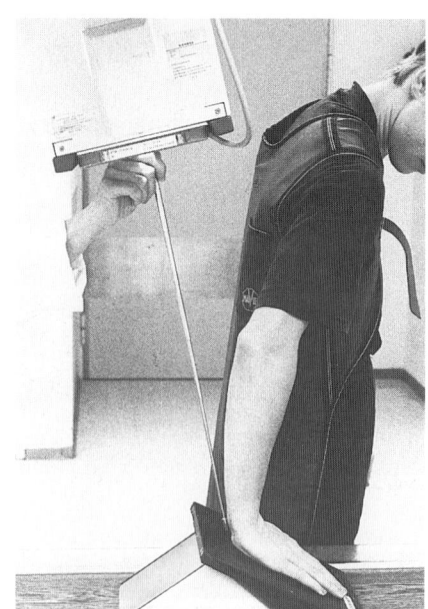

c

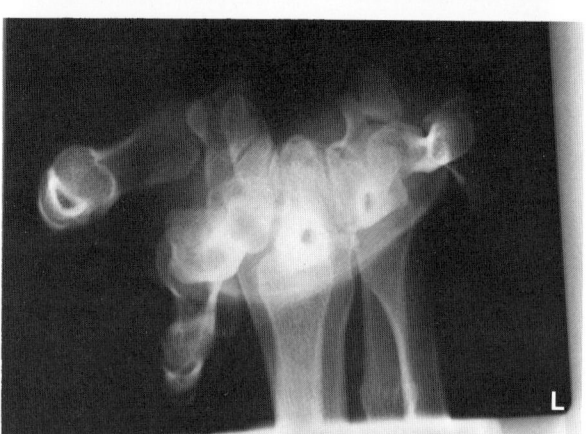

d

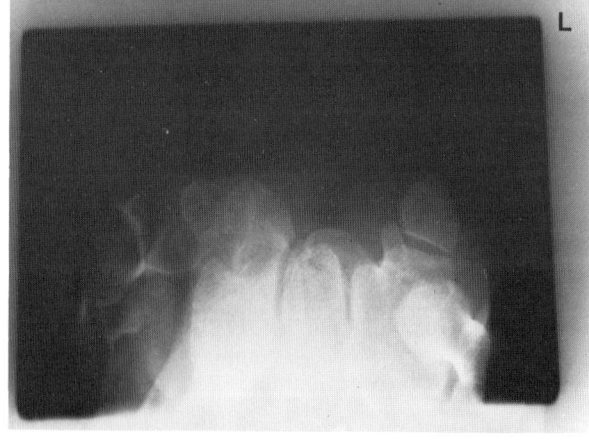

e

Abb. 6.**26a** Karpaltunnel-ET im Sitzen.
b ET im Stehen.
d Karpaltunnel knöchern, nicht eingeengt.
c ET im Stehen + 45° Bocollokeil.
e zu Abb. **c**. Die Einstellung ist nicht optimal. Die Aufnahme kann jedoch toleriert werden, kann der Patient die Hand nicht besser abwinkeln. Der knöcherne Karpaltunnel wird größtenteils noch dargestellt.

Spezial-ET: „Streßaufnahme" „a.-p."   6.27a–c

im Sitzen:
Ausgangsposition ist die Neutral-Null-Stellung „a.-p.".
Der Oberarm und der Unterarm müssen – bei 90°
abgewinkeltem Ellenbogen – in einer Ebene liegen.
Das Metakarpale III muß vollständig mit auf der Aufnahme abgebildet sein.
1. Maximale ulnare Abduktion.
2. Maximale radiale Abduktion.

GE ZS trifft senkrecht auf das Os lunatum auf.

!! Wird nach Röntgenaufnahmen in Neutral-Null-
Stellung der Verdacht einer karpalen Instabilität
(= Bandruptur) geäußert, sollten zum Ausschluß
„Streßaufnahmen" angefertigt werden.

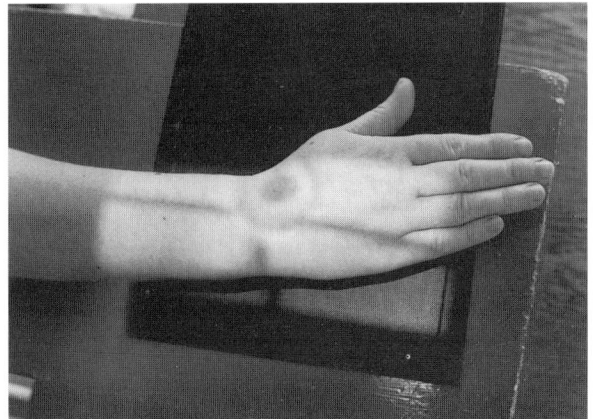
a

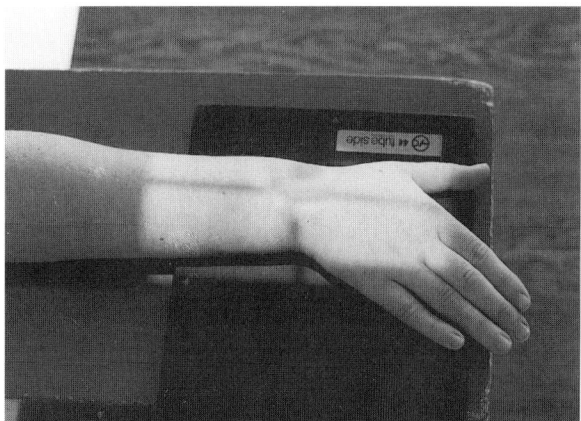
b

Abb. 6.**27a** „Streßaufnahme", radial abduziert.
b „Streßaufnahme", ulnar abduziert.
c Bei maximaler Ulna- und Radialabduktion
kein Nachweis einer skapholunären Dissoziation.

c

ET-Wahl   **Handgelenk**   6.28 a – i

Verletzung V. a. Fraktur/Luxation im Bereich →	Wahl der ET	Lagerung/GE
Handgelenk	1. a) Handgelenk „a.-p."	← Standard-ET (S. 73) (Handgelenk nicht beweglich, Aufnahme im Sitzen).
		← **Im Liegen:** Liegt der Patient auf der Trage, sollte diese an das Kopfende des Tisches gefahren werden. Er spreizt seinen Arm im Schultergelenk ab und legt das Handgelenk „a.-p." auf die Kassette, die auf dem Tisch liegt, auf.
		← **Im Liegen: Anspreizen nicht möglich:** Unterarm liegt unterpolstert (zum Strahlenschutz der Augen) seitlich auf dem Kopf auf (Abb. 6.28a).
		← **Im Liegen:** Unterarm mit Klebeband fixieren; Cramer-Schiene festhalten (Abb. 6.28b).
	1. b) Handgelenk „p.-a."	← **Im Liegen:** Unterarm und Hand liegen in Supination; die Hand mit dem Handgelenk liegt plan auf. Lagerung „p.-a." auf der Aufnahme vermerken! (siehe !!) (Abb. 6.28c)
		GE: Der ZS trifft im Winkel von 90° senkrecht auf die Mitte des Handgelenks (1 cm unterhalb und 2 cm lateral des Daumensattelgelenks) direkt auf das **Os lunatum** auf.
	2. Handgelenk seitl.	← Standard-ET (S. 73) (Handgelenk nicht beweglich, Aufnahme im Stehen).
		← **Im Sitzen/im Liegen:** Eine **Drehung ist absolut unmöglich:** den Arm auf einen ca. 10 cm hohen Holzkasten „a.-p." mit Handgelenk und Unterarm auflegen. Die Kassette seitlich neben das Handgelenk anstellen (Abb. 6.28d).
		GE: ZS trifft im 90°-Winkel im horizontalen Strahlengang auf die Handgelenkmitte (1 cm unterhalb des Daumensattelgelenks) auf das **Os lunatum** auf.
		← **Im Liegen:** Polytrauma, Unterarm mit Klebeband fixieren (Abb. 6.28e).

!! Da sich bei der **Lagerung Handgelenk „p.-a."** die Handwurzelknochen nicht in Neutralstellung befinden, muß, um Fehlinterpretationen zu vermeiden, die Aufnahmeposition auf der Aufnahme vermerkt werden.

ET Handgelenk mit distalem Unterarm: Es wird ein größeres Kassettenformat verwendet. Der ZS trifft, befindet sich die Fraktur im Handgelenksbereich, in Höhe Lunatum auf, ansonsten in Objektmitte.

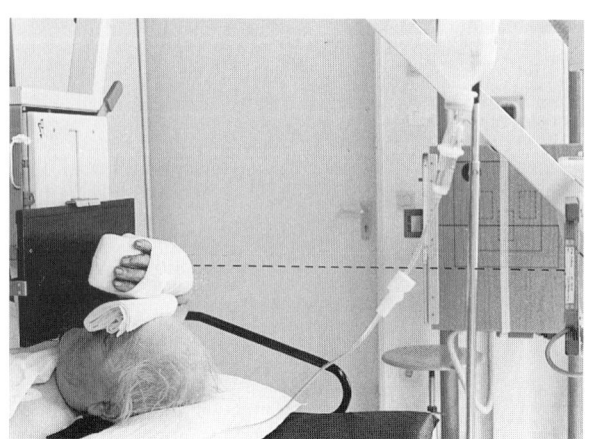

a

Abb. 6.28a   Handgelenk „a.-p."   **b** Handgelenk (gehalten).   b

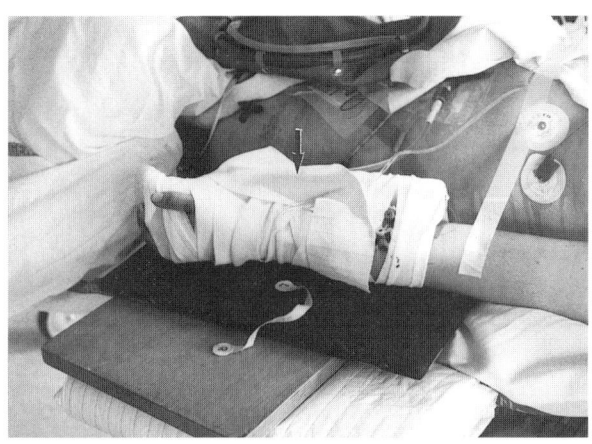

c

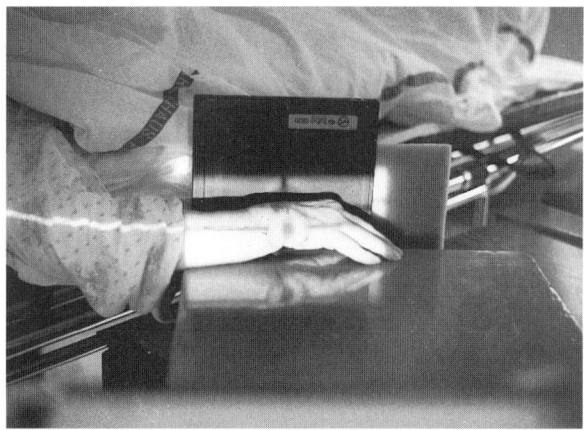

d

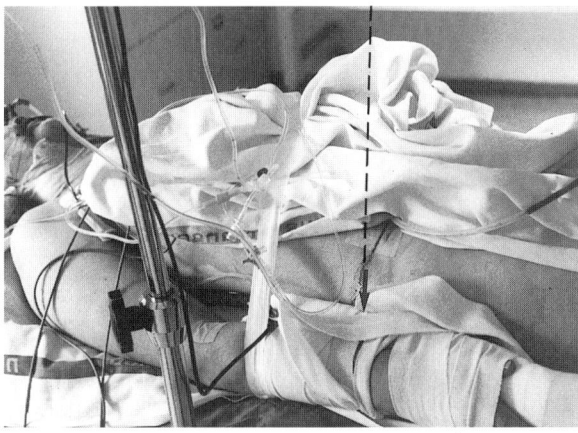

e

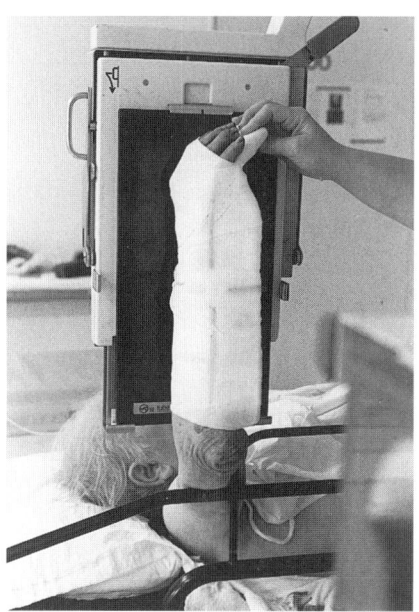

f

c Handgelenk „p.-a.", Unterarm mit Klebeband fixiert.
d Handgelenk seitlich, Unterarm hochgelagert, Kassette seitlich angestellt.
e Seitlich, Unterarm mit Klebeband fixiert.
f Arm mit Cramer-Schiene hochgehoben, Kassette seitlich angestellt.

g–i ▶

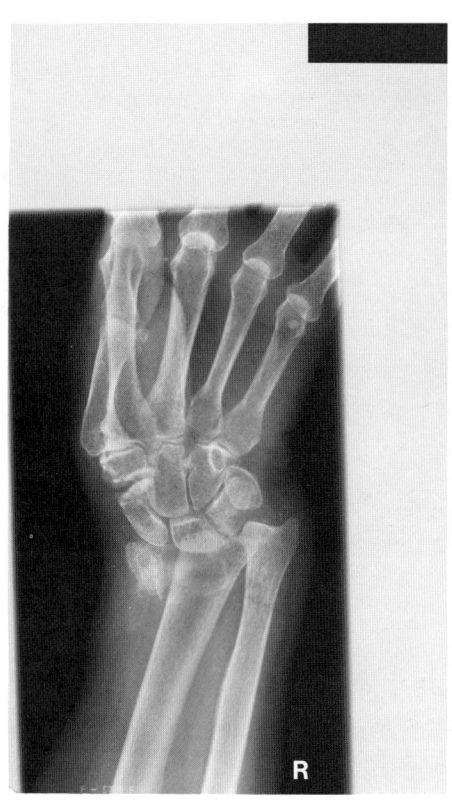

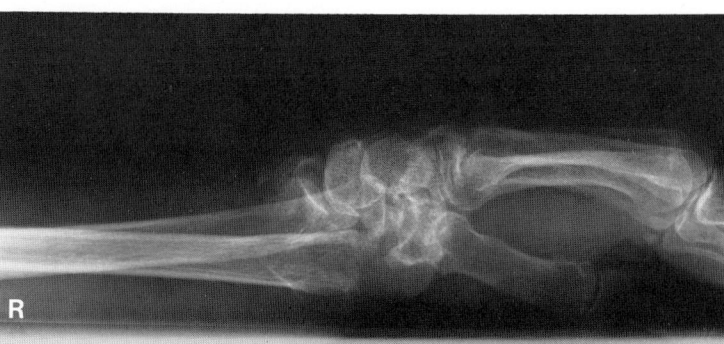

g/h Erheblich dislozierte distale Radiusfraktur mit Bajonett-Fehlstellung.
i Galeazzi-Fraktur.

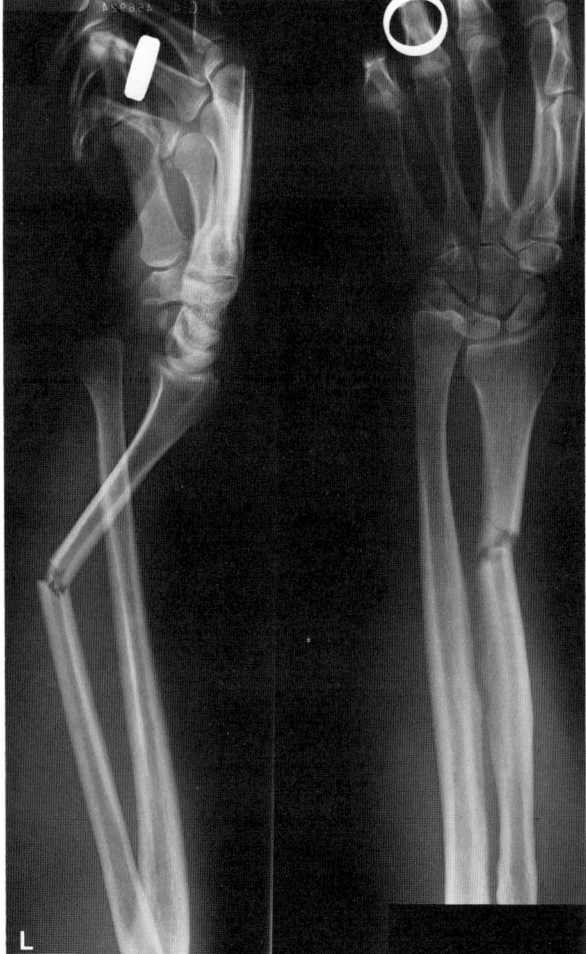

ET-Wahl	**Os scaphoideum/Handwurzelknochen**	6.29
Verletzung V. a. Fraktur/Luxation im Bereich →	Wahl der ET	Lagerung/GE
Handgelenk (Os scaphoideum)	Aufnahme 1–4	← Standard-ET (S. 74)
Handgelenk (Handwurzelknochen)	Aufnahme 1–4	← Standard-ET (S. 75)

ET-Wahl	**Handgelenk vor Arthrographie** 6.29 a–d	
Verletzung V. a. Fraktur/Luxation im Bereich →	Wahl der ET	Lagerung/GE
Handgelenk (karpale Instabilität = Bandruptur) vor Arthrographie	1. Handgelenk „a.-p."	← Standard-ET (S. 70) (Neutral-Null-Stellung)
	2. Handgelenk seitlich	← Standard-ET (S. 70) (Neutral-Null-Stellung)
	3. Streßaufnahme	← Spezial-ET (S. 77) 1 + 2

‼ Die Standard-ET 1–3 müssen zur Arthrographie vorliegen.

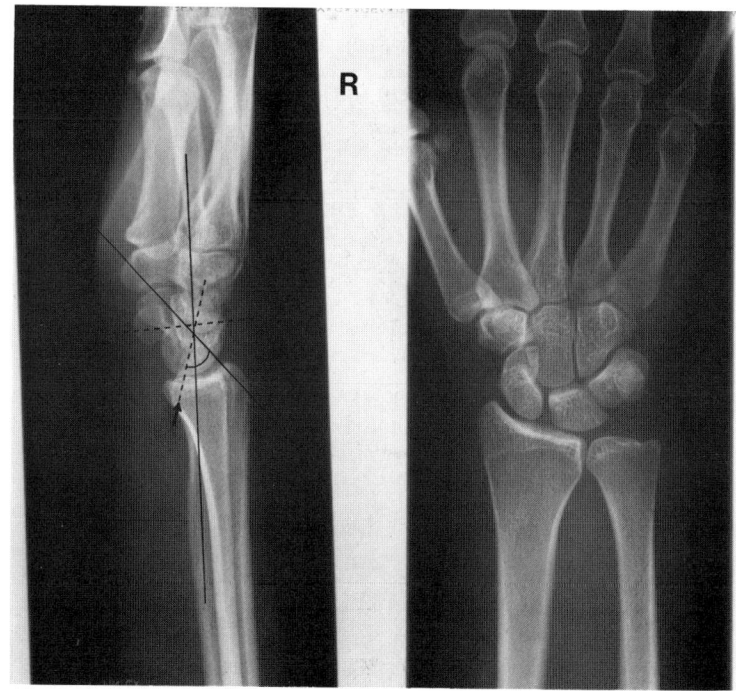

R

Abb. 6.**29 a/b** Distale Knopfzeichen am Os scaphoideum (liegende Stellung), klaffender skapholunärer Spalt. Indikation für Streßaufnahmen.

a

b

c–d ▶

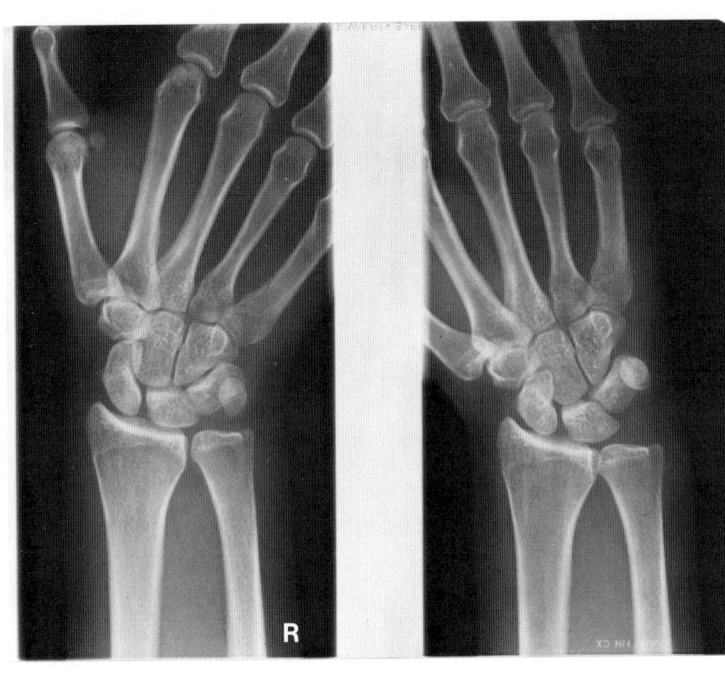

c/d „Streßaufnahmen", als Beweis der skapholunären Dissoziation zeigt sich bei Ulnarabduktion ein Auseinanderklaffen des Gelenkspaltes um 2 mm, bei Radialabduktion um 3 mm. Indikation für eine Arthrographie.

ET-Wahl   **Handgelenk nach Arthrographie**   6.30 a–f

Verletzung V. a. Fraktur/Luxation im Bereich →	Wahl der ET	Lagerung/GE
Handgelenk (karpale Instabilität) nach Arthrographie	1. Handgelenk „a.-p."	← Standard-ET (S. 70) / (Neutral-Null-Stellung)
	2. Handgelenk seitlich	← Standard-ET (S. 70) / (Neutral-Null-Stellung)
		← Spezial-ET (S. 75) veränderter Winkel 1. 15° radial angehoben / 2. 15° ulnar angehoben
	3. Handwurzelknochen 15° schräg	**GE:** ZS trifft auf das Lunatum. Evtl. zusätzlich:
	4. Streßaufnahme	← Spezial-ET (S. 77) / a) und b)

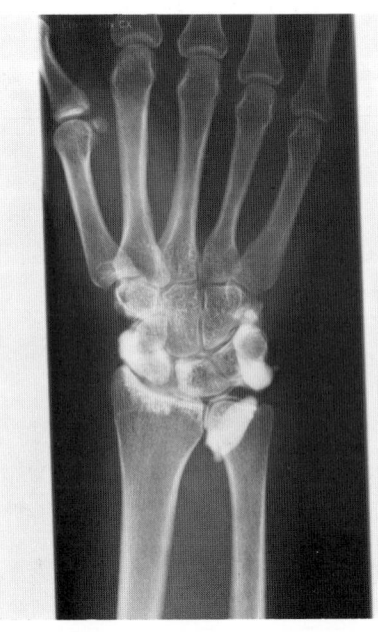

Abb. 6.**30a/b**   „a.-p."/seitlich.

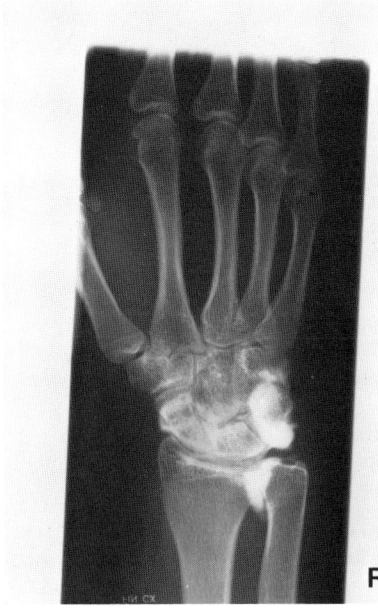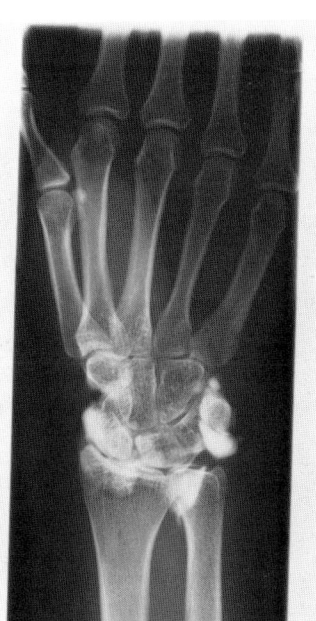

c/d Schrägaufnahmen 15°.   c   d

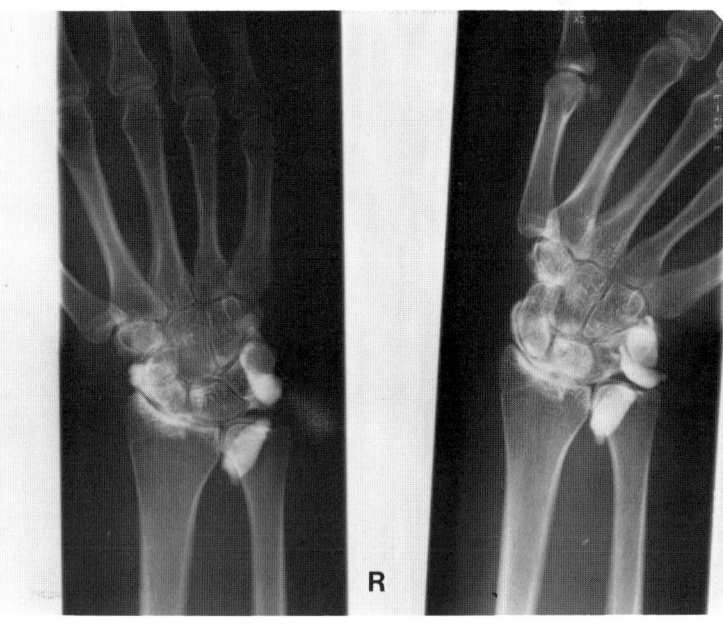

e/f Streßaufnahmen. Befund: Bestätigung der scapholunären Dissoziation. Es füllt sich das Interkarpalgelenk durch den Spalt zwischen Os scaphoideum und Os lunatum, von hier aus Auffüllung der Karpometakarpalgelenke, somit komplette karpale Instabilität.

e   f

ET-Wahl   Karpaltunnel

Verletzung V. a. Einengung/Verkalkung im Bereich →	Wahl der ET	Lagerung/GE
Karpaltunnel	1. Handgelenk „a.-p."	← Standard-ET (S. 70) (Neutral-Null-Stellung)
	2. Handgelenk seitl.	← Standard-ET (S. 70) (Neutral-Null-Stellung)
	3. Handgelenk tangential	← Spezial-ET (S. 75) (Karpaltunnel)

Handgelenk nach Reposition

‼ Neutral-Null-Stellung-ET ist nicht möglich.

Wahl der Standard-ET bzw. Spezial-ET nach:

- Gips → Fraktur/Luxation im Bereich: Handgelenk (Radius/Ulna) (S. 84).
- Fixateur externe → Trümmerfraktur im Bereich: distaler Unterarm (S. 86).
- Normaler Gips → Fraktur/Luxation im Bereich: Os scaphoideum/Handwurzelknochen (S. 87).
- Spickung, synthetischer Steifverband → Fraktur/Luxation im Bereich Os scaphoideum/Handwurzelknochen (S. 87).

Behandlungsmethode nach→	Wahl der ET	Lagerung/GE
Gips → **Fraktur/Luxation im Bereich Handgelenk (Radius/Ulna)**	1. a) Handgelenk „a.-p." 6.31 a/b	← Standard-ET (S. 73) ← **Im Sitzen:** (Handgelenk nicht beweglich). ← **Im Liegen:** s. Abb. 6.31 b. **GE:** wie Standard-ET
	1. b) Handgelenk „p.-a." 6.31 c	Standard-ET (S. 78, 1.**b**) ← **Im Liegen:** Oberarm ist nicht abzuspreizen, Unterarm möglichst im 90°-Winkel hochstellen, Kassette parallel dazu anlehnen. **GE:** ZS zielt horizontal auf das Os lunatum und senkrecht auf die Kassette.
	2. Handgelenk seitlich 6.32 a–e	← Standard-ET (S. 78, 2.). ← **Im Liegen:** Armlagerung wie Handgelenk „a.-p.", jedoch Kassette seitlich neben dem Handgelenk anstellen. **GE:** ZS zielt horizontal auf Handgelenkmitte. ← **Im Liegen:** Unterarm-/Oberarmgips Arm in der Schulter abspreizen und außenrotieren, Kassette anstellen oder halten lassen. **GE:** Siehe oben.

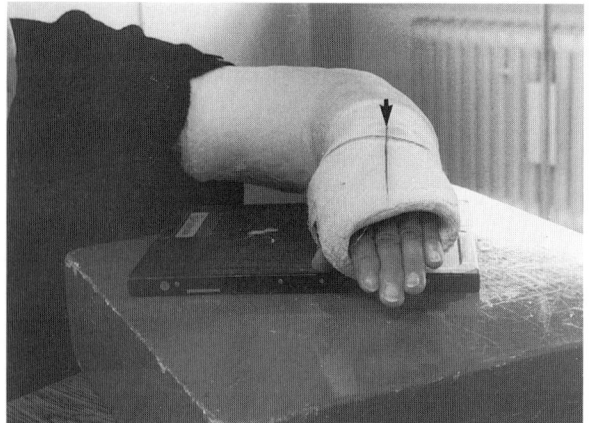 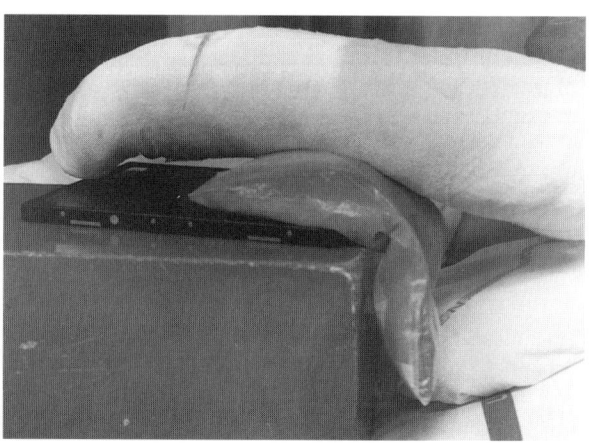

Abb. 6.**31 a**   Handgelenk „a.-p.", im Sitzen Unterarm so weit anheben, daß der plan aufliegt.

b „a.-p." im Liegen (Bett/Trage), Arm hochlagern, daß er plan auf der Kassette liegt.

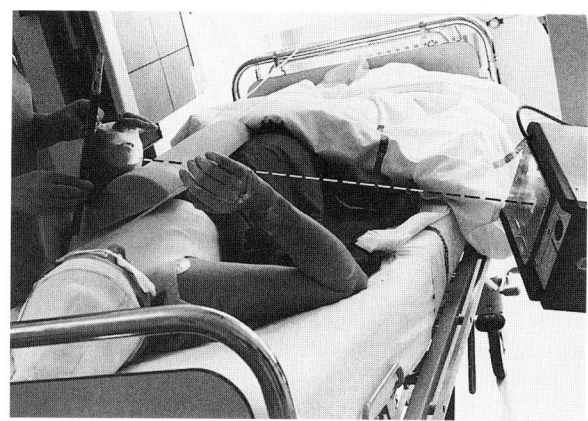

c Unterarm hochgedreht.

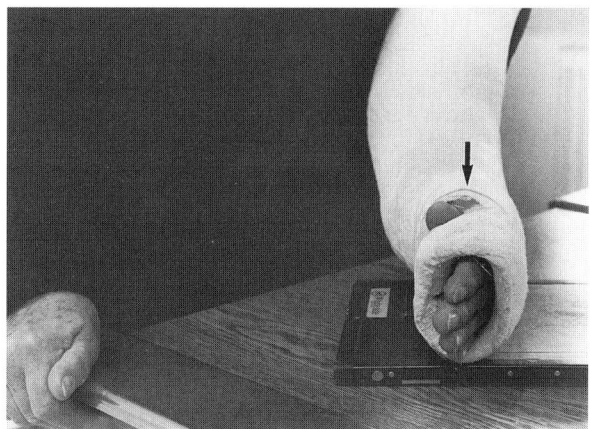

a

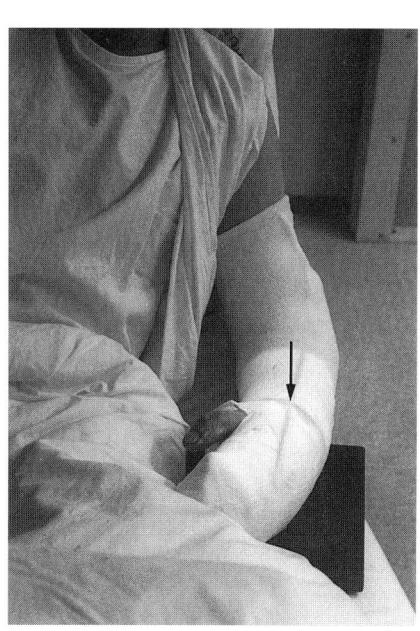

b

Abb. 6.**32a**   Handgelenk seitlich, Patient steht und hält sich
am Tisch fest. Der gesamte Unterarm wird aus der rein seitlichen Lage leicht (ca. 5°) nach hinten gedreht.
b Entweder die Trage so weit anheben, bis der Arm seitlich
liegt, oder
c Arm plan legen, Kassette seitlich anstellen (**nicht** bei Kindern! s. S. 342), oder Abb. 6.**32d−e**.

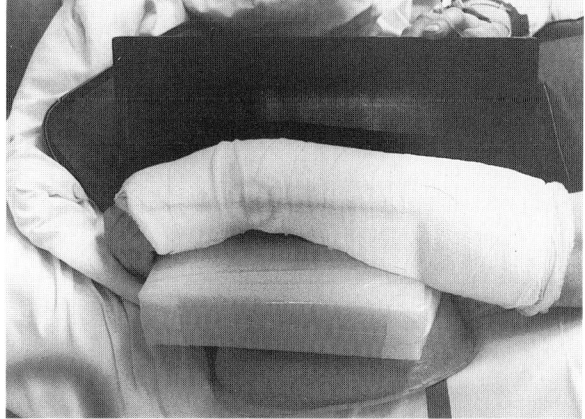

c

d−e ▶

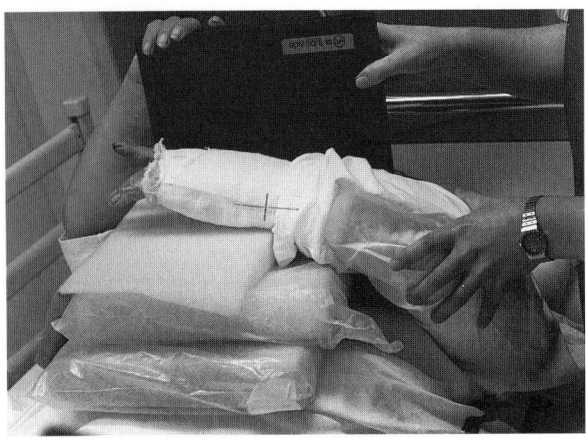

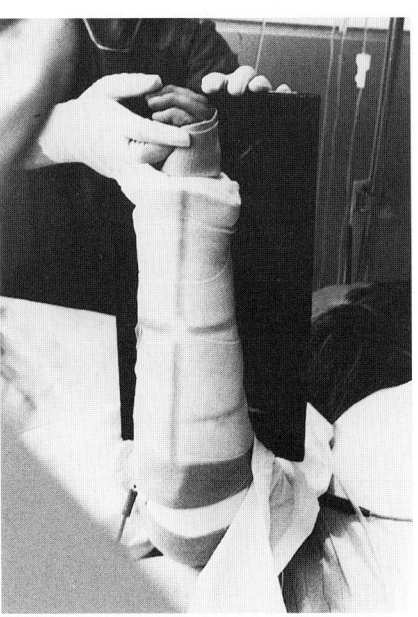

d

Abb. 6.**32. d** Oberarm-/Unterarmgips (Außenrotation nicht
möglich) Unterarm unterpolstern, Kassette seitlich anstellen
(Kopf des Patienten seitlich drehen lassen).
e Unterarm/Oberarmgips, Arm in Außenrotation.

e

ET für Handgelenk mit distalem Unterarm: Es wird ein größeres Kassettenformat verwendet. Der ZS trifft bei V. a. Fraktur im
Bereich Handgelenk in Höhe Os lunatum auf, ansonsten in Objektmitte.

Behandlungsmethode nach →	Wahl der ET	Lagerung/GE
Fixateur externe → **Trümmerfraktur im Bereich:** **Handgelenk mit distalem** **Unterarm**	1. Handgelenk „a.-p." 6.33 a/b	← Standard-ET (S. 73, 78) (nicht beweglich) **1. Kontrollaufnahme** nach OP: Es müssen beide Gelenke des Unterarmes mit auf der Aufnahme zu sehen sein (Achse!). **Folgeaufnahme:** Äußere Begrenzung der Fixateurpins und 1 Gelenk
	2. Handgelenk seitlich	← Standard-ET (nicht beweglich, s. S. 73, 78, 84).
	3. Handgelenk schräg	← Bei Metallüberlagerung muß mindestens 1 Schrägaufnahme angefertigt werden. Den Winkel so wählen, daß das Gelenk ohne Metallüberlagerung dargestellt wird.

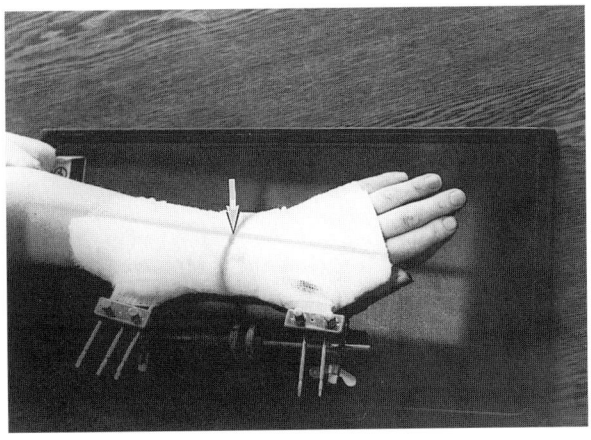
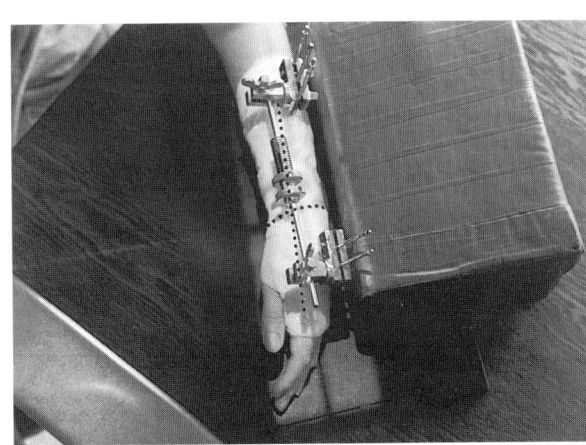

a   b

Abb. 6.**33 a/b**   Handgelenk „a.-p." und seitlich, mit Fixateur;
bei Metallüberlagerung noch zusätzliche Schrägaufnahme
erforderlich.

Behandlungsmethode nach →	Wahl der ET	Lagerung/GE
Normaler Gips → **Fraktur/Luxation im Bereich: Os scaphoideum/ Handwurzelknochen**	1. Handgelenk „a.-p."	← Standard-ET (S. 73, 78)
	2. Handgelenk seitlich	← Standard-ET (S. 73, 78)

Behandlungsmethode nach →	Wahl der ET	Lagerung/GE
Spickung, synthetischer Steifverband → **Fraktur/Luxation im Bereich: Os scaphoideum/ Handwurzelknochen**	1. Os scaphoideum bzw. Handwurzelknochen in 4 Ebenen	← die jeweilige Standard-ET (S. 74) (S. 75)
	2. Handgelenk „a.-p." und seitlich	oder nur: ← Standard-ET (S. 73)

Unterarm

(Handgelenk und Unterarm siehe Handgelenk) S. 86
(Ellenbogen und Unterarm siehe Ellenbogen) S. 92

Standard-ET

Unterarm a.-p. (mit beiden Gelenken) S. 89
Unterarm seitlich (mit beiden Gelenken) S. 89

Spezial-ET

Fraktur im Bereich: Unterarmschaft (S. 90)

Wahl der Standard-ET bzw. der Spezial-ET bei V. a.

Unterarm nach Reposition

(S. 90)

Objekt	Format	Empfindlich-keitsklasse	Raster	Abstand cm	Belichtung kV/mAs
Unterarm	18/43	100	–	105	a.-p. 50/8
	24/30				seitl. 50/12,5

Die Belichtungsdaten gelten für einen 12-Puls-Generator und einen RP1-Film (blue).
Aufnahme in Gips 4–5 Belichtungspunkte (2 kV/3 mAs-Stufen) mehr belichten.

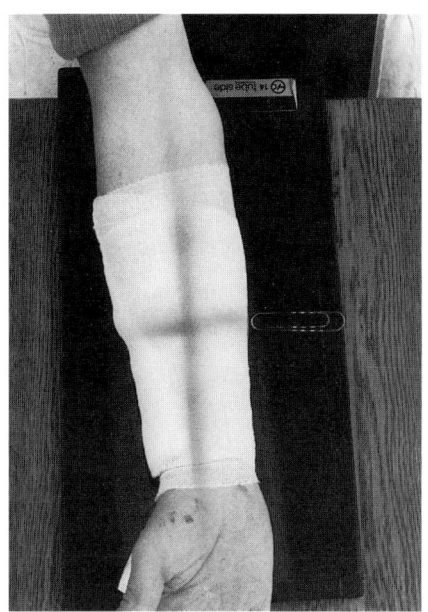

Standard-ET: Unterarm a.-p.   [6.34 a/b]

im Sitzen/im Liegen:
Arm a.-p. plan auf die Kassette auflegen. Beide Gelenke müssen mit auf der Aufnahme abgebildet sein. Bei einem muskulösen Arm kann Reismehl zum Schwärzungsausgleich verwendet werden.

GE Der ZS trifft senkrecht auf die Mitte des Unterarms auf.

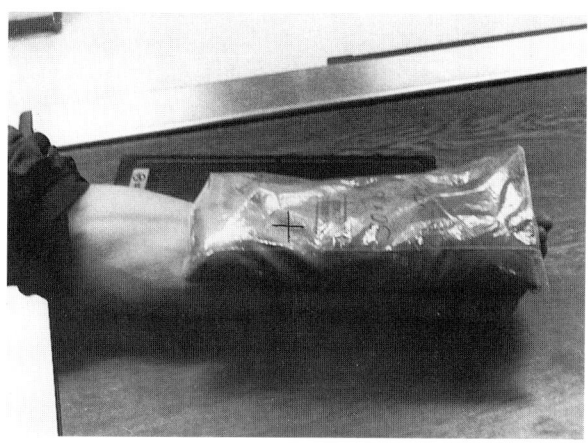

Abb. 6.**34 a**   Unterarm a.-p. mit beiden Gelenken (bei Fremdkörpersuche Verletzungsstelle markieren).

b A.-p., Reismehl zum Schwärzungsausgleich.

Unterarm seitlich   [6.35 a/b]

im Sitzen:
Der gesamte Unterarm wird hochgelagert, Oberarm und Unterarm liegen in einer Ebene (evtl. Reismehl verwenden).

im Liegen:
Der Arm wird seitlich neben dem Körper auf die Kassette gelagert, evtl. mit Klebestreifen am Körper festkleben.

GE Der ZS trifft senkrecht auf die Mitte des Unterarms auf.

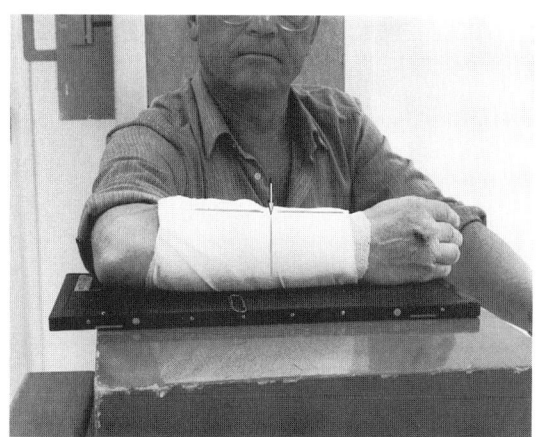

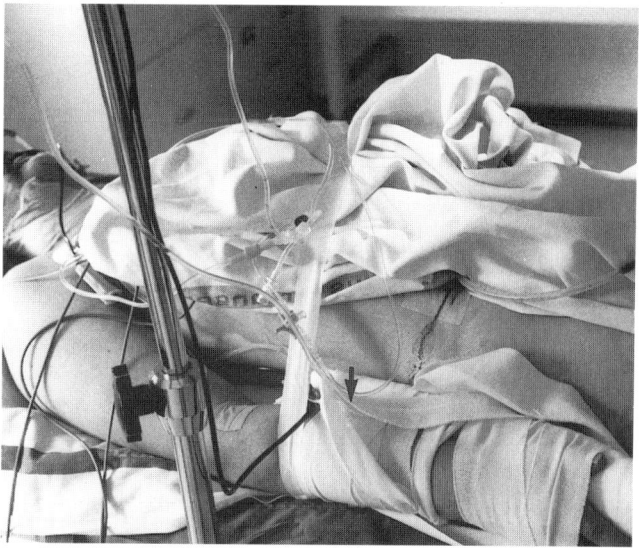

Abb. 6.**35 a**   Unterarm seitlich.

b Mit Klebestreifen fixieren.

ET-Wahl Unterarmschaft

Verletzung V. a. Fraktur/Luxation im Bereich →	Wahl der ET	Lagerung/GE
Unterarmschaft	1. a) Unterarm a.-p.	← Standard-ET (S. 89) ← im Liegen (nach Trauma): a) Wenn erforderlich, den Unterarm mit Klebestreifen am Tisch und evtl. am Körper fixieren, oder in der richtigen Stellung halten lassen (s. Abb. 6.**28c** Handgelenk).
	1. b) Unterarm p.-a.	b) Ist der Schmerzpunkt nicht direkt im Ellenbogen-bereich, kann die Aufnahme p.-a. angefertigt werden.
	2. Unterarm seitlich	← Standard-ET (S. 89) (oder s. oben)

Foto: siehe Handgelenk + Unterarm Abb. 6.**28a–i** (S. 78)

Unterarm nach Reposition

Wahl der Standard-ET bzw. der Spezial-ET nach:

– Gips im Unter- und Oberarmbereich → Unterarm-schaftfraktur.
– Verplattung/Nagelung → Unterarmschaftfraktur.

Behandlungsmethode nach →	Wahl der ET	Lagerung/GE
Gips im Unterarm-Oberarm- Bereich → **Unterarmschaftfraktur**	1. Unterarm a.-p.	← Standard-ET (S. 89) Bei Unterarm-/Oberarmgips wird die Aufnahme im Stehen in Außenrotation angefertigt. – Bei Patienten **im Liegen**: den gesamten Arm in der Schulter abspreizen, der Unterarm steht senkrecht, die Kassette wird an der Rückseite angestellt (oder gehalten). **GE:** ZS trifft im 90°-Winkel auf Mitte Unterarm auf.
	2. Unterarm seitlich	← Standard-ET (im Sitzen) (S. 89) ← Bei Patienten **im Liegen**: Kopfteil erhöhen, bis der Unterarm parallel zum Bett liegt. Festes Kissen und Kassette – wenn erforderlich – unter den Unterarm legen.

Foto: siehe Handgelenk mit Unterarm (S. 78).

Behandlungsmethode nach →	Wahl der ET	Lagerung/GE
Verplattung/Nagelung → **Unterarmschaftfraktur**	1. Unterarm a.-p.	← Standard-ET (S. 89) (oder s. Unterarm + Gips)
	2. Unterarm seitlich	← Standard-ET (S. 89) (oder s. Unterarm + Gips)

Ellenbogen

Standard-ET	Ellenbogen a.-p. (S. 92). Ellenbogen seitlich (S. 93).
Spezial-ET	Radiusköpfchenaufnahme (S. 94). Processus-coronoideus-Aufnahme (S. 95). Olekranon axial (ET auch für den Sulcus ulnaris) (S. 96).
Wahl der Standard-ET bzw. der Spezial-ET bei V.a.	Fraktur/Luxation im Bereich: Ellenbogen (im Sitzen, im Liegen) (S. 97). Fraktur/Luxation im Bereich: Ellenbogen (im Stehen) (S. 100). Fraktur/Luxation im Bereich: Ellenbogen mit distalem Unterarm / Ellenbogen mit proximalem Oberarm (S. 103).
Ellenbogen nach Reposition	(S. 103).

Objekt	Format	Empfindlich-keitsklasse	Raster	Abstand cm	Belichtung kV/mAs
Ellenbogen a.-p.	18/24 oder 24/30	100	–	105	50/12,5
Ellenbogen seitlich	18/24 oder 24/30	100	–	105	50/16
Radiusköpfchen (Proc. coronoideus)	18/24	100	–	105	52/25
Olekranon axial	18/24	100	–	105	50/16

Die Belichtungsdaten gelten für einen 12-Puls-Generator und einen RP1-Film (blue).
Aufnahme in Gips 4−5 Belichtungspunkte (2 kV/3 mAs-Stufen) mehr belichten.

Standard-ET: Ellenbogen a.-p.   `6.36 a−d`

im Sitzen:

a) Oberarm und Unterarm liegen in gleicher Höhe (Hand in Supination) auf der Kassette.

b) Bei Streckhemmung von 90−150° müssen 2 Röntgenaufnahmen angefertigt werden.

1. Aufliegender Oberarm: Der Oberarm liegt mit dem Ellenbogen und dem abgewinkelten Unterarm auf der Kassette. Ein Holzkasten unter dem Oberarm und unter der Kassette ermöglichen eine plane, parallele Lagerung zum Film (abgewinkelter Ellenbogen im unteren Drittel der Kassette) (Abb. 6.**36 b/c**).

2. Aufliegender Unterarm: Der Unterarm liegt mit dem Ellenbogen der Kassette, die sich auf dem Aufnahmetisch befindet, auf (abgewinkelter Ellenbogen im oberen Drittel der Kassette) (Abb. 6.**36 a**).

GE Der ZS trifft senkrecht in Höhe Ellenbogen auf 1. Oberarm und 2. Unterarm auf (s. `!!`). Schmerzbedingte Lagerungsänderung siehe unter Wahl der ET (S. 97, 100).

!! Die *Dezentrierung* ist beabsichtigt, um den Gelenkanteil nicht zu verprojizieren. In Längsrichtung sollte bis zum Filmrand ausgeblendet werden, um Frakturen in diesem Bereich nicht zu übersehen.

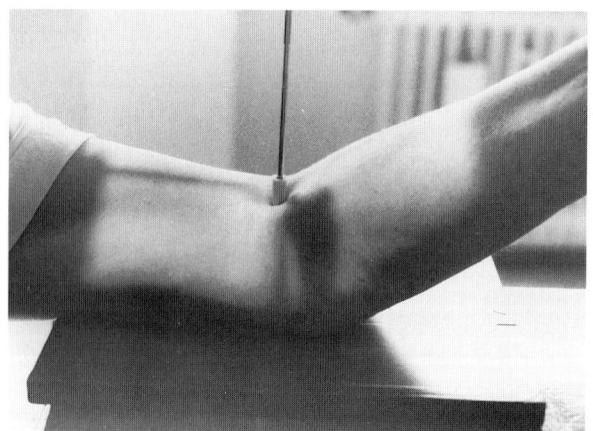

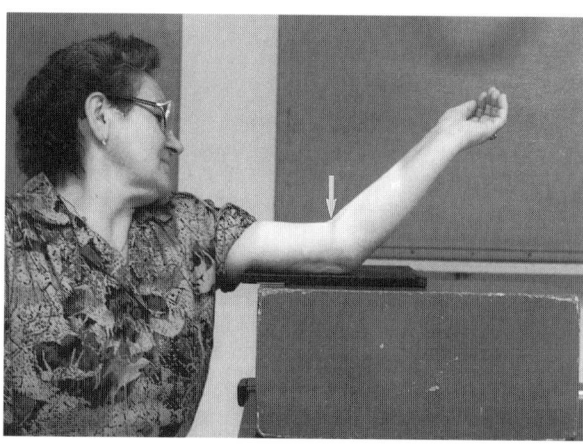

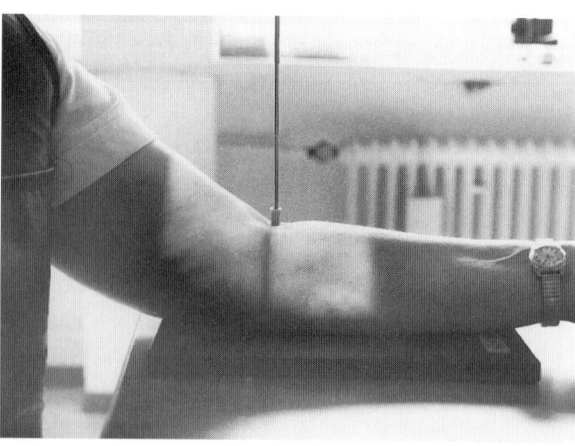

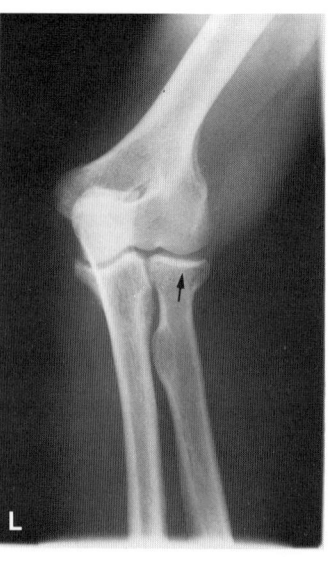

Abb. 6.**36 a/b** Ellenbogen mit aufliegendem Oberarm.
c Ellenbogen mit aufliegendem Unterarm.
d Aufliegender Unterarm: Radiusköpfchenfraktur ohne Dislokation.

Standard-ET: Ellenbogen seitlich   6.37 a–d

im Sitzen:

Der Unterarm und Oberarm liegen seitlich gleich hoch auf einem Holzkasten, auf dem die Kassette liegt. Kann der Unterarm nicht seitlich gelagert werden, ist die Drehung des Unterarms in Innenrotation zu tolerieren.

GE Der ZS zielt bei seitlich gedrehtem Unterarm senkrecht auf die Mitte des Gelenks, 1 cm in Richtung auf das Radiusköpfchen, ansonsten senkrecht auf die Mitte des Gelenks.

Unfallbedingte Lagerungsveränderung ((S. 97).

!! Nach einem Trauma im Ellenbogenbereich kann eine Fraktur des Radiusköpfchens oder des Processus coronoideus lediglich durch einen Erguß erkennbar sein. Der distale Humerusfettkörper ist dann angehoben. Dies zeigt sich jedoch nur bei einer seitlich exakt und nicht zu dunkel belichteten Ellenbogenaufnahme. Ein negatives Fettkörperzeichen schließt jedoch eine Fraktur in diesem Bereich nicht aus, da sich der Fettkörper nur bei einem Gelenkerguß abhebt.

Besteht der Verdacht, ist das eine Indikation für eine Radiusköpfchen- oder eine Processus-coronoideus-Aufnahme.

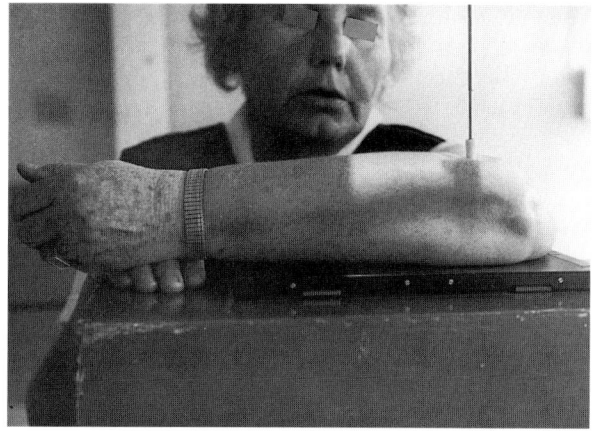
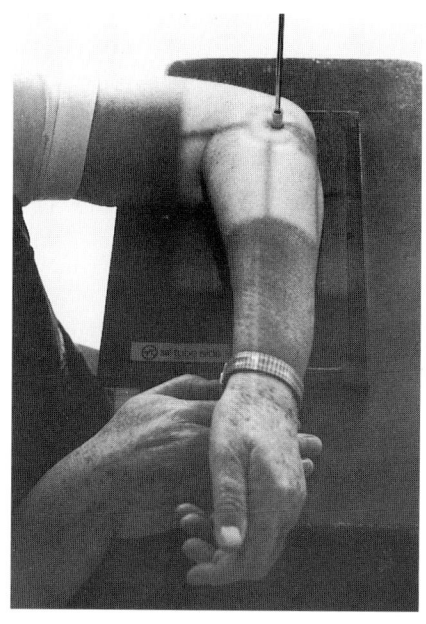

a

b

Abb. 6.**37 a/b**   Ellenbogen seitlich, Oberarm und Unterarm in gleicher Höhe, Fingerspitzen der anderen Hand als Höhenausgleich unter das Handgelenk schieben.

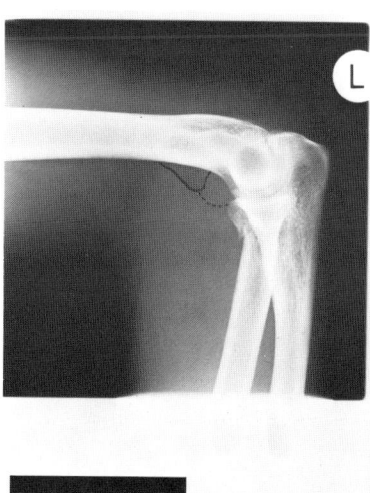
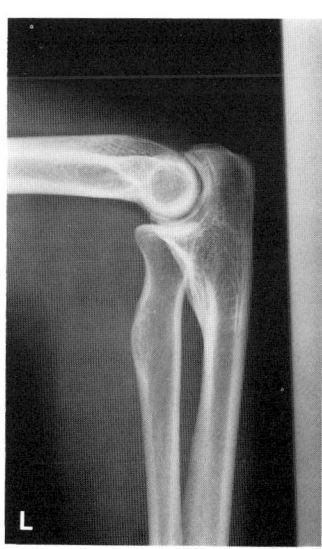

c

d

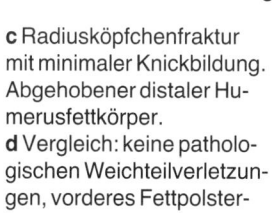

c Radiusköpfchenfraktur mit minimaler Knickbildung. Abgehobener distaler Humerusfettkörper.
d Vergleich: keine pathologischen Weichteilverletzungen, vorderes Fettpolsterzeichen negativ.

Spezial-ET: Radiusköpfchen-ET   6.38a–d
ulnoradial

im Sitzen:
a) Oberarm und Unterarm gestreckt in gleicher Höhe auf Kassette lagern.
b) Kann der Patient den Arm nicht ausstrecken, wird die Aufnahme bei abgewinkeltem Ellenbogen mit aufliegendem Unterarm angefertigt. Der Unterarm mit Ellenbogen liegt mit der ulnaren Seite dem äußeren Kassettenrand an.

GE Der ZS zielt im Winkel von 45° zur Radialseite auf die Mitte des Ellenbogens, 1 cm in Richtung zur Ulnarseite (durch den 45°-Winkel würde sonst am Radiusköpfchen vorbeigezielt werden).

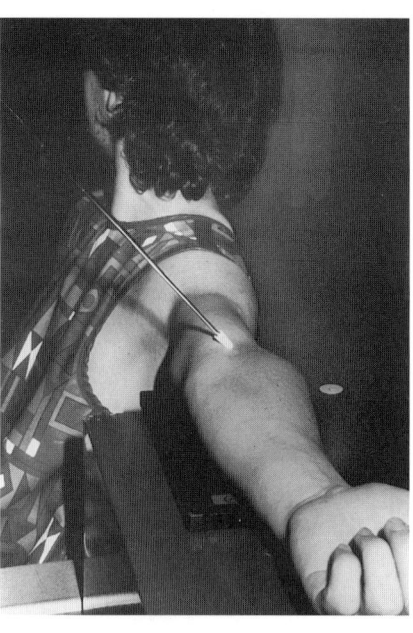 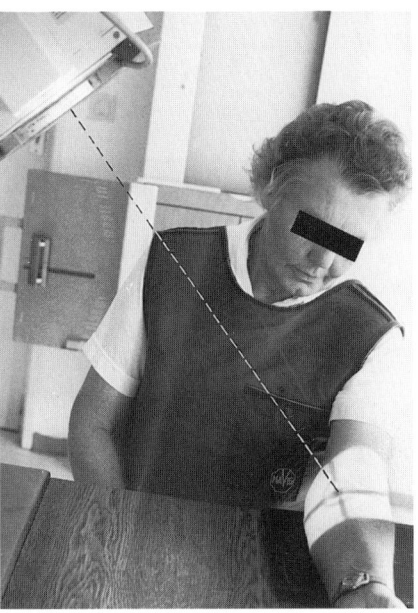

Abb. 6.**38a**   A.-p., Radiusköpfchen schräg, Arm gestreckt.   **b** A.-p., Radiusköpfchen mit aufliegendem Unterarm.

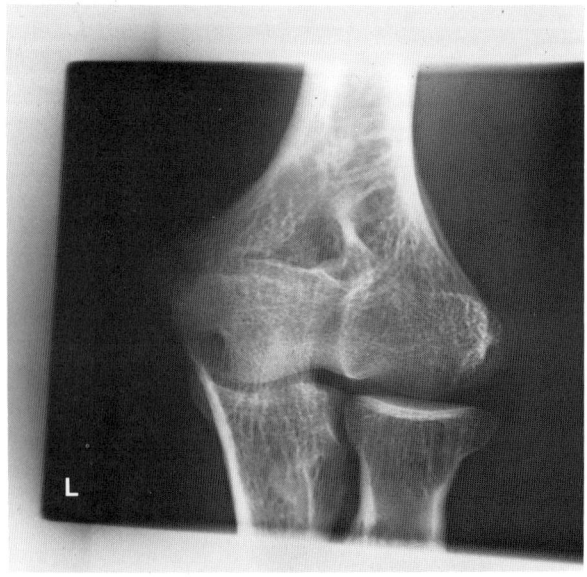 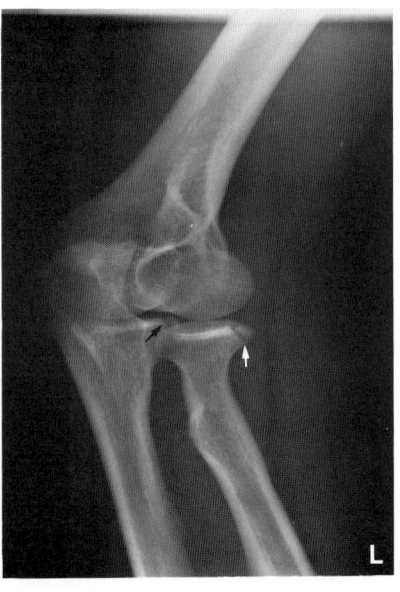

c Radiusköpfchen ohne pathologischen Befund, Arm gestreckt.   **d** Radiusköpfchenfraktur und kleine Absprengung und Stufenbildung im Bereich des Proc. coronoideus ulnae (Arm abgewinkelt).

Spezial-ET: Processus-coronoideus-ET radioulnar   6.39a–d

im Sitzen:

a) Oberarm und Unterarm gestreckt in gleicher Höhe auf Kassette lagern.

b) Kann der Arm nicht gestreckt gelagert werden, wird wir bei der Radiusköpfchenaufnahme der Unterarm aufgelegt. Der Unterarm mit Ellenbogen liegt mit der radialen Seite dem äußeren Kassettenrand an.

GE Der ZS zielt im Winkel von 45° in Richtung zur Ulnarseite auf die Mitte des Ellenbogens, 1 cm in Richtung zur Radialseite (s. **GE** Radiusköpfchen S. 94).

‼ Vor einer Spezialaufnahme sollten immer zuerst die Standardaufnahmen des Ellenbogens in 2 Ebenen angefertigt und beurteilt werden.

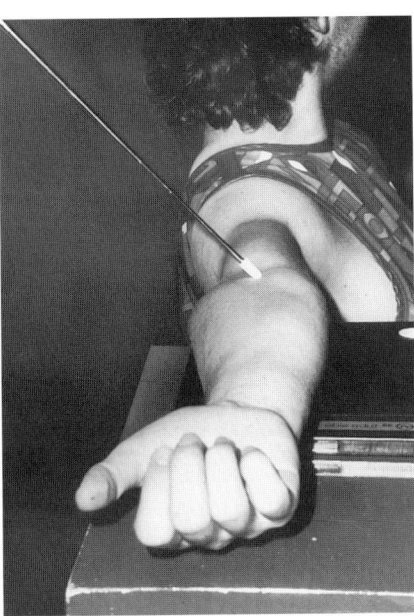 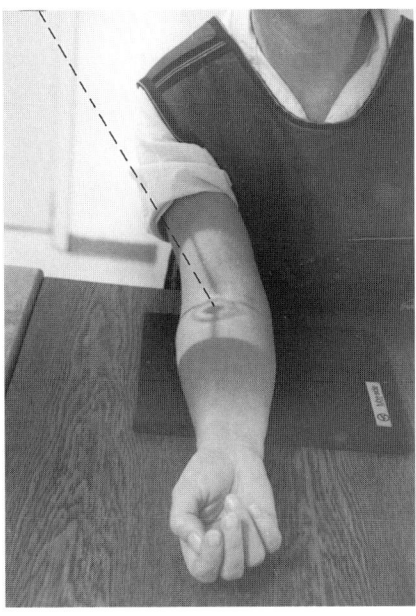

Abb. 6.**39a**   A.-p., Proc. coronoideus schräg, Arm gestreckt.

b A.-p., Proc. coronoideus mit aufliegendem Unterarm.

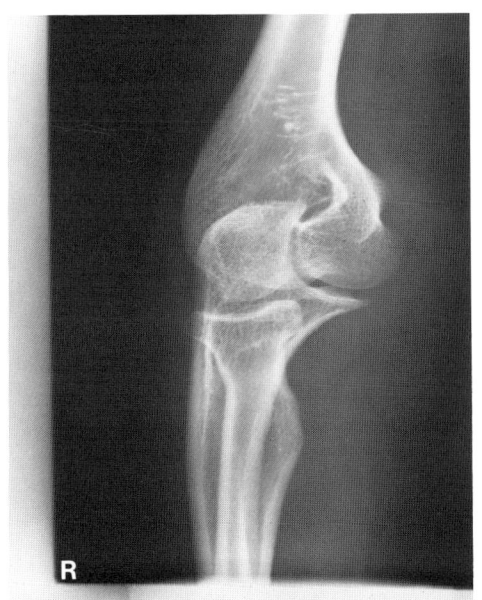 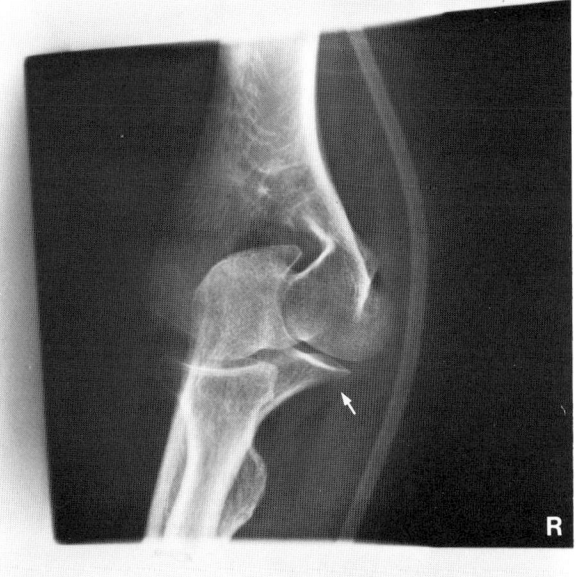

c Proc. coronoideus ohne pathologischen Befund, Arm gestreckt.

d Fissur im Bereich des Proc. coronoideus (Aufnahme bei aufliegendem Unterarm).

Spezial-ET: Olekranon axial   6.40a–d
(ET auch für den Sulcus ulnaris)

im Sitzen:

a) Der Patient spreizt seinen Oberarm in der Schulter rechtwinklig nach vorn ab. Der Oberarm wird so hoch unterpolstert, bis er parallel zur Schulter liegt. Der Arm wird im Ellenbogengelenk abgewinkelt, bis die *Fingerspitzen* die Schulter berühren. Die Kassette befindet sich unter dem Olekranon.

b) Kann der Patient den Arm nicht weit genug abwinkeln: Den Ellenbogen mit Schaumstoff unterpolstern, um das Olekranon und vor allem den Sulcus richtig zu treffen.

GE Der ZS trifft senkrecht auf einen Punkt, der 2 cm distal der Ellenbogenspitze liegt.

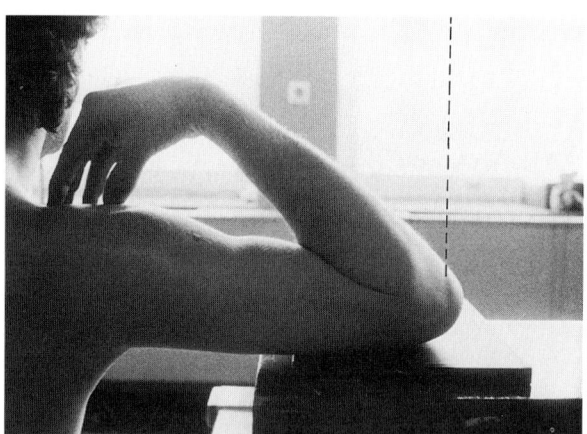

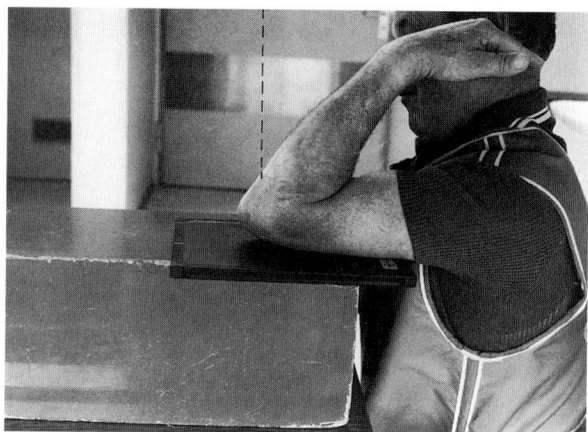

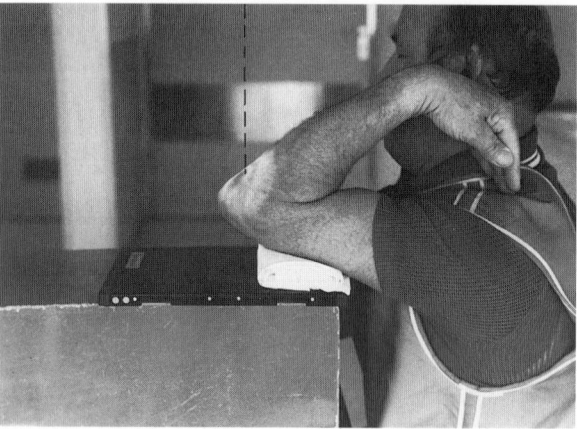

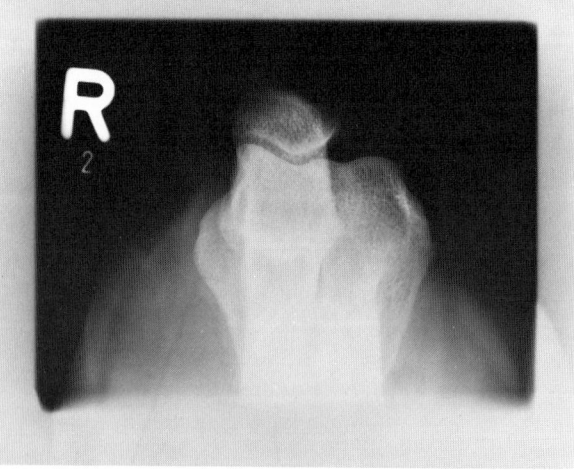

Abb. 6.**40a**   Olekranon axial mit aufliegendem Oberarm.
b Patient kann den Arm nicht abwinkeln.
c Unterpolsterung.
d Kein pathologischer Befund nachweisbar.

ET-Wahl	**Ellenbogen**	6.41 a−f / 6.42 a−d
Verletzung V. a. Fraktur/Luxation im Bereich →	Wahl der ET	Lagerung/GE
Ellenbogen (im Sitzen/im Liegen)	1. Ellenbogen a.-p. p.-a.	← Standard-ET (im Sitzen) (S. 93). ← **Im Liegen:** **a)** Die Kassette wird unter den **Arm**, der sich **in Außenrotation** befindet, geschoben (Ellenbogen in Kassettenmitte). **b)** Der **Arm** liegt **in Neutralstellung** (Daumen nach oben); mit einem flachen Kissen wird der Unterarm und der Ellenbogen einige Zentimeter hochgelagert und die Kassette (+ Blei!) an der Innenseite des Ellenbogens angestellt. Kann der Ellenbogen nicht durchgestreckt werden, ist es günstig, 2 Aufnahmen anzufertigen (Abb. 6.**41 a−d**). **GE** ZS trifft senkrecht auf den Ellenbogen bzw. in Höhe des Ellenbogens auf Unter- und Oberarm auf. !! Aufnahme b) sollte aus Strahlenschutzgründen bei Kindern nicht angefertigt werden (s. S. 342). **c) Arm** mit **Cramer-Schiene:** 2 Aufnahmen werden angefertigt (s. Foto) (Abb. 6.**41 e−f**).
	2. Ellenbogen seitlich	← Standard-ET (im Sitzen) (S. 93). ← **Im Liegen:** **a)** Den Körper, wenn möglich, zur gesunden Seite drehen, bis der Ellenbogen einigermaßen parallel zum Tisch auf der Kassette, die plan unterpolstert wird, aufliegt. Eine Innenrotation des Handgelenkes ist zu tolerieren (Abb. 6.**42 a**). **b)** Oder: zumindest den gesamten Arm so weit hochpolstern, bis der Ellenbogen einigermaßen parallel liegt. Eine Innenrotation des Handgelenks ist zu tolerieren (Abb. 6.**42 b/c**). **GE** ZS zielt bei seitlich gedrehtem Unterarm senkrecht auf Mitte des Gelenks, 1 cm in Richtung auf das Radiusköpfchen, ansonsten senkrecht auf Gelenkmitte. **c) Arm** mit **Cramer-Schiene:** Im Ellenbogen abspreizen, Kassette anstellen (Abb. 6.**42 d**). **Bei positiven Fettkörperzeichen und bei V. a. Radiusköpfchenfraktur:**

	3. Radiusköpfchen-
	   aufnahme
	   oder
		← Standard-ET (S. 94)
		
		Bei Verdacht auf Processus-coronoideus-Fraktur zeigt sich keine Fraktur bei positivem Fettkörperzeichen. Zusätzlich:

	4. Processus-coronoideus- Aufnahme	← Standard-ET (S. 95)

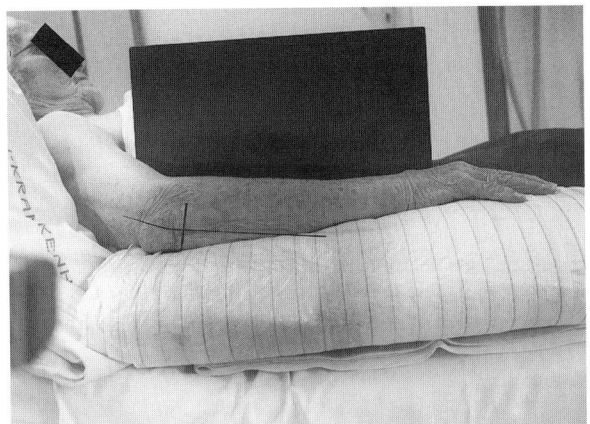

a

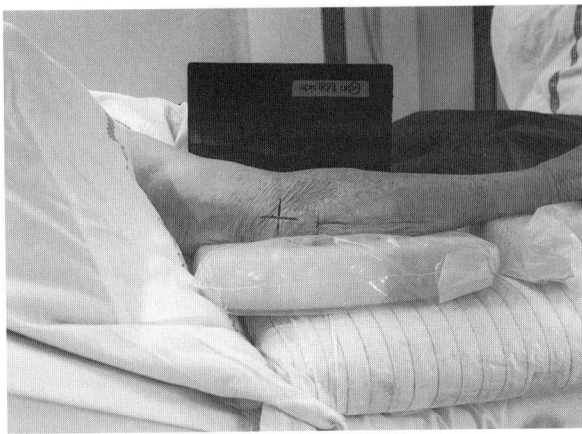

b

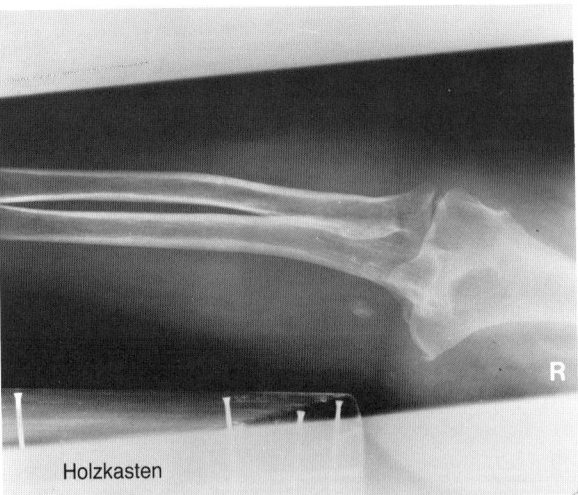

Holzkasten

c

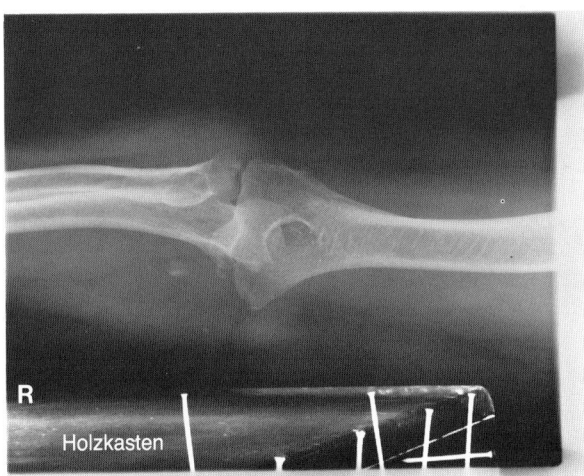

Holzkasten

d

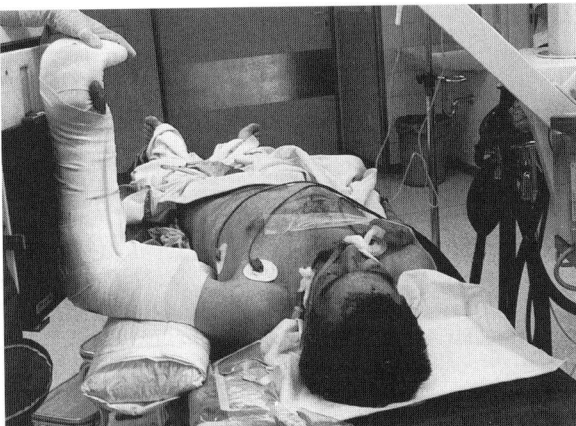

e

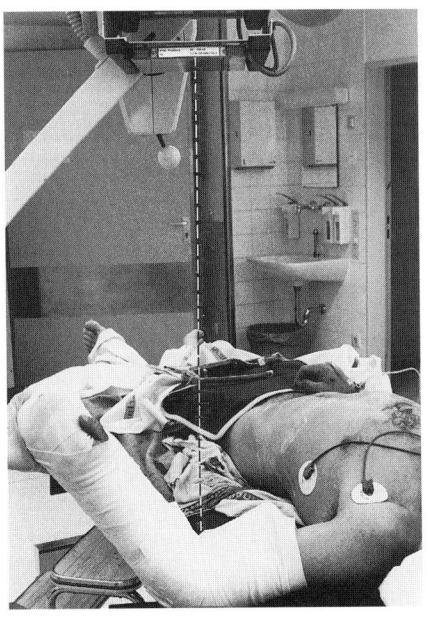

f

Abb. 6.**41a**   Ellenbogen p.-a., Ober- und Unterarm hochgelagert, Kassette seitlich angestellt. Der ZS trifft im 90°-Winkel
auf den Ellenbogen mit Unterarm auf.
b Gleiche Lage wie **a**. ZS trifft senkrecht auf Ellenbogen mit
Oberarm auf.
c/d Ellenbogenluxation rechts mit Abriß des Proc. coronoideus sowie Radiusköpfchenfraktur.
e/f A.-p., Ellenbogen und Unterarm mit Cramer-Schiene
(Oberarm angehoben). Ellenbogen mit Oberarm.

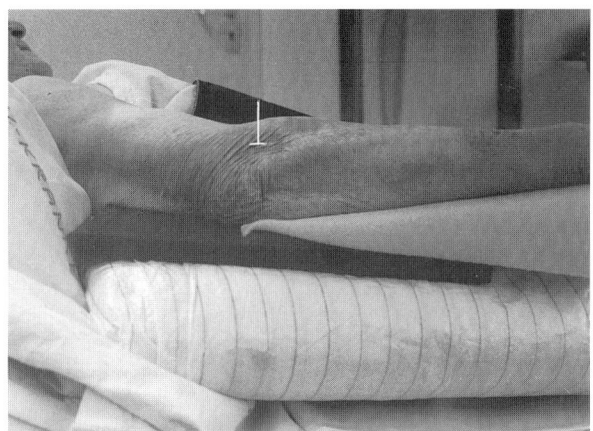

a

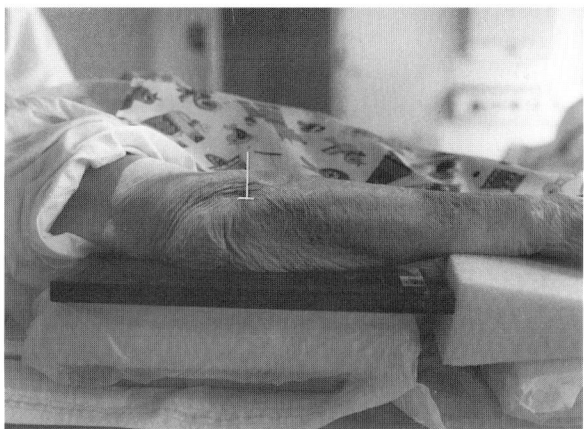

b

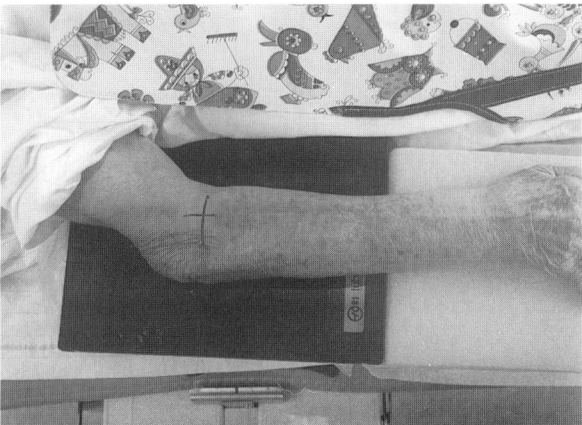

c

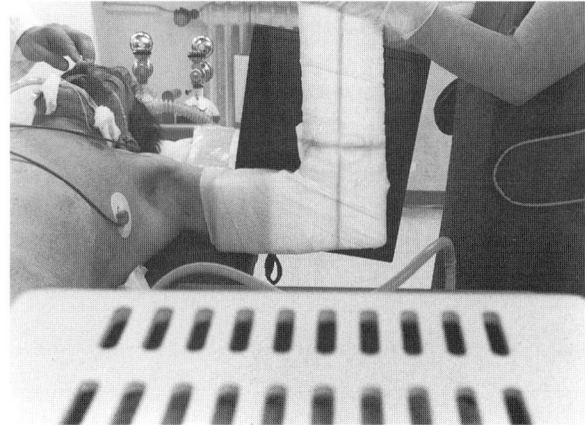

d

Abb. 6.**42a** Ellenbogen seitlich, die Patientin liegt schräg, Ober- und Unterarm in gleicher Höhe.

b/c Seitlich, Patientin in flacher Rückenlage, Ober- und Unterarm möglichst in gleicher Höhe. **d** Arm auf Cramer-Schiene.

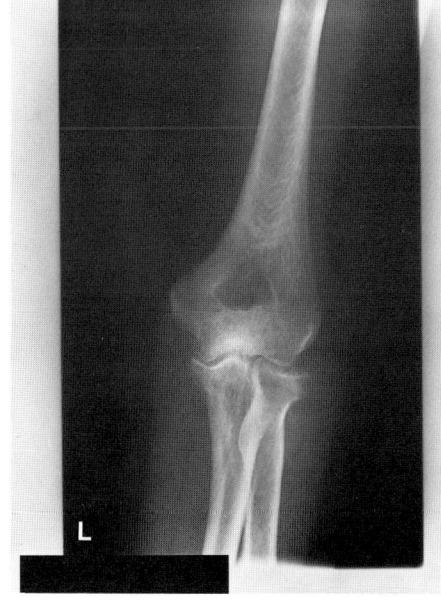

a

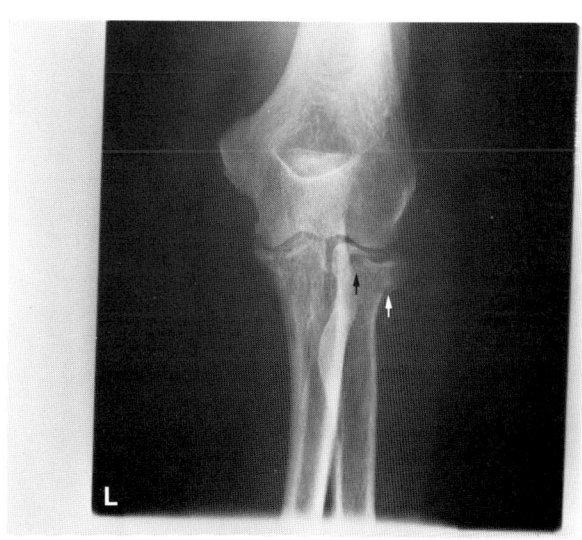

b

Abb. 6.**43a** Ellenbogen a.-p., aufliegender Oberarm. **b** Aufliegender Unterarm.

c–d ▶

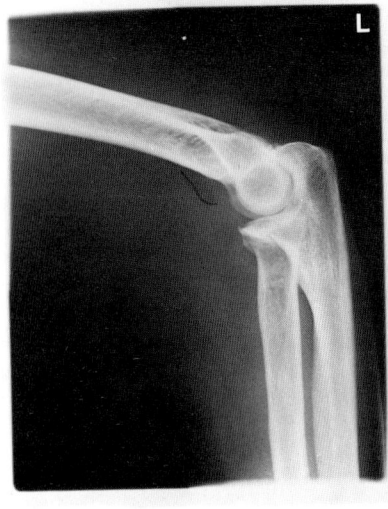

c

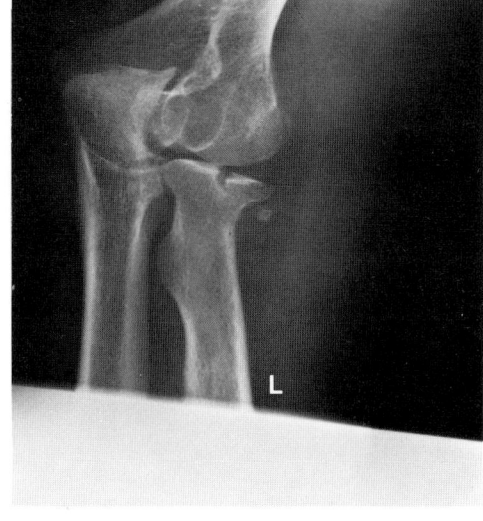

d

Abb. 6.**43c** Seitlich, Befund: **a–c**: Radiusköpfchenfraktur ohne wesentliche Dislokation der Fragmente.
c Abhebung des distalen Humerusfettkörpers.
d Erst in der Radiusköpfchenaufnahme zeigt sich die Trümmerfraktur mit Dislokation der einzelnen Fragmente und der breit klaffende Frakturspalt.

| **ET-Wahl** | **Ellenbogen im Stehen** | 6.44 a–d / 6.45 a–d |

Verletzung V. a. Fraktur/Luxation im Bereich →	Wahl der ET	Lagerung/GE
Ellenbogen (im Stehen) – eine andere Lagerung wäre zu schmerzhaft	1. Ellenbogen a.-p.	← im Stehen: **a) Ein Abspreizen des Armes zur Seite ist nicht möglich:** Der Patient steht seitlich mit anliegendem Arm vor dem Rasterwandgerät oder einem Unfallröntgengerät. Der gesamte hängende Arm wird mit einem festen Kissen in der Schulter nach vorn hochgehoben und an die Kassette angelehnt. Da die Aufnahme ohne Raster angefertigt wird, muß die Kassette am Rasterwandgerät entweder in einen speziellen Metallbügel eingehängt werden, oder sie wird mit Klebestreifen an das Rasterwandgerät angeklebt (Abb. 6.**44 a–d**). **b)** Der Patient steht mit dem Rücken vor dem Rasterwandgerät oder einem Unfallröntgengerät. Die Schulter sollte möglichst parallel zum Film liegen. **Der Arm wird in der Schulter zur Seite abgespreizt.** Die seitliche Drehung des Unterarmes ist zu tolerieren. Bei weiblichen Patienten die Brust mit der gesunden Hand zur Seite nehmen lassen. Die Aufnahme wird – wie beim Pkt. vorher – ohne Raster angefertigt (Abb. 6.**45 a–d**). **GE:** Der ZS trifft im horizontalen Strahlengang auf die Ellenbogenmitte.
	2. Ellenbogen seitlich	← Siehe Ellenbogen im Sitzen, im Liegen (S. 93, 97).

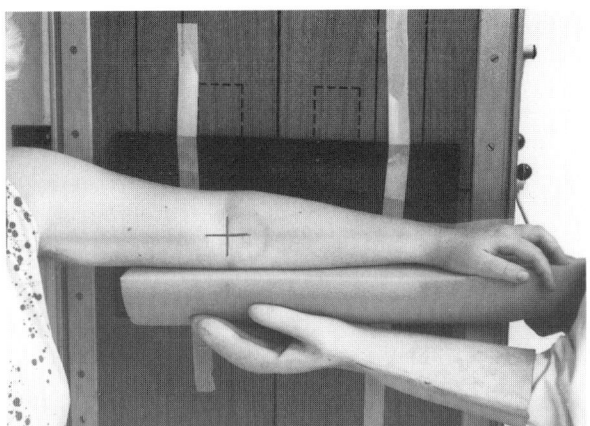

a

Abb. 6.**44a**   Ellenbogen a.-p., der gesamte Arm wird mit einem flachen Kissen nach oben gehoben.
b–d Gelenknahe Fraktur der proximalen Ulna mit Dislokation des peripheren Fragments um Schaftbreite. Radiusköpfchenluxation, proximale Ulnafraktur, Abrißfraktur aus dem Radiusköpfchen und Luxation des Radius (Monteggia-Fraktur).
b Aufnahme mit anliegendem Oberarm.
c Aufnahme mit anliegendem Unterarm.

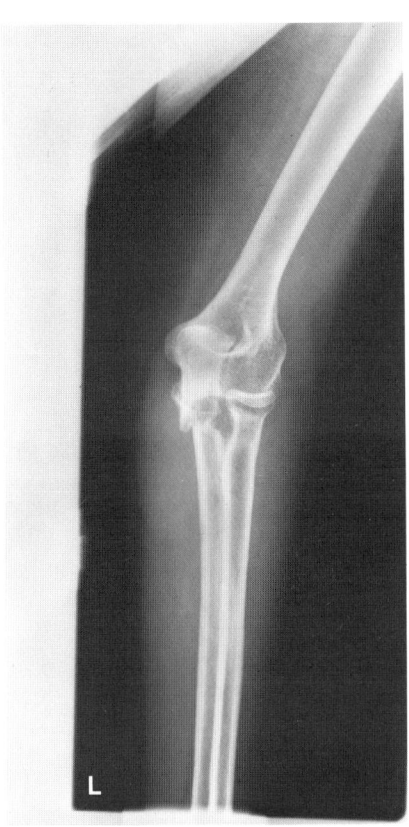

b

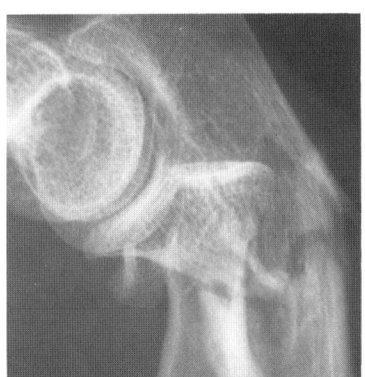

d

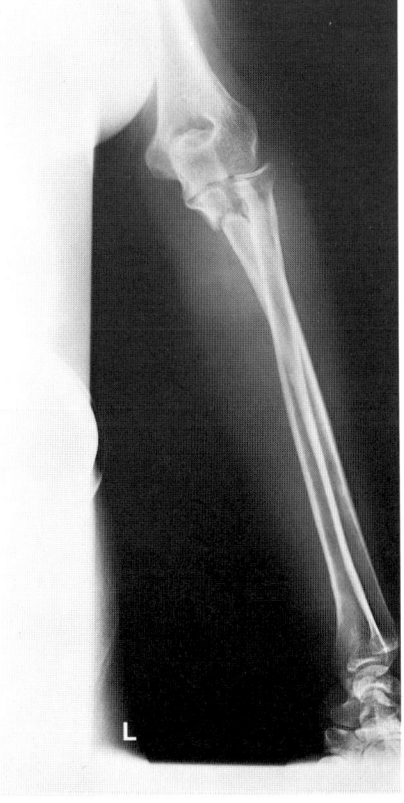

c

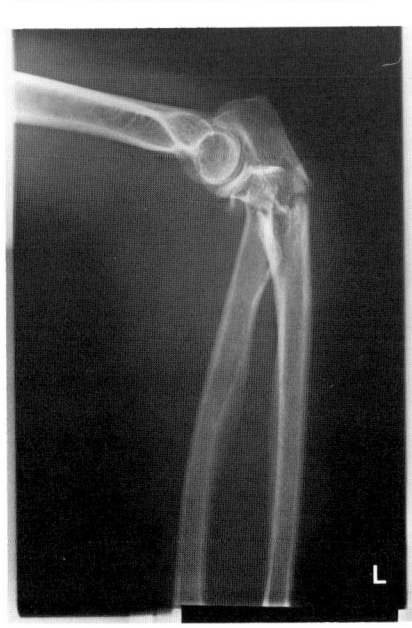

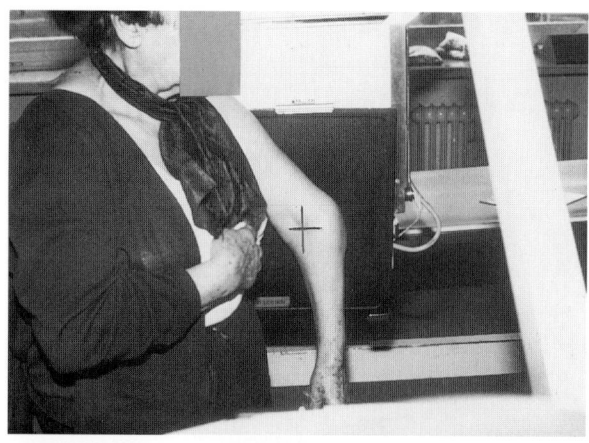

a

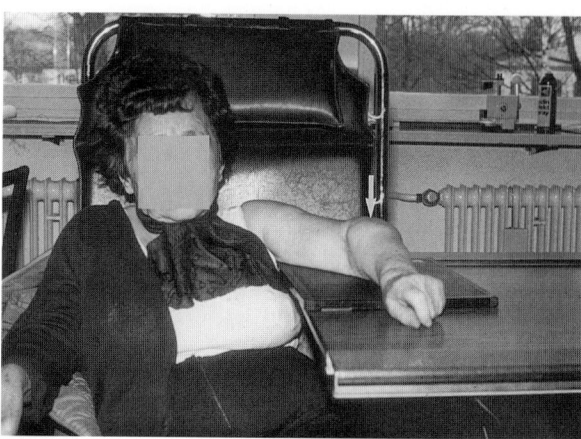

d

b

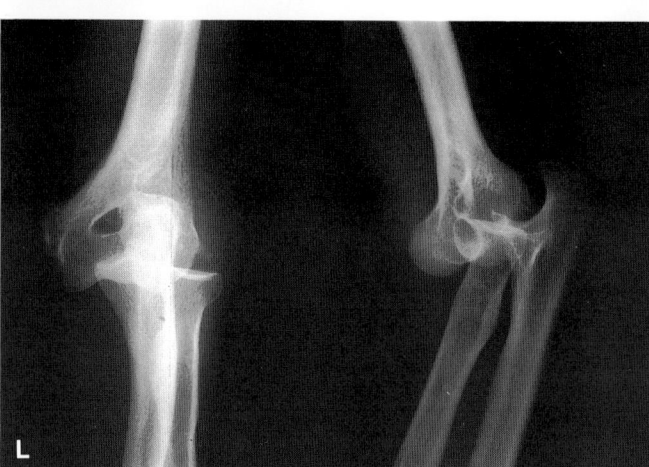

c

L

Abb. 6.**45a** Ellenbogen a.-p., es ist weniger schmerzhaft, die Aufnahme im Stehen anzufertigen.
b/c Ellenbogenluxation, Aussprengung am Epicondylus radialis.
d Seitlich, Ober- und Unterarm in gleicher Höhe.

ET-Wahl	**Ellenbogen bei Desault-Verband**	6.46

Verletzung V. a. Fraktur/Luxation im Bcrcioh ›	Wahl der ET	Lagerung/GE
Desault → **Subkapitale Oberarmfraktur und V. a. Fraktur im Ellenbogenbereich**	Ellenbogen seitlich	← **Patient in Desault-Verband:** Kassette mit Bleiunterlage unter den Ellenbogen schieben. Es ist nur eine seitliche Aufnahme möglich.

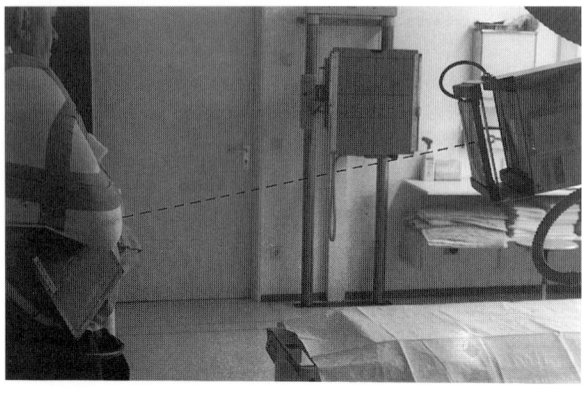

Abb. 6.**46** Ellenbogen seitlich im Stehen im Desault-Verband.

Bei der ET Ellenbogen mit distalem Unterarm (Format, 18/43) oder bei der **ET Ellenbogen mit proximalem Oberarm** (Format, 18/43) müssen sowohl das Gelenk als auch der angrenzende Knochenanteil parallel zur Kassette liegen. Der Ellenbogen liegt im äußeren Drittel der Kassette auf. Um eine Verprojizierung des Gelenkes zu vermeiden, trifft der ZS senkrecht auf das Gelenk auf. Die Ausblendung in Längsrichtung erfolgt auf Kassettenlänge. Die Dezentrierung ist beabsichtigt.

Ellenbogen nach Reposition

Wahl der Standard-ET bzw. der Spezial-ET nach:

- Osteosynthese → Gips Fraktur im Ellenbogenbereich.
- Osteosynthese → Gips Luxation im Ellenbogenbereich und nach Radiusköpfchenfraktur.
- Osteosynthese → Gips Abrißfraktur des Processus-coronoideus.
- Zuggurtung → Olekranonfraktur.

Behandlungsmethode nach →	Wahl der ET	Lagerung/GE	6.47 a/b / 6.48 a–d / 6.49 a–f
Osteosynthese/Gips	1. Ellenbogen a.-p.	← Standard-ET (im Sitzen (S. 92)	
→ **Fraktur im Ellenbogenbereich**	1. a) mit an- (bzw. auf-) liegendem Oberarm	← Oder **im Sitzen:** den gesamten Arm hochlagern (Abb. 6.47a). Kassette an der Außenseite des Oberarmes anstellen. ← **Im Liegen:** Kassette unter den liegenden Oberarm legen (Abb. 6.47b). **GE:** ZS senkrecht auf den Oberarm in Höhe Ellenbogengelenk.	
	1. b) mit an- (bzw. auf-) liegendem Unterarm	← Standard-ET (im Stehen) (S. 92). Bei Patienten **im Liegen:** a) Unterarm z. B. an einen 45°-Keil anlehnen (Abb. 6.48a/b). Oder: b) Kopfteil so weit anheben, bis der Unterarm parallel zur Kassette liegt (Abb. 6.48c/d).	
	2. Ellenbogen seitlich	**GE:** ZS senkrecht auf den Unterarm in Höhe Ellenbogen. ← Standard-ET (im Sitzen) (S. 93) (Abb. 6.49a). Patient **im Liegen:** Kranke Seite anheben bis Unter- und Oberarm in gleicher Höhe liegen (Abb. 6.49b).	

‼ Osteosynthese ohne Gips nach Fraktur im Ellenbogenbereich: Der Arm ist nicht durchzustrecken: Um in das Gelenk einsehen zu können und zur Beurteilung der Lage des Osteosynthesematerials müssen a.-p. 2 Aufnahmen angefertigt werden (Abb. 6.49c–f).

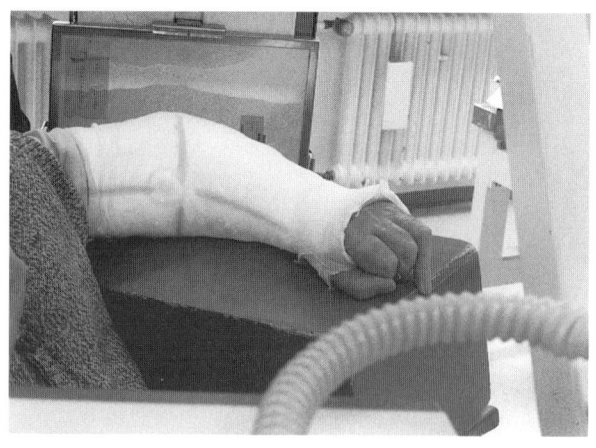

a

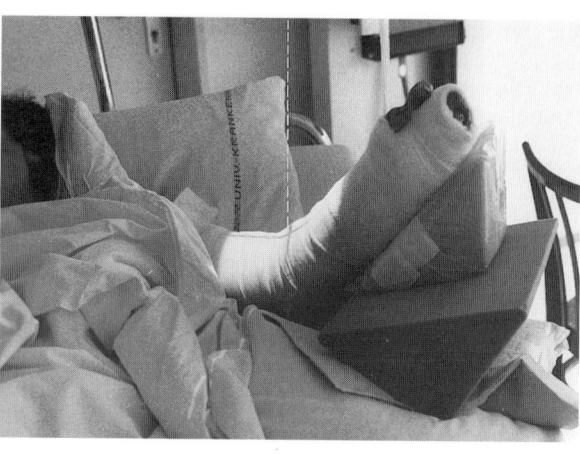

b

Abb. 6.**47a** Ellenbogen und Oberarm a.-p., Außenrotation des Armes nicht möglich: Kassette seitlich anstellen.

b Ellenbogen und Oberarm a.-p. (im Liegen).

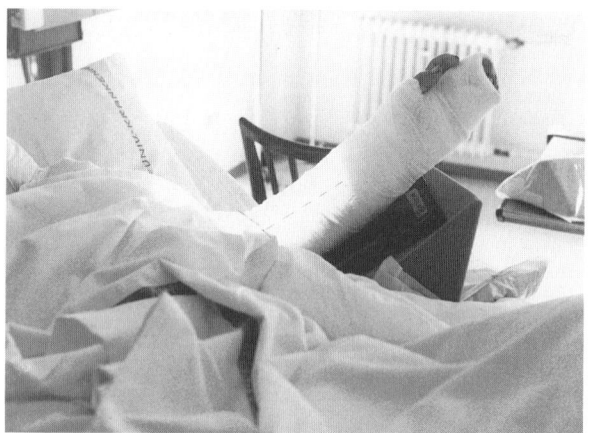

a

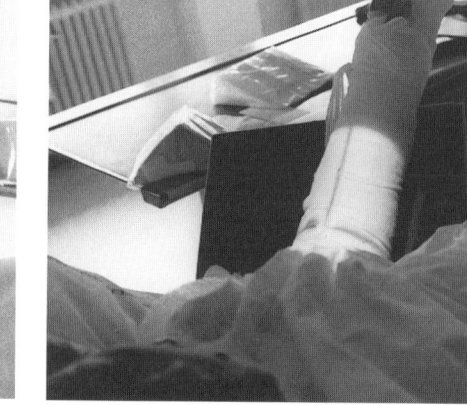

b

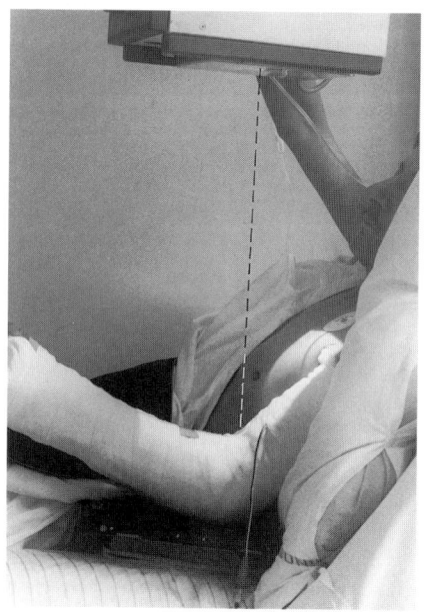

c

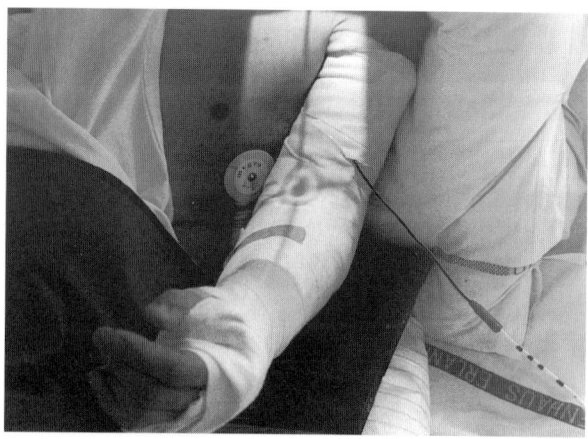

d

Abb. 6.**48a/b** Ellenbogen und Unterarm a.-p., Patient liegt flach im Bett.
c/d A.-p., Ellenbogen und Unterarm bei angestelltem Kopfteil.

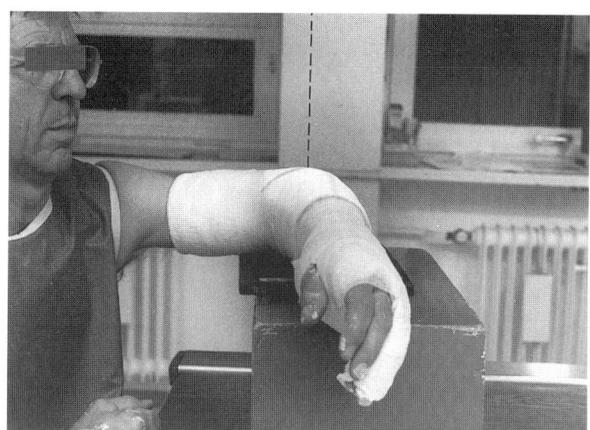

a

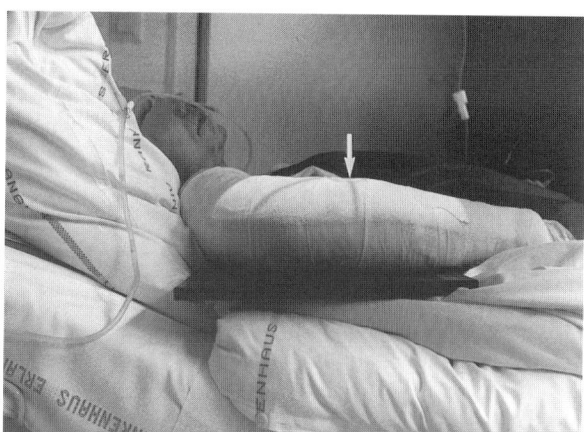

b

c

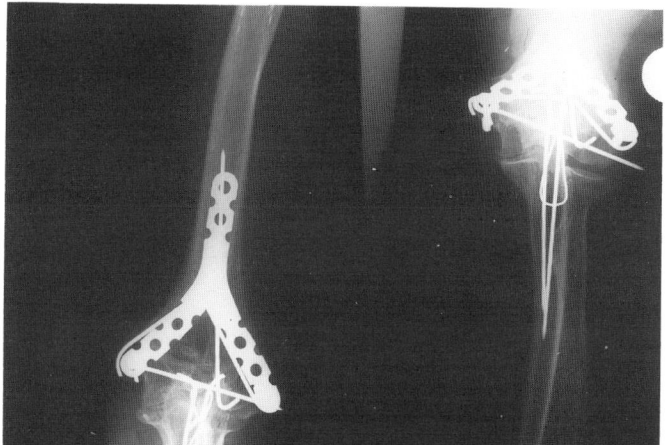

d

Abb. 6.**49 a** Ellenbogen seitlich, im Sitzen, Ober- und Unterarm in gleicher Höhe.
b Seitlich, im Liegen.
c Aufliegender Oberarm.
d Aufliegender Unterarm. Befund: Zustand nach perkondylärer Humerusfraktur mit Spickdrähten und Plattenosteosynthese versorgt, außerdem Zuggurtung am Olekranon.
e Ellenbogen mit Ober- und Unterarm seitlich.
f Abgewinkelter Arm, mit dem Olekranon anliegend (= Fehleinstellung).

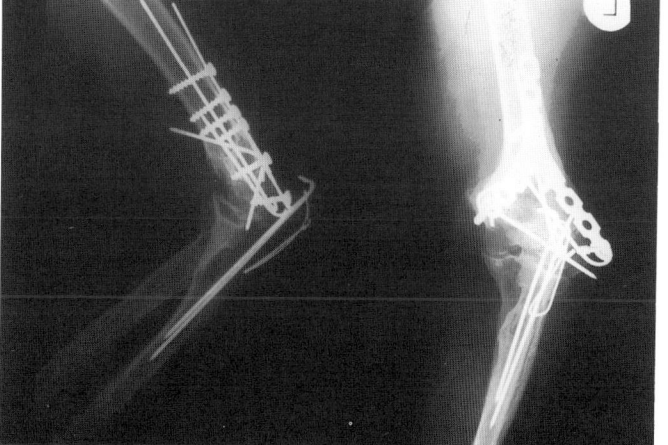

e

f

Behandlungsmethode nach →	Wahl der ET	Lagerung/GE
Osteosynthese/Gips → **Luxation im Ellenbogenbereich und nach Radiusköpfchenfraktur**	1. Radiusköpfchen-aufnahme 6.50 a/b	← Spezial-ET (S. 94) mit aufliegendem Unterarm **GE:** ZS ist im mediolateralen Strahlengang in Richtung Radiusköpfchen. Er trifft 1 cm medial der Mitte des Unterarms auf.
	2. Ellenbogen seitlich	← Standard-ET (S. 93).

‼ Um die Stellung der Gelenkflächen zueinander beurteilen zu können, wird eine Radiusköpfchenaufnahme angefertigt (die Oberarmkondylen wurden in den Voraufnahmen abgeklärt). Eine Aufnahme mit aufliegendem Unter- bzw. Oberarm ist durch den Gips nicht möglich, siehe Foto.

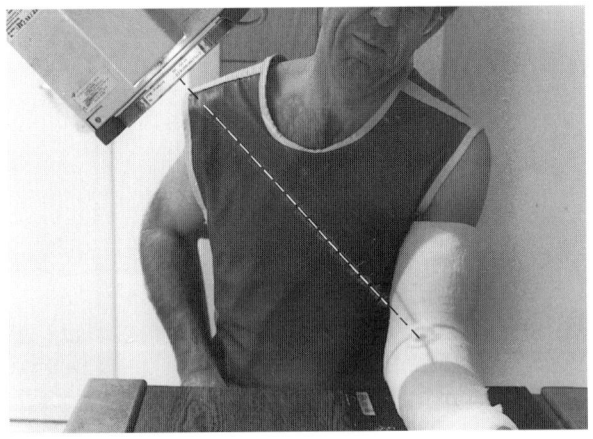

a

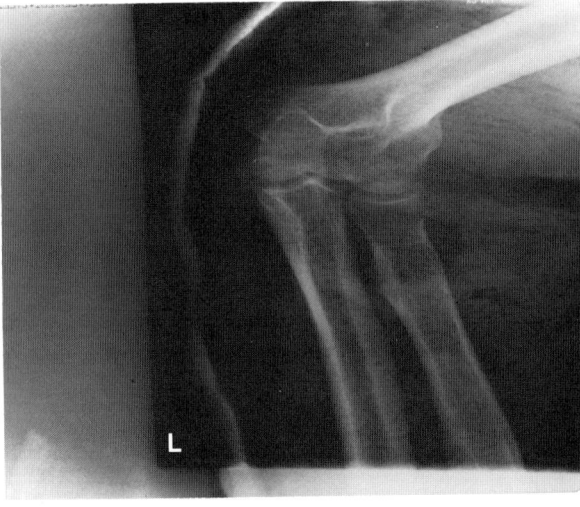

b

Abb. 6.**50 a** Ellenbogen a.-p., Kontrolle nach Luxation: ET Radiusköpfchen.
b Exakte Stellung der Gelenkflächen zueinander.

Behandlungsmethode nach →	Wahl der ET	Lagerung/GE
Osteosynthese/Gips → **Abrißfraktur des Proc. coronoideus**	1. Processus-coronoideus-Aufnahme 6.51a–c	← Spezial-ET (S. 95) mit aufliegendem Unterarm **GE:** ZS zielt im lateromedialen Strahlengang in Richtung Proc. coronoideus. Er trifft 1 cm lateral der Mitte des Unterarmes auf.
	2. Ellenbogen seitlich	← Standard-ET (S. 93).

Behandlungsmethode nach →	Wahl der ET	Lagerung/GE
Zuggurtung → **Olekranonfraktur**	1. Ellenbogen a.-p.	← Standard-ET (S. 92)
	2. Ellenbogen seitlich	← Standard-ET (S. 93)
		Zusätzlich zu 1 + 2:
– bei posttraumatischem V. a. Einengung im Bereich: – Sulcus ulnaris	3. Olekranon axial	← Spezial-ET (S. 96) a) oder b)

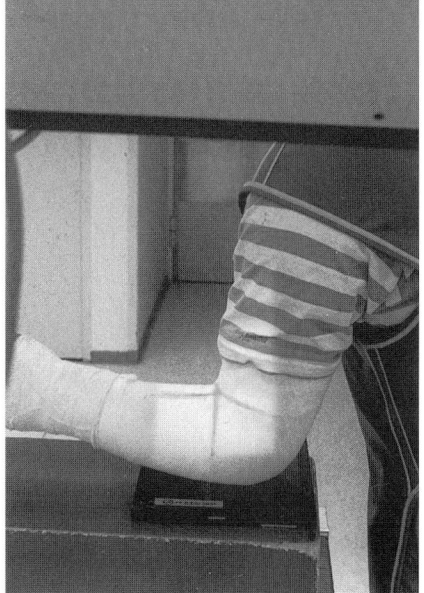
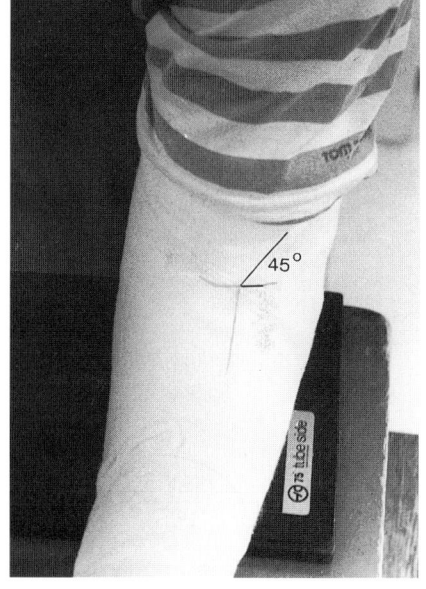

a   b

Abb. 6.**51a/b** Processus coronoideus in Gips.
c A.-p., die Frakturlinie ist durch die Gipsüberlagerung nicht
erkennbar.

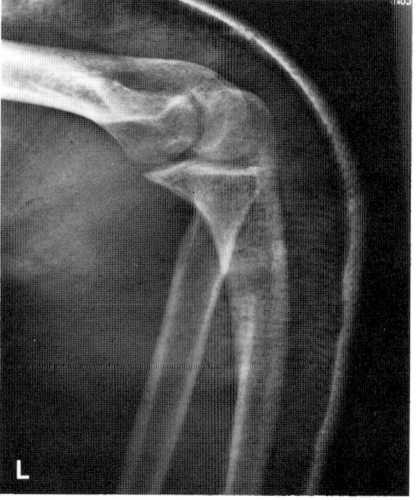

c

Oberarm

Oberarm mit Ellenbogen, siehe Ellenbogen (S. 92, 103).
Oberarm mit Schulter, siehe Schulter (S. 114, 115).

Standard-ET

Oberarm a.-p. (S. 109)
Oberarm seitlich – mit beiden Gelenken (S. 109).
Oberarm seitlich – transthorakal (S. 110, 111).

Spezial-ET: Wahl der Standard-ET bzw. der Spezial-ET bei V.a.

Fraktur im Bereich: Oberarmschaft (S. 111).

Oberarm nach Reposition

(S. 112)

Objekt	Format	Empfindlich-keitsklasse	Raster 8/40	Abstand cm	Belichtung kV/mAs
Oberarm a.-p.	18/43	200	+	115	66/12,5
Oberarm seitlich	18/43	100	–	105	66/6,3
Oberarm transthor.	24/30	200	+	115	85/63

Die Belichtungsdaten gelten für einen 12-Puls-Generator und einen RP1-Film (blue).
Im Regelfall – wie üblich –: Die Aufnahmen mit Belichtungsautomatik und den vorgegebenen kV anfertigen.
Im Ausnahmefall und wie üblich: Gilt die angegebene freie Belichtung als Richtwert.
Aufnahmen in Atemstillstand anfertigen.
Raster 8/40 zu 12/40 = 2 Belichtungspunkte mehr.

Standard-ET: Oberarm a.-p. | 6.52a/b |

im Stehen/im Sitzen/im Liegen:
Für den Patienten ist es weniger schmerzhaft, wenn die Aufnahme im Stehen oder im Sitzen angefertigt wird. Es muß eine Aufnahme mit beiden Gelenken (18/43) – wenn möglich – in Außenrotation des Oberarms angefertigt werden. Der Patient steht in ca. 20°-Schräglage

(kranke Seite anliegend) vor dem Rasterwandgerät. Bereitet es ihm Schwierigkeiten, den Arm nach außen zu drehen, wird die gesunde Seite um 45° (Bocollo) angehoben, die kranke Seite liegt der Kassette an, der Arm befindet sich nun in Außenrotation.

GE ZS zielt senkrecht auf Schaft- und Kassettenmitte.

a

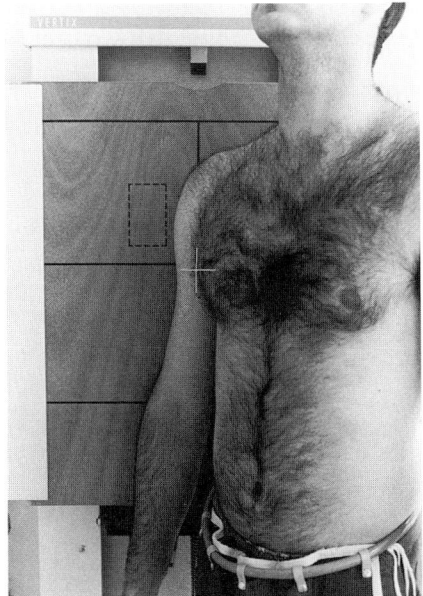

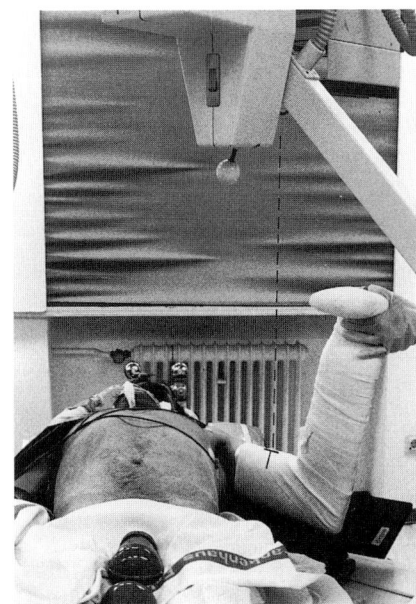

b

Abb. 6.**52a**   Außenrotation nicht möglich. Drehung des Patienten um 45°.
b Oberarm a.-p. mit Cramer-Schiene bei liegendem Patienten.

Standard-ET: Oberarm seitlich | 6.53a/b |

im Liegen:
Der Arm ist in der Schulter abzuspreizen: Wenn der Patient dies toleriert, sollte der Arm im Schultergelenk im Winkel von 90° abgespreizt werden. Die Hand befindet sich (wenn möglich) in Pronation und hält sich an einer Stuhllehne o. ä. fest. Die Kassette (18/43) wird an

der Außenseite des Oberarmes angestellt. Oberkörper und Oberarm des Patienten sind mit einem flachen festen Kissen hochgelagert.

GE Der ZS trifft im 90°-Winkel auf Mitte Oberarm und Kassette auf.

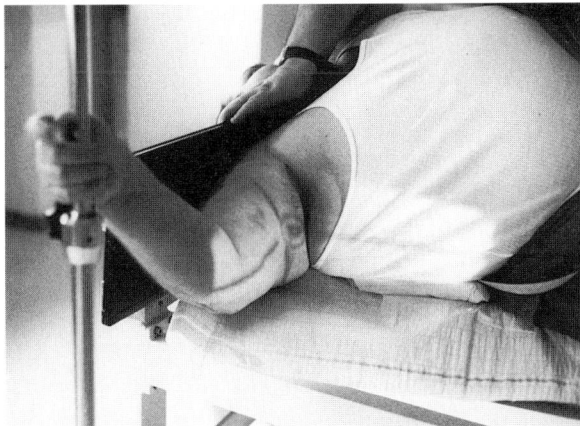

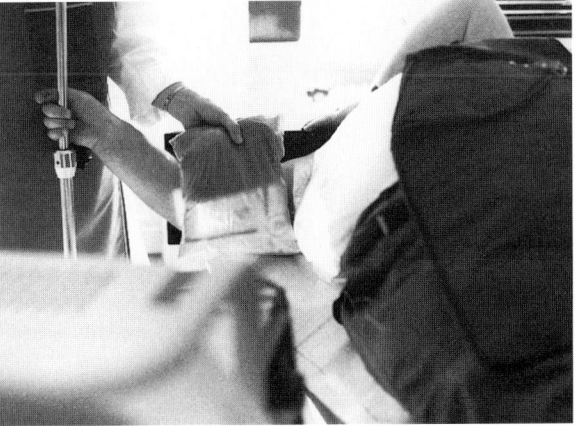

a

b

Abb. 6.**53a/b**   Oberarm axial, zum Ausgleich starker Muskelunterschiede im Schulter-/Ellenbogenbereich kann bei der axialen Aufnahme Reismehl (festkleben oder halten lassen) bzw. ein Keilfilter verwendet werden.

Oberarm seitlich –
transthorakale Aufnahme

6.54a–c

im Stehen/im Sitzen:

Der Arm ist in der Schulter nicht abzuspreizen: Es kann nur eine transthorakale Aufnahme angefertigt werden.
1. Handelt es sich um eine **Schaftfraktur**, sollte zur Beurteilung der Achse eine transthorakale Aufnahme mit beiden Gelenken angefertigt werden.
Dies gelingt häufig durch die unterschiedliche Dichte des durchstrahlten Oberkörpers nicht. 2 Aufnahmen sind erforderlich:
2. Schulter und Oberarm transthorakal.
3. Oberarm mit Ellenbogen. Die Kassette (mit Blei) wird seitlich zwischen den Oberarm und den Oberkörper geschoben.
Beschreibung der transthor. ET: Bevor sich der Patient vor das Rasterwandgerät stellt, kann die Einblendung auf Oberarmbreite schon vorgenommen werden. Der Patient steht seitlich mit dem zu untersuchenden Arm exakt in der Mitte des Rasterwandgerätes (oder am

Unfallröntgengerät) und neigt sich, wenn möglich, mit der kranken Schulter in Richtung Kassette. Der gesunde Arm wird nach oben über den Kopf genommen. Für die genaue Projektion des Oberarmes zwischen Sternum und Wirbelsäule muß der Patient noch um ca. 5° aus der seitlichen Stellung nach hinten gedreht werden. (ET im Bett/Röntgentisch s. S. 111).

GE Zu 1.: Die Richtung des ZS ist durch die exakte Lage des Oberarms vorgegeben; zu 2.: Der Patient sollte sich bei der Aufnahme im Sitzen oder Stehen schräg – in Richtung Kassette – neigen, ansonsten muß der ZS 10° kaudokranial auf Kassettenmitte gerichtet werden. (Der kaudokraniale Strahlengang verhindert ein Ineinanderprojizieren der Oberarmköpfe). Zu 3.: Der ZS trifft senkrecht auf Kassettenmitte.

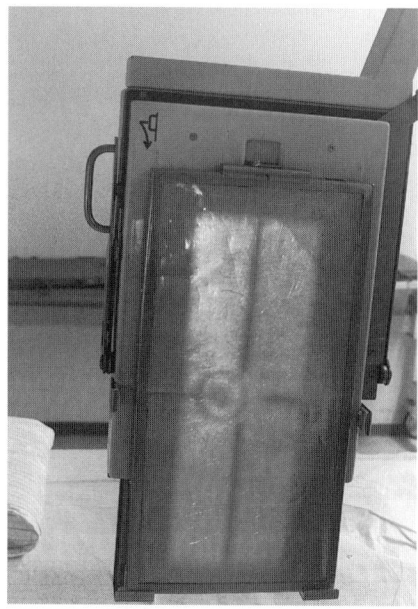

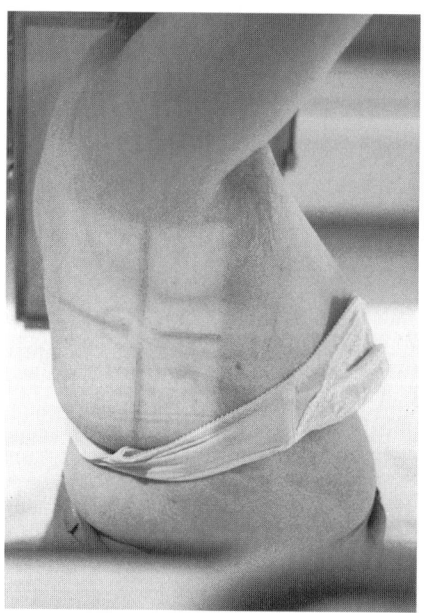

a   b

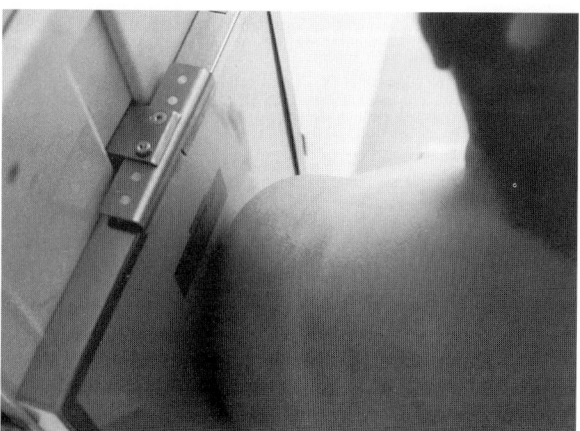

Abb. 6.**54a**   Einblendung auf Oberarmbreite.
b Oberarm mit Schulter transthorakal.
c ET von oben gesehen.

c

Oberarm seitlich –
transthorakale Aufnahme

6.54 d/e

im Liegen:
Für eine möglichst exakte Projektion des Oberarms zwischen Sternum und Wirbelsäule den Oberkörper und den Oberarm mit einem festen Kissen hochlagern. Der andere Arm wird nach oben über den Kopf genommen. Die Kassette seitlich an den proximalen Oberarm, der sich in Kassettenmitte befindet, angestellt.

GE Siehe ET im Stehen / im Sitzen.

!! Die transthorakale Aufnahme ist zur Beurteilung einer subkapitalen Humerusfraktur. Sie zeigt eine Achsenverschiebung des Schaftes und das „Abkippen" des frakturierten Oberarmkopfes nach ventral oder dorsal. Sie ist jedoch bei der Fragestellung Schulterluxation ungeeignet, da bei dieser ET die Pfanne häufig nicht eindeutig gesehen werden kann.

d
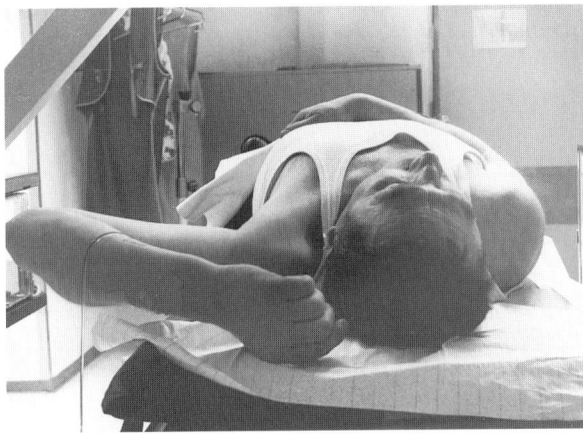
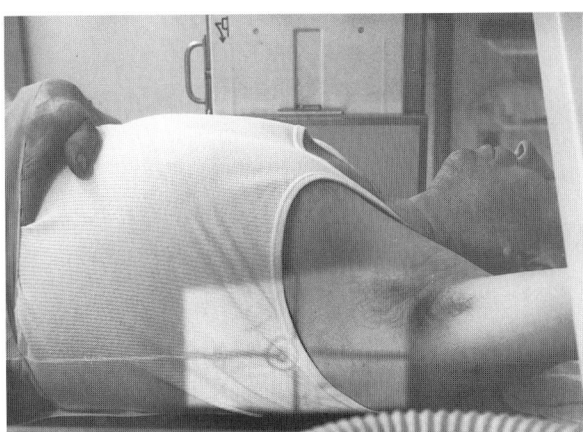
e

d/e Transthorakale ET im Liegen.

ET-Wahl   **Oberarmschaft**

Verletzung V. a. Fraktur/Luxation im Bereich →	Wahl der ET	Lagerung/GE
Oberarm (Schaft)	1. Oberarm a.-p. mit beiden Gelenken	← Standard-ET (S. 109)
	2. Oberarm seitl.	← Standard-ET (S. 109) a) mit abgespreiztem Arm oder b) transthorakale ET – zusätzlich zu dieser ET kann, wenn erforderlich, eine Aufnahme angefertigt werden, bei der die Kassette zwischen dem Oberkörper und dem Oberarm geschoben wird:
	3. Oberarm mit Ellenbogen seitl.	← Bleigummi zwischen Oberkörper und Kassette legen. **GE:** der ZS trifft senkrecht auf die Mitte des **aufzunehmenden** Oberarms mit Ellenbogen und Kassettenmitte.

Oberarm nach Reposition

Aufnahme im Ellenbogenbereich siehe Ellenbogen,
S. 103.
Aufnahme im Schulterbereich siehe Schulter, S. 145.

Behandlungsmethode nach →	Wahl der ET	Lagerung/GE
Hängegips → **Oberarmschaftfraktur**	1. Oberarm a.-p. 6.55a mit bd. Gelenken	← Standard-ET (S. 109)
	2. Oberarm transthorakal mit bd. Gelenken 45° schräg 6.55b	← Die interessierende Seite mit einem 45°-Keil anheben. **GE:** senkrecht auf Kassettenmitte

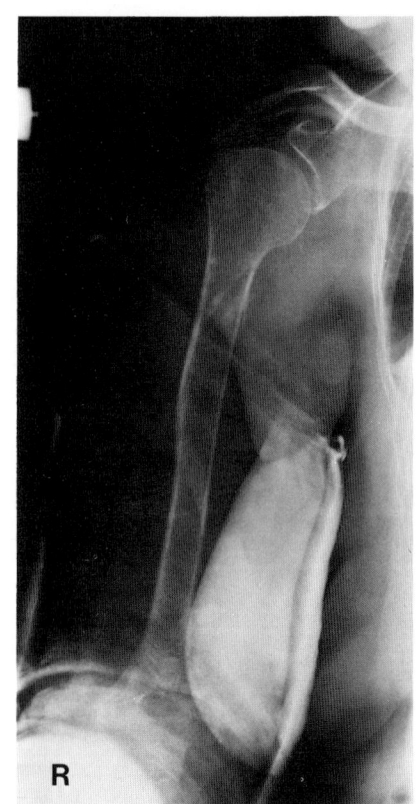

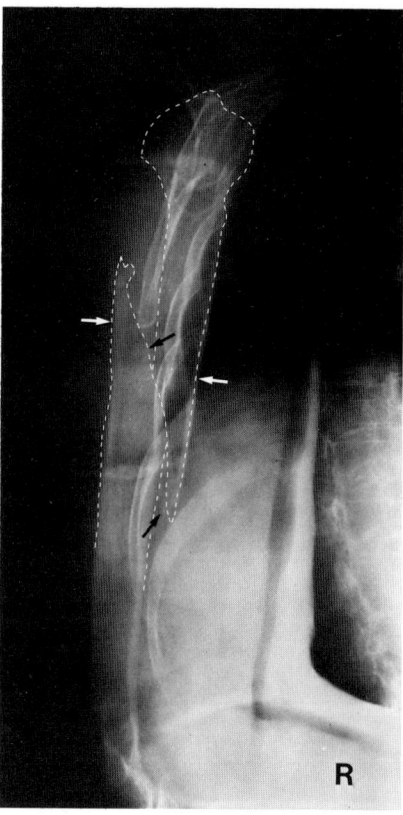

Abb. 6.**55a/b** Oberarmschaftfraktur mit Hängegips, a.-p. ach-
sengerecht, 45°-Schrägaufnah-
me: um Schaftbreite nach lateral/
dorsal disloziert.

Die Belichtungsdaten gelten für einen 12-Puls-Generator und einen RP1-Film (blue). ▶
Im *Regelfall* – wie üblich –: Die Aufnahmen mit Belichtungsautomatik und den vorgegebenen kV anfertigen.
Im *Ausnahmefall* und wie üblich: Gilt die angegebene freie Belichtung als Richtwert.
Aufnahme in Atemstillstand.
Aufnahmen in Desault-Verband: keine Belichtungsänderung.
Aufnahmen im Gips: die Höhe der Mehrbelichtung richtet sich nach der Stärke des Gipses, sie beträgt zwischen 2 und 6 Belichtungspunkten.
Raster 8/40 zu 12/40 = 2 Belichtungspunkte mehr.

Schultergelenk

Standard-ET	Schultergelenk und proximaler Oberarm a.-p. (S. 114) / axial (S. 114) / transthorakal (s. auch Oberarm transthorakal, S. 110, 111, 115). Schulterblatt a.-p. (S. 116) / p.-a. (S. 117). Schulterblatt seitlich → Neer, Larché-ET und modifizierte Neer, Larché-ET → Frakturverdacht (S. 118). Schultergelenk a.-p. → Panoramaauf. (s. u. Klavikula, S. 22).
Spezial-ET	Schultergelenk a.-p. → Schwedenstatus (S. 119). Schultergelenk tangential → Sulcus intertubercularis (S. 121). Schultergelenk schräg → Neer, Larché-ET → Luxationsverdacht/Kontrolle nach Reposition (S. 122). Schultergelenk a.-p. → Hill-Sachs-Läsion (S. 123). Schulter tangential → Luxation/Kontrolle nach Reposition/ Hill-Sachs-Läsion. 1. Modifizierte Hermodsson-ET (S. 124); 2. 20°/20° ET nach Johner (S. 126). Schultergelenk u. prox. Oberarm axial → hintere Schulterluxation, Bankart-Läsion (S. 129) Schultergelenkpfanne p.-a. → West-Point-ET → Bankart-Läsion (S. 128). Schulterpfannenprofilaufnahme → Bernageau-ET (S. 130).
Wahl der Standard-ET bzw. der Spezial-ET bei V. a.	Periarthrosis humeroscapularis (S. 131). Fraktur im Bereich: Schulter – Erstinformation bei Schwerverletzten – (S. 132). Fraktur/Subluxation im Bereich: subkapitale Humerusfraktur einseitig/beidseitig (S. 133). Schulterblattfraktur (S. 134). Luxation/Subluxation im Bereich: Schultergelenk (S. 135). Fraktur im Bereich: Tuberculum majus (S. 142). Fraktur im Bereich: Tuberculum minus (S. 143). Schultergelenk (Bandläsion) vor/nach Arthrographie (S. 144).
Schultergelenk nach Reposition	(S. 145)

Objekt	Format	Empfindlich-keitsklasse	Raster 8/40	Abstand cm	Belichtung kV/mAs
Schulter a.-p.	18/24 24/30	200	+	115	66/12,5 60/12,5 Periarthrosis)
Schulter axial	18/24	100	–	100	57/16
Schulter transthorakal	24/30	200	+	115	85/63
Schulterblatt a.-p./p.-a.	24/30	200	+	115	66/20
Schulterblatt seitlich	24/30	200	+	115	66/63
Schulter tangential – Sulcus intertubercularis	18/24	100	–	100	57/16
Schulter tangential Hermodsson/	18/24	100 oder:	–	100	63/32
20°/20° Johner	18/24	200	+	100	63/50

Standard-ET: Schultergelenk und proximaler Oberarm a.-p.   6.56 a–d

im Stehen/im Sitzen/im Liegen:

Die verletzte Schulter liegt der Kassette an, die Gegenseite wird um 45° angehoben (der Oberarm befindet sich nun bereits in Außenrotation). Der 45°-Winkel sollte *unbedingt* eingehalten werden, um eine Subluxation oder eine hintere Schulterluxation nicht zu übersehen (s. Rö-Bild S. 140, 141).

GE Der ZS trifft bei Kassenformat 18 × 24 in Höhe Oberarmkopf/Gelenkspalt, bei Kassenformat 24 × 30 auf die Mitte der oberen Oberkörperhälfte und senkrecht auf Kassettenmitte.
Wenn vorhanden, Schulterfilter verwenden.

Standard-ET: Schultergelenk und proximaler Oberarm axial   6.57 a/b

Im Liegen:

Der Arm ist in der Schulter abzuspreizen: Toleriert es der Patient, wird der Arm in der Schulter im rechten Winkel abgespreizt. Die Hand – wenn möglich in Pronation – liegt auf einer Stuhllehne o. ä. auf. Die Kassette an den oberen Rand der Schulter im Winkel von ca. 20–30° anstellen. Sie wird soweit als möglich an den Hals geschoben. Der Patient hält die Kassette mit der Hand des gesunden Armes fest. Der Kopf wird zur gesunden Seite gedreht.

GE Der ZS trifft im Winkel von ca. 20–30° auf den Oberarmkopf/Gelenkspalt und im 90°-Winkel auf die Kassette. Kann der Patient die Kassette nicht selbst halten, wird sie durch Hilfsmittel (Sandsack, Holzklotz etc.) fixiert.

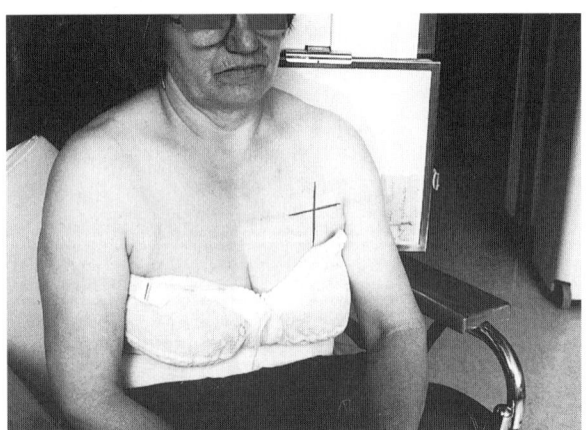

a

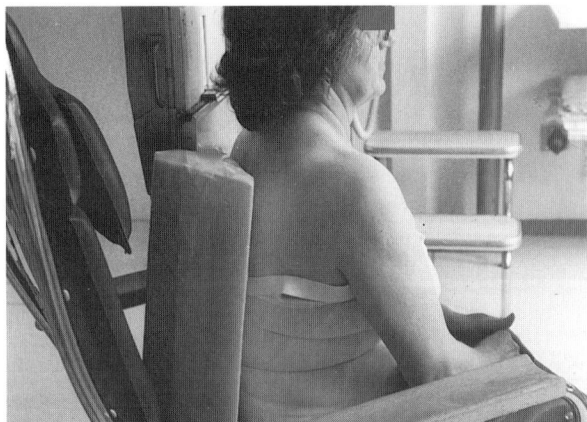

b

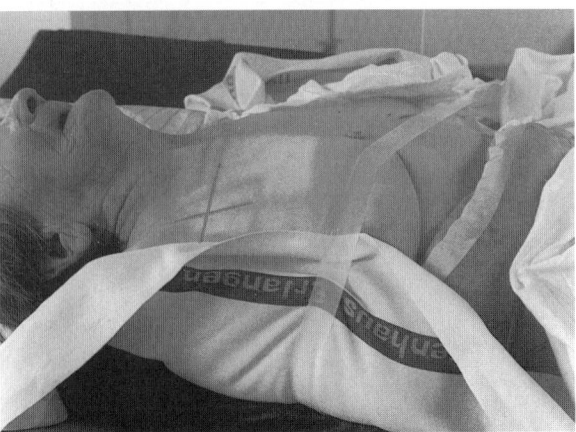

c

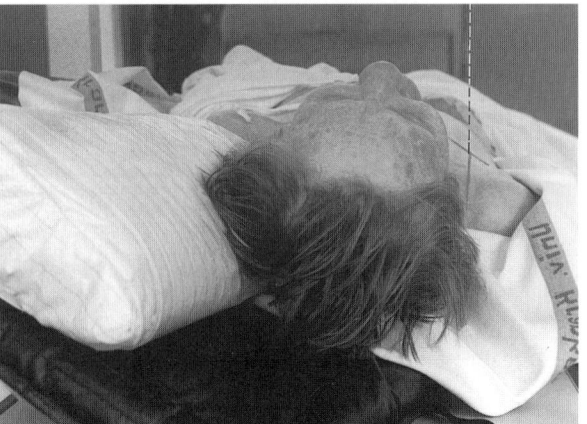

d

Abb. 6.**56 a/b** Schultergelenk a.-p. im Sitzen: aufzunehmende Seite anliegend.
c/d a.-p. im Liegen, Arm mit Klebestreifen am Körper fixiert.

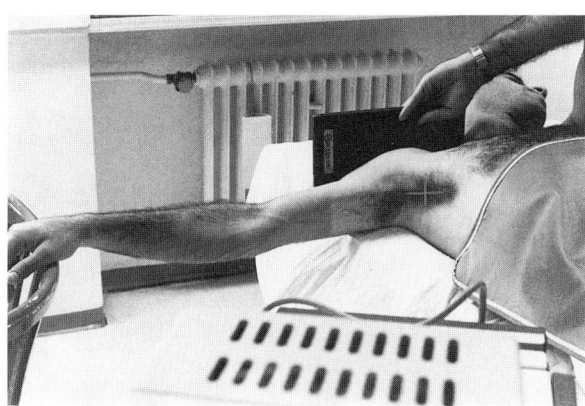

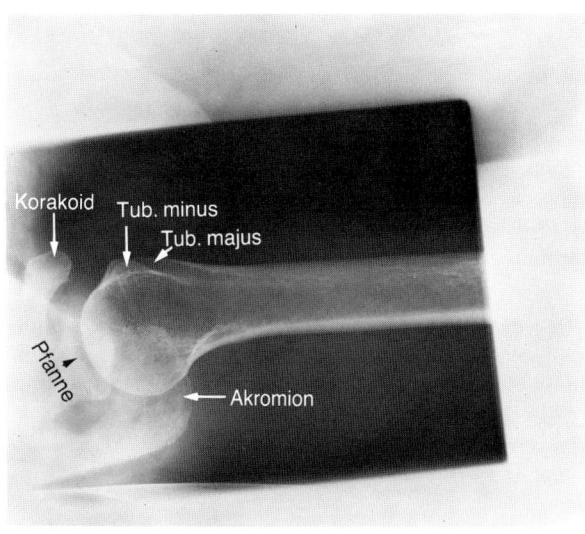

a

Abb. 6.**57 a**   Schultergelenk axial.
b Keine knöcherne Verletzung.

b

Standard-ET: Schultergelenk transthorakal

6.58 a/b

im Stehen/im Sitzen/im Liegen:
Ist ein *Abspreizen des Armes nicht möglich:* muß eine transthorakale Aufnahme angefertigt werden (s. Standard-ET „Oberarm transthorakal", S. 110, 111).

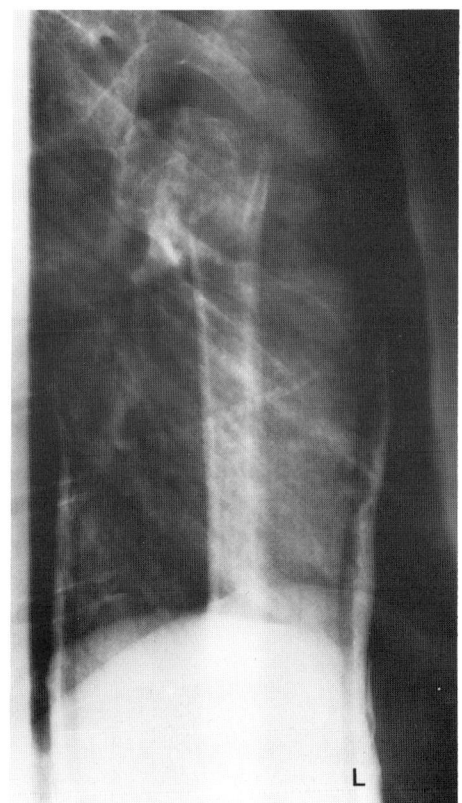

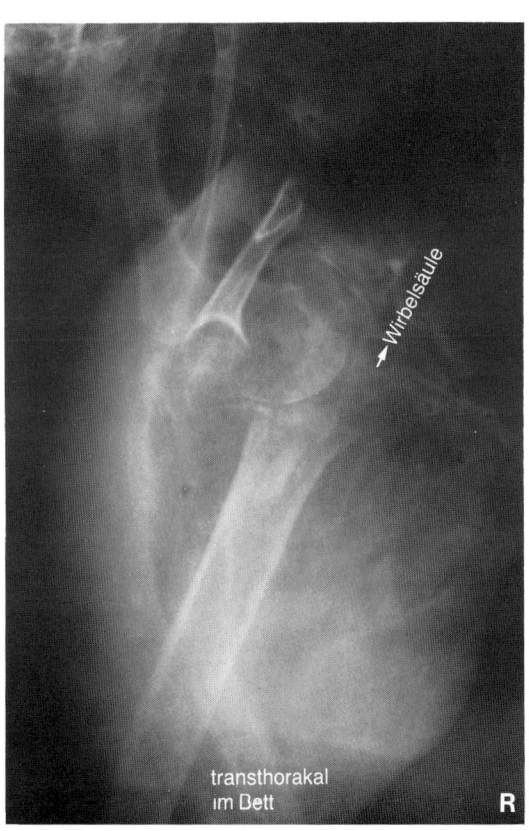

a

Abb. 6.**58 a**   Transthorakal im Stehen, Kopf nach hinten abgeglitten.

b Subkapitale Humerusfraktur mit Rotation des Kopfes nach kaudal.

Standard-ET: Schulterblatt a.-p.   6.59a−c

im Liegen/im Stehen:
Rücken anliegend, verletzte Seite ca. 15° (Bocollo) angehoben. Wenn möglich, den Arm im Ellenbogen abspreizen, abwinkeln lassen und unterpolstern. Der untere Kassettenrand liegt ca. 2 cm unterhalb der Schulterblattspitze.

GE Der ZS zielt senkrecht auf Mitte Schulterblatt und Mitte Kassette.

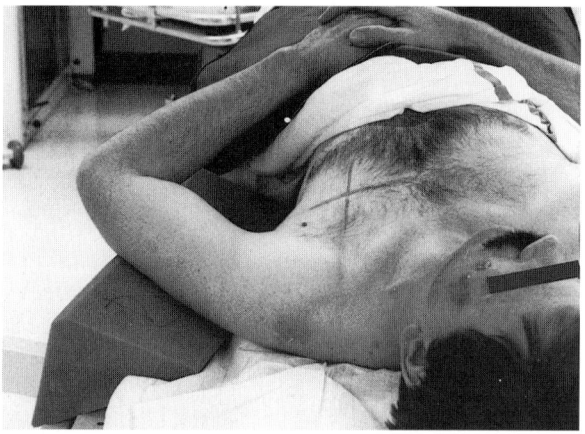

a

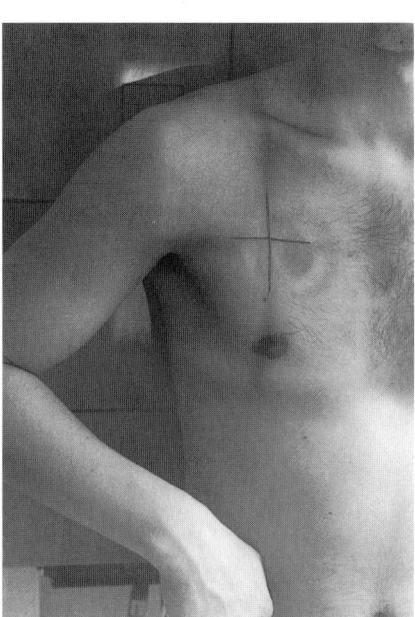

b

Abb. 6.**59 a/b**   Schulterblatt a.-p., verletzte Seite ca. 15° angehoben (im Liegen/im Stehen).
c Eingestauchte Schulterblatthalsfraktur.

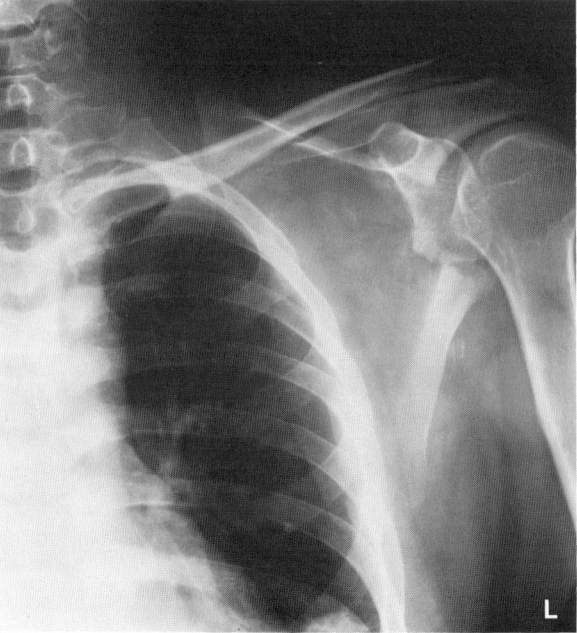

c

Standard-ET: Schulterblatt p.-a.   6.60a–d

im Liegen/im Stehen:
„Bauchlage"; für diese ET muß der Kassettenwagen um 1/3 herausgezogen werden, d. h., der Patient muß so gelagert werden, daß sich das interessierende Schulterblatt über der Einschubseite befindet.
ET: Obere Rippen p.-a. Schulterblattspitze fühlen = 2 cm tiefer befindet sich der untere Kassettenrand.

GE ZS zielt *senkrecht auf die Mitte der oberen Rippen*! Der Kassettenwagen wird um ⅓ herausgezogen, das Format verbreitert (bis das Schulterblatt mit ausgeleuchtet ist). Die Mogeltaste wird auf + 1 (= ¼ mehr an Belichtung) gestellt. Die Wirbelsäule der gesunden Seite wird zum Strahlenschutz mit einem Bleistreifen abgedeckt. Aufnahme in Atemstillstand.

!! Das Schulterblatt wird nahezu ohne Überlagerung dargestellt. Das divergierende Strahlenbündel projiziert das Schulterblatt neben die Rippen.
Diese ET kann jedoch *nicht bei akutem Trauma*, sondern nur bei Folgeaufnahmen, z, B. bei Gutachten, angefertigt werden.

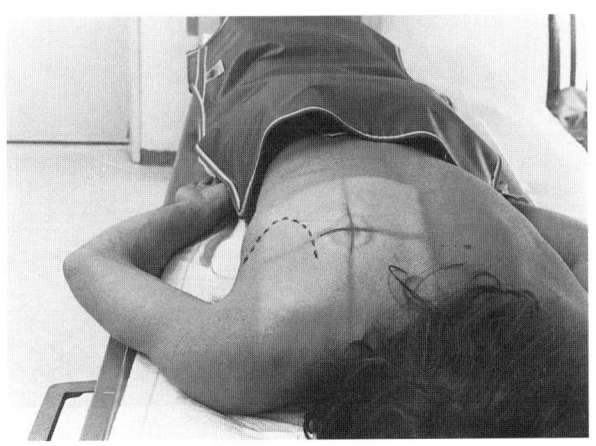
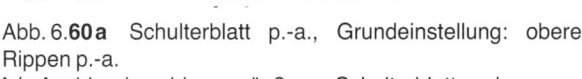
a

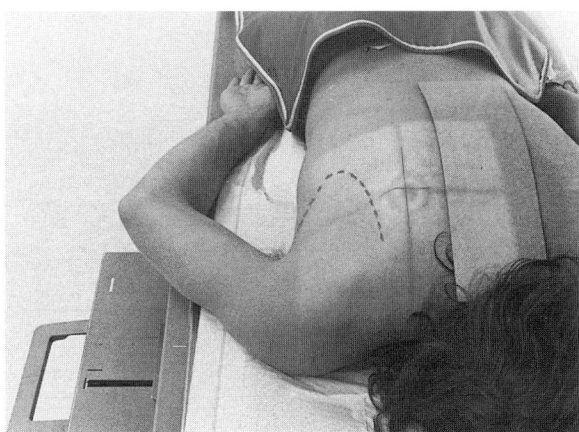
b

Abb. 6.**60 a** Schulterblatt p.-a., Grundeinstellung: obere Rippen p.-a.
b/c Ausblendung bis zum äußeren Schulterblattrand.
d Kein Nachweis einer knöchernen Verletzung.

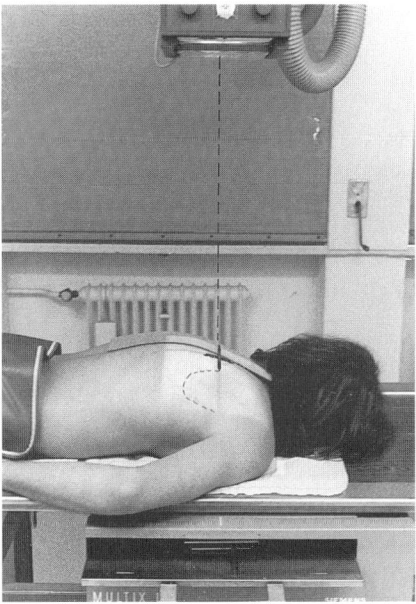
c

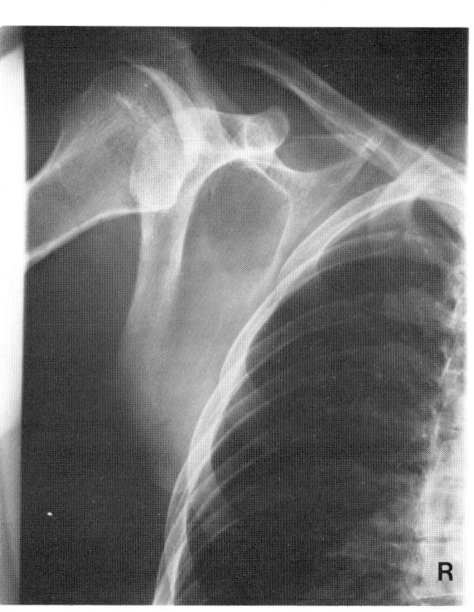
d

Standard-ET: Schulterblatt seitlich   6.61 a–e

im Liegen/im Stehen:

a) *Der Patient kann den Oberarm anheben:* er liegt oder steht im Winkel von 45° – interessierende Seite angehoben – zur Kassette. Der gesamte Arm wird senkrecht nach oben genommen, im Liegen wird er unterpolstert, im Stehen über den Kopf gelegt (Abb. 6.**61 a/b**).

b) *Der Oberarm ist nicht anzuheben:* (Frakturverdacht): als ET wird von der seitlichen Schulterblattaufnahme nach Neer, Larché ausgegangen und diese ET modifiziert. Diese Aufnahme kann im Stehen oder im Liegen angefertigt werden.

Modifizierte ET nach Neer, Larché: Die kranke Seite mit einem langen 45°-Bocollokeil anheben und den Arm, der dem Körper anliegt, leicht nach vorn nehmen (damit sich das Schulterblatt möglichst überlagerungsfrei darstellt). Der untere Kassettenrand befindet sich etwa 2 cm unterhalb der Schulterblattspitze.

GE Der ZS zielt in Richtung auf den Spalt zwischen Rippen und Schulterblatt in Mitte Achselhöhle auf Kassettenmitte (Abb. 6.**61 c–e**).

‼ Bei dem 45°-Keil die Hypotenusenseite als Auflagefläche wählen, da es so zu einer großflächigeren Berührung zwischen dem Körper und dem Keil kommt. Die Patientenlage ist so stabiler.

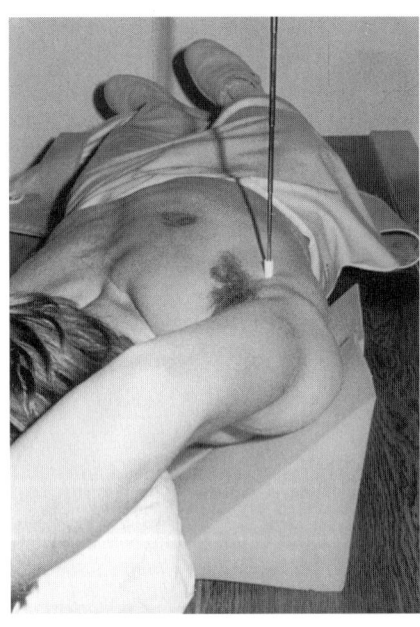

a

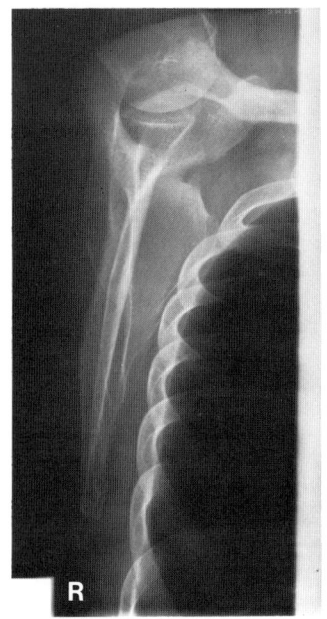

b

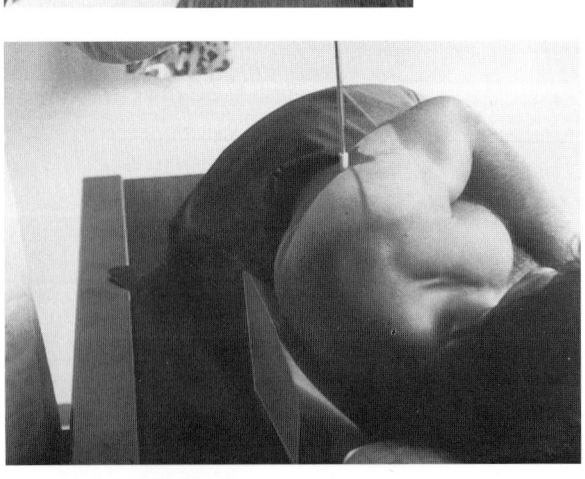

c

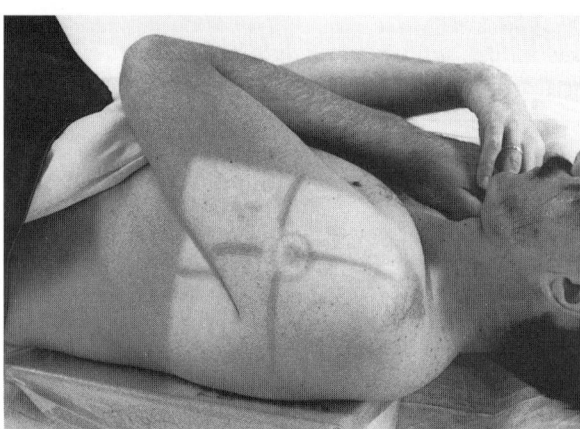

d

Abb. 6.**61 a**   Schulterblatt schräg, Neer, Larché-ET.
b Kein krankhafter Befund.
c Schulterblatt schräg, modifizierte Neer, Larché-ET mit anliegendem Oberarm.
d Aufsicht zur Abb. **c**.

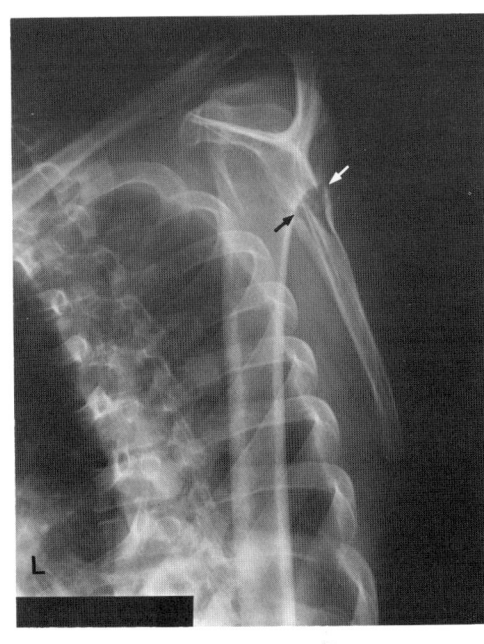

e Eingestauchte Schulterblattfraktur (2. Ebene zu Rö. 6.**59c**).   e

Spezial-ET: Schulter a.-p. – Schwedenstatus – 1, 2 und 3   6.62a–h

im Stehen/im Sitzen:
Rücken anliegend, gesunde Seite mit einem 45°-Bocollokeil anheben.

0 *Neutralstellung:* Diese ET gehört nicht zum eigentlichen Schwedenstatus, ist aber die Ausgangsposition für die Aufnahmen 1 und 2 des Schwedenstatus: Der Oberarm hängt, der Unterarm ist im 90°-Winkel abgewinkelt. Die Hand, der Daumen zeigt nach oben, liegt parallel dem im Winkel von 45° stehenden Körper des Patienten an (Abb. 6.**62a**).

1. *Innenrotation:* Der Patient legt seinen Unterarm bei 90° abgewinkeltem Ellenbogen auf dem Körper in Magenhöhe auf (Abb. 6.**62b**).

2. *Außenrotation:* Der Patient dreht seinen Arm bei 90° abgewinkeltem Ellenbogen nach außen und lehnt ihn am Stativ an (Abb. 6.**62c**).

3. *Rücken anliegend:* Das Schulterblatt liegt flach an, der Arm wird im 90°-Winkel abduziert, der Ellenbogen ebenfalls 90° abgewinkelt, Arm in Außenrotation. Der Patient hält sich am besten an einem Infusionsständer fest (Abb. 6.**62d**).

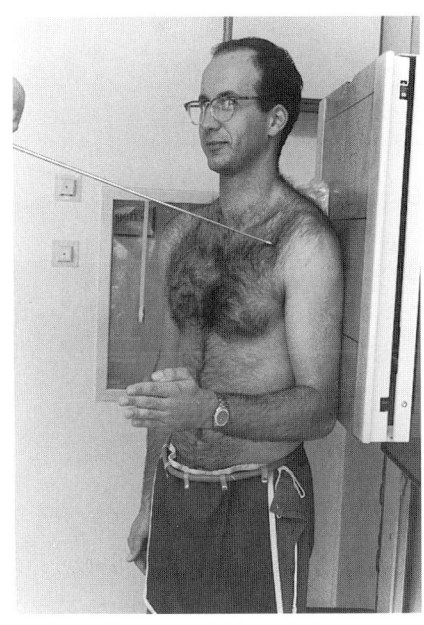

Abb. 6.**62a**   Schwedenstatus: Neutralstellung.

GE Der ZS zielt bei den Aufnahmen 0–2 im kraniokaudalen Winkel von 15–20° und bei Aufnahme 3 senkrecht auf den Gelenkspalt.

b–f ▶

b

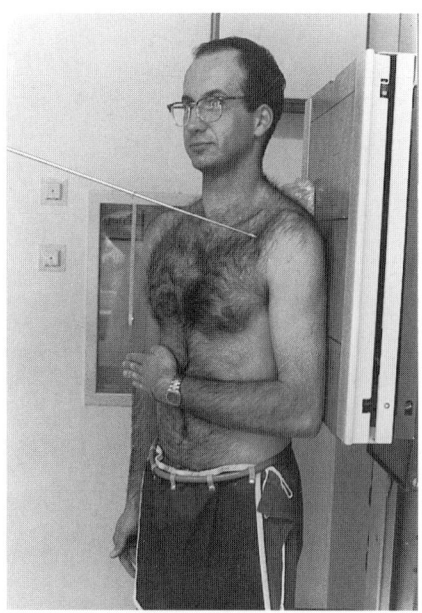

c

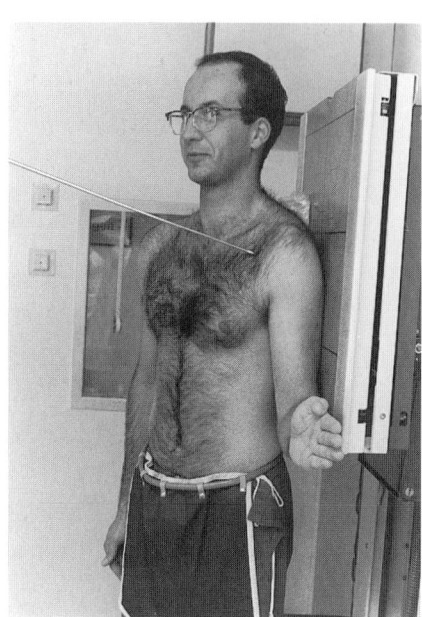

Abb. 6.**62 b**   Innenrotation.
c Außenrotation.

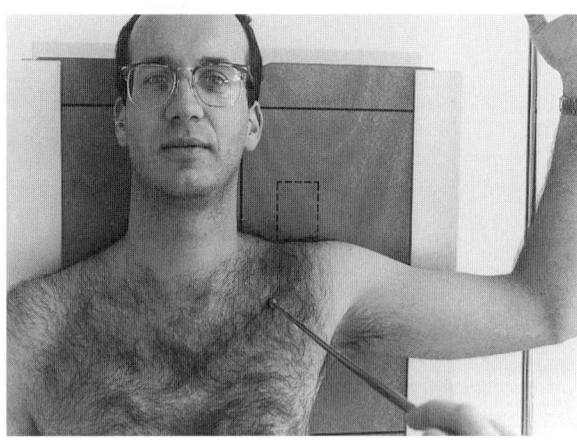

Abb. 6.**62 d**   3. Aufnahme des Schwedenstatus.

d

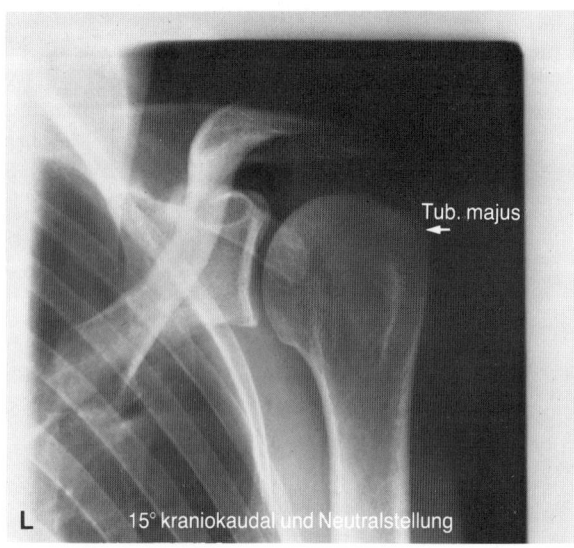

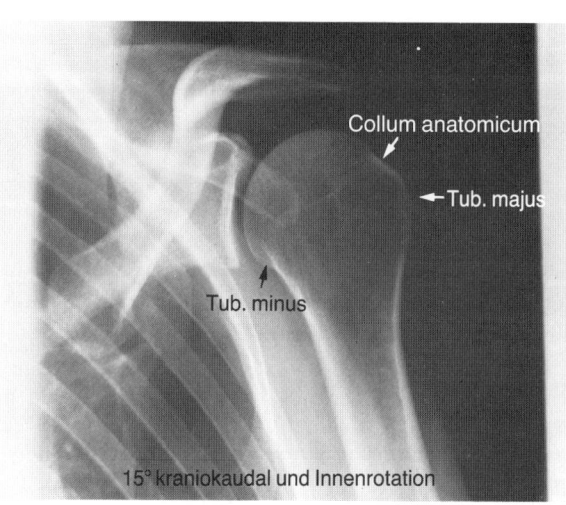

Collum anatomicum

←Tub. majus

Tub. minus

Tub. majus

15° kraniokaudal und Innenrotation

f

L   15° kraniokaudal und Neutralstellung

e

Abb. 6.**62 e–h**   Befund unauffällig.

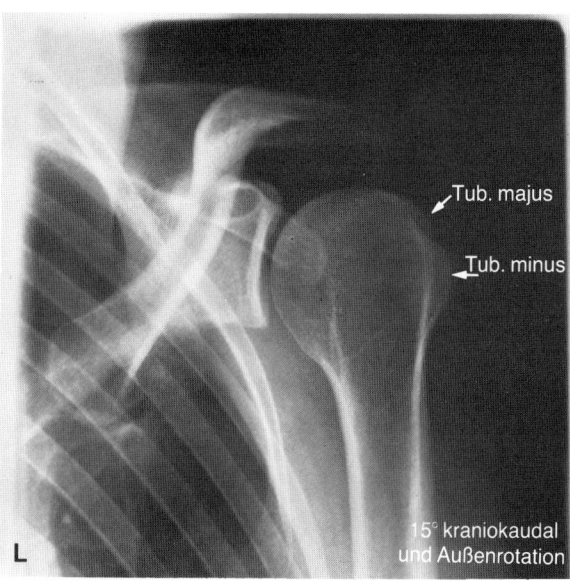

Tub. majus

Tub. minus

15° kraniokaudal
und Außenrotation

g   L

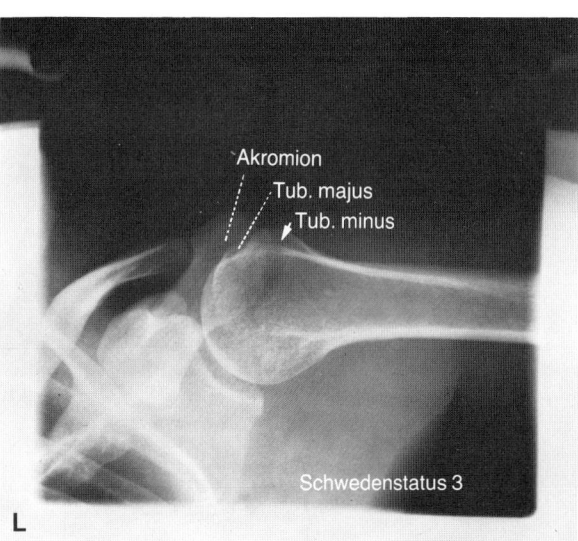

Akromion

Tub. majus

Tub. minus

Schwedenstatus 3

L   h

!! ET 1–3 muß zur Arthrographie vorliegen und wird im Anschluß an die Arthrographie nochmals angefertigt.
– ET 0 speziell als Kontrollaufnahme bei Tuberculum-majus-Frakturen. Durch die 45°-Schrägstellung des Patienten befindet sich der Humeruskopf bereits in Außenrotation und zeigt deutlich die obere Facette des Tuberculum majus.
– ET 3 ist speziell für Aufnahmen nicht traumatischer Fragestellung im Bereich Schultergelenk und Akromioklavikulargelenk.

Spezial-ET: Schultergelenk tangential – Sulcus intertubercularis [6.63a–d]

im Liegen:

Der Patient liegt in Rückenlage auf dem Aufnahmetisch. Er wird so gelagert, daß die 90° kranial gerichtete Röhre, die sich in Höhe des Tisches befindet, gerade die Fingerspitzen des ausgestreckten Armes berührt. Aus diesem Grund muß der Patient die Unterschenkel über den Tischrand hängen lassen und die Füße auf einen Stuhl aufstellen.
Der gesamte Arm – in Supination – liegt dem Körper an und muß sich in seiner gesamten Länge in einer Höhe befinden. Die Kassette wird senkrecht zur Tischplatte und zur Längsachse des Oberarmes am Oberrand der Schulter angelehnt.

GE Der ZS, der lateral der Hand und parallel am Oberarm entlang läuft, trifft tangential auf die Außenkontur der Schulterrundung und senkrecht zum Film auf.

!! ET für Fragestellung:
– Fraktur im Bereich Tuberculum majus.
– Kalkeinlagerung im Bereich des Sulcus intertubercularis.

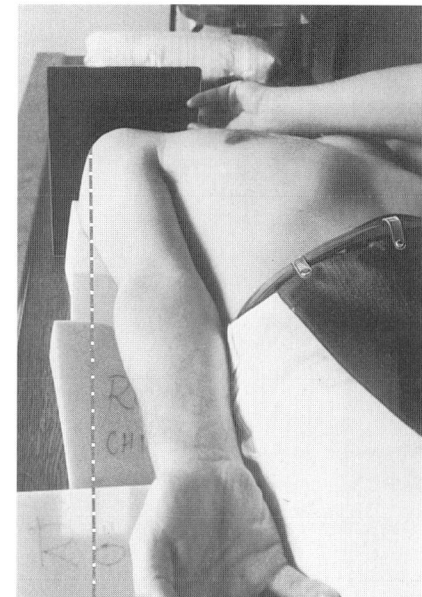

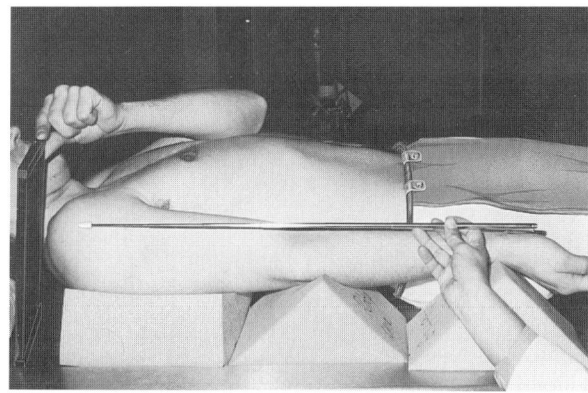

a

Abb. 6.**63a/b**   Schulter tangential (für den Sulcus intertubercularis).

b

c–d ▶

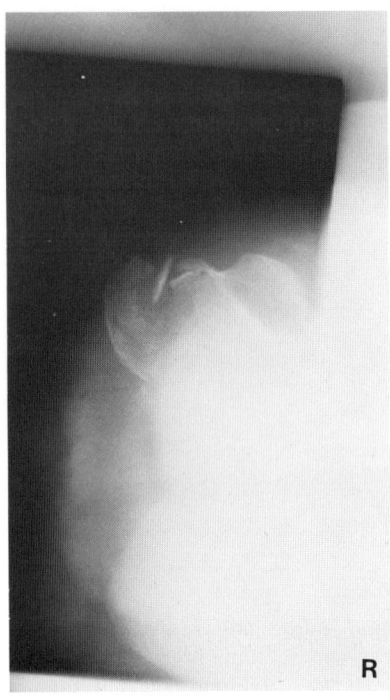

c

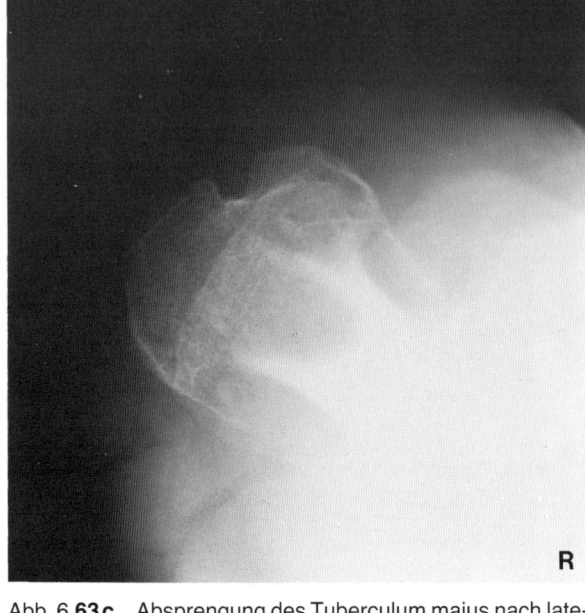

R
d

Abb. 6.**63 c** Absprengung des Tuberculum majus nach lateral.
d Kalkeinlagerung im Sulcus intertubercularis.

Spezial-ET: Schulter schräg – Neer, Larché-ET – Luxations- verdacht/Kontrolle nach Reposition

6.64 a–d

im Stehen/im Sitzen/im Liegen:
(Lage abhängig von der Stellung, bei der der Patient die wenigsten Schmerzen hat.) Die aufzunehmende Seite des Patienten wird mit einem 45°-Keil angehoben. Das Schulterblatt soll exakt seitlich zum Film stehen. Der Arm des Patienten hängt am Körper entlang nach unten oder liegt abgewinkelt auf dem Bauch auf (siehe !! Schulterblatt seitlich Neer, Larché-ET S. 118).

GE ZS zielt senkrecht *durch den Oberarm* auf den Spalt zwischen Rippen und Schulterblatt (Achselmitte) und auf Kassettenmitte.

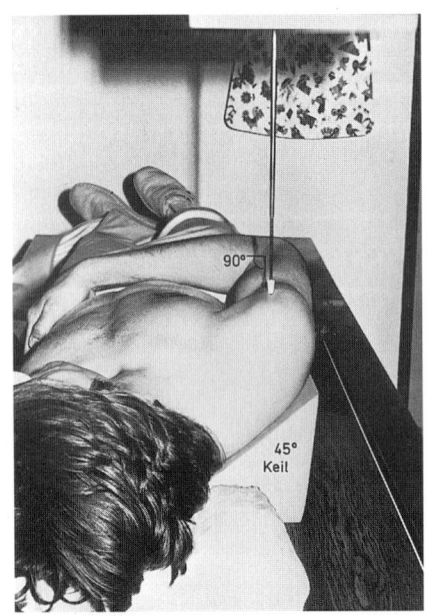

a

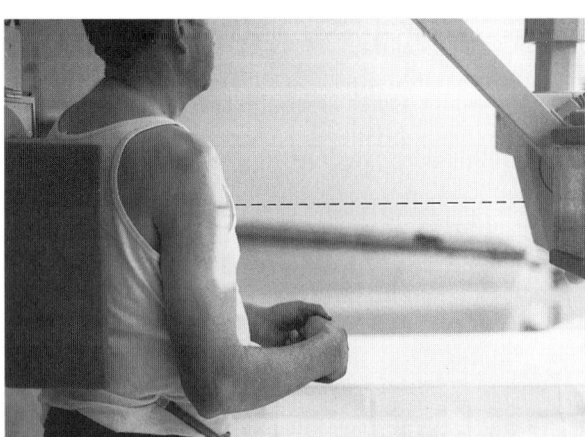

b

Abb. 6.**64 a** Neer, Larché-ET (V. a. Luxation) im Liegen.
b Im Stehen.

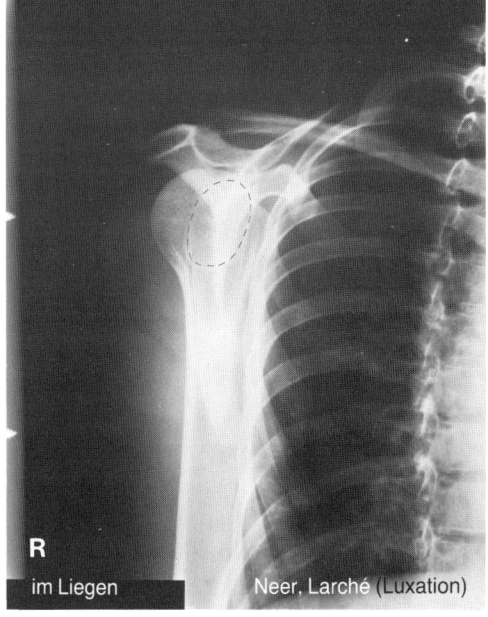

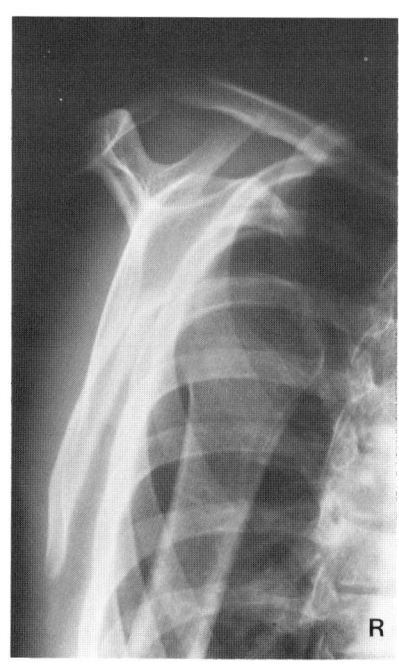

c im Liegen   Neer, Larché (Luxation)

d

c Regelrechte Stellung des Humeruskopfes in der Gelenkpfanne.
d Luxation des Humerus nach vorn unten.

!! Diese ET läßt die Diagnose vordere oder hintere
Luxation ohne Schwierigkeiten stellen. Daher sollte sie anstelle der transthorakalen Aufnahme vor
und nach Reposition angefertigt werden.
Bei der transthorakalen ET kann die Pfanne häufig
nicht eindeutig gesehen werden. Die Reposition ist
in dieser ET nicht sicher zu beurteilen.

!! Bei Einführung dieser ET für die Schulterluxation
ist es hilfreich, eine 45°-Aufnahme nach Neer, Larché der gesunden Seite zum Vergleich mit anzufertigen.

Spezial-ET: Schultergelenk a.-p. mit [6.65a–c]
innenrotiertem Arm –
Hill-Sachs-Läsion

im Stehen:
Der Patient lehnt mit dem Rücken plan am Rasterwandgerät. Er dreht den hängenden Arm der interessierenden Seite so weit nach innen, bis Daumen und
Zeigefinger den Oberschenkel berühren.

GE Der ZS zielt senkrecht auf den Oberarmkopf.
Schulterfilter ist ratsam. Es zeigt sich, wenn vor-
handen, die dorsokraniale Kopfimpression im
Längsschnitt oberhalb des Tuberculum majus.

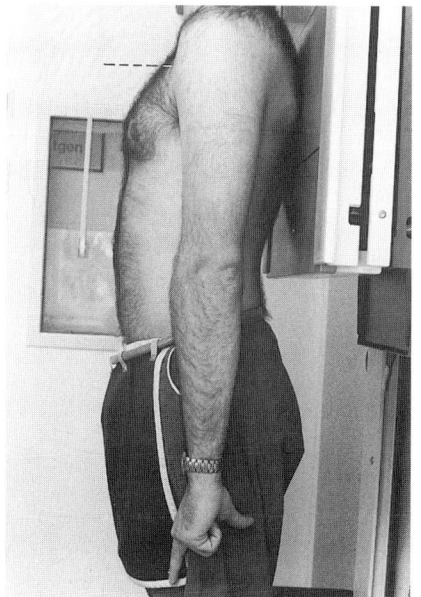

Abb. 6.**65a**   Schulter a.-p. mit innenrotiertem Arm.

a

b–c ▶

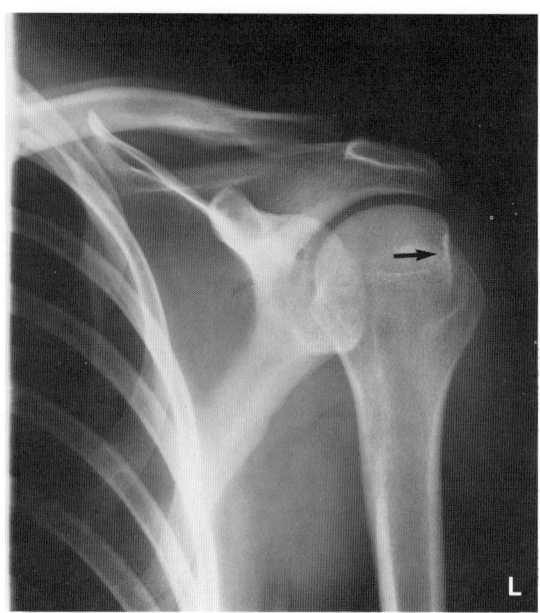

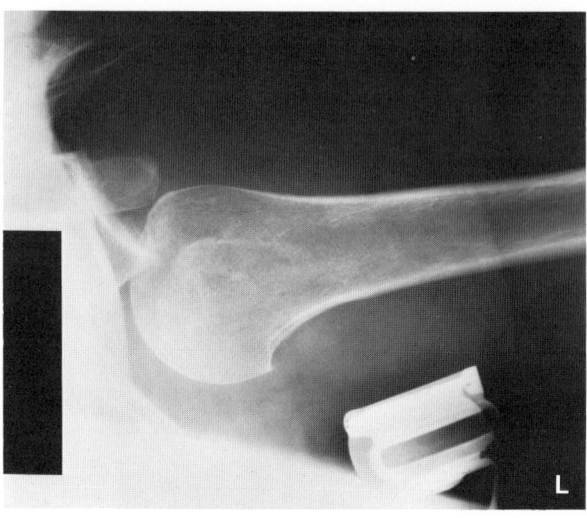

Abb. 6.**65 b** Hill-Sachs-Läsion.
c Humeruskopf rammt gegen den ventralen unteren Pfannenrand – Entstehung der Hill-Sachs-Läsion.

!! Bei Schulterluxationen können knöcherne Defekte am Humeruskopf und an der Pfanne entstehen. Diese knöcherne Läsion bezeichnet man als Hill-Sachs-Delle oder Malgaigne-Furche. Hierbei kommt es zum Entlangrutschen des Humeruskopfes am Pfannenrand und dadurch häufig zur Impression am Humeruskopf. Bei der vorderen Luxation (95% aller Schulterluxationen) befindet sich die Hill-Sachs-Läsion im dorsokranialen oder dorsalen Bereich zwischen dem Pol des Humeruskopfes und dem Collum anatomicum. Bei der seltenen hinteren Luxation liegt der Defekt im anteromedialen Bereich. Bei der Luxation kann es zusätzlich zu einer Verletzung des Pfannenrandes kommen. Die knöcherne Verletzung der Pfanne wird als Bankart-Läsion bezeichnet, diese kann sowohl am vorderen (vordere Luxation) wie auch am hinteren (hintere Luxation) unteren Pfannenrand entstehen. Dies führt häufig zum knöchernen Defekt und zur Abflachung des vorderen Pfannenrandwinkels und dadurch oft aus geringem Anlaß zu weiteren Luxationen.

Spezial-ET: Schultergelenk 6.66a–f / 6.67a–g
                 tangential – Luxation/Kontrolle
                 nach Reposition/Hill-Sachs-Läsion

im Liegen:
Bei V. a. eine *hintere Schulterluxation* und bei *V. a. Subluxation* muß schon vor der Reposition, wenn die Diagnose mit der ET des Schwedenstatus und der Aufnahme nach Neer, Larché nicht eindeutig gestellt werden kann, eine weitere Spezialaufnahme angefertigt werden. Sie zeigt exakt die Stellung des Oberarmkopfes zur Pfanne. Es gibt hierfür zwei verschiedene Einstelltechniken, die beide ein optimales Ergebnis bringen.

1. Hermodsson-Aufnahme (Modifikation): Der Patient liegt flach auf dem Rücken, die Hand des zu untersuchenden Arms liegt auf der gegenseitigen Schulter. Die Kassette steht senkrecht zum Tisch und bildet mit der Horizontalen einen Winkel von ca. 20°.

GE Der ZS kommt im gleichen Winkel wie bei der axialen Schulter (ca. 20°) und zielt auf den Übergang des mittleren zum oberen Drittel des Humerusschaftes und *exakt* im 90°-Winkel auf die Kassette. Vorsicht, nicht zu eng einblenden!

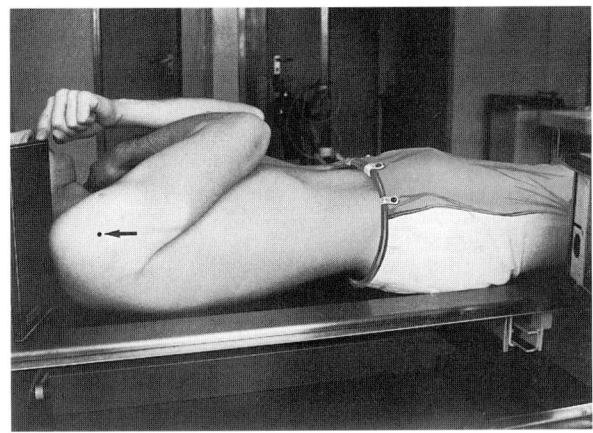

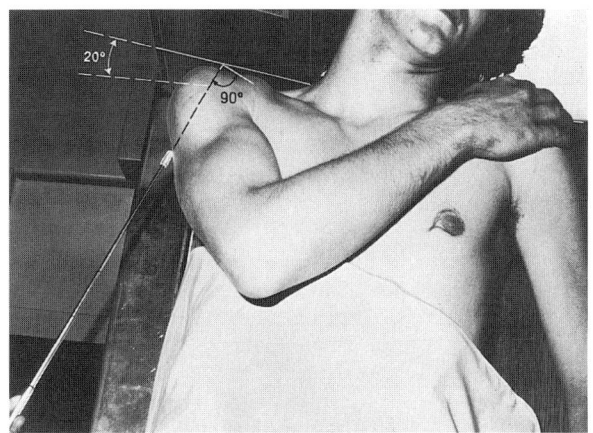

a

b

Abb. 6.**66a–c**   Tangential, Hermodsson-ET, Reismehl zum Schwärzungsausgleich.

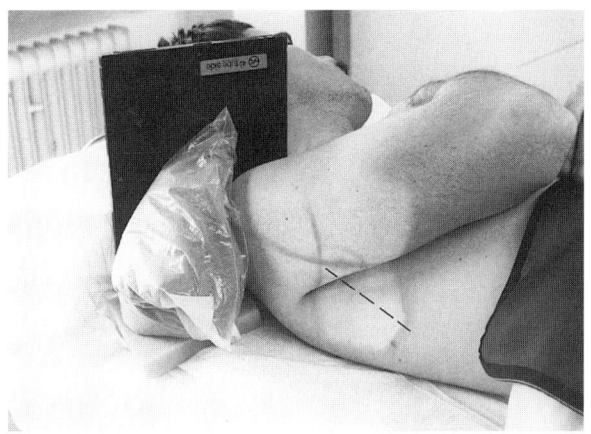

c

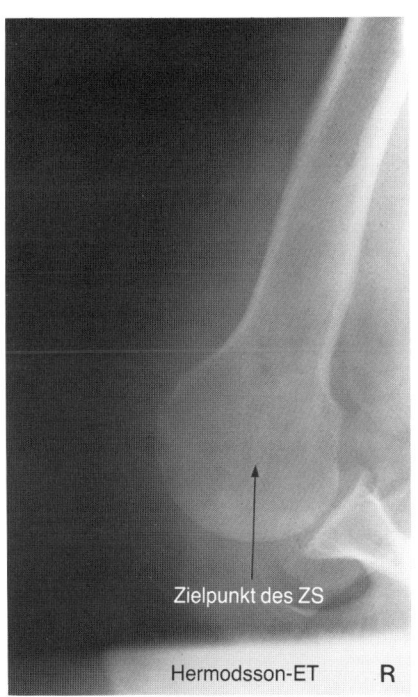

Zielpunkt des ZS

Hermodsson-ET   R

d

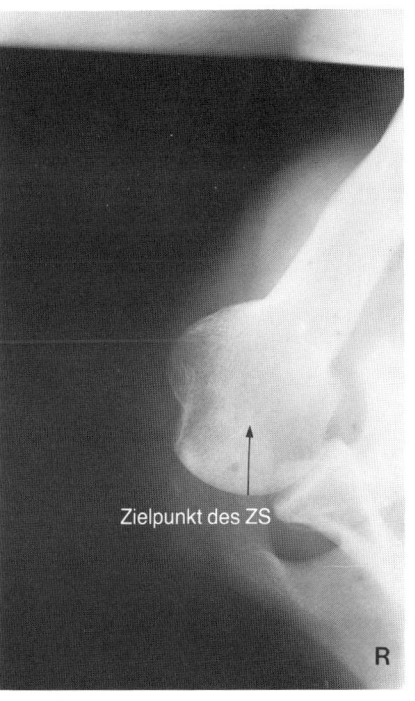

Zielpunkt des ZS

R

e

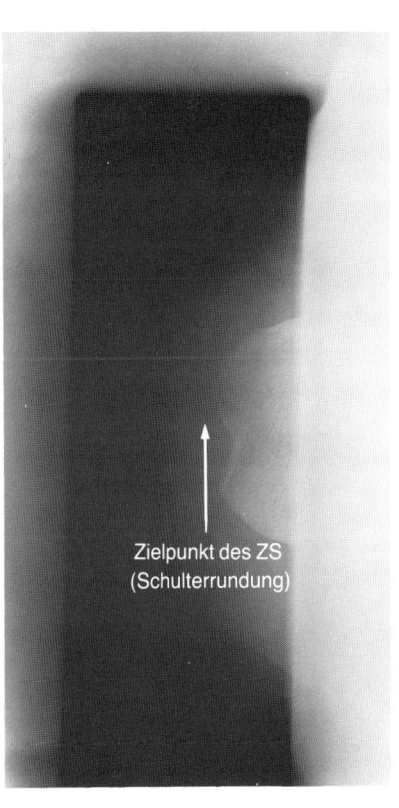

Zielpunkt des ZS
(Schulterrundung)

f

d Regelrechte Stellung von Humerus zur Gelenkpfanne.
e Regelrechte Stellung von Humeruskopf zur Gelenkpfanne, außerdem zeigt sich eine Hill-Sachs-Läsion.
f Hill-Sachs-Läsion.

2. 20°/20° nach Johner: Der Patient liegt flach auf dem Rücken. Der Arm liegt dem Oberkörper an. Er wird im Ellenbogen *exakt* im 90°-Winkel gebeugt und mit einem Klebestreifen am Bauch fixiert.

Der „wahre Winkel" des ZS ist von der Körperfülle des Patienten abhängig (s. Foto). 6.67a/b

GE Der ZS trifft in

a) einem Winkel von 20° lateral zur Humeruslängsachse und

b) einem Winkel von 20° dorsal zur Humerusachse *exakt im 90°-Winkel* auf die Kassette. Vorsicht, nicht zu eng einblenden!

Zu a) Da sich bei diesem Drehpunkt des Rö-Gerätes keine Winkelanzeige befindet, haben wir sie auf einem Plastikband selbst markiert.

Zu b) Diesen zweiten 20°-Winkel zu finden, berei-

tet am Anfang Schwierigkeiten. Wir haben uns aus Plastik zur *einfacheren Einstellung* einen 20°-Keil geschnitten, der nun mit seiner oberen Tangente genau in Oberarm Längsachse mit einem Klebestreifen befestigt wird. Nun kippt man die Röhre so weit, bis der ZS genau durch die untere Tangente des Keils geht, oder noch einfacher: man erhöht den Ellenbogen und den Unterarm des Patienten, bis die untere Tangente des 20° Plastikkeils parallel zum Tisch liegt. Der ZS trifft nun im 90°-Winkel auf den Übergang vom mittleren zum oberen Drittel des Oberarmes. Die 18/24-Kassette steht hochkant ziemlich weit nach medial geschoben *senkrecht zum ZS* an der Schulter. Der Patient hält mit der gesunden Hand die Kassette fest. 6.67b–d

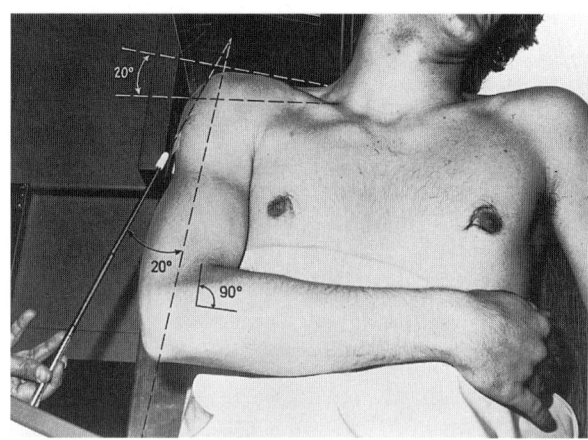

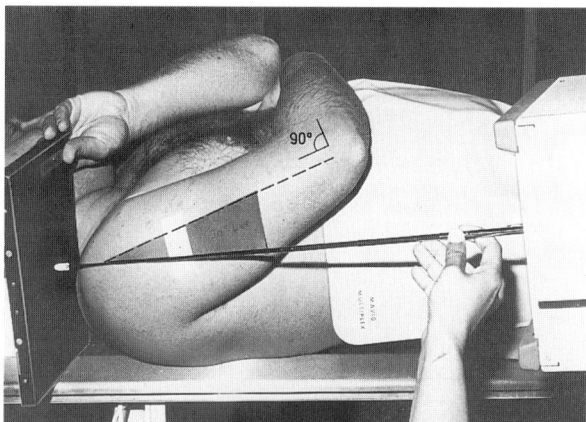

a

b

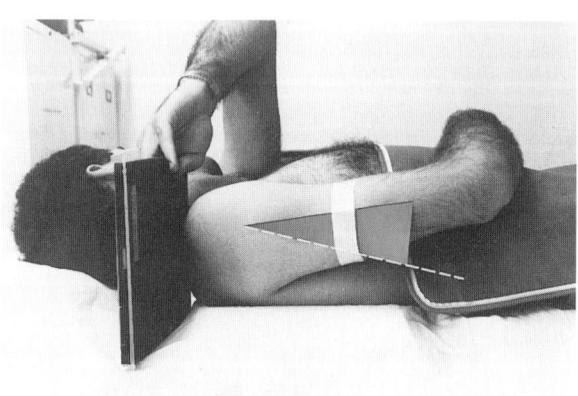

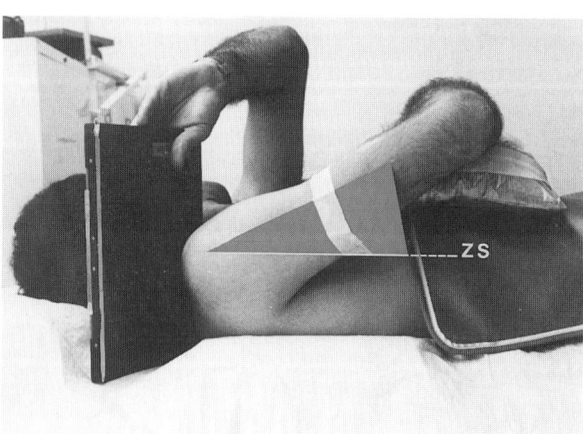

c

d

Abb. 6.**67a** 20°/20°-ET, 20°-Winkel in Frontalebene.
b 20°-Winkel in Sagittalebene, beleibter Patient.
c/d Ausgleich der Körperfülle mit Reismehlsack.

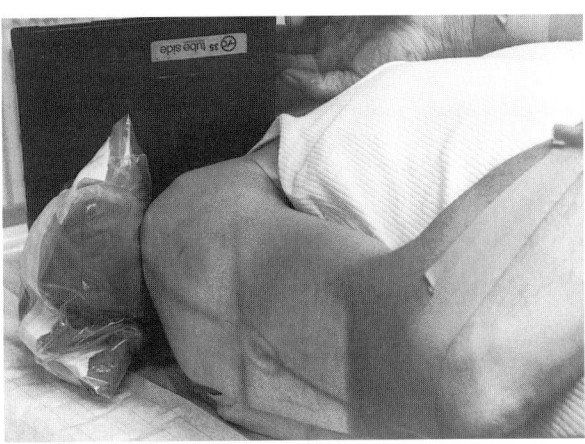

e

e Ansicht aus Richtung ZS (Reismehl zum Schwärzungsausgleich).

f Regelrechte Stellung des Humeruskopfes zur Gelenkpfanne.

g Zeichnung einer 20°/20°-Röntgenaufnahme. Vergleich: ohne Läsion zu Hill-Sachs-Läsion und vorderer Pfannenrandabsprengung.

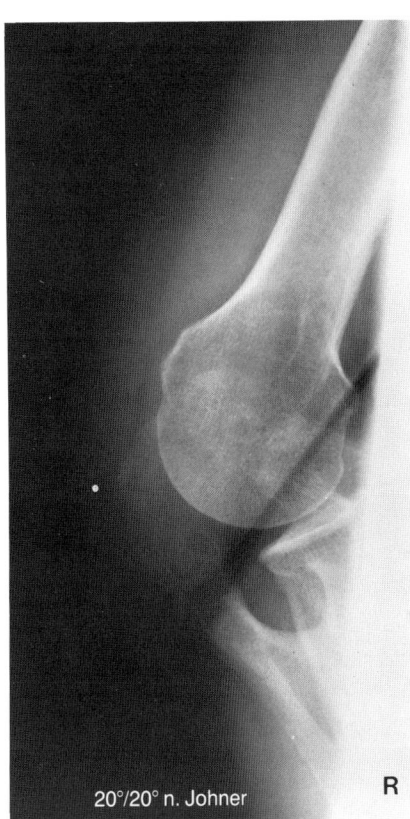

20°/20° n. Johner   R

f

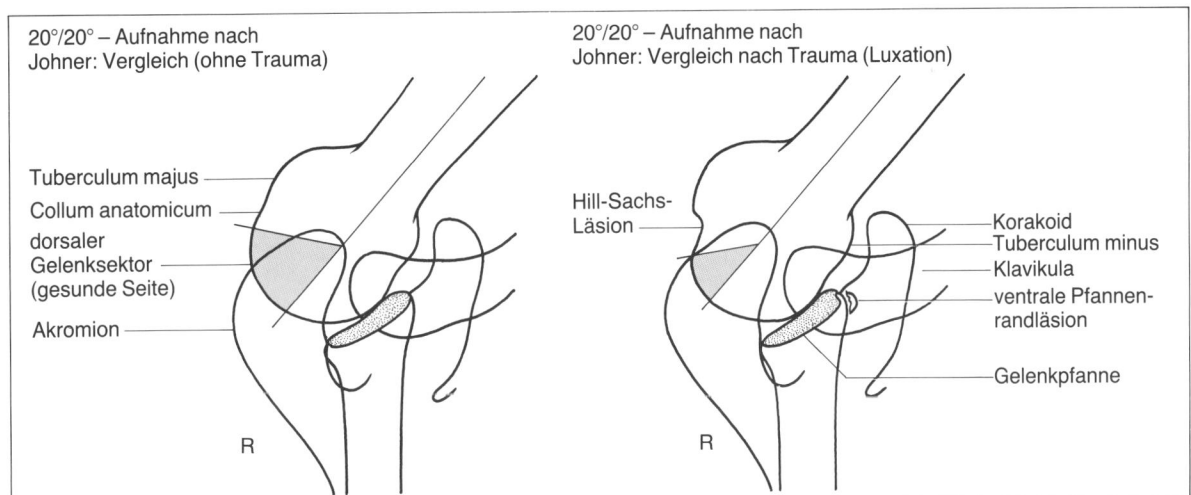

20°/20° – Aufnahme nach
Johner: Vergleich (ohne Trauma)

Tuberculum majus
Collum anatomicum
dorsaler
Gelenksektor
(gesunde Seite)
Akromion

R

20°/20° – Aufnahme nach
Johner: Vergleich nach Trauma (Luxation)

Hill-Sachs-
Läsion

Korakoid
Tuberculum minus
Klavikula
ventrale Pfannen-
randläsion

Gelenkpfanne

R

g

‼ Bei kräftigen Patienten empfiehlt es sich, die Aufnahme mit einem stehenden Raster (zur Streustrahlenminderung) anzufertigen.

‼ Im Anschluß an die Reposition der Schulterluxation sollten Tangentialaufnahmen beider Schultern zum Vergleich angefertigt werden. Sie zeigen eindeutig das Repositionsergebnis und – wenn vorhanden – eine Hill-Sachs-Läsion.

Spezial-ET: Schultergelenkpfanne p.-a. – West-Point-Aufnahme 6.68a–c

im Liegen:
Patient in Bauchlage; ein festes Schaumstoffkissen (ca. 5 cm dick, z.B. Dekubitus-Patientenunterlage) wird unter den Oberkörper gelegt. Grund: Der im Winkel von 25° nach ventral gerichtete ZS würde sonst nicht in Kassettenmitte, sondern am unteren Kassettenrand auftreffen.

Der Arm der interessierenden Seite hängt über den Tischrand herunter. Die Kassette steht senkrecht am Oberrand der Schulter im 90°-Winkel zur Tischlängsseite.

GE Der ZS wird um 25° medial und ventral gekippt. Er zielt auf den Gelenkspalt und auf die Kassette.

‼ ET bei V. a. eine Bankart-Läsion (= knöcherner Defekt und dadurch Abflachung im Bereich des vorderen oder hinteren unteren Pfannenrandes).

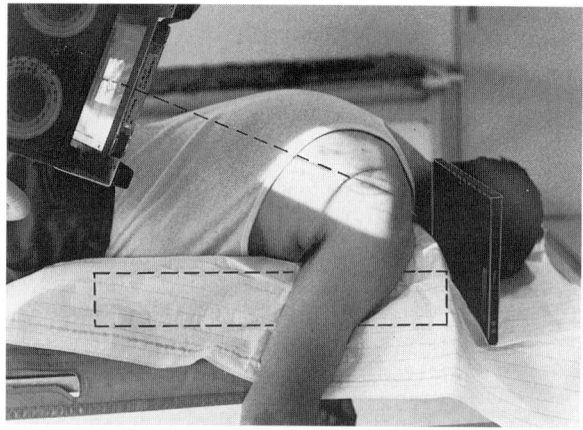

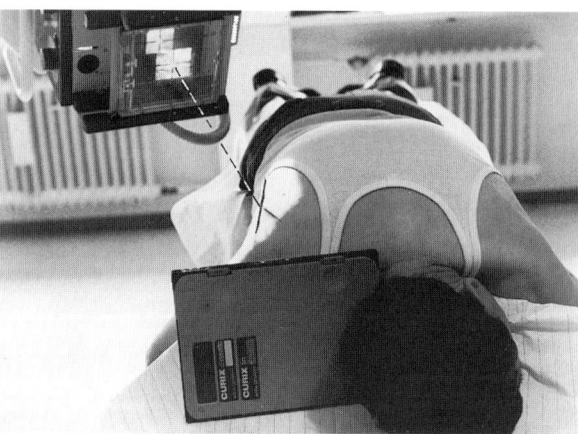

a

b

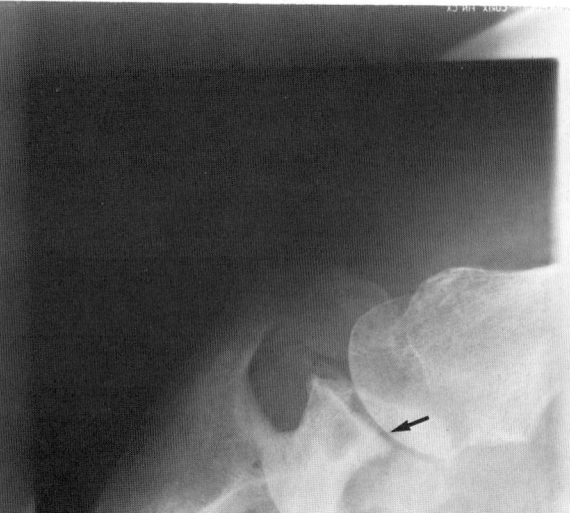

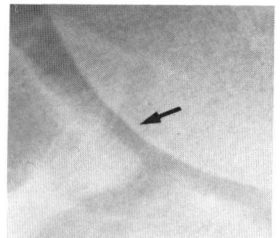

c

Abb. 6.**68a/b**   West-Point-ET.
c Abrißfraktur am vorderen unteren Pfannenrand – s. auch Ausschnitt (Bankart-Läsion).

Spezial-ET: Schultergelenk und proximaler Oberarm axial

6.69a–e

im Liegen:
Patient in Rückenlage, der abduzierte Arm wird außenrotiert (Vorsicht nach Luxationen, siehe !! Außenrotation und Rö-Bild!).

GE Der ZS zielt im Winkel von *30°* zur Körperachse auf den Gelenkspalt und auf die oberhalb der Schulter angestellte Kassette.

!! In der *Außenrotation* hat der Oberarmkopf nur noch wenig Kontakt mit der Gelenkpfanne. Ein geringer Stoß kann zur Luxation führen, besonders nach bereits vorangegangener Luxation.

!! ET für V. a. hintere Schulterluxation und Bankart-Läsion. Durch den 30°-Winkel stellt sich die Gelenkpfanne oval dar, der Pfannenrand ist gut beurteilbar.

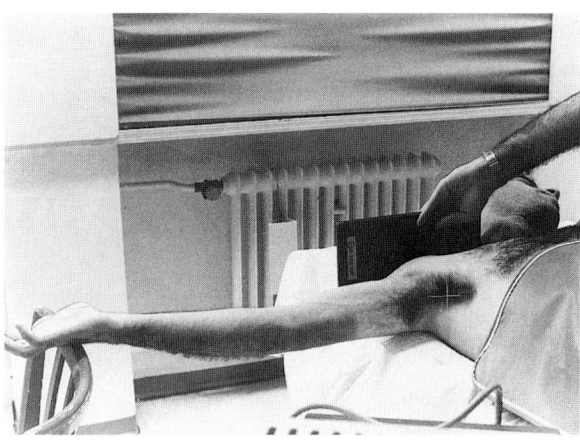

a

Abb. 6.**69a** Schultergelenk axial in Außenrotation.
b/c Vergleich 20° zu 30°: bei 30° ventraler unterer Pfannenrand gut beurteilbar, keine knöcherne Verletzung (Überlagerung).
d/e Vergleich Schulter in starker Innenrotation zu Schulter in maximaler Außenrotation.

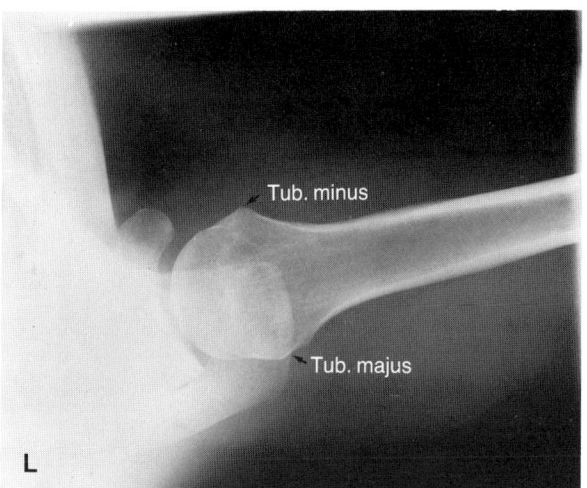

b

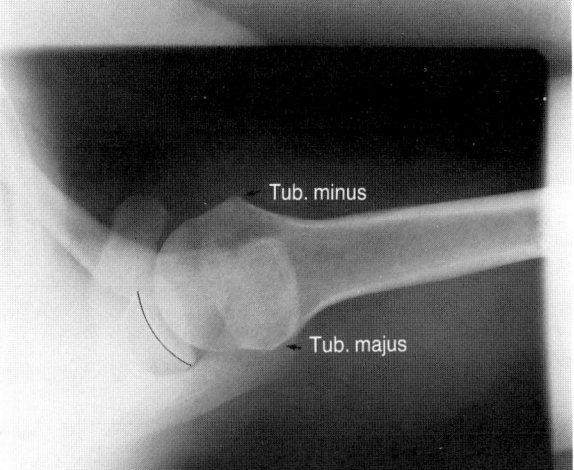

c

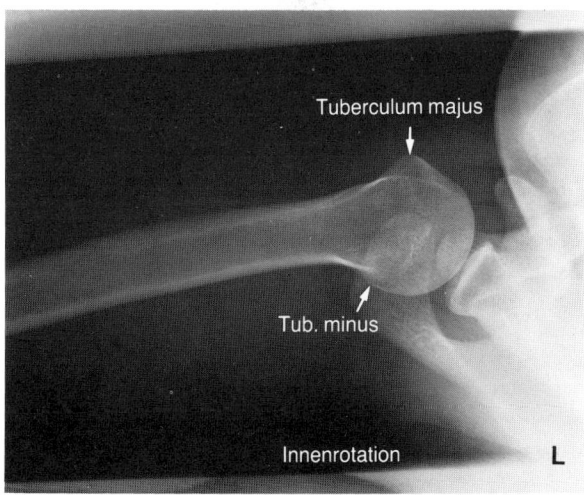

d

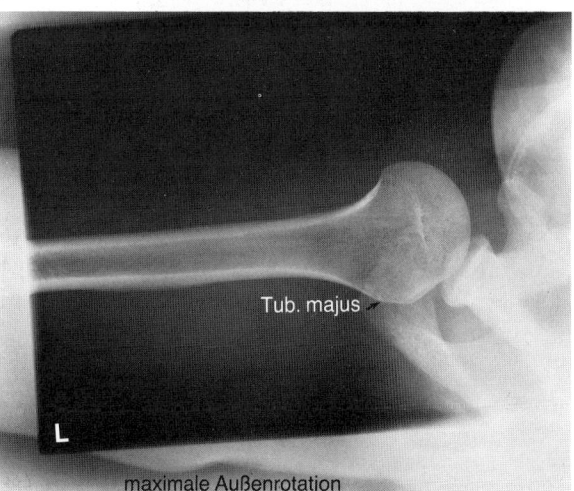

e

Spezial-ET: Schulterpfannenprofil- 6.70a–d Aufnahme – Bernageau-ET

im Stehen:

Der Patient steht exakt seitlich mit der zu untersuchenden Schulter am Rasterwandgerät. Der Arm wird *maximal* abduziert und mit dem Unterarm über den Kopf gelegt. Die Gegenseite wird um ca. 20–30° nach vorn abgedreht.

GE Der ZS zielt im Winkel von 25–30° kraniokaudal und trifft auf einen Punkt, der 2 cm unterhalb der Hautfalte der aufzunehmenden Schulter und 2 cm medial in Richtung Wirbelsäule liegt. Die Hautfalte bildet sich durch den nach oben über den Kopf genommenen Arm. Von hier aus trifft der ZS auf Mitte Kassette auf.

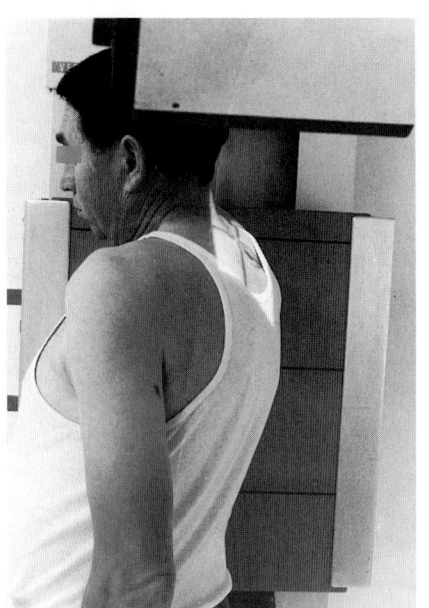

a

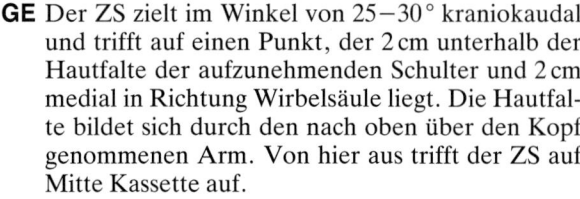
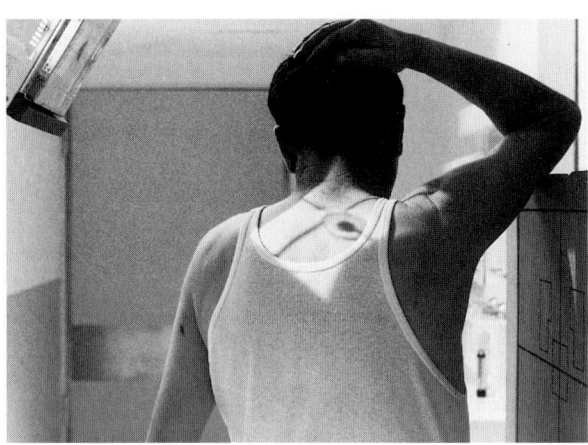

b

Abb. 6.**70 a/b** Bernageau-ET (weitere Abduktion des Oberarmes nicht möglich).
c Keine knöcherne Läsion am Pfannenrand.
d Zustand nach vorderer unterer Pfannenrandfraktur, Humeruskopf gleitet ab. Anbau am hinteren Pfannenrand (2. Ebene zu Abb. 6.**68 c**, Pat. Abb. 6.**70 a/b**).

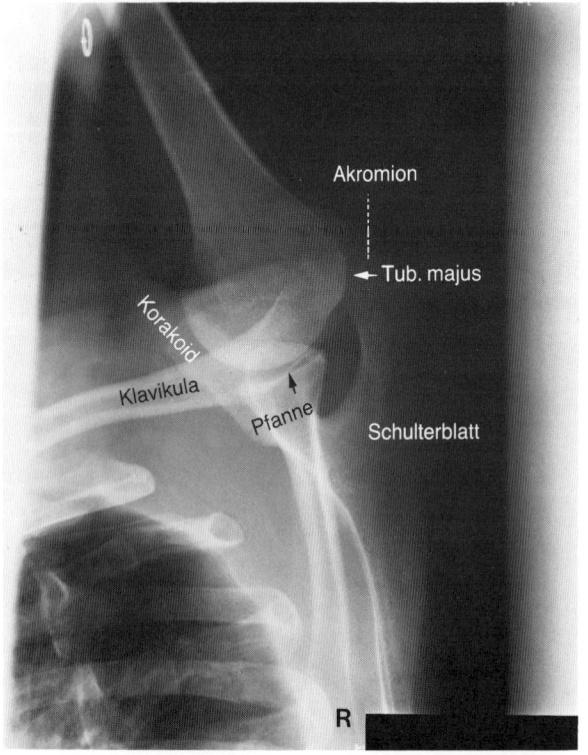

Akromion

Korakoid

Klavikula

◄ Tub. majus

Pfanne

Schulterblatt

R

c

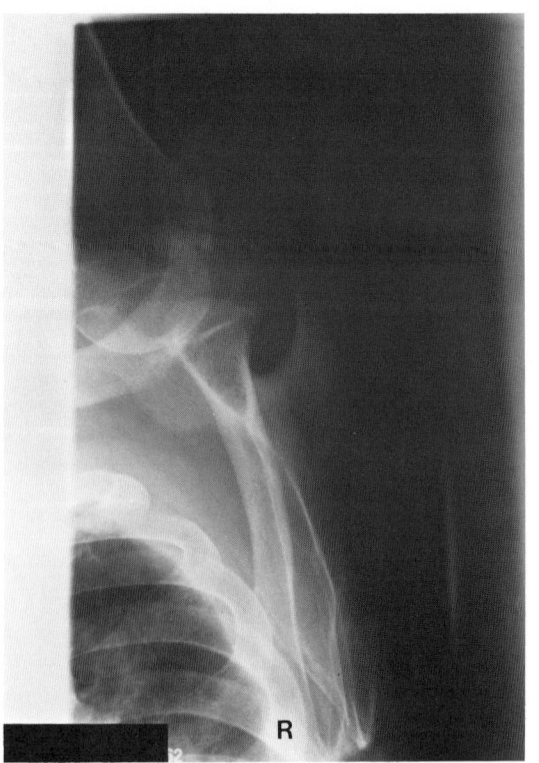

R

d

!! Die ET nach Bernageau zeigt den ventrokaudalen Pfannenrand. In diesem Bereich liegt – wenn vorhanden – die Pfannenrandfraktur.

Diese Aufnahme kann *nicht* im akuten Stadium nach Reposition angefertigt werden!

ET-Wahl	**Schulter – Periarthropathia humeroscapularis**	
Verletzung V. a. Fraktur/Luxation im Bereich →	Wahl der ET	Lagerung/GE
Schulter **(Periarthropathia** **humeroscapularis)**	1. Schulter a.-p. $\boxed{6.71\,a-d}$	← im Stehen/im Sitzen/im Liegen: Zwei Einstellmöglichkeiten stehen zur Wahl: a) Der Patient steht mit der Schulter plan an der Kassette. Der Oberarm liegt am Oberkörper an und wird im Ellenbogen 90° abgewinkelt. Die Hand zeigt seitlich (Daumen nach oben) nach vorn. Oder: b) Schwedenstatus – Innenrotation (Spezial-ET, S. 119) **GE:** Der ZS trifft bei ET a) senkrecht auf den Oberarmkopf/Gelenkspalt und in Kassettenmitte auf; bei ET b) im kraniokaudalen Winkel von 15° auf den Oberarmkopf/Gelenkspalt. Ein Schulterfilter bzw. ein Reismehlsack (im Liegen) bringen einen guten Schwärzungsausgleich.

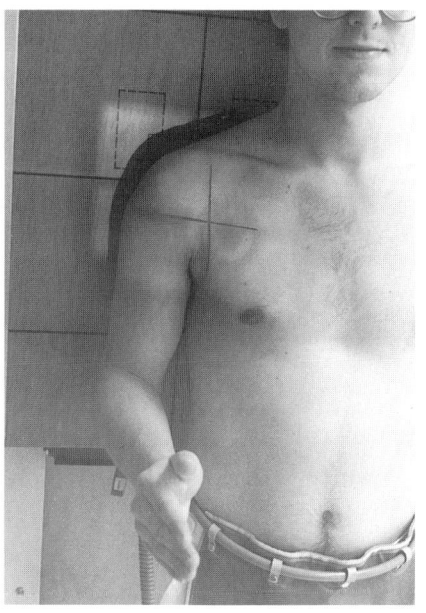

a

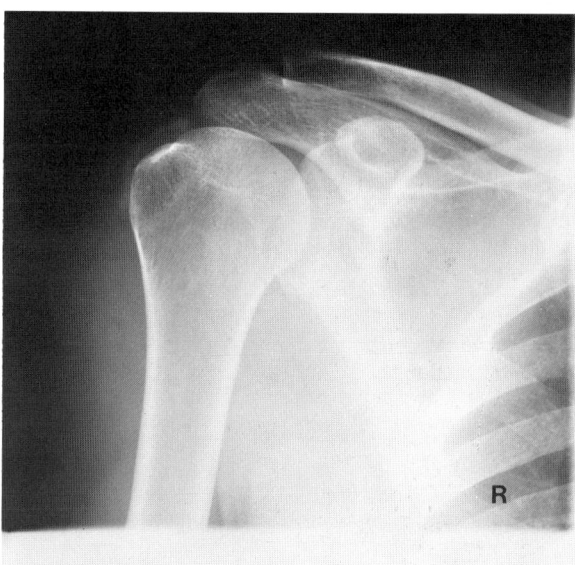

b

Abb. 6.**71 a**   A.-p., plane Rückenlage.
b Verkalkung im Bereich der Rotatorensehnenmanschette, sog. Periarthropathia humeroscapularis.

c–d ▶

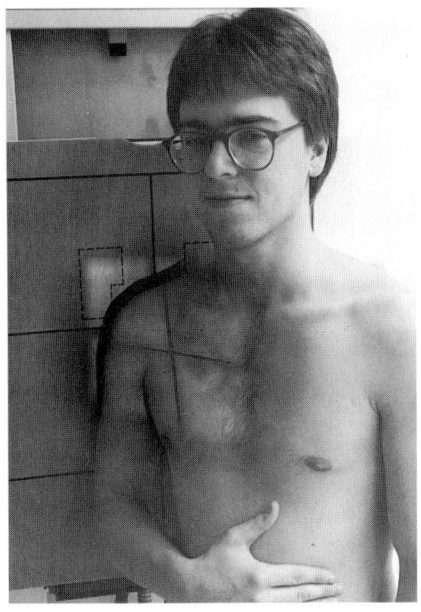

c

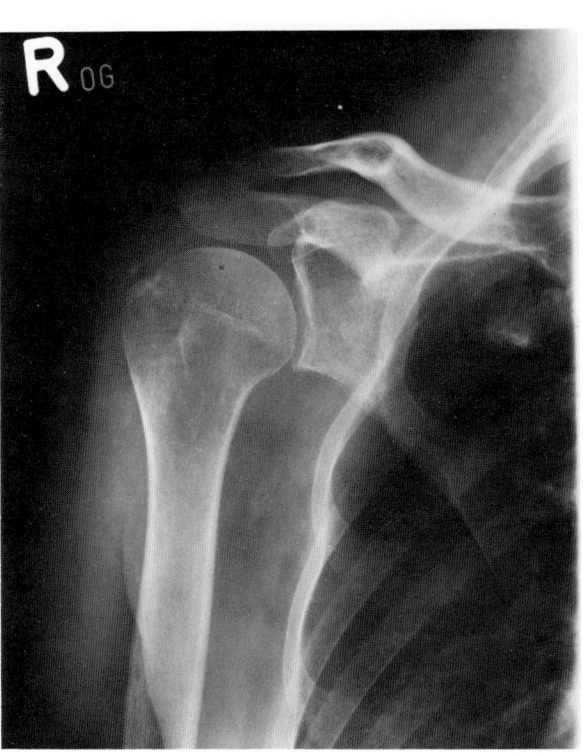

d

Abb. 6.**71 c** A.-p., Schwedenstatus Innenrotation.
d Gleicher Befund wie **b**.

ET-Wahl   **Schulter – Schwerverletzter** 6.72

Verletzung V. a. Fraktur/Luxation im Bereich →	Wahl der ET	Lagerung/GE
Schulter (als Erstinformation bei Schwerverletzten)	1. Schulter a.-p.	← Standard-ET in planer Rückenlage 24/30 quer

Alle weiteren Aufnahmen ergeben sich aus der gestellten Diagnose.

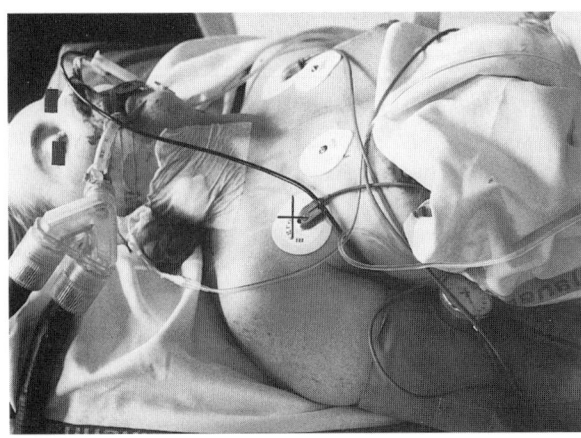

Abb. 6.**72**   Schulter a.-p., im Liegen, Polytrauma.

ET-Wahl	**Schulter – subkapitale Humerusfraktur** 6.73 a–e	

Verletzung V. a. Fraktur/Luxation im Bereich →	Wahl der ET	Lagerung/GE
Schulter (subkapitale Humerus- fraktur)	1. Schulter a.-p.	← Standard-ET (S. 114) (in 45°-Drehung!)
	2. Schultergelenk transthorakal	← Standard-ET a) (s. unter Oberarm, S. 110, 111). b) Im Liegen (auf dem Kassettentisch/im Bett): Für eine möglichst exakte Projektion des Oberarmes zwischen Sternum und Wirbelsäule den Oberkörper und Oberarm mit einem festen Kissen hochlagern. Den gesunden Arm nach oben über den Kopf nehmen. Die Kassette seitlich an den proximalen Oberarm, der sich genau in Kassettenmitte befindet, anstellen. **GE:** Die Richtung des ZS ist durch die exakte Lage des Oberarmes vorgegeben. Kann der Patient sich schräg in Richtung Kassette neigen, trifft der ZS senkrecht auf Kassettenmitte. Im anderen Fall trifft der ZS in einen kaudokranialen Winkel von 10° auf die Kassettenmitte.
(subkapitale Humerus bds.)	1. Schulter a.-p. bds.	← Standard-ET (S. 114) Aufnahmen zuerst entwickeln, um für die 2. Ebene das entsprechend notwendige Format zu wählen.
	2. Schulter und Oberarm transthorakal	← im Sitzen: Der aufzunehmende Arm mit Schulter lehnt exakt – wie bei der transthorakalen ET – in Kassettenmitte. Die andere Schulter wird ca. **20° nach vorn gedreht**. ← Im Liegen: **muß die Aufnahme im Liegen** angefertigt werden (sehr schmerzhaft!), wird die nicht aufzunehmende Seite mit einem Bocollokeil um **ca. 20°** angehoben. Der Oberarm mit Schulter liegt exakt in Kassettenmitte. **GE:** Der ZS zielt auf den aufzunehmenden Arm durch den Oberkörper hindurch auf Kassettenmitte (die Richtung des ZS ist genau durch den angelehnten Arm vorgegeben).

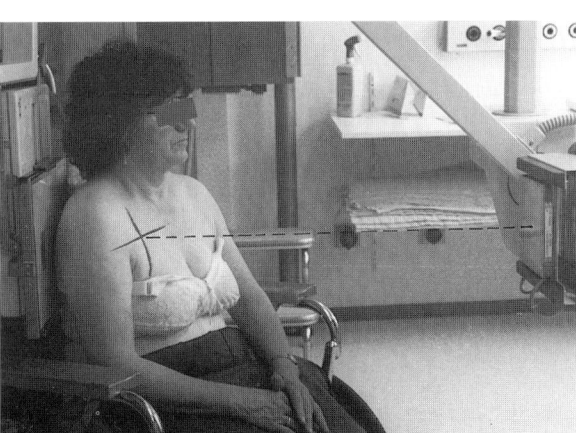

a

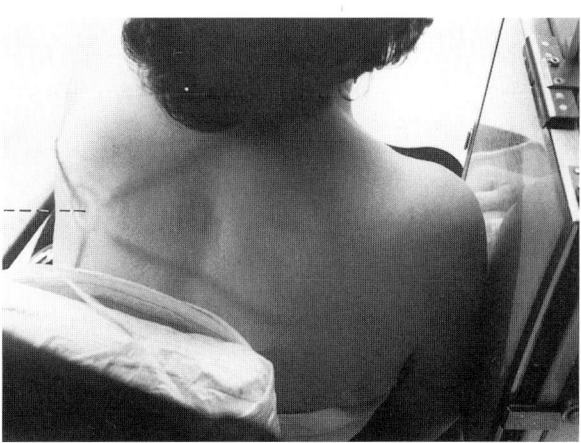

b

Abb. 6.**73a**   Schulter a. p., im Sitzen.
b Transthorakale ET re.

c–e ▶

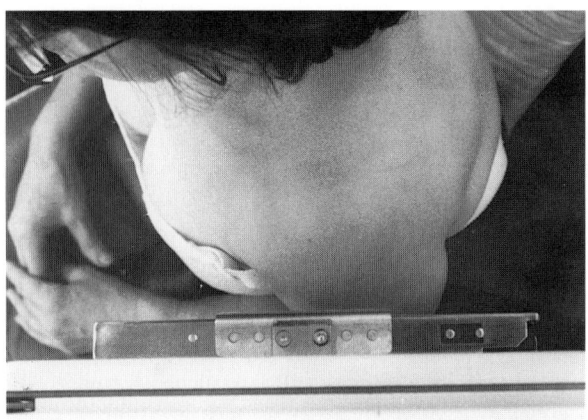

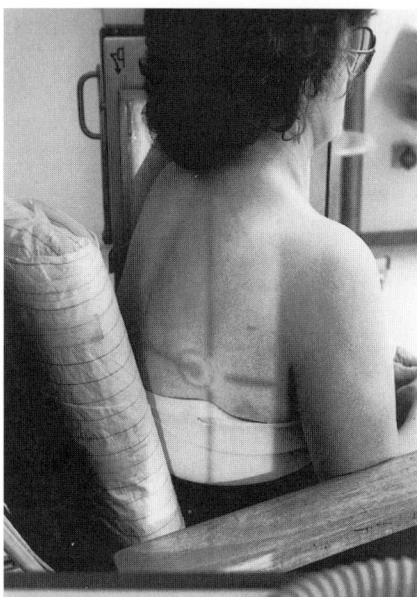

Abb. 6.**73 c/d**   transthorakale ET li., Patient aus der exakt seitlichen Lage 20 ° nach vorn drehen.
e Subkapitale Humerusfraktur rechts.
f Stückbruch des Humerusschaftes links.

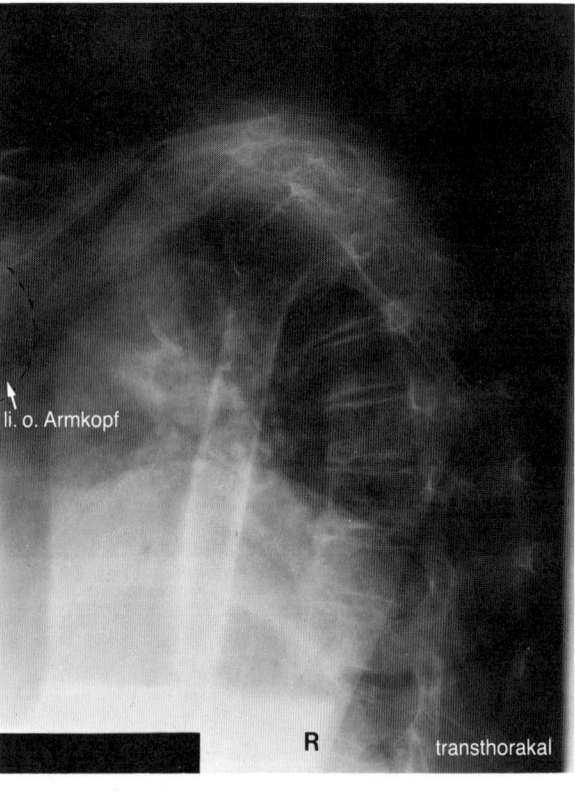

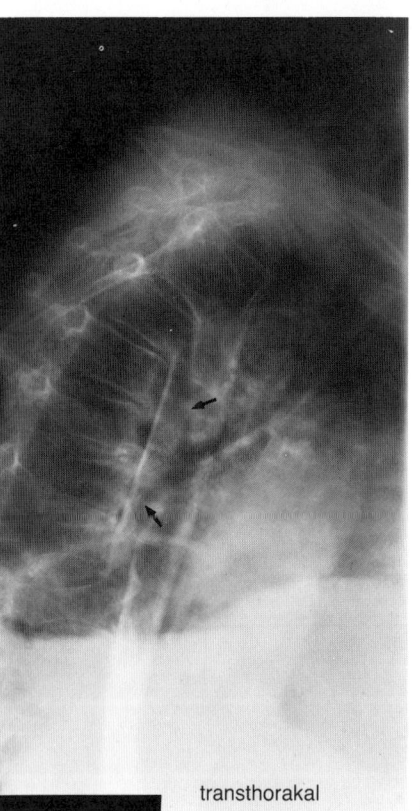

ET-Wahl   Schulterblattfraktur

Verletzung V. a. Fraktur/Luxation im Bereich →	Wahl der ET	Lagerung/GE
Schulterblatt	1. Schulterblatt a.-p.	←Standard-ET (S. 116)
	2. Neer, Larché-ET (Fraktur)	←Standard-ET Schulterblatt seitl. (S. 118 b)

| ET-Wahl | **Schultergelenk – Luxation/Subluxation** | 6.74/6.80 |

Verletzung V. a. Fraktur/Luxation im Bereich →	Wahl der ET	Lagerung/GE
Schultergelenk (Luxation/Subluxation)	1. Schulter a.-p.	← Standard-ET (S. 114) (in 45°-Drehung!)
	2. Neer, Larché-ET für Schulterluxation	← Spezial-ET (S. 122) Kann anhand dieser Aufnahmen die Diagnose nicht eindeutig gestellt werden, muß zusätzlich eine Tangentialaufnahme beiderseits angefertigt werden.
	3. Hermodsson-ET bds. oder 20°/20° nach Johner beiderseits.	← Spezial-ET (S. 124, 126)

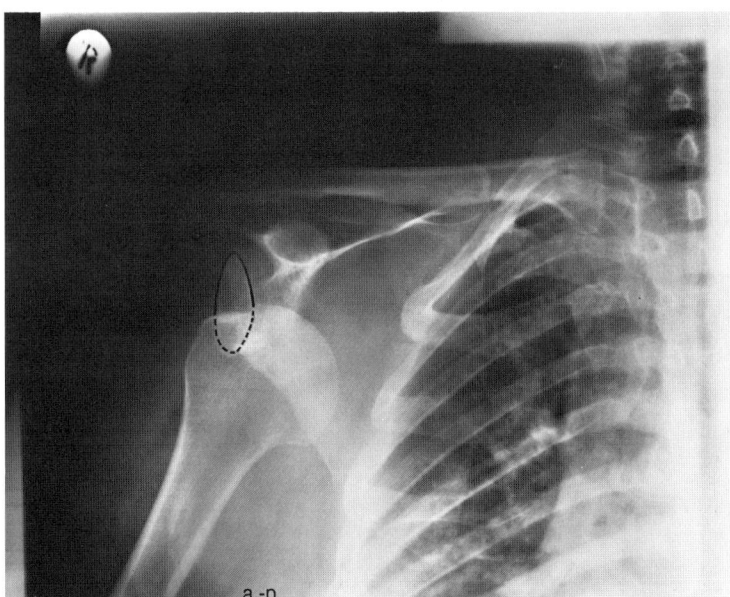

!! Die Diagnose *Schulterluxation* ist durch die transthorakale ET nur in den seltensten Fällen zu stellen. Daher sollte sie bei dieser Fragestellung nicht angewandt werden. Mit der ET nach Neer, Larché (Modifikation) und einer ET tangential für die Schulterluxation ist die Diagnose dagegen immer eindeutig zu stellen.

Abb. 6.74 Vordere untere Schulterluxation.
a a.-p. (45°).
b Neer, Larché-ET (für Luxation).

Abb. 6.74c Transthorakal (aussagekräftig?).

a

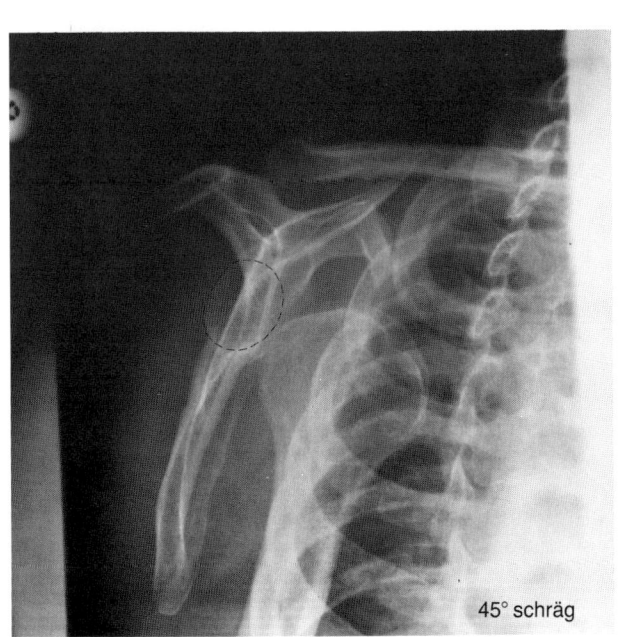

b   45° schräg

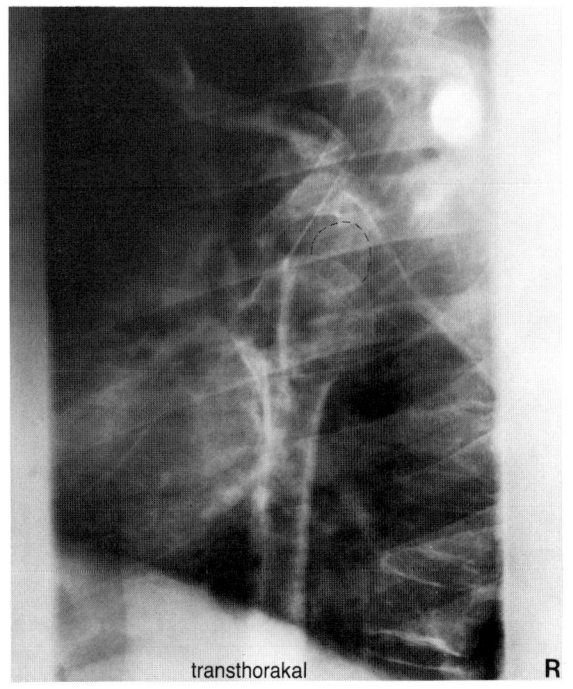

transthorakal   R   c

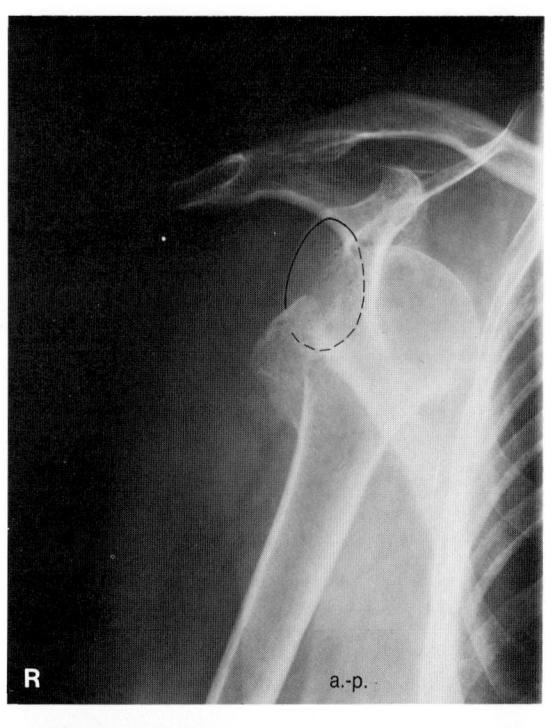

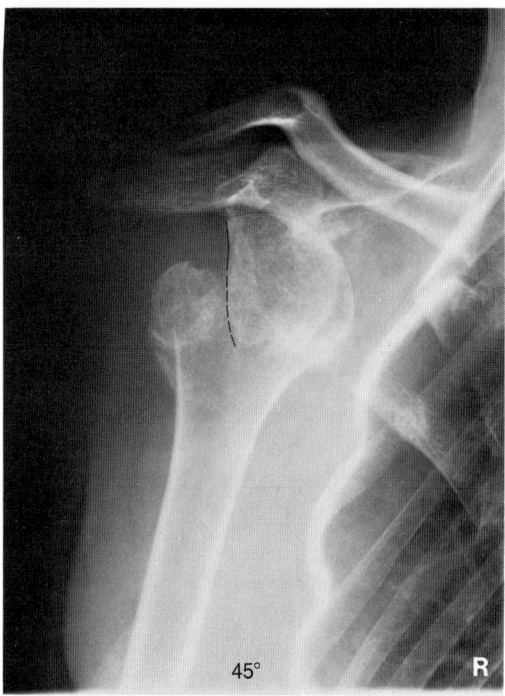

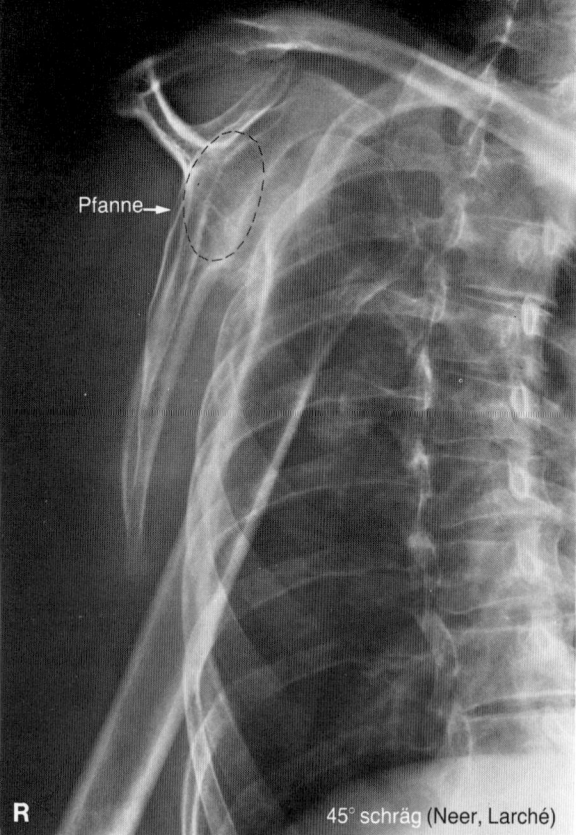

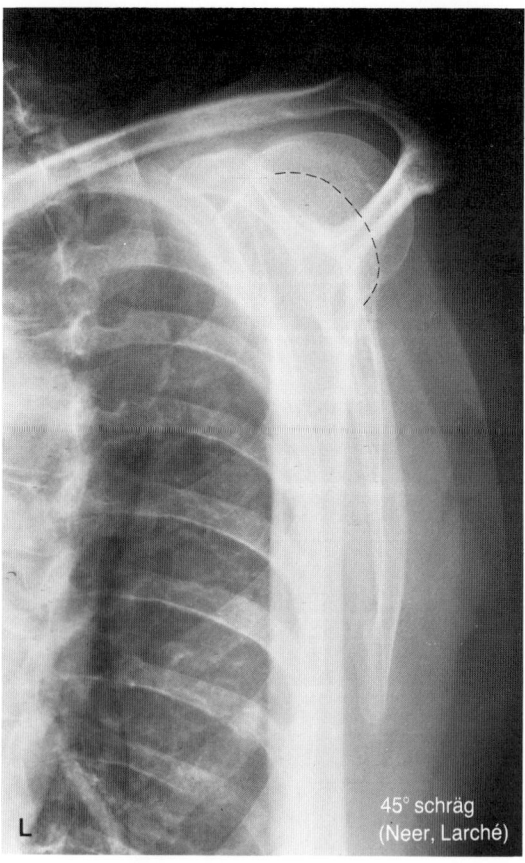

Abb. 6.**75 a–d   Vordere untere Schulterluxation** mit Tuberculum-majus-Ausriß.
a a.-p.
b 45° schräg anliegend.

c Neer, Larché-ET (Luxation).
d Vergleich gesunde Seite.

a

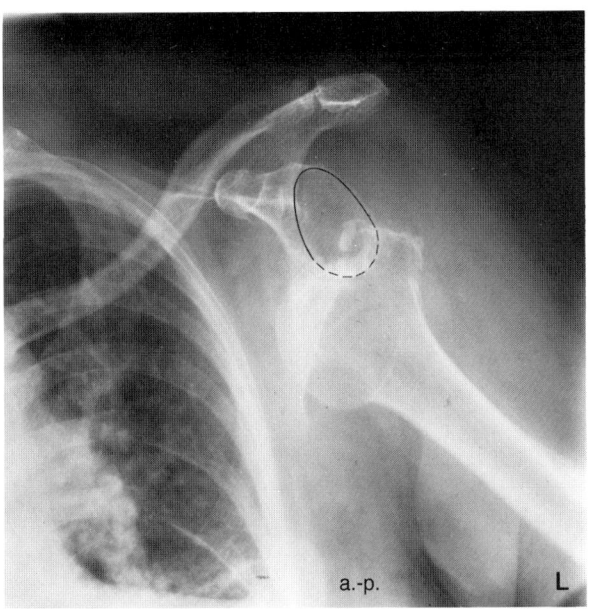

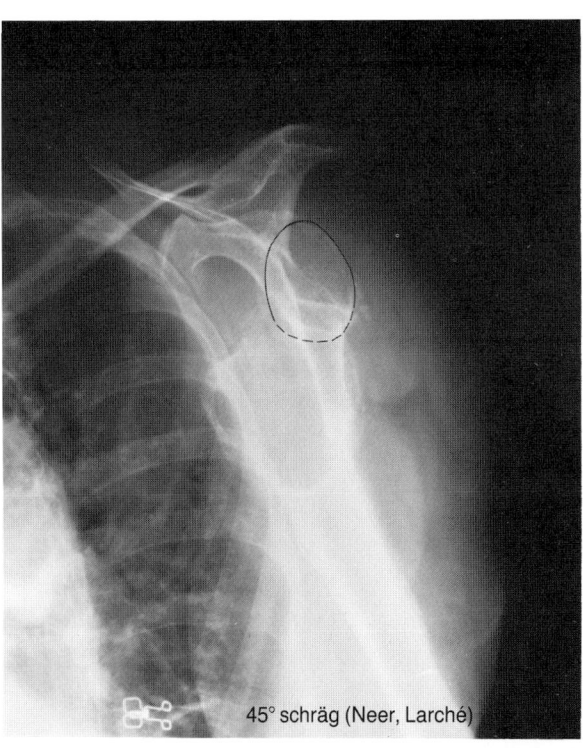

Abb. 6.**76a–c** **Vordere untere Schulterluxation,** Abriß
des Tuberculum majus + Impressionsfraktur (Oberarmkopf
rastet mit dorsalem Anteil in den unteren Pfannenrand ein =
Entstehung der Hill-Sachs-Läsion).
a a.-p.
b Neer, Larché.

b

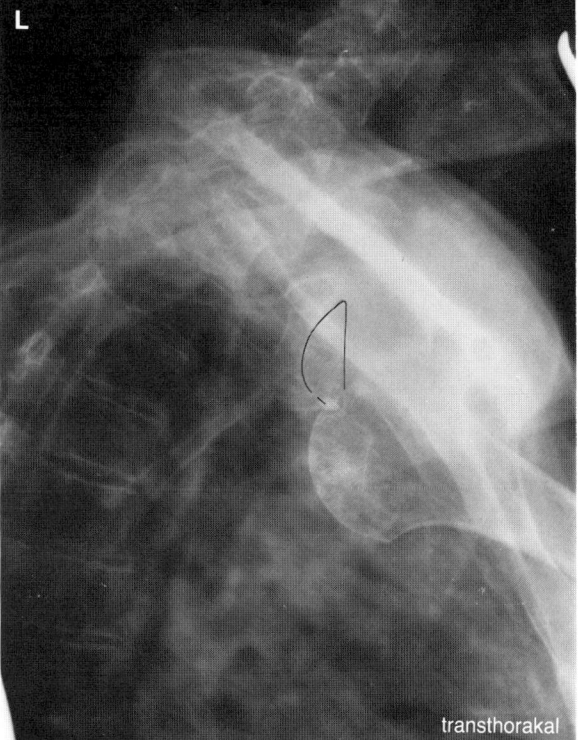

c

Abb. 6.**76c** Transthorakal. Einrasten des Oberarmkopfes.

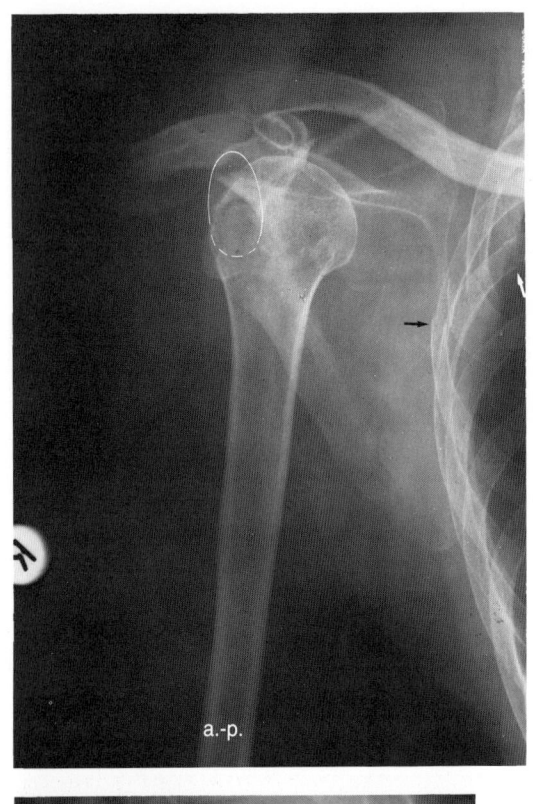

a a.-p.

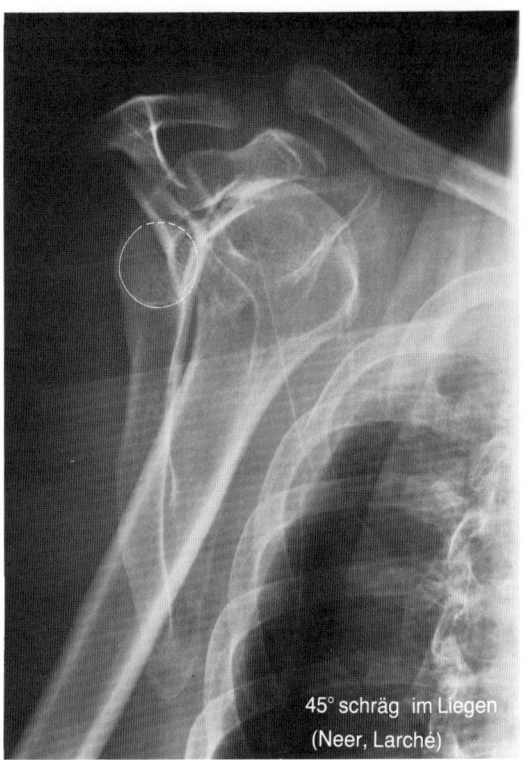

b 45° schräg im Liegen (Neer, Larché)

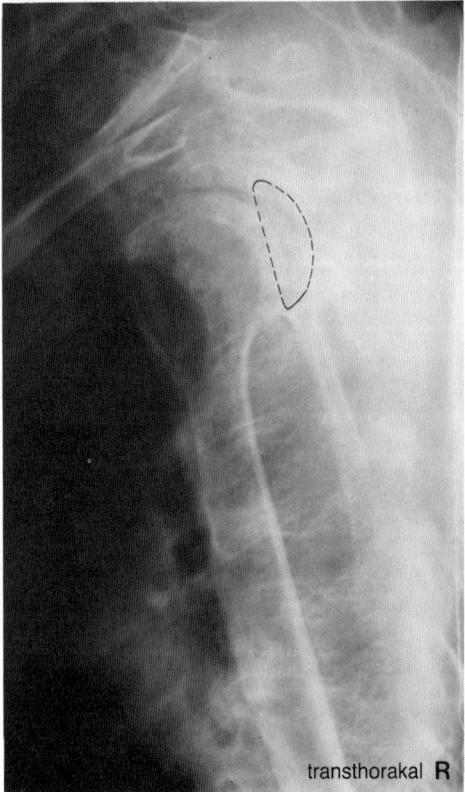

c transthorakal R

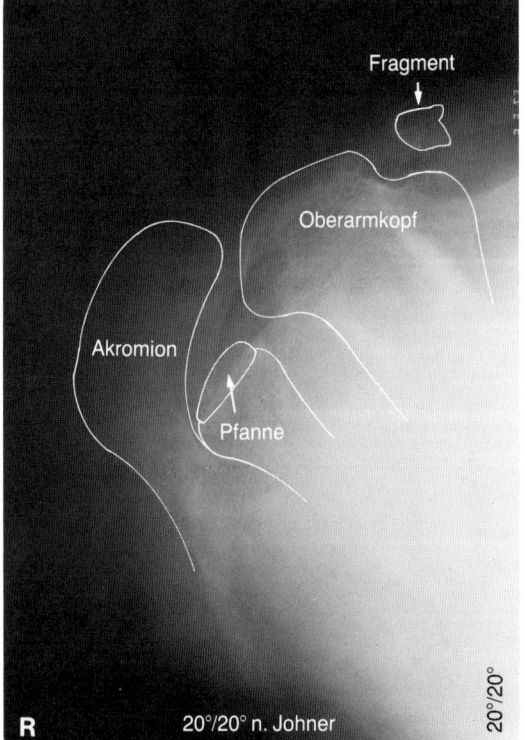

d 20°/20° n. Johner — Fragment, Oberarmkopf, Akromion, Pfanne

Abb. 6.**77 a–d Obere Schulterluxation,** eingestauchte Pfannen- und Schulterhalsfraktur (mit Sprengung des AC-Gelenkes) und Rippenfrakturen. Zur Vollständigkeit 20°/20°-ET mit ausgesprengtem Fragment. Abgleiten des Kopfes nach oben vorn.

a a.-p. (45°).
b Neer, Larché.
c Transthorakal (aussagekräftig?).
d 20°/20°.

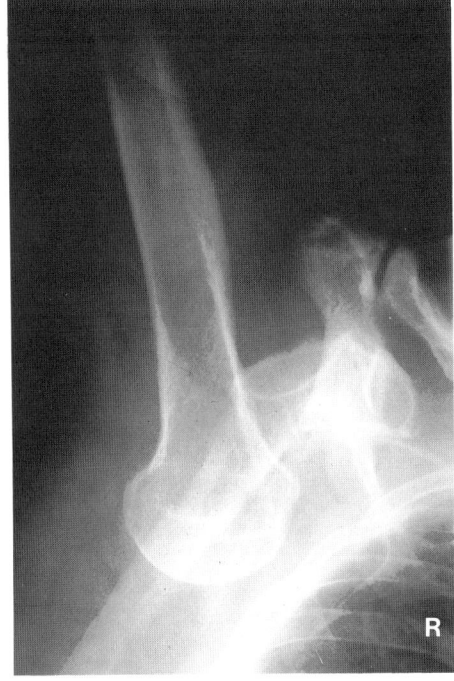

a

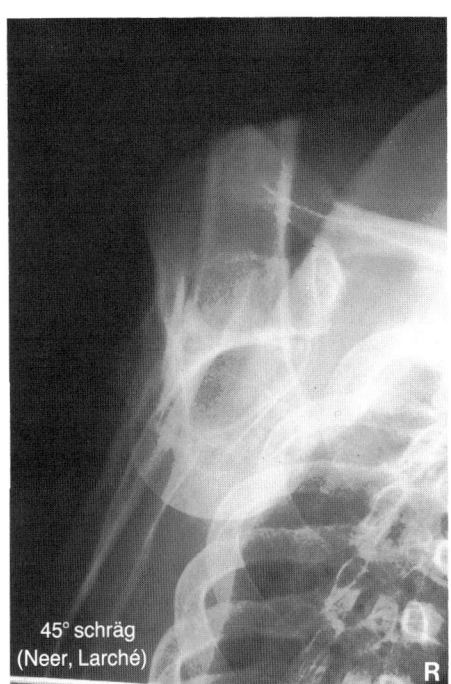

45° schräg
(Neer, Larché)

R

b

Abb. 6.**78 a – c   Vordere untere Schulterluxation,** Kopf um
180 ° fehlgestellt.
a a.-p.
b Neer, Larché.
c Transthorakal (aussagekräftiger als **b**?).

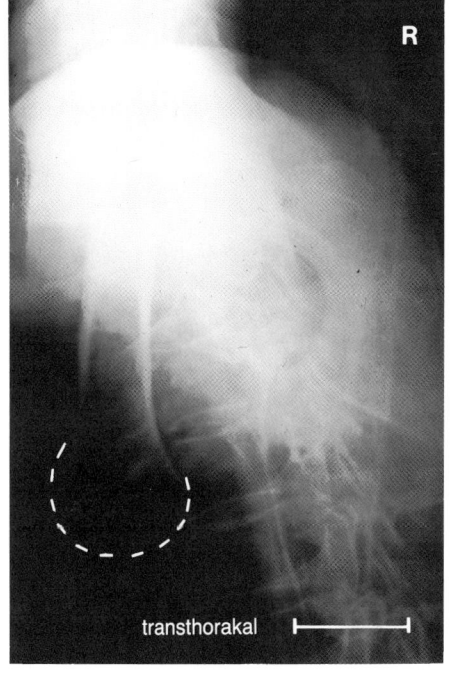

R

transthorakal

c

Abb. 6.**79 a/b**   **Subluxation.**

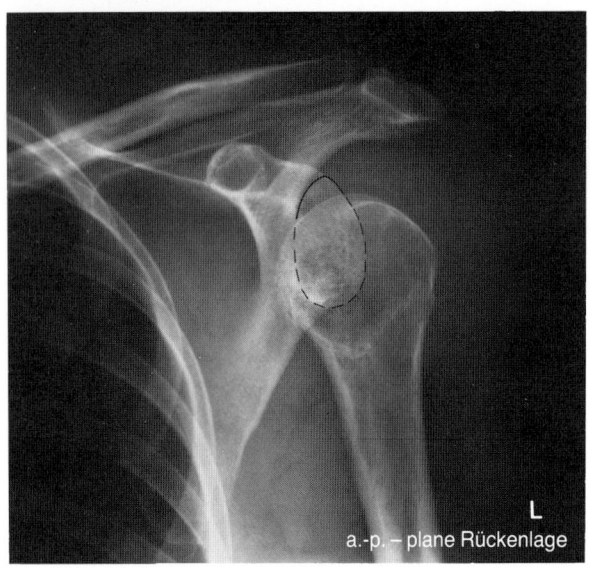

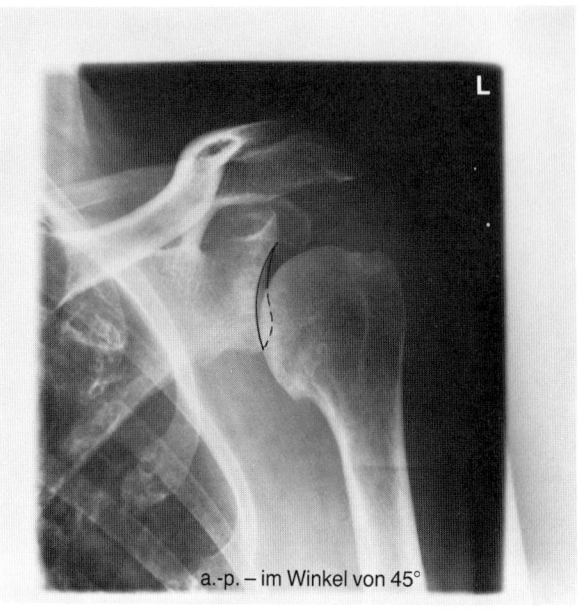

a a.-p., plane Rückenlage.

b a.-p., im Winkel von 45°.

Abb. 6.**80 a–f**   **Hintere Schulterluxation** mit knöcherner Aussprengung am Pfannenrand.

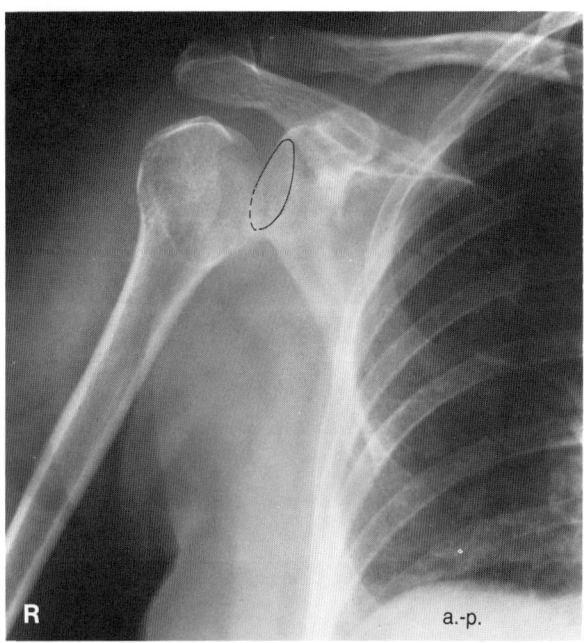

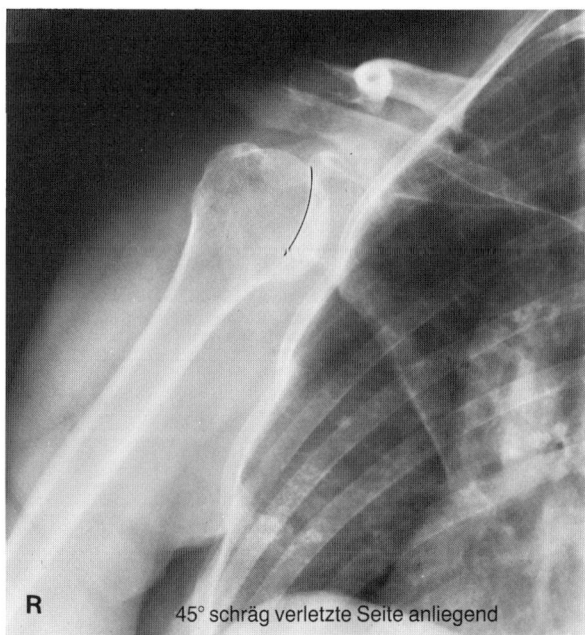

a a.-p., plane Rückenlage.

b a.-p., verletzte Seite im 45°-Winkel anliegend zeigt nun deutlich eine hintere Luxation.

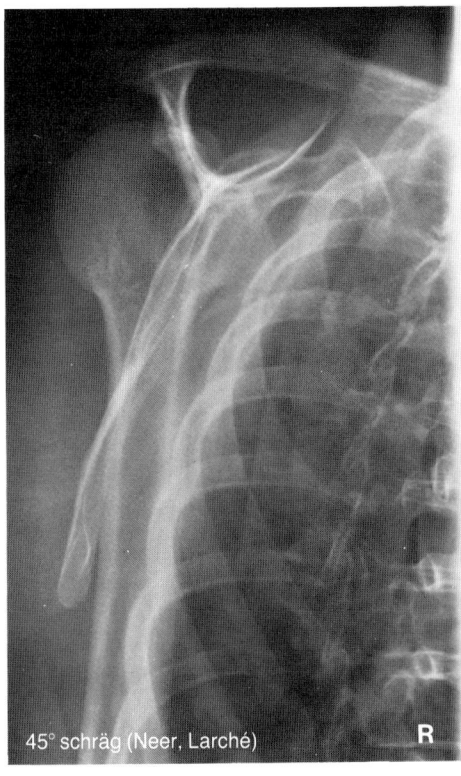

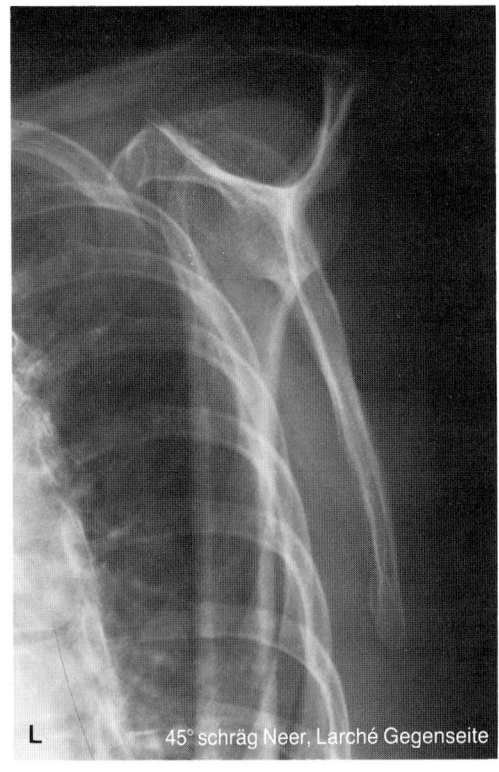

c Neer, Larché-ET (Luxation) zeigt hintere Luxation.

d Neer, Larché, Vergleich gesunde Seite.

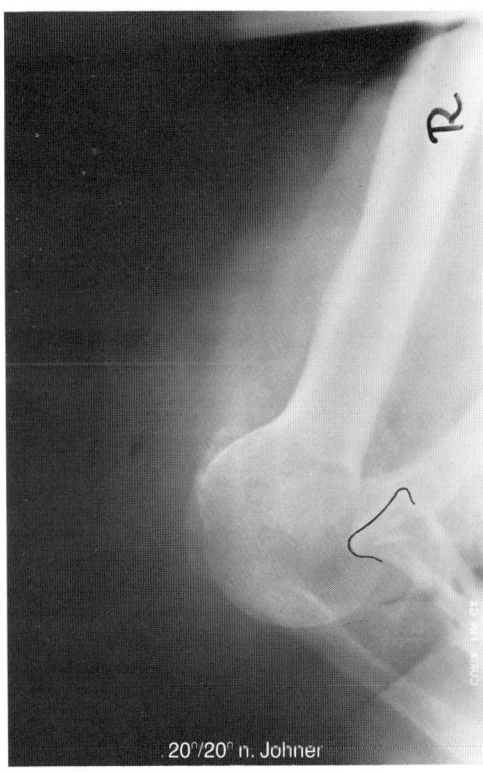

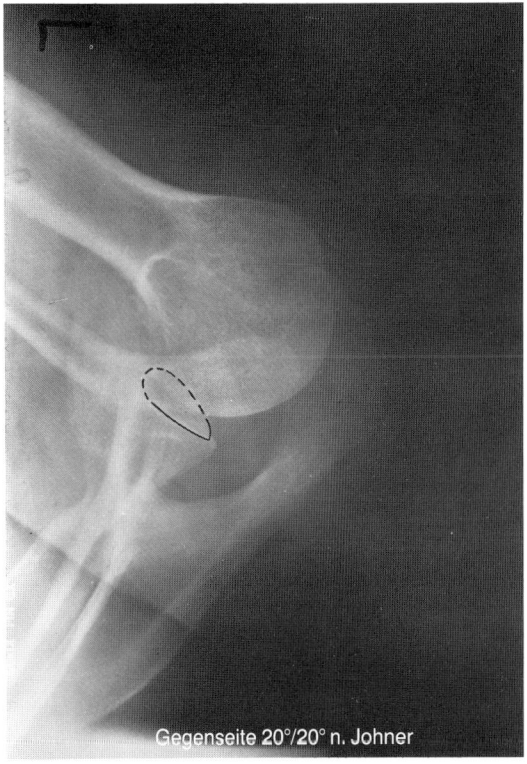

e Tangential 20 °/20 °, Abgleiten des Kopfes nach oben hinten mit Einrasten des Kopfes in den Pfannenrand.

f Gegenseite zum Vergleich.

ET-Wahl	**Schulter – Tuberculum majus** 6.81 a–c	
Verletzung V. a. Fraktur/Luxation im Bereich →	Wahl der ET	Lagerung/GE
Schulter (Tuberculum majus)	1. Schwedenstatus/ Neutralstellung	← Spezial-ET (S. 119) Oder:
	2. Schulter axial	← Normale Standard-ET (S. 115), jedoch **Daumen nach unten zeigend**. Oder:
	3. Schulter tangential (Sulcus intertubercularis)	← Spezial-ET (S. 121)

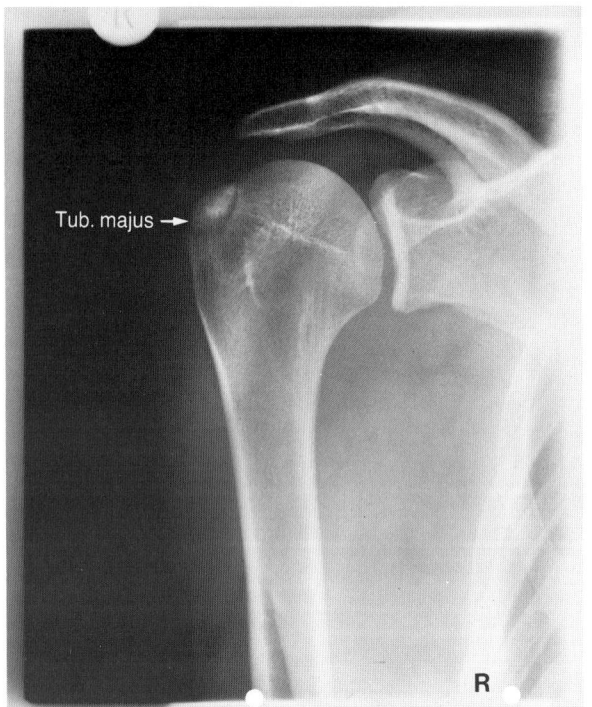

Tub. majus →

a

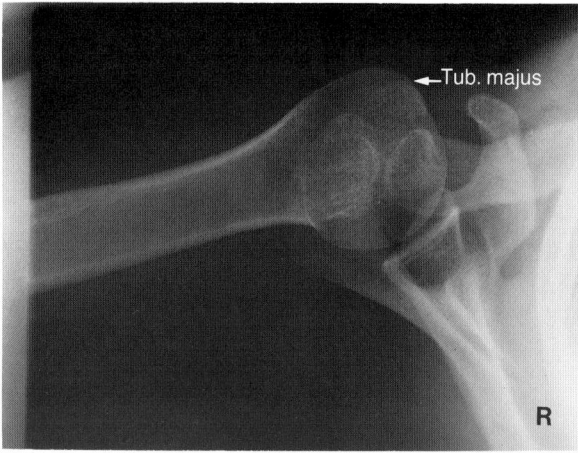

←Tub. majus

R

b

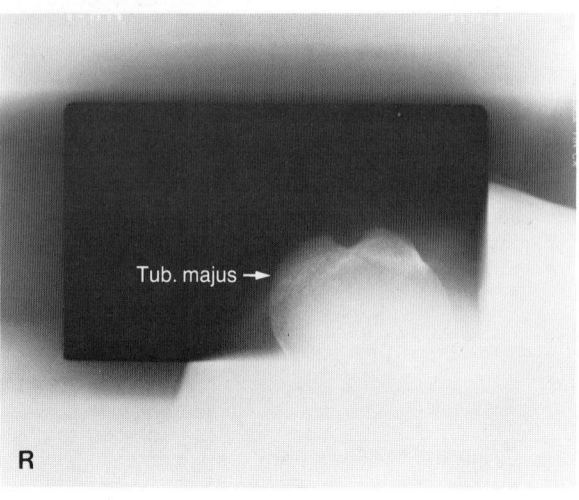

Tub. majus →

R

c

Abb. 6.**81 a**   Rö-Bild zu ET 1: Absprengung im Bereich des Tuberculum majus ohne Dislokation.
b Rö-Bild zu ET 2, Befund unauffällig.
c Rö-Bild zu ET 3, Befund unauffällig.

ET-Wahl   **Schulter − Tuberculum minus**   6.82a−d

Verletzung V. a. Fraktur/Luxation im Bereich →	Wahl der ET	Lagerung/GE
Schulter (Tuberculum minus)	1. Schwedenstatus/ Außenrotation 6.**82a**	← Spezial-ET (S. 119)
	2. Schulter axial 6.**82b**	Oder: ← Normale Standard-ET (S. 115), jedoch **in Supination.**
	3. Schulter tangential (Sulcus intertubercularis) 6.**82c**	Oder: ← Spezial-ET (S. 121)
	4. Neer, Larché 6.**82d**	Oder: ← normale Standard-ET, jedoch Arm **in Innenrotation** (Hand-fläche und Unterarm) liegt auf dem Kopf. **GE:** ZS exakt auf Längsmitte des Schulterblattes, wie bei Stan-dard-ET.

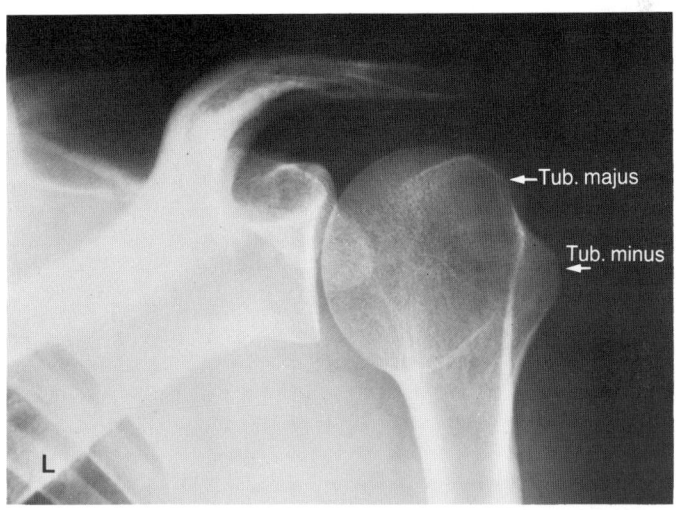

Abb. 6.**82a−d** Tuberculum minus,
Befund unauffällig.

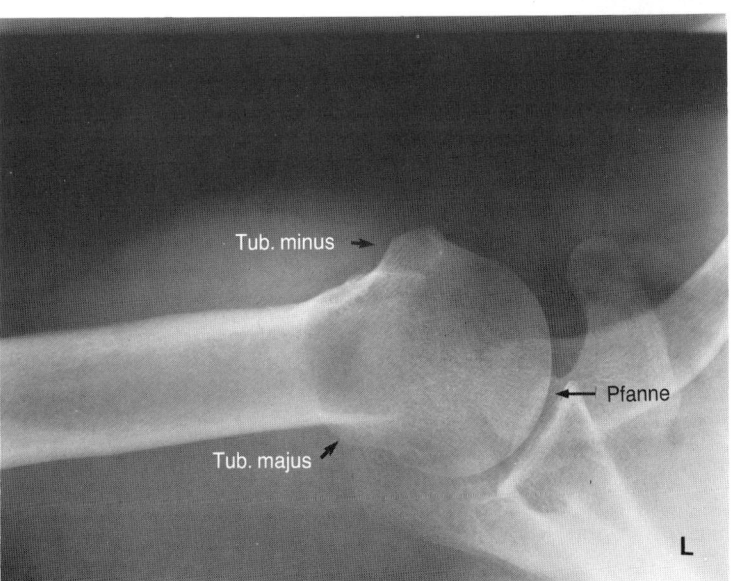

c−d ▶

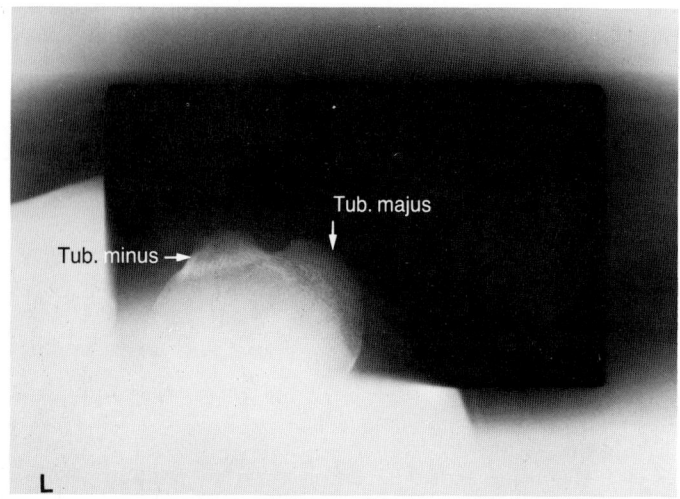

Tub. majus

Tub. minus →

L   6.**82 c**

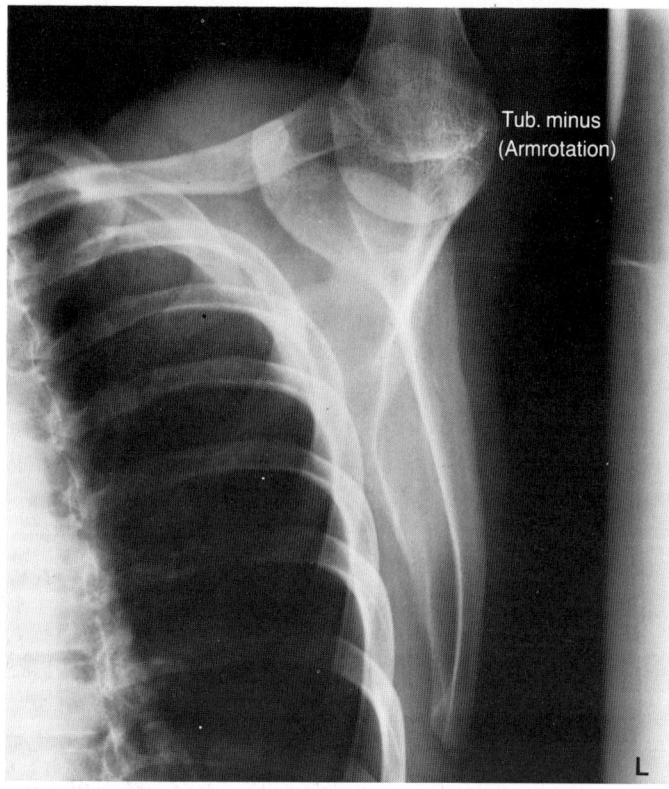

Tub. minus
(Armrotation)

L   6.**82 d**

ET-Wahl Schulter – vor/nach Arthrographie

Verletzung V. a. Fraktur/Luxation im Bereich →	Wahl der ET	Lagerung/GE
Schultergelenk V. a. Rotatorenmanschetten-ruptur		Zur Arthrographie müssen folgende Aufnahmen vorliegen:
vor Arthrographie	1. Schwedenstatus 1 + 2 2. Schwedenstatus 3	← Spezial-ET (S. 119) 25° kraniokaudal ← Spezial-ET (S. 119)
nach Arthrographie	1. Schwedenstatus 1 + 2 2. Schwedenstatus 3	← Spezial-ET (S. 119) 25° kraniokaudal ← Spezial-ET (S. 119).

Schultergelenk nach Reposition

Wahl der Standard-ET bzw. der spezial-ET nach:

– Desault → subkapitaler Oberarmfraktur (S. 145).
– Abduzierter Stärkeverband → subkapitaler Oberarmfraktur (S. 146).
– Thoraxabduktionsschiene → Trümmerfraktur im Bereich: proximaler Oberarm (S. 147).
– Hängegips → subkapitaler Oberarmfraktur mit Dislokation (S. 148).
– Thoraxabduktionsgips → subkapitaler Oberarmfraktur mit Dislokation (S. 149).
– Verplattung/Desault → Schulterblattfraktur (S. 150).
– Verplattung/Desault → Schulterblattfraktur (Gutachten) (S. 151).

– Desault → Schulterluxation (S. 151).
– Desault → Schulterluxation mit Tuberculum-majus-Abriß (S. 151).
– Anschlußbehandlung nach Desault → Schulterluxation und Tuberculum-majus-Abriß (S. 151).
– Anschlußbehandlung nach Desault → Schulterluxation und bei V. a. Bankart-Läsion (S. 151).
– Limbusverschraubung → Bankart-Läsion (S. 151).
– Anschlußbehandlung nach Desault, evtl. Vorbereitung zur OP → Schulterluxation bei V. a. Hill-Sachs-Läsion (S. 152).
– Umstellungsosteotomie nach Eden-Hybinette → Hill-Sachs-Läsion (S. 152).

Behandlungsmethode nach→	Wahl der ET	Lagerung/GE
Desault → **subkapitaler Oberarmfraktur**	1. Schulter u. Oberarm a.-p. 6.83a–c	← Standard-ET (S. 114) (im 45°-Winkel)
	2. Schultergelenk transthorakal	← Standard-ET (s. Oberarm S. 110, 111, 115)

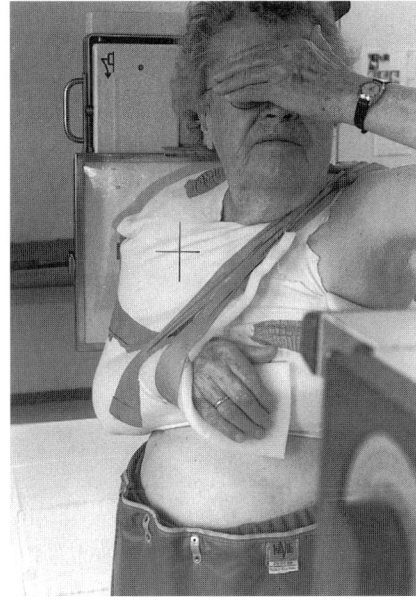

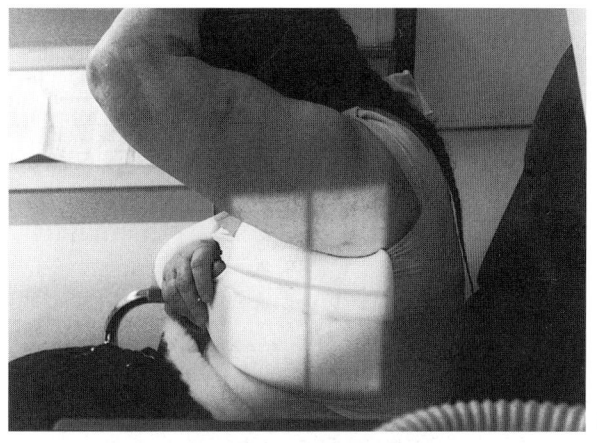

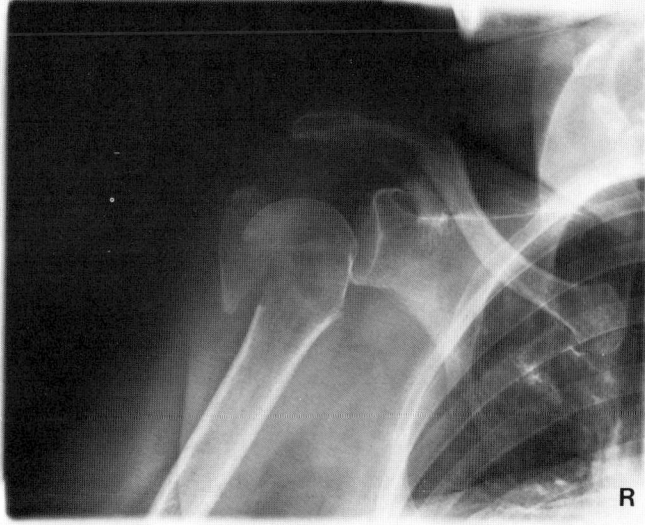

Abb. 6.**83a**   a.-p. im Stehen, gesunde Seite 45° (Bocollo) angehoben.
b Transthorakal.
c Subkapitale Oberarmfraktur mit Abkippung des Humeruskopfes nach lateral und Aussprengung des Tuberculum majus, Subluxation.

Behandlungsmethode nach →	Wahl der ET	Lagerung/GE
abduzierter Stärkeverband → **subkapitaler Oberarmfraktur**	1. Schulter u. Oberarm a.-p.	← Standard-ET (S. 114) (im 45°-Winkel)
	2. Schultergelenk transthorakal	← Standard-ET (s. Oberarm S. 110, 111, 115)
	3. Schultergelenk axial 6.84 a/b	← Patient beugt sich über die Kassette. **GE:** ZS trifft senkrecht auf den Oberarmkopf (Gelenkspalt) und zielt in Richtung Kassette.

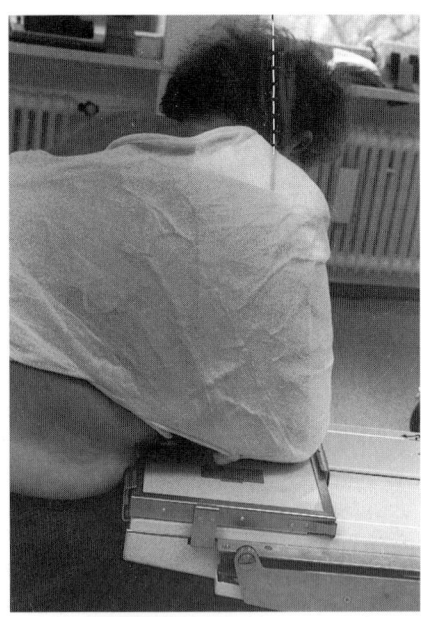

a

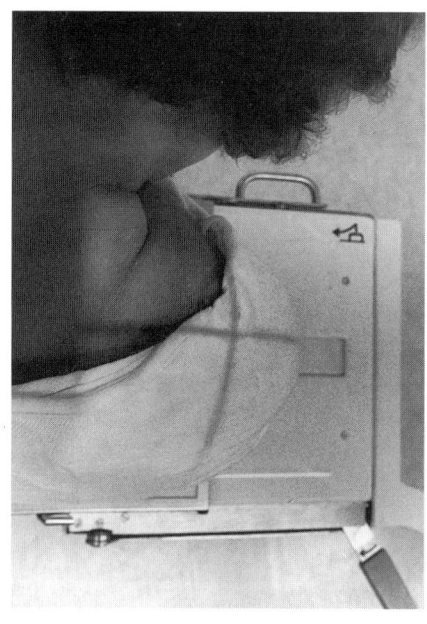

b

Abb. 6.**84a–c**   2. Ebene im Stärkeverband: axial, Patient beugt sich zur Seite über die Kassette mit Raster.

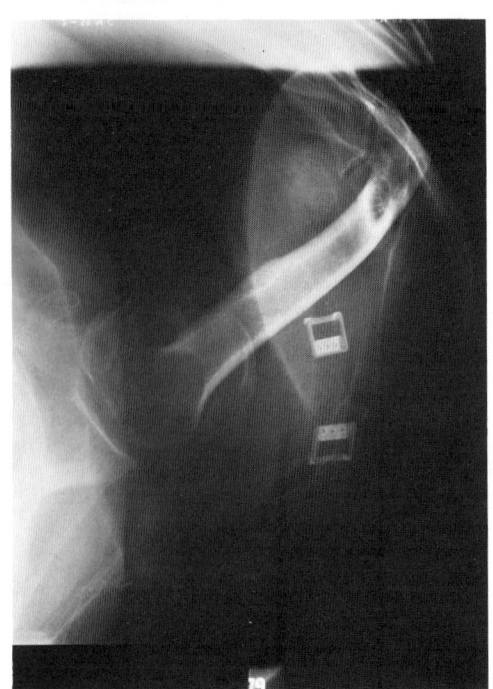

c

‼ Subkapitale Humerusfraktur im Desault- oder Stärkeverband a.-p. immer im 45°-Winkel (kranke Seite anliegend) röntgen, um eine evtl. *Subluxation* des Oberarmkopfes nicht zu übersehen. Dies gilt für alle Kontrollaufnahmen.

Behandlungsmethode nach→	Wahl der ET	Lagerung/GE
Thoraxabduktionsschiene → **Trümmerfraktur im Bereich proximaler Oberarm**	1. Schulter u. Oberarm a.-p. `6.85a−e`	← Standard-ET (S. 114) (wenn möglich, mit 45°-Drehung)
	2. Schulter u. Oberarm axial	← Kassette liegt parallel zum Oberarm. **GE:** ZS zielt senkrecht durch das Kissen auf Oberarm und Kassettenmitte.
	3. Schulter u. Oberarmkopf axial	← Kassette wie bei der axialen Schulteraufnahme im 20°-Winkel an den oberen Schulterrand anstellen. **GE:** ZS trifft senkrecht auf die angestellte Kassette durch den Oberkörper hindurch.

Abb. 6.**85a**   Rö-Aufnahme im a.-p. Strahlengang.
b a.-p. Thoraxabduktionsschiene, Kassette liegt parallel zum Oberarm.
c Dazugehörendes Rö-Bild.

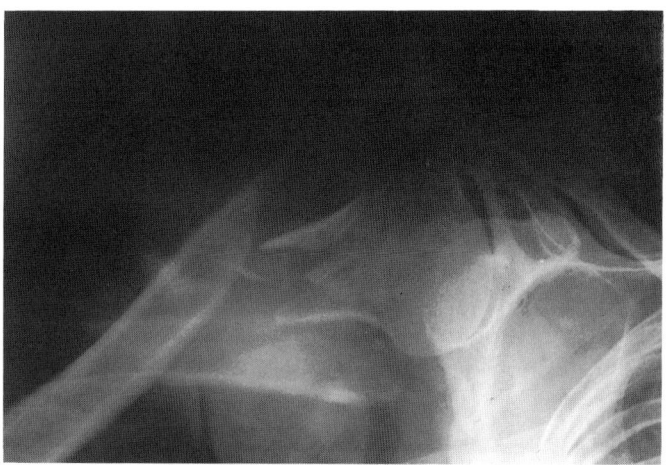

a

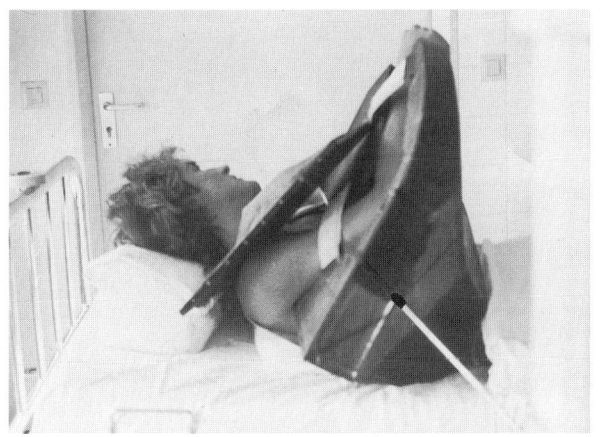

b

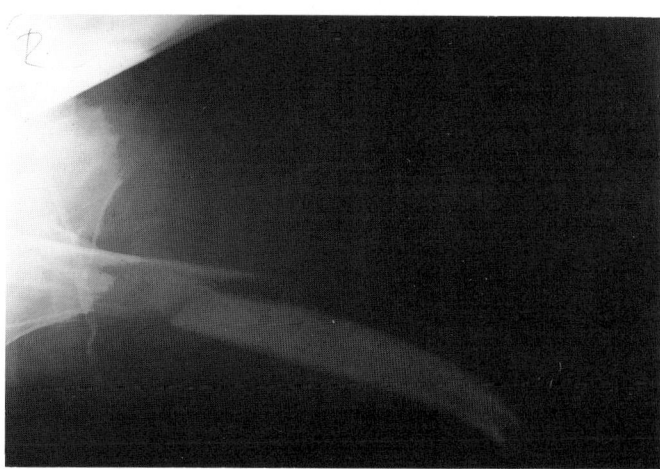

d−e ▶

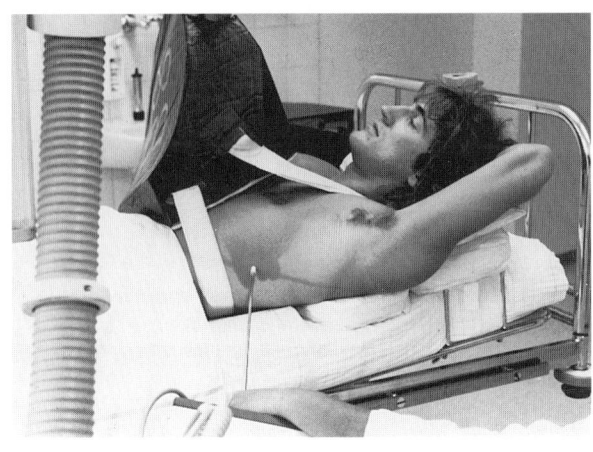

d

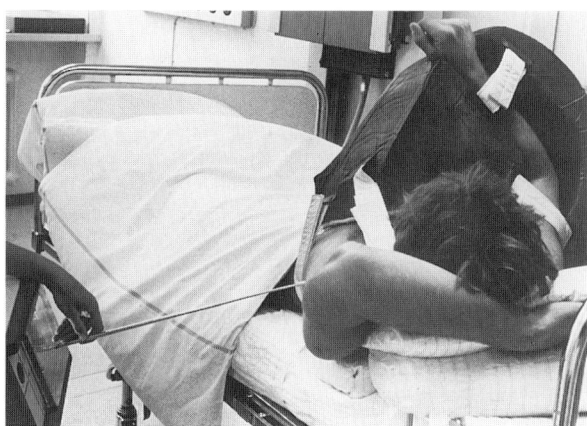

e

Abb. 6.**85 d/e** ET für die axiale Schulteraufnahme.
Rö-Befund: Oberarmschaftfraktur mit Aussprengung eines
Biegungskeiles nach kaudal und Knickbildung.

Behandlungsmethode nach →	Wahl der ET		Lagerung/GE
Hängegips → **subkapitale Oberarmfraktur mit**	1. a) Schulter u. Ober- arm a.-p.	6.86a	← Standard-ET (S. 114) (interessierende Seite anliegend).
Dislokation	2. Schultergelenk trans- thorakal	6.86b	← Standard-ET (s. Oberarm S. 110, 111, 115)

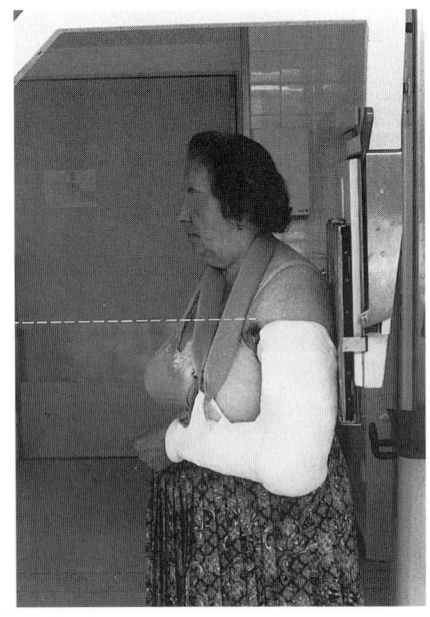

a

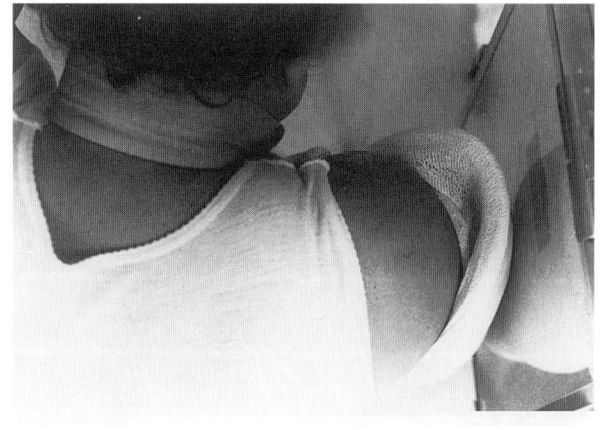

b

Abb. 6.**86 a** Oberarm a.-p. im Hängegips (45°-Winkel).
b Transthorakal.

!! Beim Hängegips befindet sich die Fraktur zumeist *außerhalb* des Gipses. Durch das Gipsgewicht werden die Bruchstücke des Humerus wieder in die richtige Achse gezogen. Deshalb darf als 2. Ebene nur eine transthorakale Aufnahme angefertigt werden.

Behandlungsmethode nach→	Wahl der ET	Lagerung/GE
Thoraxabduktionsgips → **subkapitale Oberarmfraktur mit Dislokation**	1. Schulter u. Oberarm a.-p. 6.87a	← Standard-ET (S. 114) (mit 45°-Drehung)
	2. Schultergelenk axial 6.87b	← Standard-ET (S. 114) Oder: Patient beugt sich über die Kassette. **GE:** ZS trifft senkrecht auf den Oberarmkopf/Gelenkspalt und auf die Kassette mit Raster.

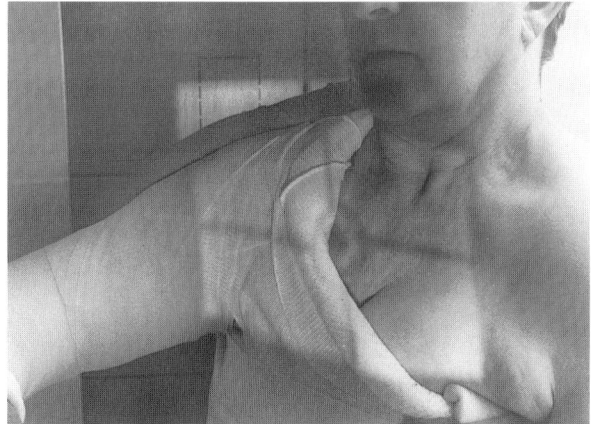
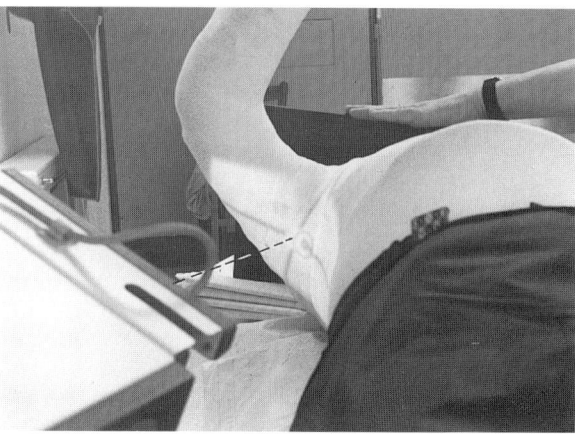

a   b

Abb. 6.**87a** Thoraxabduktionsgips a.-p. (im Winkel von 45°).

b Axial, wenn möglich.

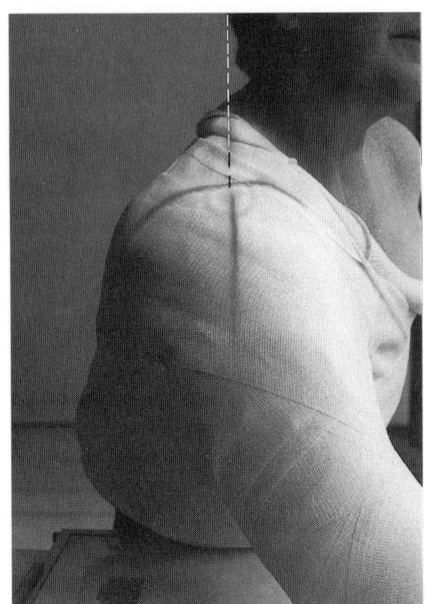

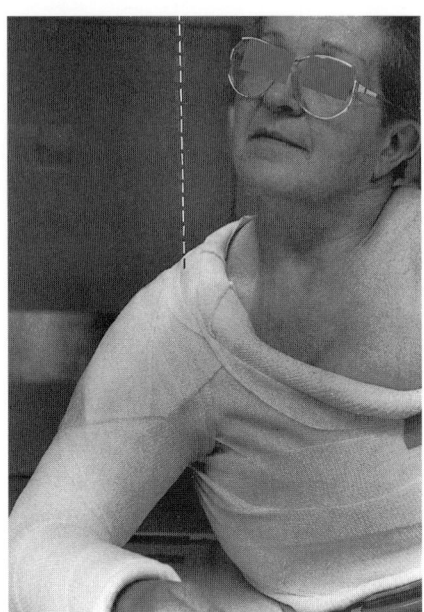

c   d

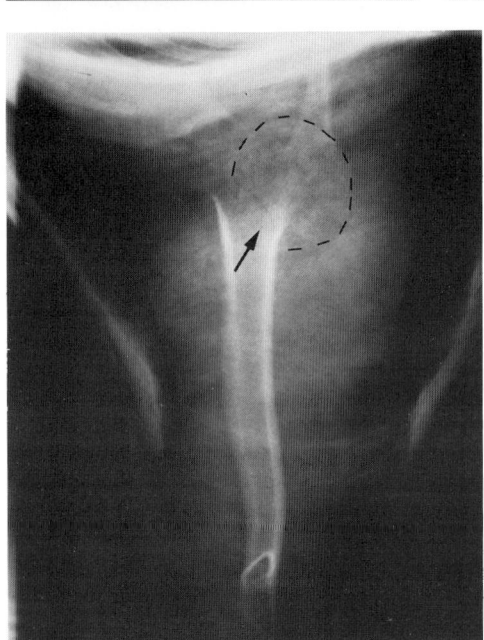

Abb. 6.**87 c/d**   Axial, im Liegen nicht möglich (Winkel Ober-
armkopf/Oberkörper zu klein). Patient beugt sich mit Oberkörper über Kassette.
e Abrutschen des Kopfes nach hinten (2. Ebene zu ET **a**).

e

‼ Thoraxabduktionsgips: um ein Abrutschen des
Oberarmkopfes in beiden Ebenen beurteilen zu
können, ist eine axiale Aufnahme unbedingt erforderlich. Der Thoraxabduktionsgips ist zumeist die
Anschlußbehandlung an den Hängegips, wenn diese Behandlung nicht genügt. Dem Patienten soll
mit dem Thoraxabduktionsgips – wenn möglich –
eine OP mit Nagelung erspart werden.

Behandlungsmethode nach →	Wahl der ET	Lagerung/GE
Verplattung/Desault →	1. Schulterblatt a.-p.	← Standard-ET (S. 116)
Schulterblattfraktur	2. Schulterblatt seitlich	← Standard-ET (S. 118) oder bei Desault-Verband: Arm am Körper anliegend (Drehung 45°). **GE:** ZS zielt senkrecht auf den Oberarm durch den Spalt zwischen Rippen und Oberkörper (Achselhöhle), auf die Kassette.

Behandlungsmethode nach→	Wahl der ET	Lagerung/GE
Verplattung/Desault → **Schulterblattfraktur (Gutachten)**	1. Schulterblatt p.-a. 2. Schulterblatt seitlich	← Standard-ET p.-a. (S. 117) ← Spezial-ET (S. 118), ET a) oder b)

Behandlungsmethode nach→	Wahl der ET	Lagerung/GE
Desault → **Schulterluxation**	**Nach Reposition sollten als 1. Kontrolle immer folgende ET geröntgt werden:** 1. Schulter a.-p. 2. Neer, Larché 3. 20°/20° n. Johner oder Hermodsson-ET beidseits	 ← Standard-ET (S. 114) (in 45°-Drehung) ← Spezial-ET (S. 118) ← Spezial-ET (S. 124, 126)
Desault → **Schulterluxation mit Tuberculum-majus-Abriß**	spätere Kontrollaufnahmen: 1. Schulter a.-p.	← Standard-ET (S. 114) (in 45°-Drehung)
Anschlußbehandlung nach Desault → **Schulterluxation und Tuber-culum-majus-Abriß**	1. Schwedenstatus/ Neutralstellung 2. Schulter tangential (Sulcus intertubercularis)	← Spezial-ET (S. 119) evtl. zusätzlich: ← Spezial-ET (S. 121)
Anschlußbehandlung nach Desault → **Schulterluxation und bei V. a. Bankart-Läsion**	1. Schulter a.-p. 2. Schulter axial 3. West-Point-ET 4. Bernageau-ET	← Standard-ET (S. 114) (in 45°-Drehung) ← Spezial-ET (S. 129) bei Bedarf: ← Spezial-ET (S. 128) ← Spezial-ET (S. 130)

Behandlungsmethode nach→	Wahl der ET		Lagerung/GE
Limbusverschraubung → **Bankart-Läsion**	1. Schulter a.-p. 2. Schulter axial	6.**88a** 6.**88b**	← Standard-ET (S. 114) wenn möglich: ← Spezial-ET (S. 129)

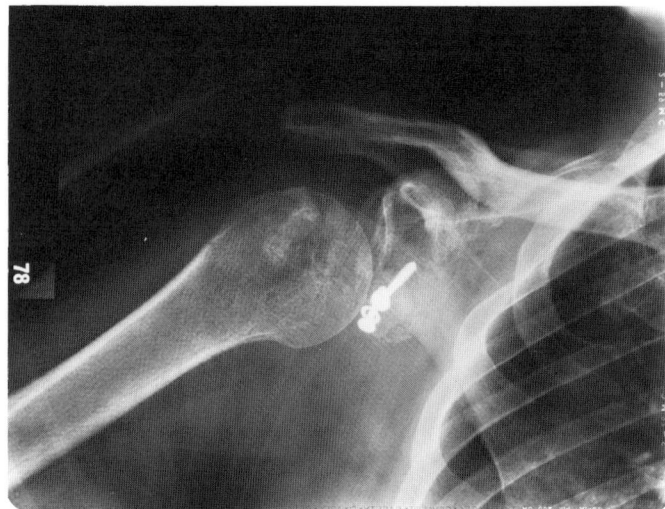

a

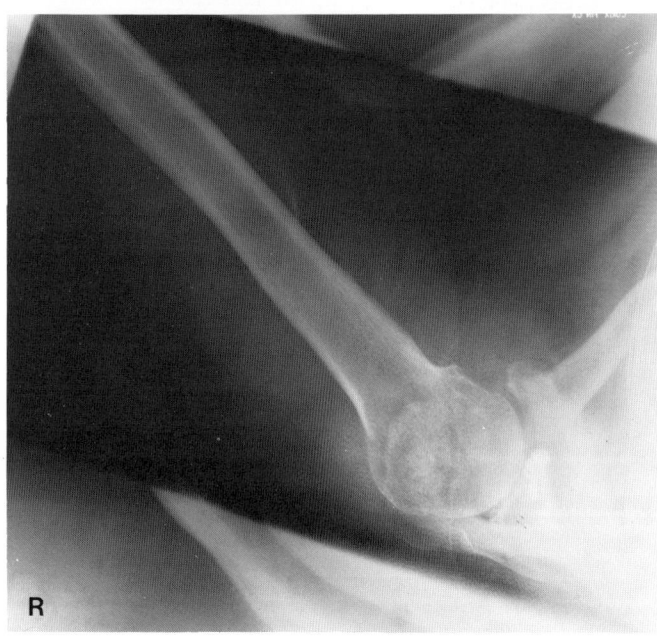

b

Abb. 6.**88a** Limbusverschraubung nach Bankart-
Läsion.
b Axiale ET, siehe Foto 6.**87b**).

Behandlungsmethode nach →	Wahl der ET	Lagerung/GE
Anschlußbehandlung nach Desault	1. Schulter a.-p.	← Spezial-ET (S. 114)
evtl. Vorbereitung zur OP nach →	2. 20°/20°-ET n. Johner oder Hermodsson-ET, evtl. beiderseits	← Spezial-ET (S. 124, 126)
Schulterluxation bei V. a. Hill-Sachs-Läsion		

Behandlungsmethode nach →	Wahl der ET		Lagerung/GE
Umstellungsosteotomie nach Eden-Hybinette →	1. Schulter a.-p.	6.89	← Standard-ET (S. 114) (in 45°-Drehung) weitere ET richten sich nach der OA-Stellung im Gips:
Hill-Sachs-Läsion	2. Schulter axial		← Standard-ET (S. 114)

Obere Extremität   Schulter n. Rep. –
Forts. ET-Wahl: Hill-Sachs-Läsion nach OP (Eden-Hybinette)

153

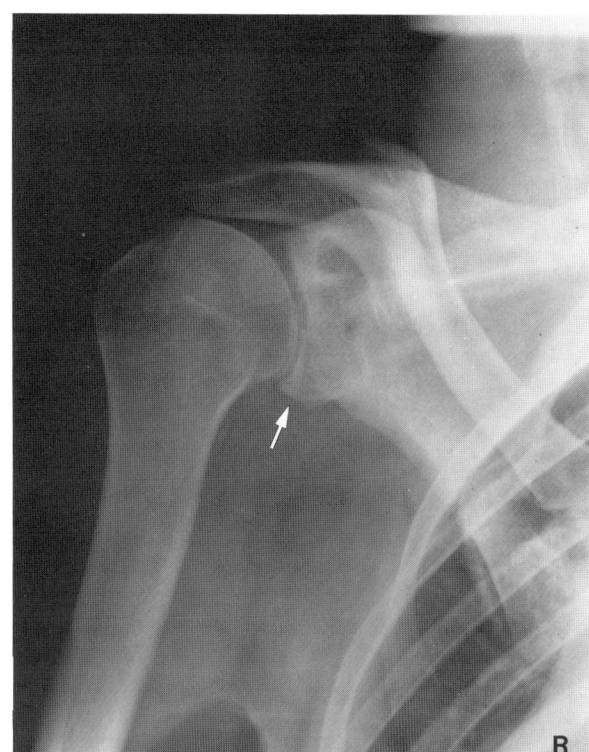

Abb. 6.**89**   Pfannenplastik: keilförmiger Knochenspan zur Verstärkung des unteren Pfannenrandes eingesetzt.

7. Schädel, Wirbelsäule, Becken

Schädel

Standard-ET

Schädel a.-p./p.-a. (S. 157).
Schädel seitlich (S. 157, 158).
Nasenbein seitlich (S. 159).

Spezial-ET

Hinterhauptsaufnahme (45°) (S. 159).
Vergleichsaufnahme beider Felsenbeine und Teile des
Hinterhauptes (Altschul-Uffenorde) (S. 160).
Sella turcica (S. 161).
Schädel axial (S. 162).
Nasennebenhöhlen (S. 163, 164).
Orbitae (S. 165).
Felsenbein (Stenvers) (S. 165).
Felsenbein/Kieferköpfchen (Schüller) (S. 167).
Kieferköpfchen (Modifikation nach Parma) (S. 168).
Unterkiefer, verschiedene ET (S. 169–173).
Jochbogen einzeln (S. 174, 175).
Jochbogenvergleich „Henkeltopf-ET" (S. 176).
Foramen opticum (nach Rhese-Goalwin) (S. 177, 178).

Wahl der Standard-ET bzw. der Spezial-ET bei V. a.

Fraktur im Bereich: Schädel (Übersicht) (S. 180).
Fraktur im Bereich: Nasenbein (S. 181).
Fraktur im Bereich: Hinterhaupt (S. 181).
Fraktur im Bereich: Gesichtsschädel (S. 181).
Fraktur im Bereich: Felsenbein (S. 182).
Fraktur im Bereich: Unterkiefer/Kieferköpfchen
(S. 182, 183).
Fraktur im Bereich: Orbita/Foramen opticum (S. 183).

Kieferbereich nach Osteosynthese

(S. 183)

Die Belichtungsdaten gelten für einen 12-Puls-Generator und einen RP1-Film (blue).
Im *Regelfall* – wie üblich –: Die Aufnahmen mit Belichtungsautomatik und den vorgegebenen kV anfertigen.
Im *Ausnahmefall* und wie üblich: Gilt die angegebene freie Belichtung als Richtwert.

Objekt	Format	Empfindlich-keitsklasse	Raster 8/40	Abstand cm	Belichtung kV/mAs
Schädel	24/30	200	+	115	a.-p. 73/40
			+	115	seitl. 66/32
			+	115	axial 77/50
Hinterhaupt/Altschul	24/30	200	+	105/95	schräg 77/50
Nasennebenhöhlen	18/24	200	+	115	im Sitzen 77/40
	24/30	200	+	115	im Liegen 77/40
Felsenbein (Stenvers)	18/24	200	+	115	77/63
Kieferköpfchen	18/24	100	−	105	60/40
Unterkiefer	18/24	200	+	115	66/10
		100	−	105	57/16,5
Jochbogen	18/24	100	−	105	60/12,5
Nasenbein	18/24	100	−	105	44/5

Die Belichtungsdaten gelten für einen 12-Puls-Generator und einen RP1-Film (blue).
Im *Regelfall* – wie üblich –: Die Aufnahmen mit Belichtungsautomatik und den vorgegebenen kV anfertigen.
Im *Ausnahmefall* und wie üblich: Gilt die angegebene freie Belichtung als Richtwert.

‼ *Grundsätzliches für Schrägaufnahmen des Schädels:*
Alle Aufnahmen die in einem bestimmten Winkel in Bauch- bzw. in Rückenlage angefertigt werden, werden in umgekehrter Lage mit dem gleichen Winkel, jedoch in entgegengesetzter Strahlengangsrichtung geröntgt.
Beispiel: Bauchlage 12° kraniokaudal
= Rückenlage 12° kaudokranial

Verlauf der Einstellinien:

DH: Die Deutsche Horizontale verläuft vom knöchernen unteren Orbitarand zum äußeren Gehörgang.

Medianebene: Sie teilt den Schädel längs in 2 gleiche Hälften.

Augen-/Ohrlinie: Die Linie verläuft vom knöchernen Augenwinkel zum äußeren Gehörgang.

Ohrvertikale: Sie teilt den Schädel quer in 2 Hälften (= Verbindung der beiden äußeren Gehörgänge).

Standard-ET: Schädel a.-p.   7.1 a/b

im Liegen/im Sitzen:

Rückenlage

a) Der Patient zieht den Kopf so weit zum Körper an, bis die DH senkrecht zur Kassette steht (evtl. Kopf mit Bocollokeil unterpolstern) (s. **!!** Vorsicht bei Unfällen S. 158).

b) Der Patient kann den Kopf nicht anziehen. Die Röhre wird so weit kraniokaudal gekippt, bis der ZS im gleichen Winkel wie die DH liegt.

GE Der ZS trifft bei a) senkrecht, bei b) im jeweiligen kraniokaudalen Winkel auf die Nasenwurzel und Filmmitte auf. (Schädelfilter verwenden)

!! Das Schädelfilter wird immer so eingeschoben, daß der Längsteil im HWS-Bereich liegt.

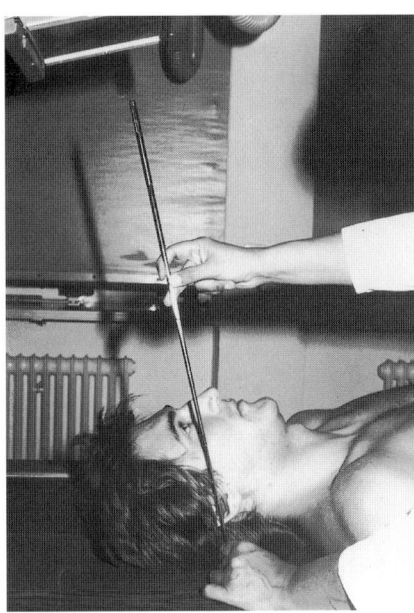

a

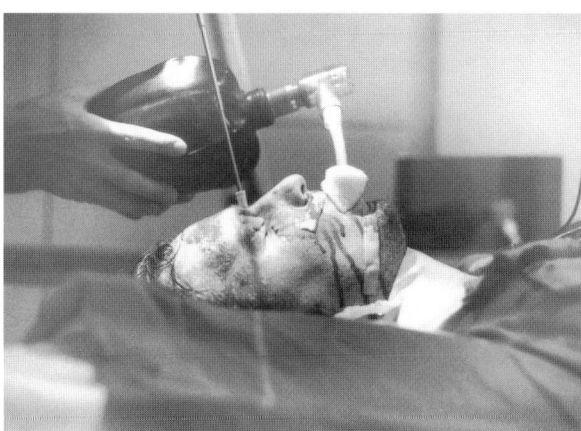

b

Abb. 7.**1 a/b**   Schädel a.-p., der ZS steht parallel zur DH.
c Schädel p.-a., Tragi fühlen.

Schädel p.-a.   7.1 c

im Liegen/im Sitzen:

Bauchlage. Stirn und Nase anziehen, bis die DH senkrecht steht. Tragi beiderseits fühlen (s. **!!** Tragi fühlen, S. 164).

GE Der ZS zielt senkrecht auf Kassettenmitte (s. **!!** unter: In vielen Lehrbüchern, S. 158).

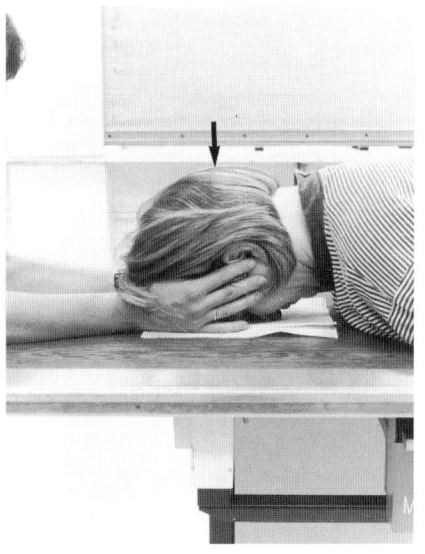

c

Standard-ET: Schädel seitlich   7.2 a

im Liegen/im Sitzen

a) Bauchlage. Der Kopf wird mit der interessierenden Seite dem Röntgentisch angelegt. Die Medianebene muß parallel zur Kassette liegen (Hilfe: Unterpolstern des Schädels mit Bocollo je nach Kopfform, z.B. 15°-Keil: Die erhöhte Seite liegt schräg unter dem Unterkiefer/Hinterhaupt der aufzunehmenden Seite, die Schmalseite an der Schädelkalotte). Angehobenen Oberkörper mit einem langen 45°-Keil unterpolstern.

GE Der ZS zielt senkrecht auf Kassettenmitte (s. **!!** unter: In vielen Lehrbüchern, S. 158).

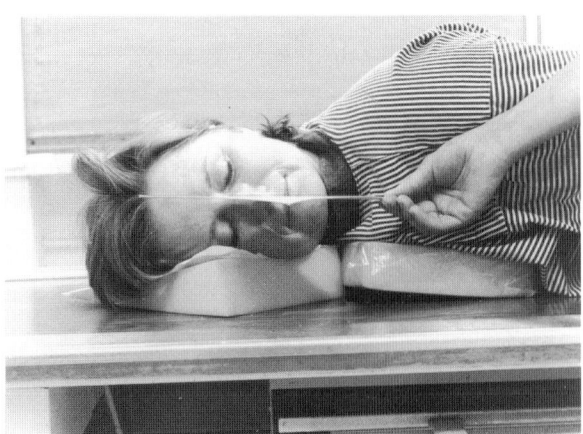

a

Abb. 7.**2 a**   Schädel seitlich in Bauchlage.

Schädel seitlich

7.2b–d

im Liegen:

b) Rückenlage. Den Kopf mit Schaumstoff so weit anheben, bis er sich im Lichtvisier an der seitlich angestellten 24 × 30-Kassette (mit Raster) als Schatten 1 cm unterhalb des Kassettenrandes abbildet. Medianebene steht parallel zur Filmebene. Kinn strecken (Gesichtsschädel liegt parallel zur Kassette) (s. **!!** : *Vorsicht bei Unfällen*).

GE Der ZS zielt senkrecht auf Kassettenmitte.

!! *In vielen Lehrbüchern* wird für Schädelaufnahmen der Punkt, auf den der ZS auftritt, genau angegeben. Durch die unterschiedliche Kopfform kann das nicht immer der gleiche Punkt sein. Daher ist es günstiger, den ZS auf Kassettenmitte auszurichten und den Schädel entsprechend zu lagern.

!! *Vorsicht bei Unfällen:*
Bei Patienten mit Schmerzen im HWS-Bereich und bei bewußtlosen Patienten darf der Schädel nur nach vorangegangener Röntgenaufnahme der HWS, die als unauffällig diagnostiziert wurde, angehoben werden.

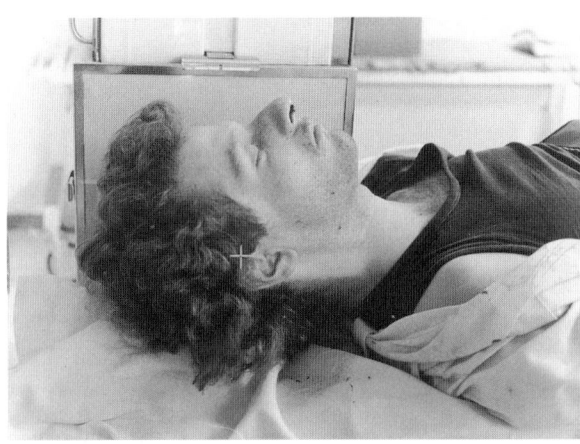

b

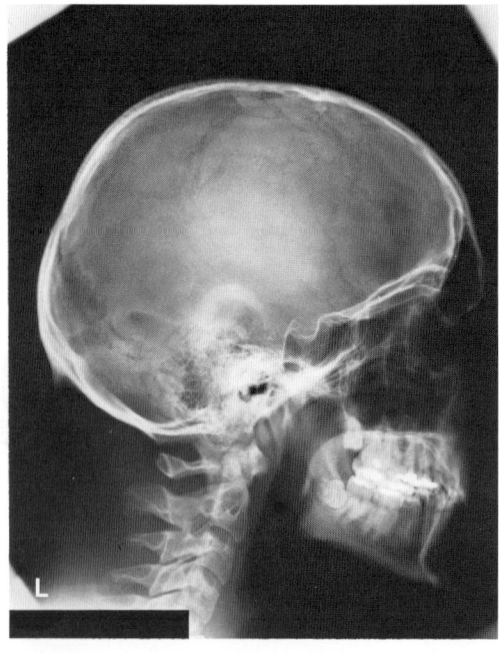

c

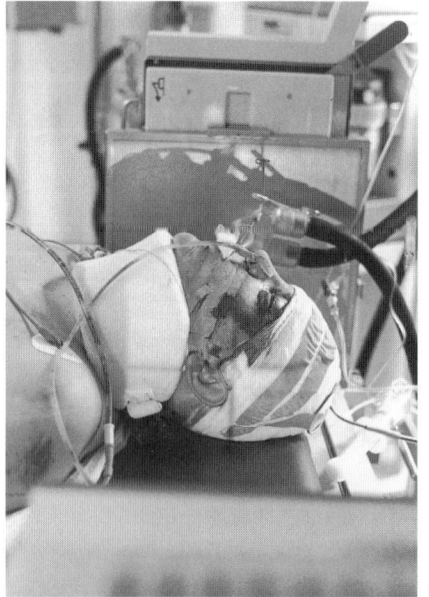

d

Abb. 7.2b Schädel seitlich, ohne Filter.
c Schädel seitlich in Rückenlage, keine frische Verletzung, obere HWS gut beurteilbar (mit Schädelfilter und eingeblendet).
d Kopf darf nicht zum Unterpolstern angehoben werden, daher 35 × 35-Format.

Standard-ET: Nasenbein seitlich   7.3 a–c

im Liegen/im Sitzen:

Bauchlage/Rückenlage: Lagerung wie seitlicher Schädel.

GE Der ZS trifft senkrecht auf die Nasenwurzel und die Kassette auf. Einblendung bis zur Nasenspitze.

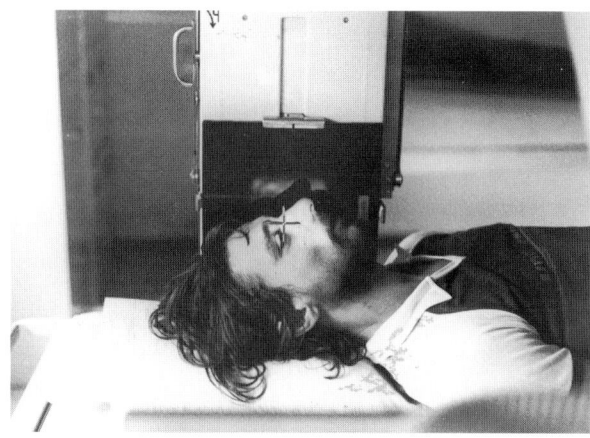

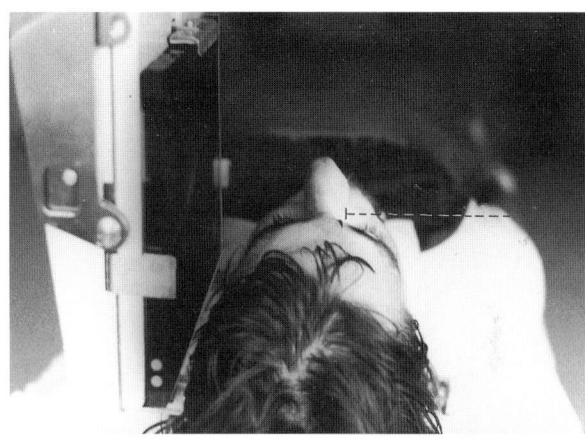

a   b

Abb. 7.**3 a/b**   Nasenbein seitlich.
c Nasenbeinfraktur.

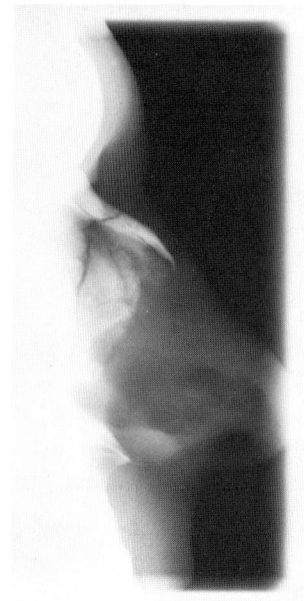

Spezial-ET: Hinterhauptaufnahme   7.4 a–d

im Liegen:

a) Rückenlage, Kopf mit 15°-Bocollokeil unterpolstern. *Der Patient zieht sein Kinn extrem weit zur Brust an.* Medianebene steht senkrecht zum Film.

GE Der ZS zielt im kraniokaudalen Winkel von 45° auf den Übergang von Stirnbein zum Scheitelbein (etwa die höchste Stelle des Schädels) und zielt zum Hinterhauptsloch und auf Filmmitte. (Schädelfilter verwenden.)

b) 1. Rückenlage. *Der Patient kann den Kopf* – auch mit dem 15°-Keil – *nicht weit genug anziehen:*

GE Ausschlaggebend ist der Austrittspunkt des ZS am Hinterhauptsloch (nicht der Eintrittspunkt Stirnbein/Scheitelbein). Der 45°-Winkel wird beibehalten, der Austrittspunkt des ZS auf die Kassettenmitte wird eingestellt (= der querverlaufende Strich des Fadenkreuzes verläuft in Höhe des Hinterhauptes).
Gut beurteilbar: Hinterhaupt,
nicht beurteilbar: hinterer Atlasbogen im Hinterhauptsloch.

c) Felsenbeinvergleichsaufnahme (mit Hinterhauptsanteilen) nach Altschul-Uffenorde (nächste ET).

c

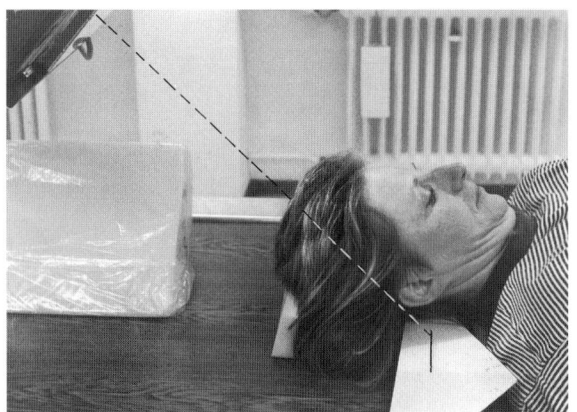

a

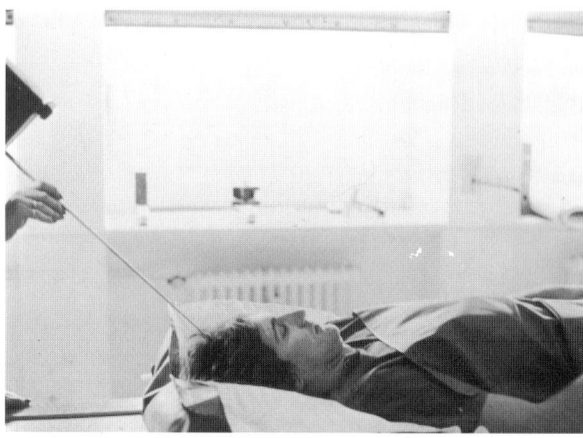

b

Abb. 7.**4a** Hinterhauptaufnahme.
b Hinterhauptaufnahme in der Vakuummatte.
c Aufnahme mit Vakuummatte, kein knöcherner Befund.
d Patient kann den Kopf nicht anziehen.

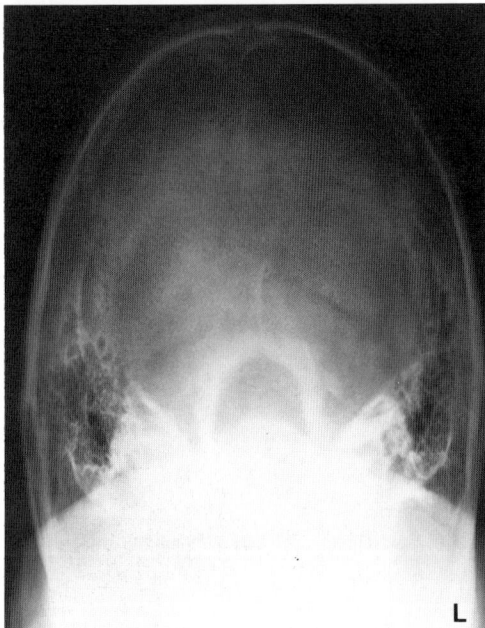

c · L

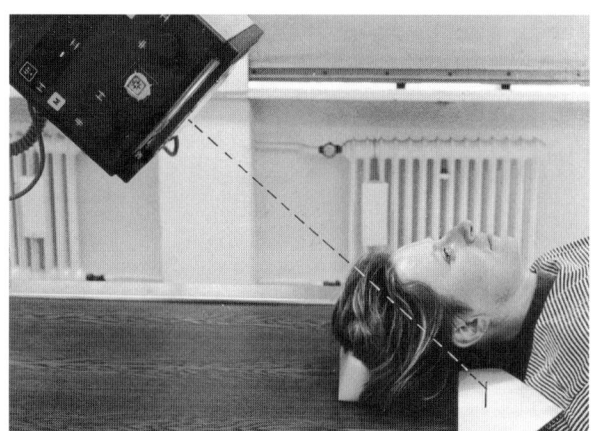

d

Spezial-ET: Vergleichsaufnahme beider Felsenbeine und Teile des Hinterhauptes (Altschul-Uffenorde) 7.5a–d

im Liegen:

Rückenlage, 15°-Bocollokeil unter den Kopf legen.
a) *Der Patient zieht den Kopf zum Hals hin an*, bis die Augen/Ohrlinie senkrecht zum Tisch steht.

GE Der ZS trifft im kraniokaudalen Winkel von 35° auf die Stirn-Haaransatz-Grenze. Er verläuft durch den Warzenfortsatz zum Film. (Siehe **!!** Schädelfilter, S. 157).

b) *Der Kopf kann nicht so weit angezogen werden:* Evtl. den Kopf mit einem weiteren Keil hochpolstern (HWS o.B.?), um trotzdem eine brauchbare Aufnahme zu erhalten, wieder den Austrittspunkt des ZS (= querverlaufender Strich des Fadenkreuzes in Höhe Warzenfortsatz) beachten.

GE Der ZS zielt im 35°-Winkel auf die Stirn und verläuft durch den Warzenfortsatz (Schädelfilter).

!! Die Stirn-Haaransatz-Grenze der Patienten liegt an unterschiedlichen Punkten. Daher sollte der Eintritt des ZS nur als grobe Erstorientierung verwendet werden. Ausschlaggebend ist der Austrittspunkt des ZS am Warzenfortsatz (zu beurteilen am Querstrich des Fadenkreuzes). Da der Warzenfortsatz jedoch einige Zentimeter über der Tischplatte liegt, muß zur Kontrolle des Austrittes des ZS ein planes Stück Pappe oder ähnliches unter *den Warzenfortsatz* gehalten werden (ansonsten Fehleinstellung).

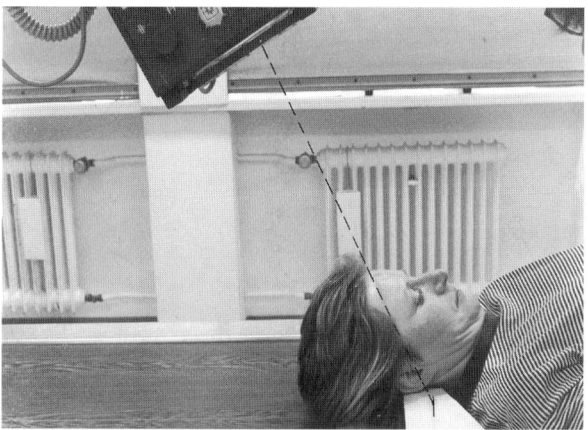

a

Abb. 7.**5a**   Felsenbeinvergleich und Teile des Hinterhauptes nach Altschul-Uffenorde.
b Patient in Vakuummatte.
c 35°, keine Fraktur, Felsenbeinspitzen gut beurteilbar.
d Patient bewußtlos, Winkel unter 30°, Okzipitalfraktur links,
Fraktur des aufsteigenden Kieferastes links.

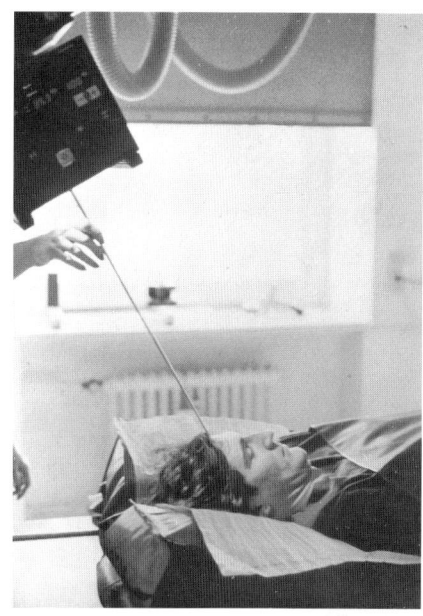

b

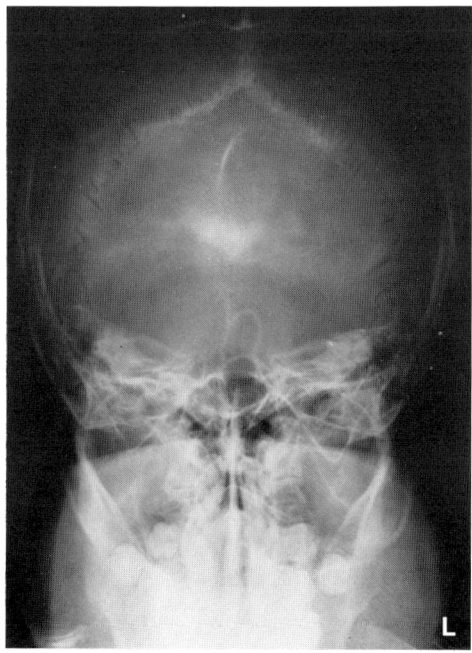

c

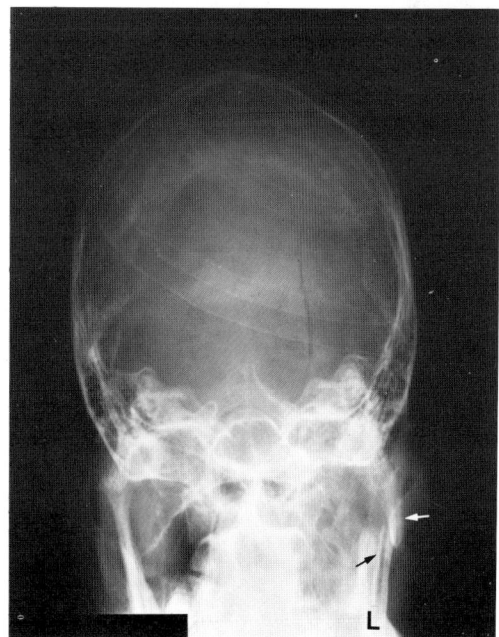

d

‼ ET nach Towne: gleiche Lagerung wie ET Altschul-Uffenorde. Der Winkel des ZS beträgt 30°.

Spezial-ET: Sella turcica   7.6 a/b

im Liegen/im Sitzen:

Bauchlage, Rückenlage (seitlicher Schädel). Der Kopf
des Patienten liegt parallel zur Kassette. Kopf so lagern, daß der ZS auf Kassettenmitte trifft.

GE Der ZS trifft auf die Mitte der Verbindungslinie
zwischen dem oberen Ohrmuschelansatz und dem
knöchernen äußeren Augenwinkel auf Kassettenmitte.

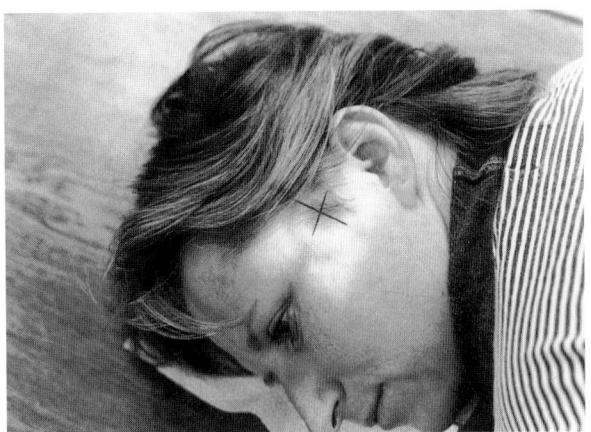

Abb. 7.**6 a**   Sella turcica.

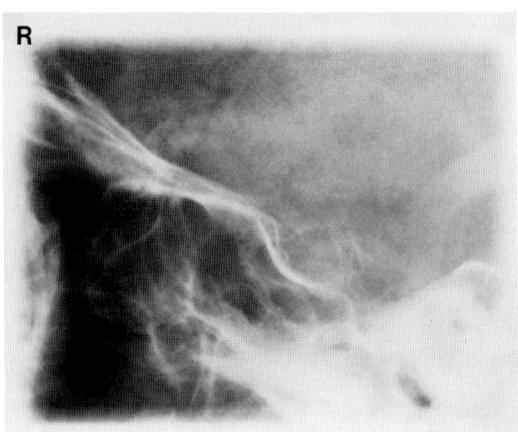

b Sella entkalkt.

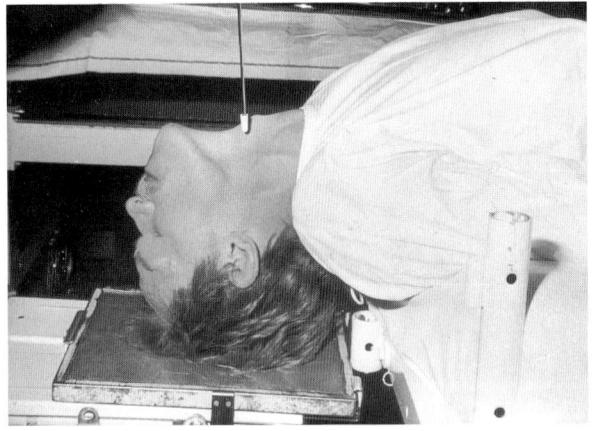

a

Abb. 7.**7 a**   Schädel axial.
b Eintrittspunkt des ZS suchen.

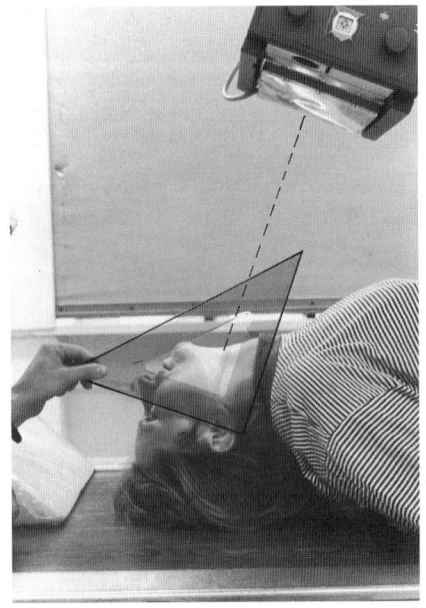

b

Spezial-ET: Schädel axial   7.7 a/b

im Liegen:

Rückenlage: a) *Der Patient kann seinen Kopf abhängen:* Der Oberkörper wird so weit unterpolstert, bis die DH des abhängenden Kopfes parallel zur Filmebene steht (s. **!!** : Vorsicht bei Unfällen S. 158).

GE Der ZS zielt senkrecht auf den Mundboden in Höhe der äußeren Gehörgänge und auf Kassettenmitte (Schädelfilter verwenden).

b) *Der Patient kann den Kopf nicht weit genug abhängen:* Oberkörper unterpolstern, Kopf soweit wie möglich abhängen lassen. Medianebene senkrecht zur Kassette (s. **!!** : Vorsicht bei Unfällen S. 158).

GE Der Einfallswinkel des ZS muß gesucht werden. Man verwendet hierzu ein großes Winkeldreieck. Die eine Tangente wird an die DH angelegt. Die Röhre wird so weit kaudokranial gekippt bis der ZS parallel zur 2. Tangente liegt. In diesem Winkel trifft der ZS auf den Mundboden in Höhe äußere Gehörgänge und zielt auf Kassettenmitte (Schädelfilter!).

!! Die Lage mit abhängendem Kopf ist für den Patienten äußerst unbequem. Daher müssen alle Vorbereitungen, wie Kassette einschieben, Belichtung wählen, Bleischutz, Schädelfilter und zusätzliches Kissen für den Patienten, vor der endgültigen Einstellung getroffen sein. Tritt eine Verzögerung ein, muß der Patient – sowie auch sofort nach dem Auslösen der Aufnahme – mit dem Kopf auf ein zusätzliches Kissen waagrecht gelagert werden.

Spezial-ET: Nasennebenhöhlen   7.8a–b

im Sitzen/im Liegen:

a) im Sitzen (Fragestellung Sinusitis).
Der Patient sitzt p.-a. dicht – mit ganzer Bleischürze am
Rücken – vor dem Wandstativ. Ein Papiertuch wird an
die Platte geklebt. Der geöffnete Mund wird plan an
das Papiertuch angelegt. Tragi beiderseits fühlen (s. **!!**
S. 164) und den Kopf gerade ausrichten. Das Kinn liegt
dem Rasterwandgerät an. Die MTAR nimmt den Kopf
bei kurzer oder normal langer Nase etwas nach hinten,
hat der Patient eine lange Nase, diese fest an das Stativ
anlegen (Abb. 7.**8a/b**).

GE Die Röhre 10° (vom horizontalen Strahlengang
ausgehend) kraniokaudal richten. Der ZS trifft auf
den Hinterkopf auf. Der Austrittspunkt ist direkt
unterhalb der Nase (Oberkiefer). Vorsicht, die
Kassette muß entsprechend verschoben werden,
der ZS trifft auf Kassettenmitte auf!
(Schädelfilter verwenden!)

b) im Liegen (Fragestellung Sinusitis)
Sitzend unmöglich: die Aufnahme wird in Rückenlage
angefertigt. Genaue Lagerung des Kopfes siehe NNH-
Frakturverdacht und **GE** S. 163 (Abb. 7.**8c**).

!! Im Sitzen stellt sich die Flüssigkeit mit einem Spie-
gel dar, im Liegen füllt die Flüssigkeit die Kieferhöhle aus, es zeigt sich eine Verschattung der gesamten Kieferhöhle, die mit einer Schleimhautentzündung verwechselt werden kann. Deshalb muß
immer „im Sitzen" / „im Liegen" auf der Aufnahme
vermerkt werden.

Nasennebenhöhlen: im Liegen   7.8c–h
(Frakturverdacht im Bereich Gesichtsschädel)

Rückenlage:
Bei einem Schwerverletzten ist es schwierig, den Hin-
terhauptshöcker zu tasten, außerdem kann der Patient
seinen Kopf zumeist nicht weit genug nach hinten beugen (Abb. 7.**8d–g**).

GE Die Röhre so weit kaudokranial (s. **!!** : Grundsätz-
lich für Schrägaufnahmen S. 156) richten, bis der
ZS (= quer verlaufender Strich des Fadenkreuzes)
durch den Zahnansatz des Oberkiefers zum oberen
Ohransatz geht.
– Von diesem Winkel aus noch zusätzlich 2° kaudokranial kippen.
– Den Fußpunkt des ZS wieder auf den Zahnansatz
richten.
– Der Mund wird – wenn möglich – zur Aufnahme
geöffnet.

!! Diese zusätzlichen 2° entsprechen etwa ½ cm,
d.h., nachdem der Winkel für die NNH gefunden
wurde, kann der zusätzliche Winkel von 2° (=
½ cm) sofort durch Weiterkippen der Röhre eingestellt werden. Anschließend den Fußpunkt des ZS
wieder auf den Zahnansatz richten.

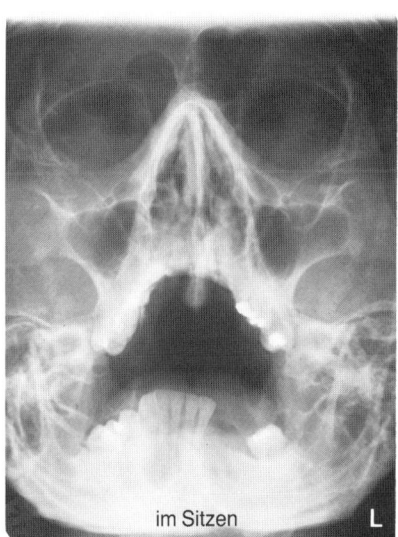
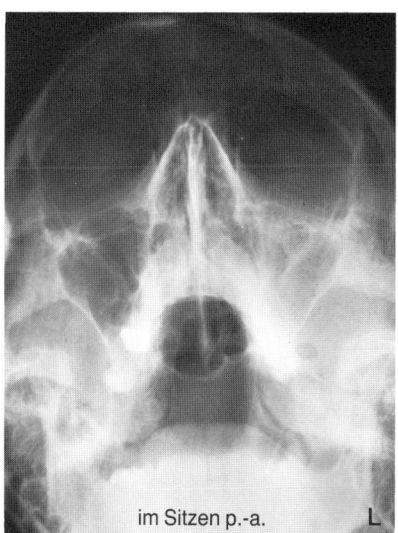
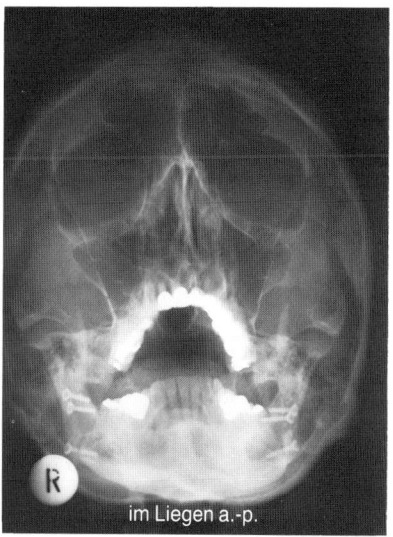

Abb. 7.**8a**   Nasennebenhöhlen im Sitzen: keine Sinusitis.
b Nasennebenhöhlen im Sitzen: Verschattung linke Kieferhöhle.

7.**8c**   NNH in Rückenlage: Schleimhautentzündung bds.

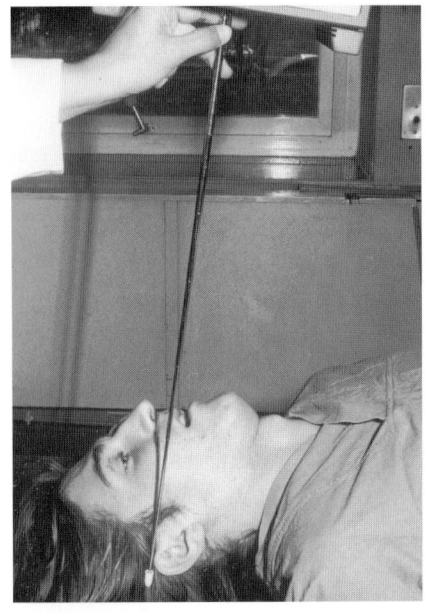
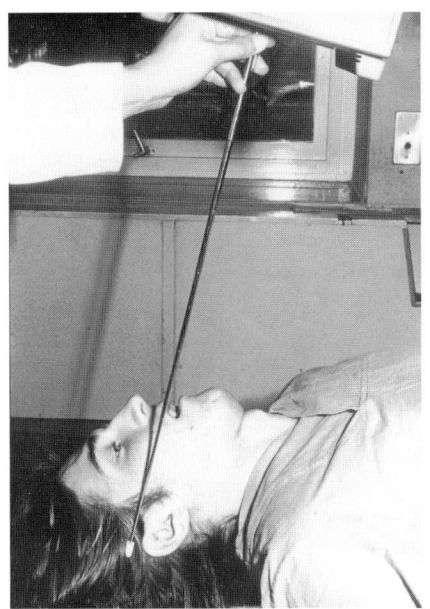

d

e

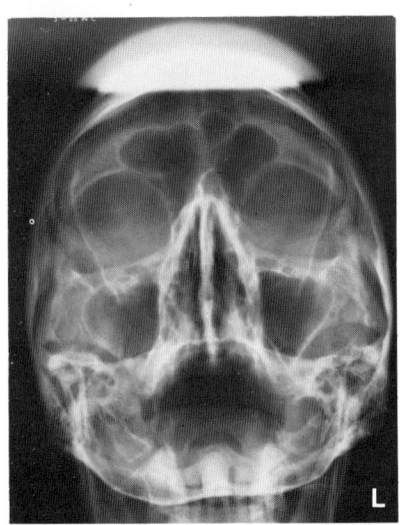
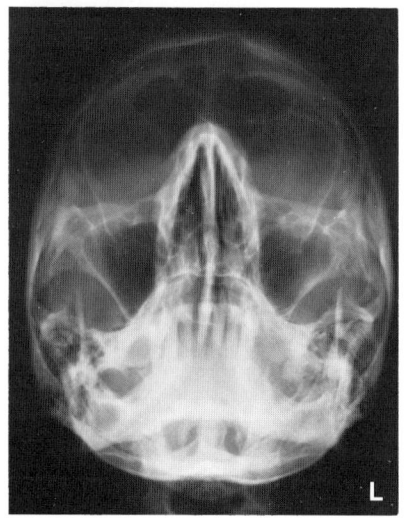

f

g

Abb. 7.**8 d** Nasennebenhöhlen in Rückenlage, Suche des Einfallswinkels.
e NNH in Rückenlage, zusätzlich 2 °.
f Röntgenaufnahme zu Abb. **d**. Felsenbeine überlagern den Kieferhöhlenboden.
g (zu Abb. **e**) Gleicher Patient: Kieferhöhlen frei, keine Mittelgesichtsfraktur.

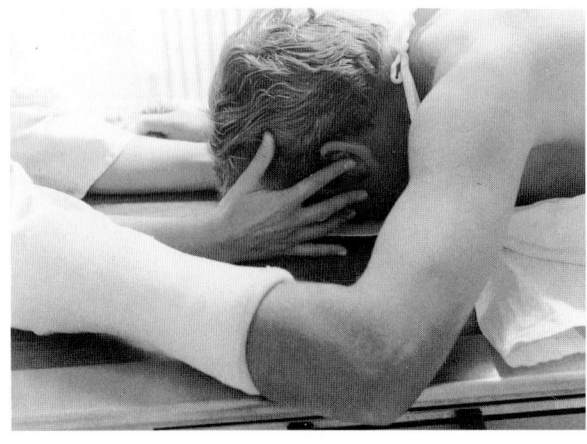

‼ *Tragi fühlen:* Beide Hände spreizen, entweder mit beiden Kleinfingern oder beiden Mittelfingern eine plane Fläche, z. B. das Wandstativ, berühren. Mit beiden Daumen oder Zeigefingern die Tragi (= knorpelige Erhebung vorn vor dem Gehörgang) fühlen und den Kopf in die Senkrechte drehen (Abb. 7.**8 h**).

h „Tragi tasten". Die Medianebene soll senkrecht zur Tischplatte stehen.

Spezial-ET: Orbitae   7.9 a/b

im Liegen:

Bauchlage. Stirn und Nase werden aufgelegt. Tragi
fühlen (S. 164) und den Kopf mit der Medianebene
exakt lagern.

GE Der ZS zielt im Winkel von 30° kraniokaudal auf
den Hinterkopf und Kassettenmitte. Austrittspunkt des ZS ist der äußere Augenwinkel.

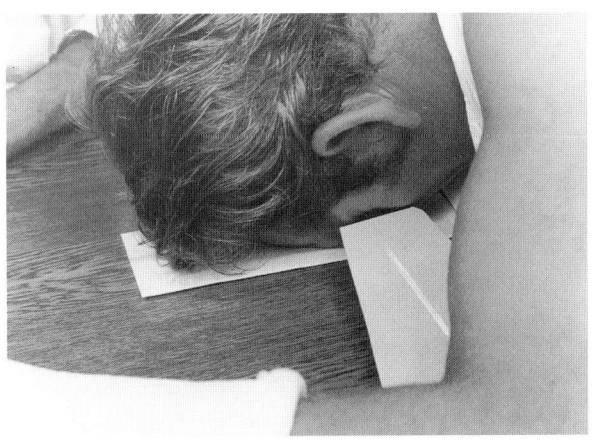

a

Abb. 7.**9 a**   Augenhöhlen p.-a.

b Keine Fraktur nachweisbar.

b

Felsenbein (nach Stenvers)   7.10 a–e

im Liegen:

Rückenlage
– Der Kopf des Patienten wird mit einem schmalen
   langen Dreieckskeil, wenn nötig, so weit erhöht,
   bis der Kopf Nasenwurzel-Oberkiefer parallel zum
   Tisch liegt.
– Die WS muß vollkommen gerade ausgerichtet sein.
– Kopf 45° zur Seite drehen.
– Wie bei der Felsenbeinaufnahme nach Mayer mit
   der einen Hand den Warzenfortsatz, mit der zweiten Hand die Mitte der abliegenden Augenbraue
   fühlen.
– Beugen Sie sich nun über den Patienten und drehen
   seinen Kopf, ohne die WS zu verdrehen, so lange,
   bis diese beiden Punkte in der Senkrechten in einer
   Linie liegen. Dieses kann noch mit dem 45°-Bocol-
   lokeil vom Kopfende aus kontrolliert werden.
– Kinn anziehen lassen, damit die DH senkrecht zur
   Tischplatte steht. (Siehe !! Hilfe S. 166) Kontrolle: Die senkrecht stehende Röhre liegt mit ihrem
   querverlaufenden Strich des Fadenkreuzes an der
   plattenfernen DH an.
– ZS zielt 12° kraniokaudal (s. !! Grundsätzliches,
   S. 156) auf einen Punkt, der durch die Verbindungslinie äußerer Gehörgang und Augenwinkel
   geht. Von dieser Linie nimmt man die Mitte, 1 cm
   in Richtung Auge. Dies ist der Eintrittspunkt des
   ZS.
– Die Aufnahme zeigt das *plattenferne Felsenbein*.
– Vergleichsaufnahme der Gegenseite ist notwendig.

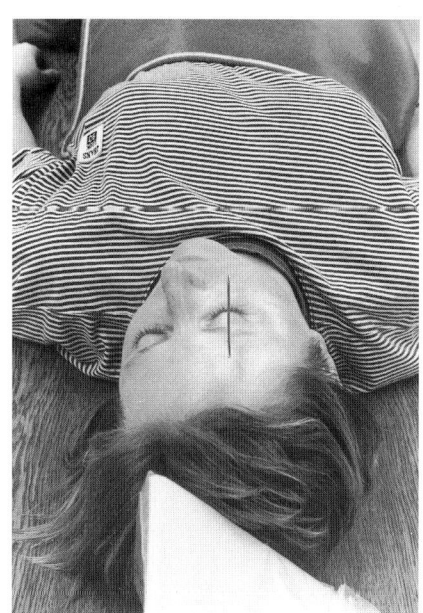

Abb. 7.**10 a**   Felsenbein (Stenvers) in Rückenlage, Kopf wird
um 45° gedreht.

b–c/d–e ▶

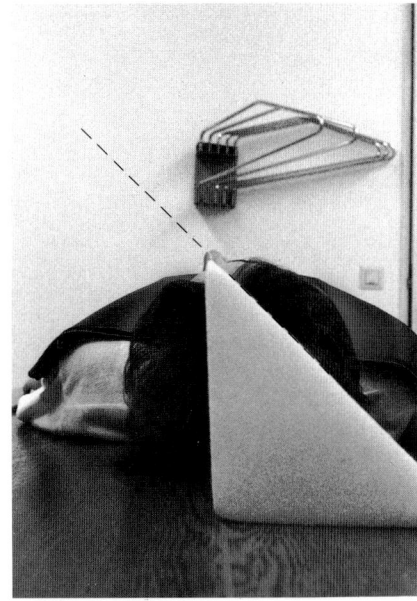

b

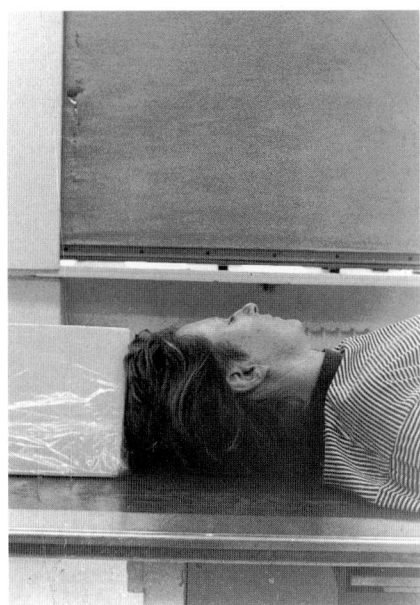

c

Abb. 7.**10b**   Kontrolle der richtigen Lage vom Kopfende aus.
c DH steht senkrecht.
d Kein knöcherner Befund.

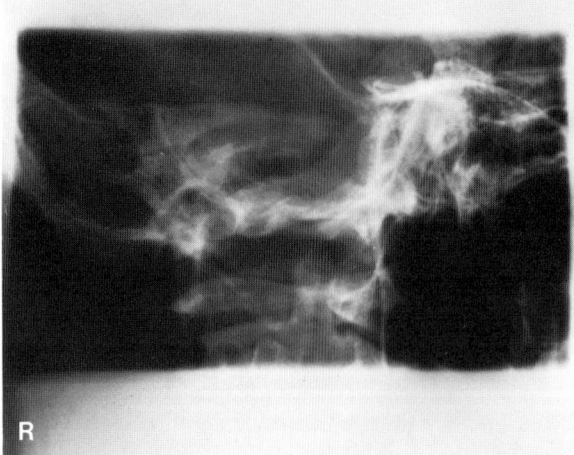

d

!! *Hilfe:* Wird der Patient angewiesen, seinen Kopf in Rücken- oder Bauchlage anzuziehen und etwas zur Seite zu drehen, darf nicht der Kopf aus der Längsachse verdreht werden. Um ein Wegdrehen der HWS aus der Steilstellung zu vermeiden, legt die MTAR die flache Hand auf das Schädeldach des Patienten. Während der Patient den Kopf dreht, drückt sie fest, sie „staucht" den Kopf in Richtung Körper (7.**10e**).

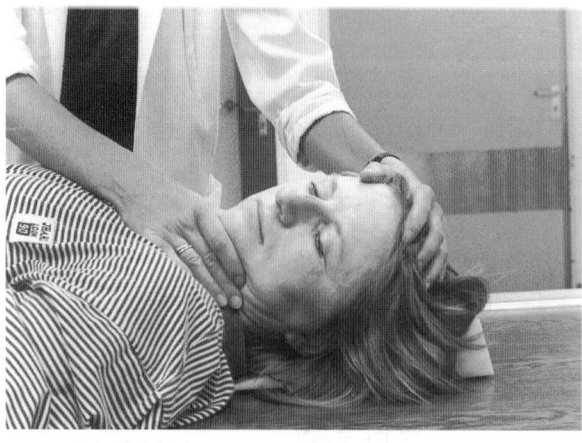

e „Stauchen" des Kopfes.

Spezial-ET: Felsenbein/Kiefer-   7.11 a–e
köpfchen (nach Schüller)

im Liegen:

– Bauchlage. Arm der aufzunehmenden Seite liegt dem Körper an.
– Abliegende Seite mit langem 45°-Keil unterpolstern.
– Kopf rein seitlich lagern (s. bei ET Schädel seitlich). Ohrmuschel – für Felsenbeinaufnahme – nach vorn umklappen (störender Weichteilschatten).
– HWS soll in Steilstellung liegen (s. !! Hilfe, S. 166).
– Der Patient zieht das Kinn so weit an, bis die DH im 90°-Winkel zur Tischlängsachse steht.
Nochmals exakte Seitenlage überprüfen.

GE Der ZS zielt im kraniokaudalen Winkel von 25° auf einen Punkt, der 3–4 cm oberhalb des äußeren Gehörganges liegt, und trifft auf das aufliegende Ohr (mit Warzenfortsatz).
– Der ZS wird so eingestellt, daß er in seiner Weiterführung spitzwinklig zur DH auf Kassettenmitte fällt. (Kontrolle mit einem Zentrierstab.)
– Das anliegende Felsenbein/Kieferköpfchen wird dargestellt.
– Vergleichsaufnahmen notwendig.

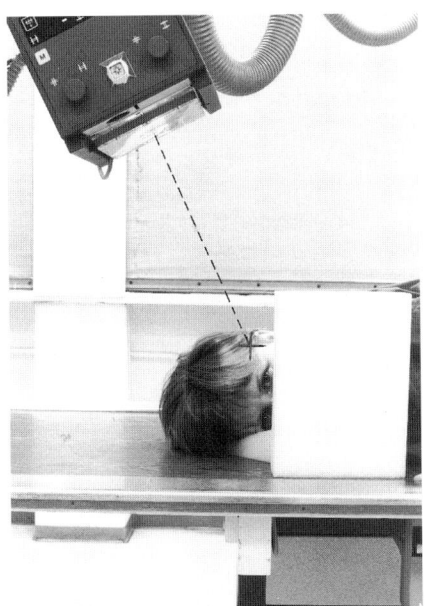

a

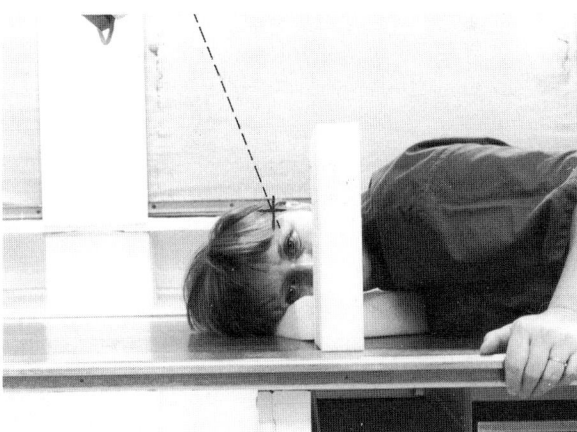

b

Abb. 7.**11 a/b**   Felsenbein/Kieferköpfchen (Schüller), Schädel liegt exakt seitlich, Ohr der anliegenden Seite durch Bocollo angehoben. Austrittspunkt des ZS: anliegender äußerer Gehörgang. Beide Augen, wie auch beide Gehörgänge stehen übereinander.

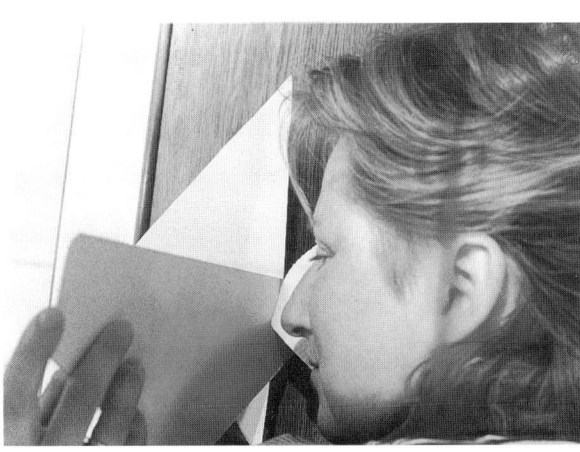

c

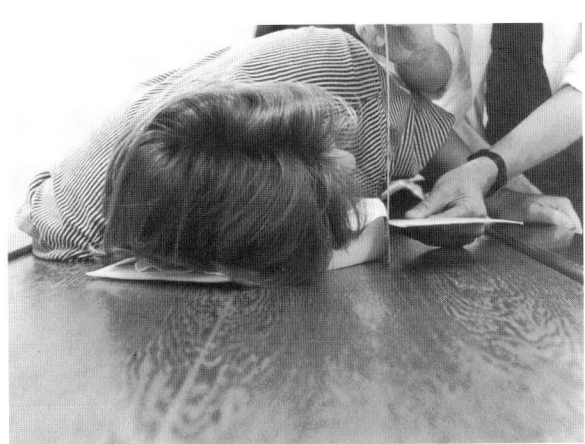

d

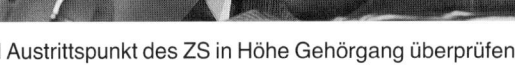

c/d Austrittspunkt des ZS in Höhe Gehörgang überprüfen.

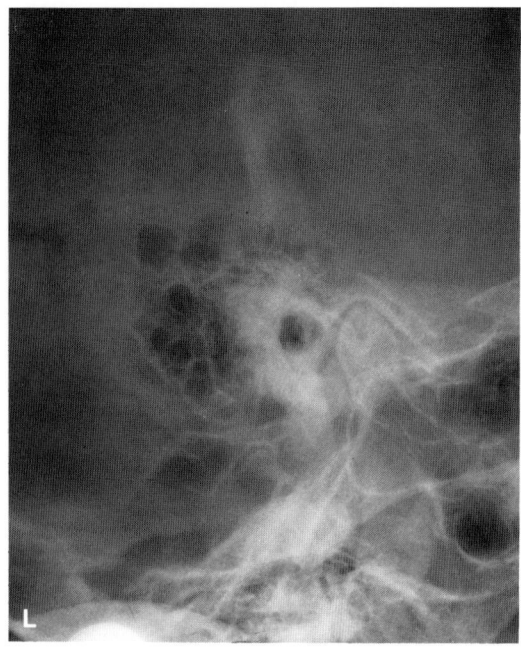

Abb. 7.**11 e**   Keine Fraktur nachweisbar, Kieferklemme.

‼ Bei der Kieferköpfchen-ET nach Schüller wird sowohl das Gelenkköpfchen, der Gelenkspalt als auch die Gelenkpfanne dargestellt.

‼ ET bei V. a.:
Fraktur: Aufnahme mit geschlossenem Mund anfertigen. Für die Fragestellung Fraktur bringt die ET nach Parma bessere Ergebnisse als die Schüller-ET.
Arthritis/Arthrose: 1 Aufnahme mit geöffnetem Mund (Kieferköpfchen tritt aus der Pfanne heraus). 1 Aufnahme mit geschlossenem Mund (zur Beurteilung des Gelenkspaltes). Schüller oder Parma möglich.
Eiterung im Warzenfortsatz und zur *Beurteilung der Felsenbeine:* Aufnahme mit geöffnetem Mund, Ohrmuschel nach vorn klappen. Schüller.

Spezial-ET: Kieferköpfchen   7.12 a–d
(Modifikation nach Parma)
Abstand 105 cm

im Liegen/im Sitzen:

Seitenlage Mediane parallel zur Kassette.
Das Kieferköpfchen befindet sich 1 cm vor dem äußeren Gehörgang.
a) Im Liegen wird die Kassette auf einen Holzklotz gelegt und unter den Kopf geschoben. Interessierendes Kieferköpfchen plattennah.
b) Im Sitzen: Der Patient sitzt etwa 45° schräg mit dem Rücken am Wandstativ. Der Kopf wird parallel zum Wandstativ gedreht. Aufzunehmendes Kieferköpfchen plattennah.

GE Der ZS zielt im kaudokranialen Winkel bis zu 5° auf einen Punkt der sich wie folgt finden läßt:
– Patient den Mund öffnen und schließen lassen. Die Mulde zwischen Ober- und Unterkiefer fühlen.
– Den Mund schließen lassen. Mit dem Finger ca. 1 cm nach oben gleiten.
– Diese neue Mulde ist der Eintrittspunkt des ZS.
– In der Verlängerung trifft er auf das aufzunehmende Kieferköpfchen.
– Mund zur Aufnahme weit öffnen.

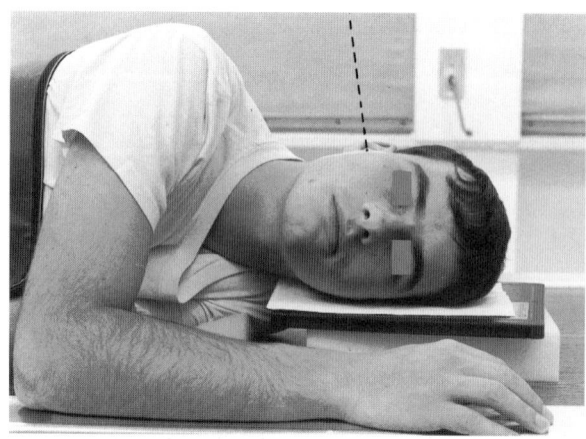 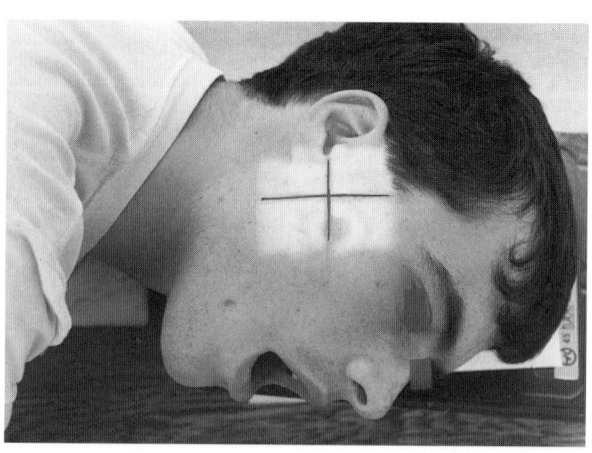

Abb. 7.**12 a/b**   Kieferköpfchen nach Parma.

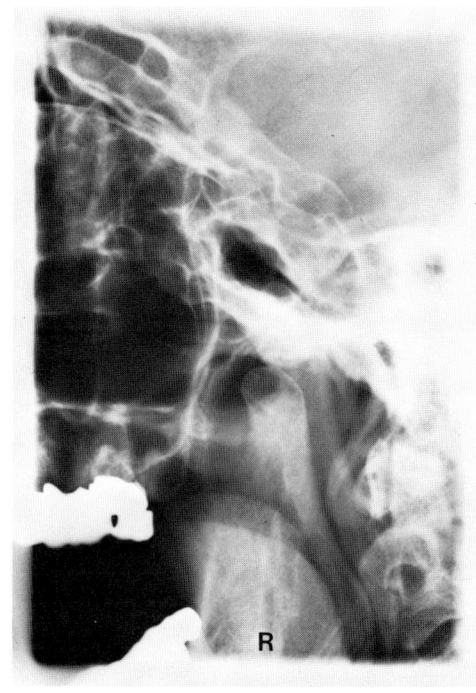

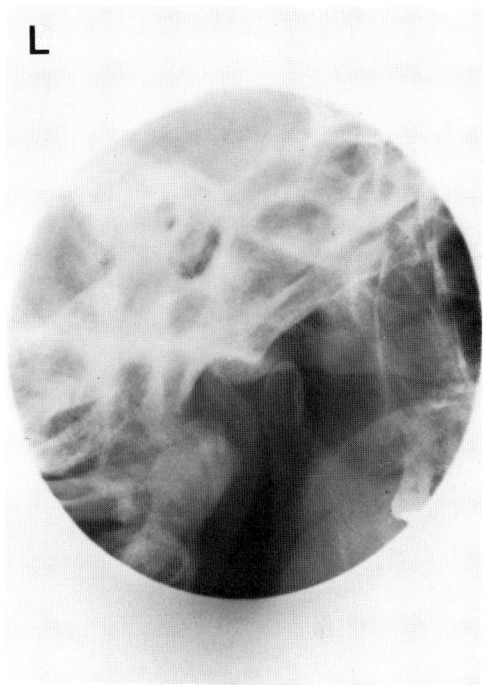

c

d

c Nach Parma, keine Fraktur nachweisbar.
d Nach Parma kein pathologischer Befund (Aufnahme mit Tubus der Zahnfilmröhre).

Spezial-ET: Unterkiefer   7.13 a/b

a) im Sitzen/im Stehen:

Patient beweglich: Rücken anliegend, der Patient dreht
den Kopf zur aufzunehmenden Seite und legt die Schläfe an das Rasterwandgerät an. Durch diese Schräglage
des Schädels überlagern sich die Unterkieferäste nicht
mehr. Das Kinn strecken lassen, ansonsten überlagert
die HWS den aufsteigenden Kieferast.

GE Der ZS zielt etwa im Winkel von $10° - 20°$ kaudokranial auf a) den aufzunehmenden Kieferast oder
b) das Korpus.

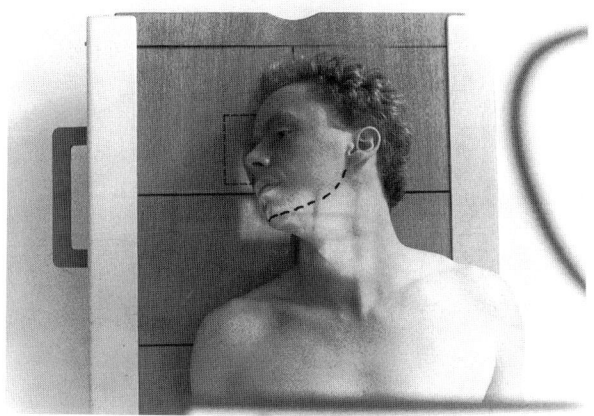

a

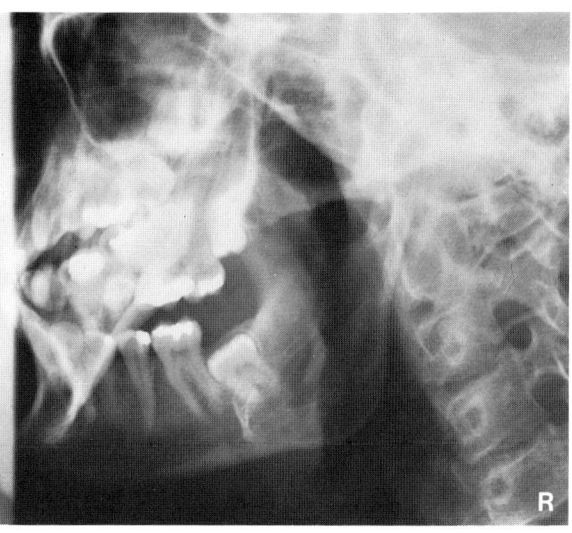

b

Abb. 7.**13 a**   Unterkiefer im Stehen.
b Keine knöcherne Verletzung.

c–d/e ▶

Unterkiefer (nach Eisler) 7.13c–e

b) im Liegen:

Patient beweglich: Seitenlage, zwei 15°-Keile mit der Breitseite übereinander legen. Die Kassette wird schräg auf den oberen Keil gelegt, der Kopf hängt ab. Die Schläfe der aufzunehmenden Seite liegt an, damit die Unterkieferäste sich nicht überlagern. Unterkiefer vorstrecken, damit die HWS den aufsteigenden Kieferast nicht überlagert.

GE Der ZS trifft im kaudokranialen Winkel von 10°
a) mit dem Längsstrich des Fadenkreuzes auf den Kieferwinkel der aufzunehmenden Seite und
b) mit dem Querstrich des Fadenkreuzes auf den aufzunehmenden Kieferast.

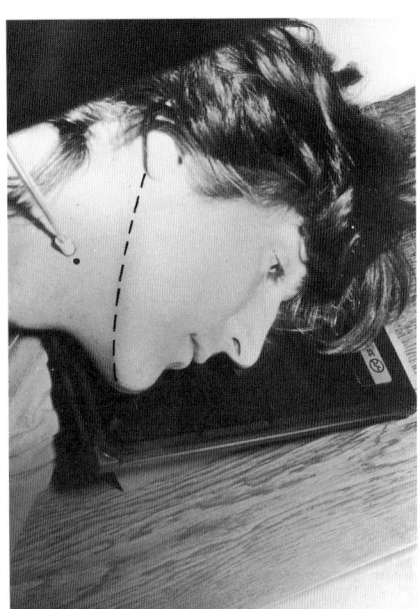

c

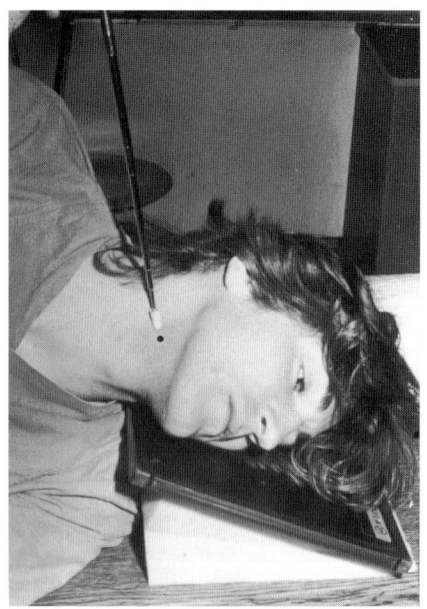

d

e

Abb. 7.**13c/d** Unterkiefer nach Eisler.
e Keine Fraktur nachweisbar.

Unterkiefer   7.13f-i

c) im Liegen:

Patient nicht beweglich: Rückenlage, Kopf möglichst um 45° nach hinten beugen. Die Schläfe der aufzunehmenden Seite liegt der Kassette an. Der Winkel der angestellten Kassette richtet sich nach dem Winkel des ZS.

GE Der ZS zielt an der Schulter vorbei, die der Patient möglichst selbst fußwärts zieht. Dadurch ergibt sich ein Winkel von 10°–20°.
Der ZS trifft
a) in der Horizontalen in Höhe auf den Kieferwinkel der aufzunehmenden Seite (Strich des Fadenkreuzes),
b) in der Vertikalen auf den Kieferast der aufzunehmenden Seite (Strich des Fadenkreuzes)
und tritt senkrecht auf die Kassette auf.

‼ Unterkieferaufnahmen bereiten zumeist durch die falsche Lage des Eintrittspunktes des ZS Schwierigkeiten. Es muß beachtet werden:
1. Das Kinn muß gestreckt sein, um den aufsteigenden Unterkieferast nicht durch die HWS überlagert zu bekommen.
2. Die Unterkieferäste dürfen sich nicht überlagern. Das erreicht man durch Schrägdrehung des Kopfes, d.h., die Schläfe der aufzunehmenden Seite liegt der Kassette an. Zeigt nun der ZS in Höhe des Kieferwinkels (Querverschiebung) auf den aufzunehmenden Ast, wird der Unterkieferast der Gegenseite wegprojiziert.

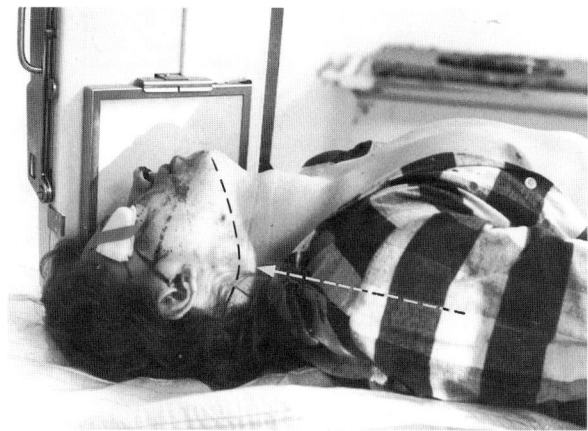
f

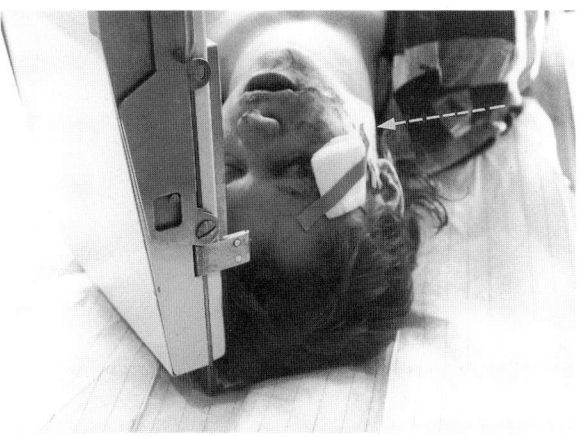
g

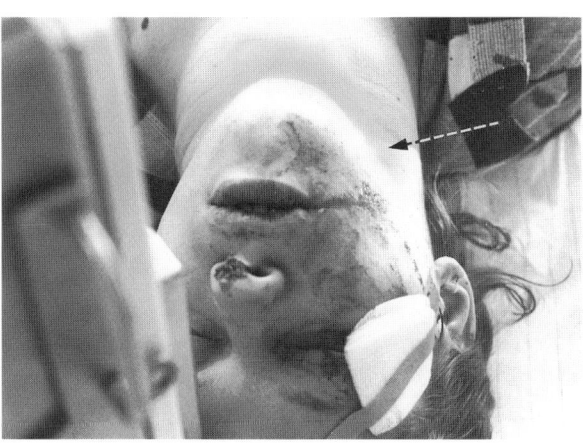
h

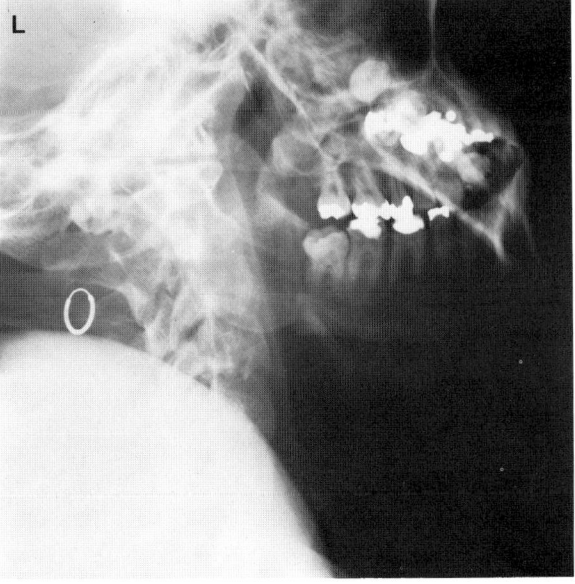
i

f–h Unterkiefer in Rückenlage.
i Röntgenbild dieser Patientin: dislozierte Unterkieferfraktur.

Spezial-ET: Unterkiefer
(nach Clementschitsch)

7.13j–o

im Sitzen:

a) im Sitzen – Vorderseite anliegend – Rasterwandgerät (oder Unfallröntgengerät) um 30° zum Kopf (Stirn) des Patienten hin kippen. Kopf mit Stirn und Nase der 24 × 30 Kassette anlegen. Die Nasenwurzel befindet sich im oberen Drittel der Kassette.

GE Der ZS trifft senkrecht auf das Hinterhaupt in Höhe der Kieferköpfchen und Kassettenmitte auf. Zur Aufnahme den Mund weit öffnen.

Unterkiefer (nach Clementschitsch) p.-a.

b) im Liegen – Bauchlage –

Patient in Bauchlage. Kinn und Nase (bei geschlossenem Mund) auflegen. Zur Aufnahme den Mund weit öffnen.

GE Der ZS trifft im 30° kaudokranialen Winkel auf das Hinterhauptsloch auf. Der Querstrich des Fadenkreuzes liegt in Höhe der Kieferköpfchen. 24 × 30-Kassette, einblenden.

c) im Liegen – Rückenlage –

ET: Felsenbeinvergleich nach Altschul-Uffenorde (Towne). Wenn möglich sollte der Patient den Kopf in Richtung Kinn anziehen und den Mund öffnen. Beatmete Patienten haben durch den Tubus bereits den Mund geöffnet.

GE Der ZS trifft im 30°-Winkel kraniokaudal auf Schädelmitte in Höhe des Kieferköpfchens auf. 24 × 30-Kassette, Schädelfilter.

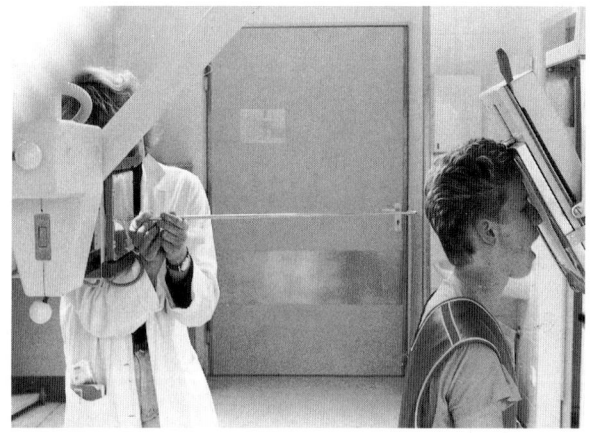

j

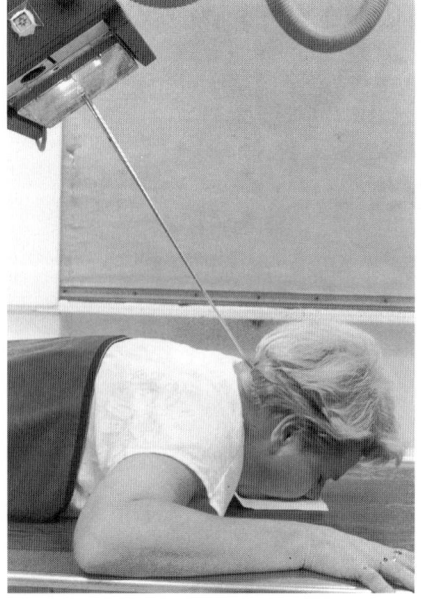

k

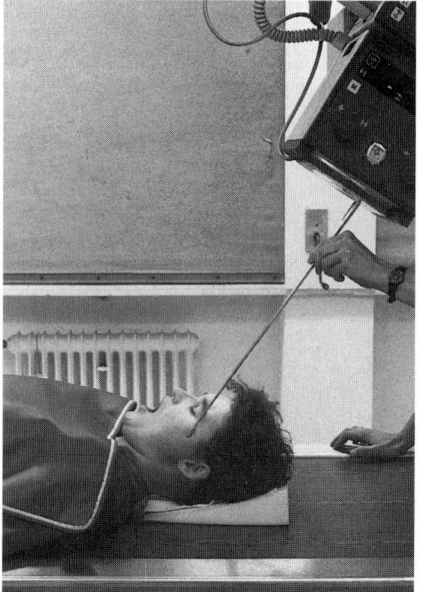

l

Abb. 7.13 j Unterkieferaufnahme nach Clementschitsch im Sitzen.
k Unterkieferaufnahme nach Clementschitsch in Bauchlage.
l Unterkieferaufnahme nach Clementschitsch in Rückenlage.

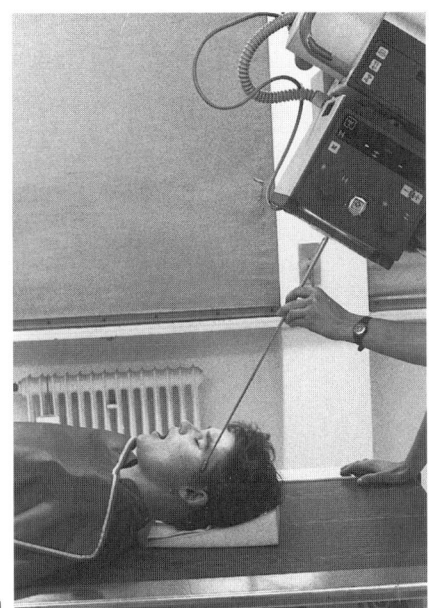

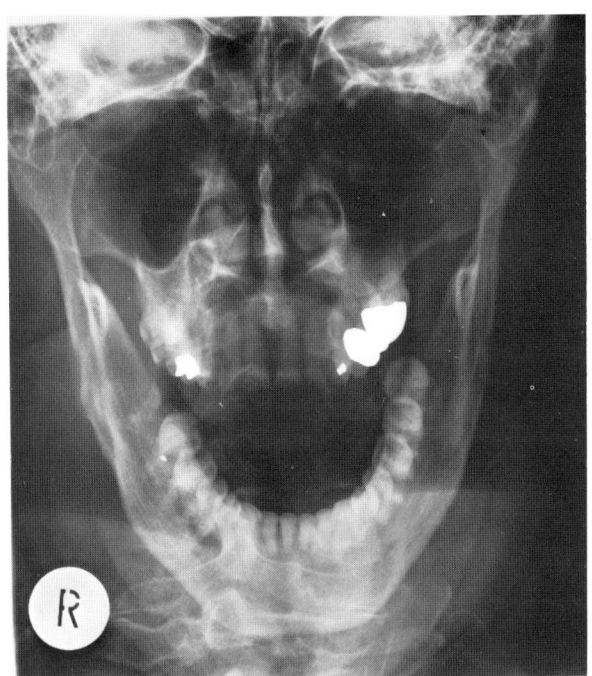

m

n

Abb. 7.13 m Unterkieferaufnahme nach Clementschitsch, Kopf kann nicht angezogen werden (Winkeleinstellung bleibt 30°!).
n Der gesamte Unterkiefer ist gut beurteilbar (zu Abb. **k**).
o Fraktur des aufsteigenden Unterkieferastes links gelenknah, Okzipitalfraktur links.

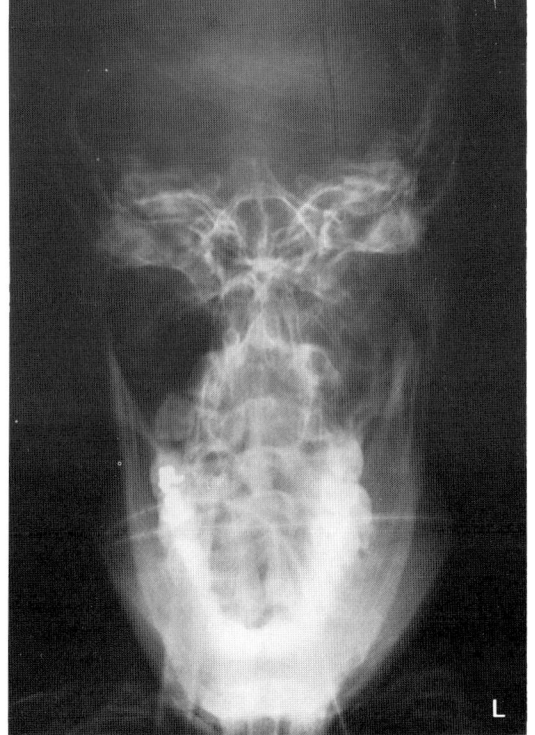

o

‼ ET zeigt: Vergleichsaufnahme beider Unterkieferäste und bei geöffnetem Mund beider Kieferköpfchen.

‼ Der Einstellwinkel kann zwischen 10 und 30° je nach Klinik differieren.
Die Lage des Patienten bleibt unverändert.
Der ZS zielt auf das Hinterhaupt, der Querstrich des Fadenkreuzes liegt in Höhe der Kieferköpfchen.

Spezial-ET: Jochbogen axial   7.14a–d

im Liegen:

Rückenlage. Kopf mindestens 45° nach hinten abhängen lassen, optimal wäre: DH parallel zum Tisch. Die Kassette liegt unter dem Jochbogen, der Kopf wird so weit zur aufzunehmenden Seite gedreht, bis sich der Jochbogen als Schatten im Licht des Lichtvisiers auf der Kassette abbildet.

GE Der ZS trifft, liegt die DH parallel zum Tisch, senkrecht in Höhe Eckzahn der *nicht* aufzunehmenden Seite auf. Bei einem Winkel von etwa 45° teilt der Längsstrich des Fadenkreuzes Nase und Mund (Höhe Jochbogen). Mund weit öffnen!

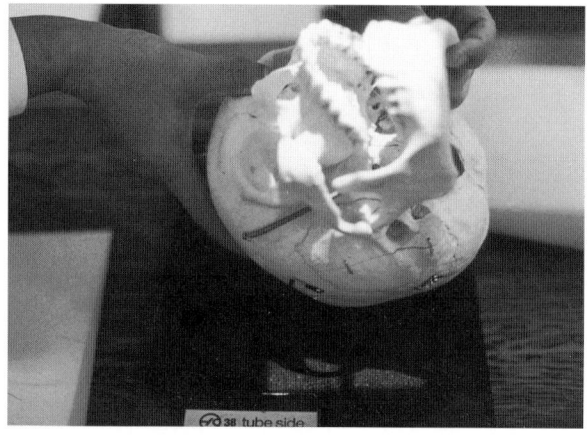

a

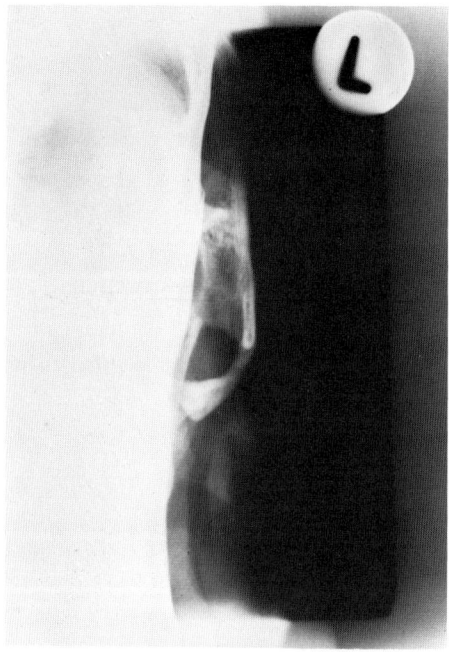

b

Abb. 7.**14a**   Jochbogen (Kopf 45° abhängend).
b Jochbogen bei 45°, keine Fraktur.
c Patient liegt mit DH parallel zum Tisch.
d Jochbogen bei Schädel axial, kein knöcherner Befund.

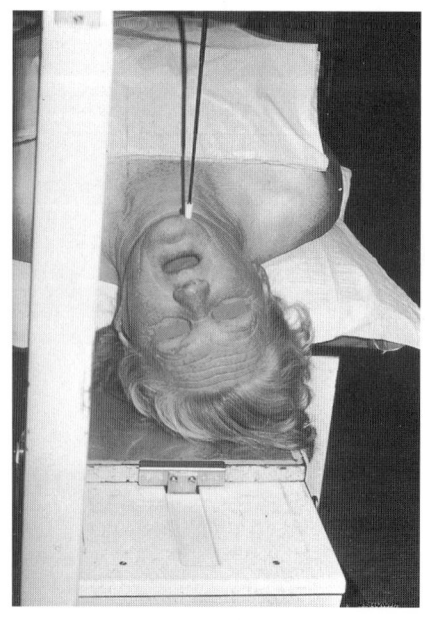

c

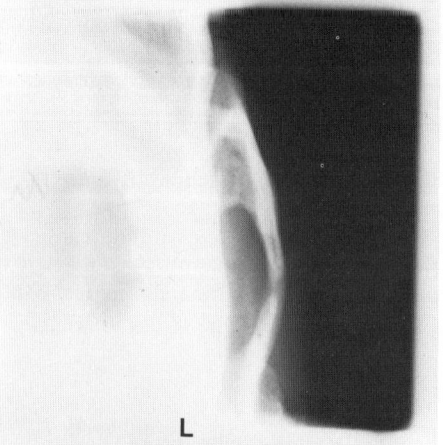

d

Spezial-ET: Jochbogen axial 7.14e–h

(ET nach Zimmer, jedoch mit
festgelegten Winkeln).

im Liegen:

Rückenlage. *Der Patient kann den Kopf nicht nach
hinten neigen.*
Die größte Schwierigkeit, diese ET anzufertigen,
kommt wohl von den vielen unbekannten Winkeln, die
eingestellt werden sollen. Durch Festlegen der Winkel
kann diese Aufnahmetechnik, die sehr gute Bilder
bringt, vereinfacht werden.
- Die seitlich kranial gerichtete Röhre um 30° nach
  unten zum Kopf des Patienten kippen.
- Mit einem Fettstift den Eckzahn der aufzunehmenden Seite sowie die Mitte der Augen-Ohr-Linie auf
  der Haut markieren.

GE Der ZS kommt nun schräg (dieser Winkel kann
nicht festgelegt werden, ca. 20–25°) von der gesunden Seite her, und zwar so, daß sich bei geöffnetem Mund der Jochbogen als schönes Oval, auf der
im 90°-Winkel zum ZS angestellten Kassette, als
Schatten abbildet. Fußpunkt des ZS: Höhe Eckzahn. Mit dem Zentrierstab (der ZS ist nicht zu
sehen) verbindet man nun den Punkt an der Augen-Ohr-Linie mit dem Austrittspunkt des ZS am
Blendengehäuse.
Um den Punkt am Eckzahn ebenfalls in diese Linie
zu bekommen, muß der Patient das Kinn anziehen
oder strecken. Zur Aufnahme den Mund öffnen.

Abb. 7.**14e–g** Jochbogen nach Zimmer.
h keine Fraktur.

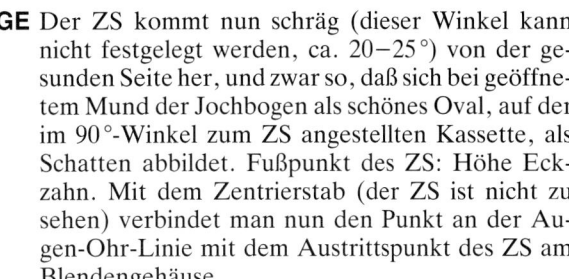

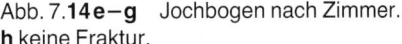

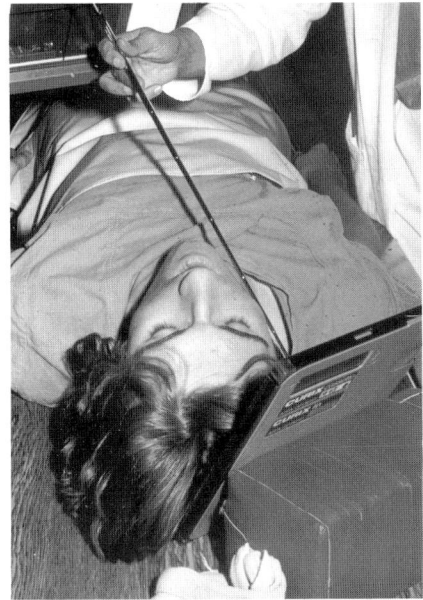

e

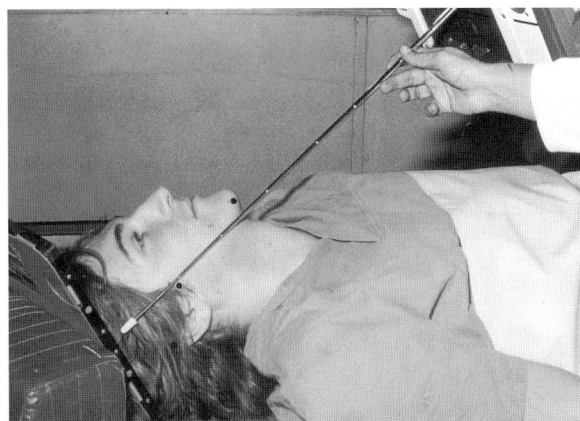

f

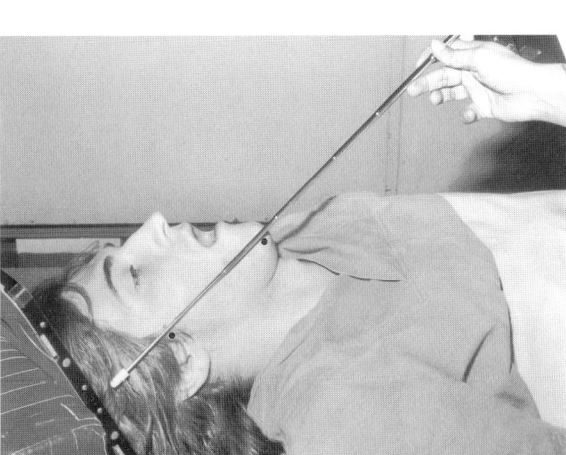

g

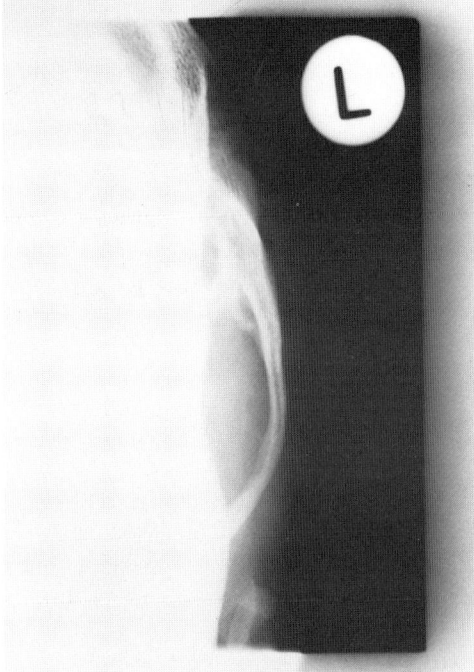

h

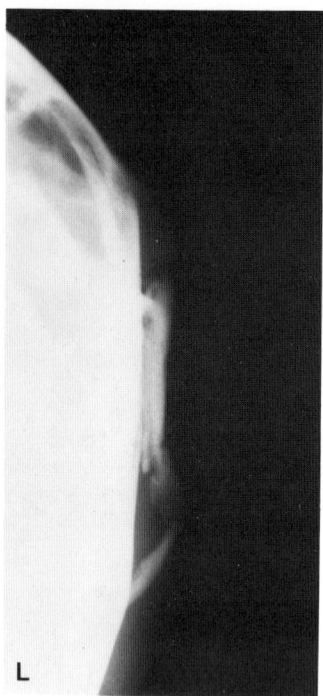

i L

Spezial-ET: Jochbogenvergleich (Henkeltopf-ET) 〔7.14 i–m〕

im Liegen:

a) *Patient kann den Kopf nach hinten neigen:* Rücken-lage; der Oberkörper wird so weit unterpolstert, bis die DH des nach hinten abhängenden Kopfes parallel zum Tisch liegt. (Siehe !! , S. 162) Medianebene senkrecht! Die Kassette wird im 45°-Winkel am Oberrand des Kopfes angestellt (Abb. 7.**14j**).

GE Die Röhre ist 45° kaudokranial gerichtet. Der ZS trifft etwa 4 cm unterhalb der Kinnspitze auf den Unterkiefer bei geschlossenem Mund auf.
Für die Aufnahme wird der Mund geöffnet. Die Jochbögen stellen sich als Schatten auf der ange-stellten Kassette dar.

b) *Der Patient kann den Kopf nicht so weit nach hinten neigen:*
Rückenlage. Oberkörper unterpolstern, Kopf soweit wie möglich nach hinten hängen lassen.

GE Ein großes Winkeldreieck mit der Hypotenuse an der DH anlegen. Parallel zur einen Tangente steht die Kassette. Parallel zur zweiten Tangente ver-läuft der ZS.
Weiteres wie bei Punkt a).

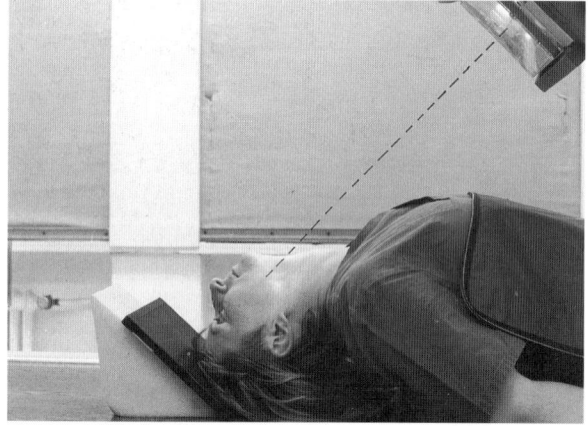

j

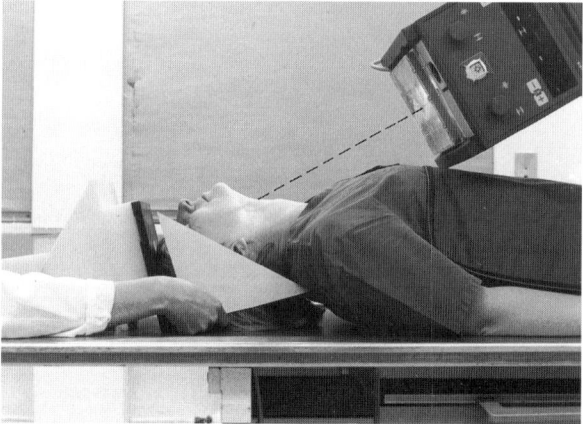

k

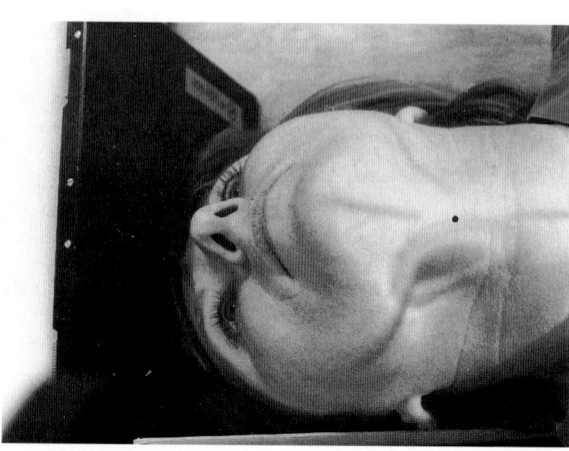

l

Abb. 7.**14 i** Jochbeinfraktur.
j Henkeltopf-ET.
k Henkeltopf-ET, der Einfallswinkel des ZS wird gesucht. Kassette wird steiler, Winkel flacher.
l Fußpunkt des ZS.

m Kein knöcherner Befund.

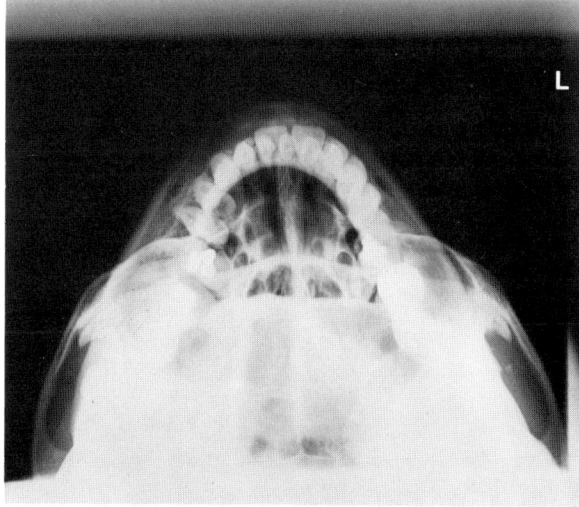

‼ Bei dieser Aufnahme ist die parallele Lage der DH zur Tischplatte nicht unbedingt erforderlich. Abweichungen der Winkel zueinander bringen trotzdem gute Ergebnisse.

m

Spezial-ET: Foramen opticum (nach Rhese-Goalwin) I   7.15a

im Liegen:

a) Bauchlage, kleines Kissen unter den Brustkorb legen.
– Der Kopf wird um 50° zur aufzunehmenden Seite gedreht, d.h., die Mediane bildet zur Filmebene einen Winkel von 50°. Zur problemlosen Einstellung das aufzunehmende Auge auf den Mittelstrich des Tisches legen.
– HWS soll in Steilstellung stehen. (Siehe ‼ Hilfe Stenvers, S. 166).
– DH steht senkrecht zum Tisch.
– Der Zentrierpunkt findet sich wie folgt. Es wird ein gleichseitiges Dreieck gebildet:
– Die Basis bildet die untere Kante des Warzenfortsatzes und des Hinterhaupthöckers. Mit Zeigefinger und Daumen diese Punkte berühren. Mit der anderen Hand die Distanz der Punkte übernehmen und daraus das gleichseitige Dreieck bilden.

GE Durch die Spitze des gleichseitigen Dreiecks zielt der 20° kraniokaudal gerichtete ZS und trifft auf Kassettenmitte auf.
– Vergleichsaufnahme notwendig.
– Das **plattennahe Foramen opticum** wird dargestellt.

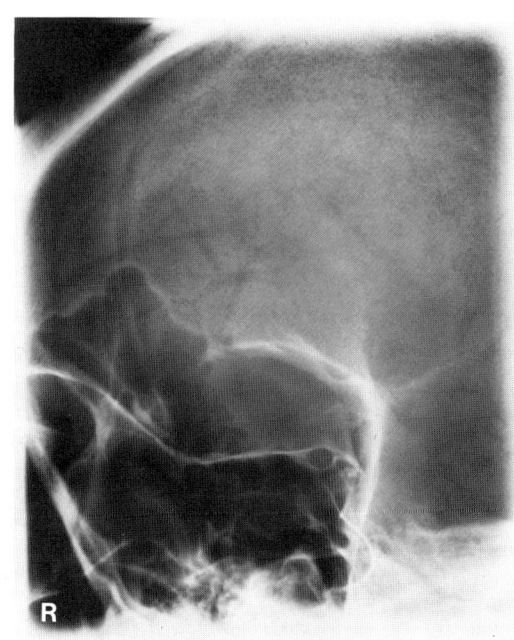

Abb. 7.**15a**   Foramen opticum: Kein pathologischer Befund.

a

Foramen opticum (nach Rhese-Goalwin) II
– einfachere ET –

im Liegen:

b) Bauchlage, kleines Kissen unter den Brustkorb legen.

– Hat der Tisch einen Mittelstrich, wird das aufzunehmende Auge auf diesen Strich gelegt. Ansonsten den Längsstrich des Fadenkreuzes mit einem Klebestreifen auf dem Tisch markieren.
– Auflagepunkte: Backenknochen, äußerer Augenwinkel und Nasenskelett.

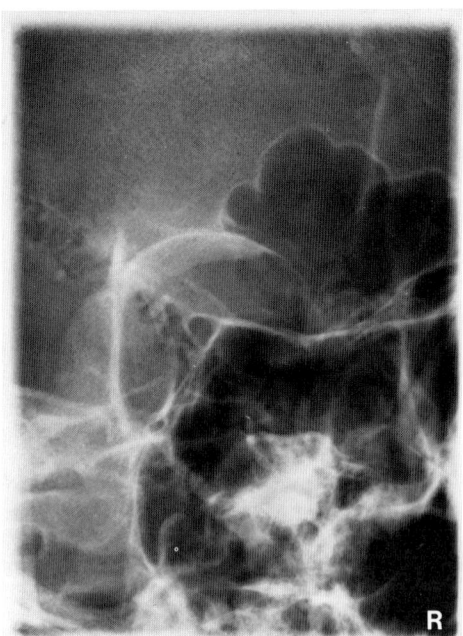

b

GE Der ZS zielt senkrecht auf das Auge und auf Kassettenmitte.
– Vergleichsaufnahme notwendig.
– Das **plattennahe Foramen opticum** wird dargestellt.

Foramen opticum (nach Rhese-Goalwin) III
– nach Trauma –

7.15c–i

im Liegen:

c) Rückenlage. *Patient kann nicht p.-a. liegen:*
– Kopf gerade ausrichten.
Rechtes Foramen opticum:
– Kopf anziehen, damit die DH senkrecht steht.
– Plastikwinkel (evtl. 20°-Keil der Schulter verwenden, s. S. 126) mit der einen Seite an die DH anlegen.
– Ohne den Plastikwinkel zu verdrehen, wird der Kopf so weit nach hinten genommen, bis die DH durch die 2. Tangente (20°) verläuft.
– Kopf 50° von der Rückenlage nach links zur Seite drehen (s. !! Hilfe S. 166) (mit 45°-Keil vom Kopfende aus kontrollieren).

GE Der ZS zielt senkrecht auf das Auge und auf Kassettenmitte.
– Vergleichsaufnahme notwendig.
– Das **plattenferne Foramen opticum** wird dargestellt.

Abb. 7.**15b**   ET II: gleicher Befund.
Abb. 7.**15c–h**   ET Rückenlage.

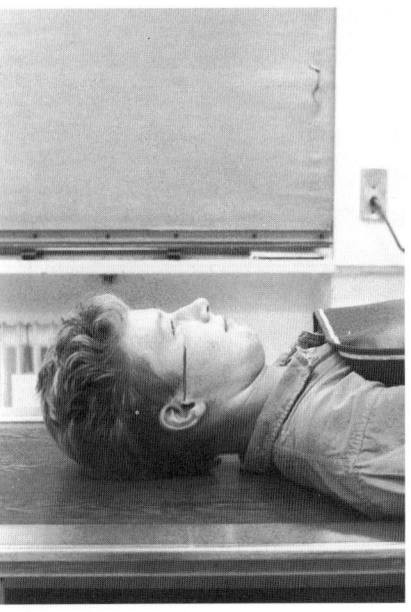

c

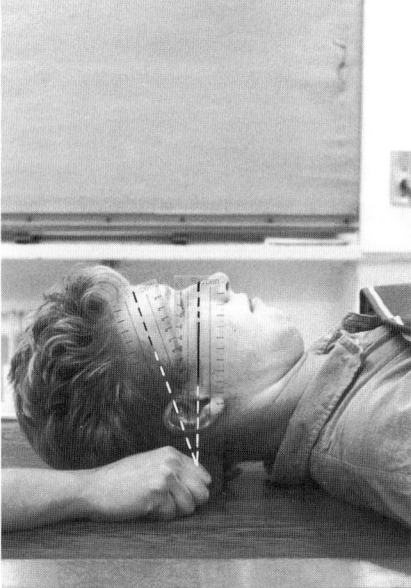

d

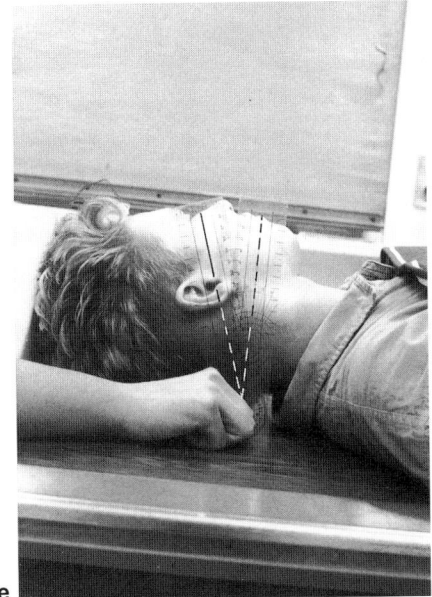

e

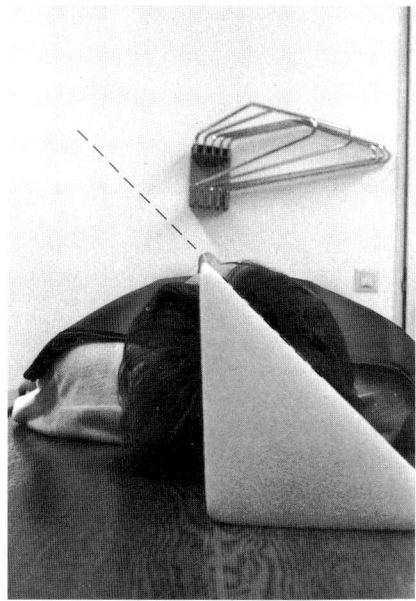

f

f Schädel im 45°-Winkel.

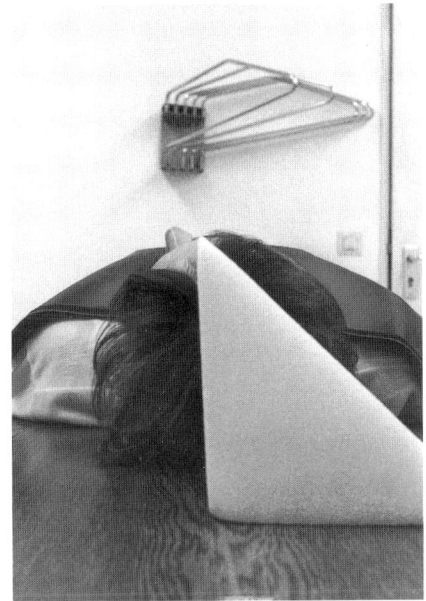

g

g Schädel im 50°-Winkel.

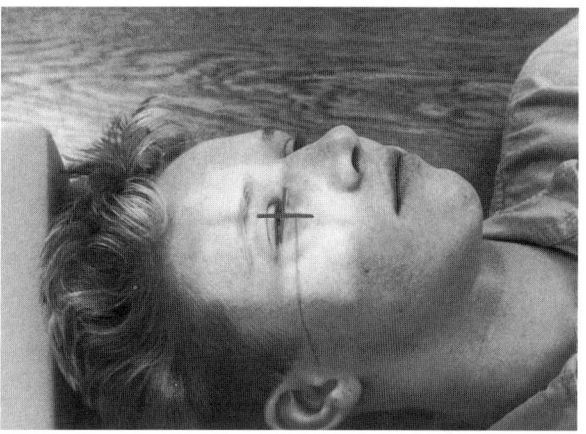

h

i ET 3, Foramen nicht eingeengt.   i

ET-Wahl	**Schädel – Übersicht**	7.16a–c

Verletzung V. a. Fraktur/Luxation im Bereich →	Wahl der ET	Lagerung/GE
Schädel **(Übersicht)**	Schädel a.-p.	← Standard-ET (S. 157) a) oder b) oder:
	1.b) Schädel p.-a. 2. Schädel seitlich	← Standard-ET (S. 157) ← Standard-ET (S. 157/158) a) oder b)

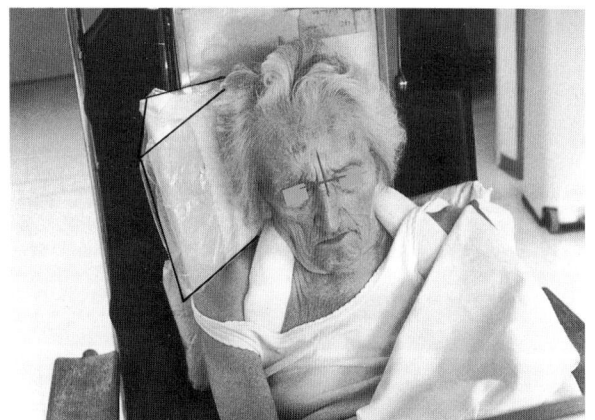

a

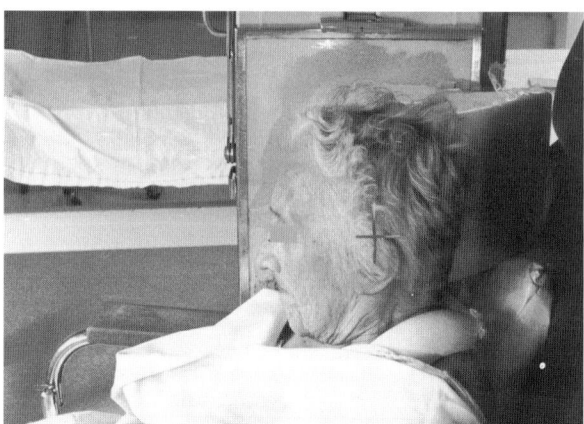

b

Abb. 7.**16a**   Schädel a.-p. im Sitzen (Patient mit Schwindel-
gefühl).
b/c Schädel im Sitzen, seitlich

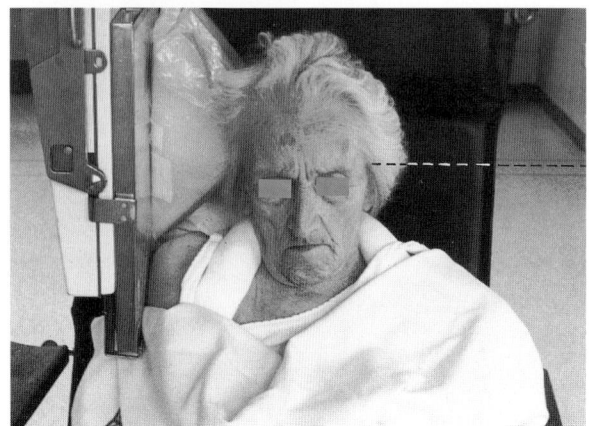

c

!! Patienten, die in Bauchlage oder Seitenlage mit
V. a. Wirbelsäulenfraktur in die Röntgenabteilung
kommen, kann der Schädel ohne Umlagerung geröntgt werden. Es ändert sich lediglich die Richtung, aus der der ZS kommt. Die veränderte Lage
jedoch unbedingt auf der Aufnahme vermerken.

ET-Wahl   Schädel – Nasenbeinfraktur

Verletzung V. a. Fraktur/Luxation im Bereich →	Wahl der ET	Lagerung/GE
Schädel (V. a. Nasenbeinfraktur)	1. Schädel a.-p.	← Standard-ET (S. 157) a) oder b)
	2. Schädel seitlich	← Standard-ET (S. 158) a) oder b)
	3. Nasenbein seitlich	← Standard-ET (S. 159)

ET-Wahl   Schädel/Hinterhaupt

Verletzung V. a. Fraktur/Luxation im Bereich →	Wahl der ET	Lagerung/GE
Schädel/Hinterhaupt (V. a. Fraktur)	1. Schädel a.-p.	← Standard-ET (S. 157) a) oder b)
	2. Schädel seitlich	← Standard-ET (S. 158) b)
	3. Nasennebenhöhle	← Spezial-ET (S. 163) c)
	4. a) Hinterhaupts- aufnahme	← Spezial-ET (S. 159)
		oder:
	4. b) Felsenbeinver- gleich/Hinterhaupt nach Altschul- Uffenorde	← Spezial-ET (S. 160)
		evtl. noch zusätzlich steht keine CT zur Verfügung:
	5. Schädel axial	← Spezial-ET (S. 162) b) oder c)

‼ Für die **Hinterhauptsaufnahmen** muß der Kopf angezogen werden können. Für den **axialen Schädel**
gilt: Der Schädel muß zumindest 50° nach hinten
hängen, ansonsten kommt es bei beiden ET zu
Verprojizierungen, die ein Beurteilen der Aufnahme unmöglich machen.

ET-Wahl   Schädel/Gesichtsschädelbereich

Verletzung V. a. Fraktur/Luxation im Bereich →	Wahl der ET	Lagerung/GE
Schädel (V. a. Fraktur im Gesichtsschädelbereich)	1. Schädel a.-p.	← Standard-ET (S. 157) a) oder b)
	2. Schädel seitlich	← Standard-ET (S. 158) b)
	3. Nasennebenhöhlen	← Spezial-ET (S. 163) c) evtl. noch zusätzlich steht keine CT zur Verfügung:
	4. Gesichtsschädel seitlich	← Standard-ET (S. 158) jedoch 18/24-Format **GE:** auf Kassettenmitte 2–3 mAS-Stufen weniger belichten

ET-Wahl **Schädel/Felsenbeinfraktur**

Verletzung V. a. Fraktur/Luxation im Bereich →	Wahl der ET	Lagerung/GE
Schädel (V. a. Felsenbeinfraktur)	1. Schädel a.-p.	← Standard-ET (S. 157) a) oder b)
	2. Schädel seitlich	← Standard-ET (S. 158) b) Steht keine CT zur Verfügung:
	3. Felsenbeinvergleich nach Altschul-Uffenorde	← Spezial-ET (S. 160)
	4. Felsenbeine nach Stenvers bds.	← Spezial-ET (S. 165)
	5. Felsenbeine nach Schüller bds.	← Spezial-ET (S. 167)

ET-Wahl **Schädel/Unterkieferfraktur/Kieferköpfchenfraktur**

Verletzung V. a. Fraktur/Luxation im Bereich →	Wahl der ET	Lagerung/GE
Schädel a) (V. a. Unterkieferfraktur) b) (V. a. Kieferköpfchen-fraktur)	1. Schädel a.-p.	← Standard-ET (S. 157) a) oder b)
	2. Schädel seitlich	← Standard-ET (S. 158) b)
	3. a) Unterkiefer im Stehen	**Der Patient ist gut beweglich:** ← Spezial-ET (S. 169) **GE:** Der ZS zielt für die Fragestellung a) auf das Korpus, für b) auf das Kieferköpfchen. Oder
	3. b) Unterkiefer nach Eisler	← Spezial-ET (S. 170) oder
	3. c) Unterkiefer nach Clementschitsch (gesamter Unterkiefer)	← Spezial-ET (S. 172) a) im Sitzen b) im Liegen – Bauchlage evtl. zusätzlich:
	4. a) Kieferköpfchen nach Parma	← Spezial-ET (S. 168) mit geöffnetem Mund oder
	4. b) Kieferköpfchen nach Schüller	← Spezial-ET (S. 167) (Ohr nicht vorgeklappt) mit geschlossenem Mund) Diese ET ist bei V. a. Fraktur nicht optimal.
	1. und 2.	**Der Patient ist nicht gut beweglich:** ← Siehe oben
	3. a) Unterkiefer in Rückenlage	← Spezial-ET (S. 171) **GE:** ZS zielt für die Fragestellung a) auf das Korpus, für b) auf das Kieferköpfchen. oder
	3. b) Unterkiefer nach Clementschitsch	← Spezial-ET (S. 172) b) im Liegen – Rückenlage

ET-Wahl

Verletzung V. a. Fraktur/Luxation im Bereich →	Wahl der ET	Lagerung/GE
Schädel (V. a. Unterkieferfraktur) b) V. a. Kieferköpfchenfraktur) mit: **Orthopantomograph/ Zahnfilmröhre/ Orbix**	1. Schädel a.-p.	← Standard-ET (S. 157)
	2. Schädel seitlich	← Standard-ET (S. 158)
	3. Panoramaschichtaufnahme	← Spezial-ET (nicht beschrieben)
	4. Clementschitsch	← Spezial-ET (S. 172) (jedoch Patient in Rückenlage) Röhre unter dem Patienten
	5. Kieferköpfchen nach Parma	← Spezial-ET (mit Tubus) geöffnetem Mund evtl. zusätzlich:
	6. Kieferköpfchen nach Schüller	← Spezial-ET (Orbix, mit Tubus) geschlossener Mund

ET-Wahl   Schädel/Orbitafraktur/Fraktur im Bereich Foramen opticum

Verletzung V. a. Fraktur/Luxation im Bereich →	Wahl der ET	Lagerung/GE
Schädel (V. a. Orbitafraktur)	1. a) Schädel a.-p.	← Standard-ET (S. 157) a) oder b) **Bauchlage möglich:**
	1. b) Schädel p.-a.	← Standard-ET (S. 157)
	2. Schädel seitlich	← Standard-ET (S. 158) Befund nicht eindeutig:
	3. a) Orbita p.-a.	← Spezial-ET (S. 165) **Bauchlage nicht möglich:**
	3. b) Nasennebenhöhlen in Rückenlage	← Spezial-ET (S. 163) c)
(V. a. Fraktur im Bereich Foramen opticum)	4. Foramen opticum n. Rhese-Goalwin bds.	← Spezial-ET (S. 177, 178) a), b) oder c)

Kieferbereich nach Osteosynthese

Wahl der Standard-ET bzw. der Spezial-ET nach:

Osteosynthese → Frakturen im Kieferbereich.
Kontrollaufnahmen → im Schädelbereich.
Die ET bleibt unverändert.

Halswirbelsäule

Standard-ET

Atlas und Dens a.-p. (S. 185).
HWS a.-p. (S. 185).
HWS seitlich (S. 186, 187).

Spezial-ET

Foramina intervertebralia der HWS (S. 188−190).
Funktionsaufnahmen der HWS (S. 191).
Zervikothorakaler Übergang seitlich – beweglicher Patient (S. 192).
Zervikothorakaler Übergang seitlich – unbeweglicher Patient (S. 193−197).
Pins des Halo-Rings (S. 198−199).

Wahl der Standard-ET bzw. der Spezial-ET bei V. a.

Fraktur/Luxation/Steilstellung im Bereich: HWS nach Schleudertrauma (beweglicher Patient) (S. 199−200).
Fraktur/Luxation/Steilstellung im Bereich: HWS nach Schleudertrauma (unbeweglicher Patient) (S. 200−203).

Halswirbelsäule nach Osteosynthese

(S. 204)

Objekt	Format	Empfindlich-keitsklasse	Raster 8/40	Abstand cm	Belichtung kV/mAs
HWS	18/24 /24/30	200	+	115	a.-p. 63/32 Dens 63/50 seitl./schräg/ Funktion 63/20 (in Seitenlage)
HWS	18/24 / 24/30	200	+	115	seitl./schräg 63/20 (in Rückenlage)
Pin (Halo-Ring)	18/24	200	+	115	vorn 63/20 hinten 63/50

Die Belichtungsdaten gelten für einen 12-Puls-Generator und einen RP1-Film (blue).
Im *Regelfall* – wie üblich –: Die Aufnahmen mit Belichtungsautomatik und den vorgegebenen kV anfertigen.
Im *Ausnahmefall* und wie üblich: Gilt die angegebene freie Belichtung als Richtwert.
Raster 8/40 zu 12/40 = 2 Belichtungspunkte mehr.

Standard-ET: Atlas und Dens axis a.-p. $\boxed{7.17\,a/b}$

im Sitzen/im Liegen:

Rückenlage, 15 Bocollokeil unter den Kopf legen, das Kinn strecken lassen.
Der Patient wird angehalten, den Mund weit zu öffnen.
Mit dem Zeigefinger die Hinterhauptsschuppe fühlen.

GE Um die optimale Kopfstellung zu finden, wird das Lichtvisier zur Seite hin weit aufgeblendet. Der Kopf des Patienten wird so weit – bei weit geöffnetem Mund – angezogen bzw. gestreckt, bis der Querstrich des Lichtvisiers senkrecht an der Bißebene der Schneidezähne vorbei zur Hinterhauptsschuppe zu verfolgen ist. Röhre und Kassette 1 cm kaudal verschieben. Der ZS zielt senkrecht auf Kassettenmitte. Einblenden auf 1. und 2. HWK.

!! Wird der Dens vom Hinterhaupt überlagert, ist der Kopf zuweit nach hinten genommen, überdecken die Schneidezähne den Dens, wurde der Kopf zu weit an die Brust angezogen.

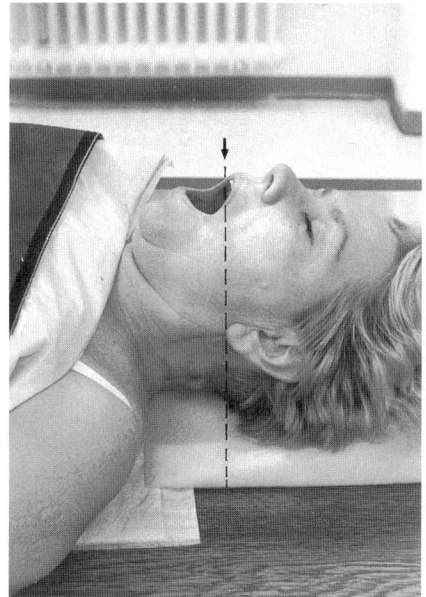
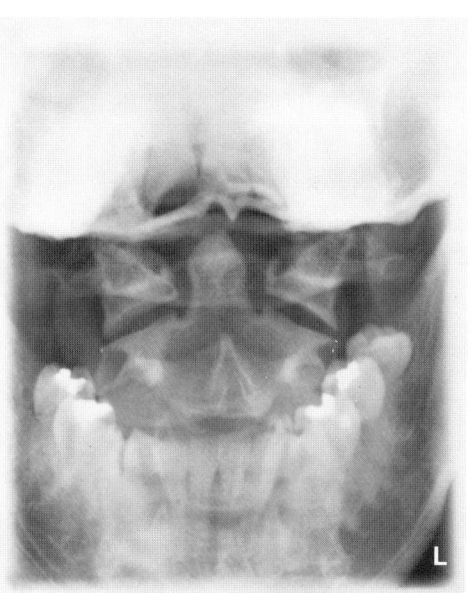

a

b

Abb. 7.**17 a**   Atlas und Dens axis a.-p.
b Stellung regelrecht, kein knöcherner Befund.

Standard-ET: HWS a.-p. $\boxed{7.18\,a-c}$

im Stehen/im Sitzen/im Liegen:

Rückenlage, Kinn leicht strecken.

GE a) Der ZS trifft senkrecht auf den 5. HWK und auf die Kassette auf. Seitlich gut einblenden.
b) Der ZS trifft im kaudokranialen Winkel von 10−15° auf das Jugulum. Die Kassette wird um ⅔ nach oben verschoben. Der ZS trifft jetzt (dezentriert) auf das untere Drittel der Kassette.

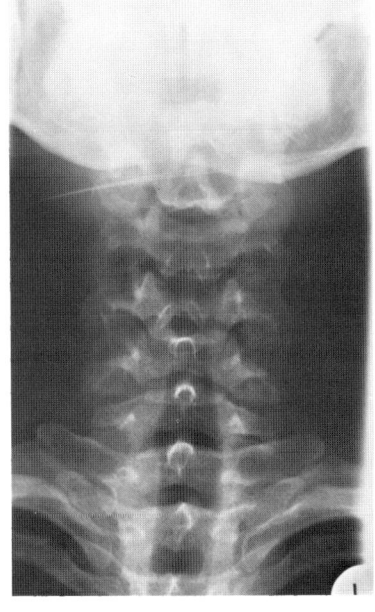

a

Abb. 7.**18**   HWS a.-p. ET a).
a Keine Fraktur.

b−c ▶

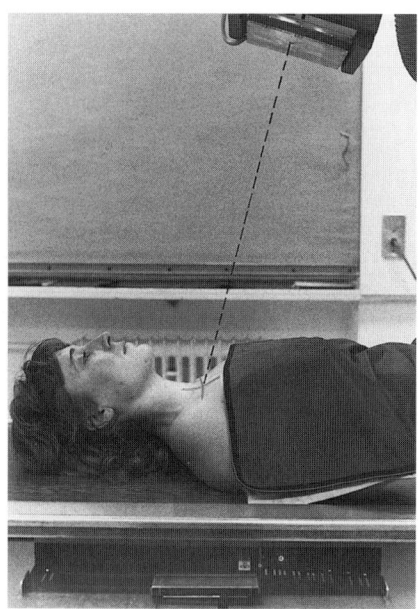

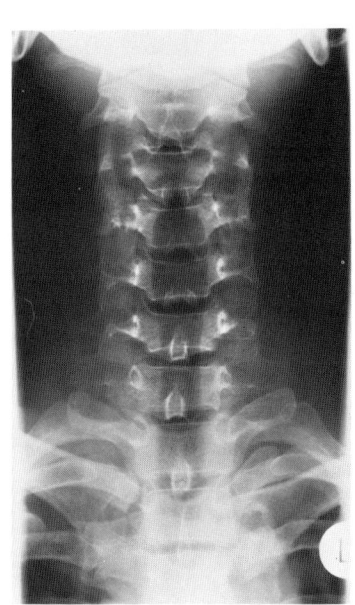

b

Abb. 7.**18b**   HWS a.-p. ET b).
c Ohne knöchernen Befund.

!! Bei einem im Kopf- und Fußteil höhenverstellba-
ren Tisch kann der gleiche Effekt, eine beinahe
vollständige, plan liegende HWS vom – 2. bis
7. HWK – erreicht werden. Der Fußteil wird um ca.
15–20° angehoben. Der Zentralstrahl tritt senkrecht auf die schräg liegende HWS unterhalb des
Kinns auf.

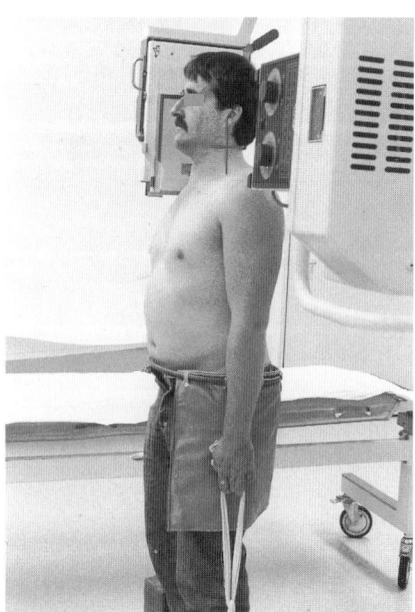

Abb. 7.**19a**   HWS seitlich mit Gewichten.

HWS mit bewegtem Unterkiefer:

Diese ET benötigt eine lange Belichtungszeit. Die kV
müssen niedrig gewählt werden, um bei Iontomatauf-
nahmen die mAs zu erhöhen. Dies führt zu einer erheb-
lichen Strahlenbelastung für den Patienten. HWS a.-p.
und Dens spezial bringen eine geringere Strahlenbelastung.

Standard-ET: HWS seitlich   7.19a–g

im Stehen/im Sitzen/im Liegen:

a) im Stehen im Sitzen: Der Patient steht exakt seitlich
mit der WS parallel zum Rasterwandgerät. Die Arme
hängen am Körper entlang nach unten. Bei muskulösen
Patienten ist es anzuraten, dem Patienten während der
Aufnahme Gewichte, die die Schultern nach unten zie-
hen, in beide Hände zu geben. Vorsicht, testen, ob der
Patient die Gewichte halten kann, ebenso muß eine
Fraktur im Schulter-/Armbereich ausgeschlossen sein.

GE Der ZS muß durch den 3. oder 4. HW-*Körper* ge-
hen (s. Röntgenaufnahme), ansonsten ist die Aufnahme unterbelichtet.

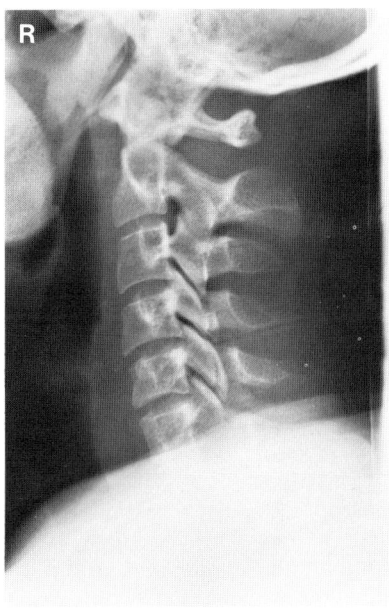

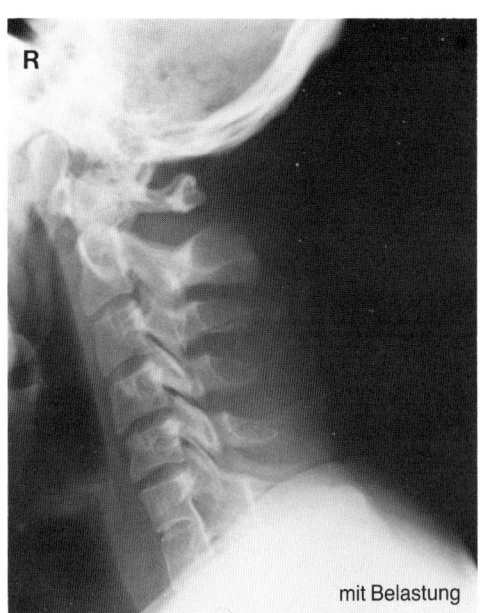

b

c

mit Belastung

HWS seitlich

b) im Liegen:

Rückenlage. Der Patient liegt flach auf einer Schaum-
stoffunterlage. Die Medianebene des Schädels steht
senkrecht zum Tisch.

- *Der Patient kann die Arme* in der Schulter *nach
  unten ziehen:* Während der Aufnahme werden die
  Schultern nach unten genommen. Kassette 24×30
  mit Raster seitlich anstellen. Oberer Kassettenrand 2 cm oberhalb oberer Ohrrand.
- *Der Patient kann die Arme selbst nicht nach unten
  ziehen:* Eine Hilfsperson (mit Bleischürze) steht
  am Fußende des Tisches und zieht während der
  Aufnahme beide Arme gleichmäßig kräftig nach
  unten. (Bei Unterarmfrakturen steht die Hilfsperson neben dem Tisch und zieht möglichst gleichmäßig beide Oberarme nach unten.)

GE Der ZS zielt senkrecht in Höhe auf den 3./4. HWK
und auf Kassettenmitte. Evtl. Ausgleichsfilter
(PTW) oder seitl. BWS-Filter, um 180° gedreht
(Siemens), und zusätzlich Reismehl verwenden.

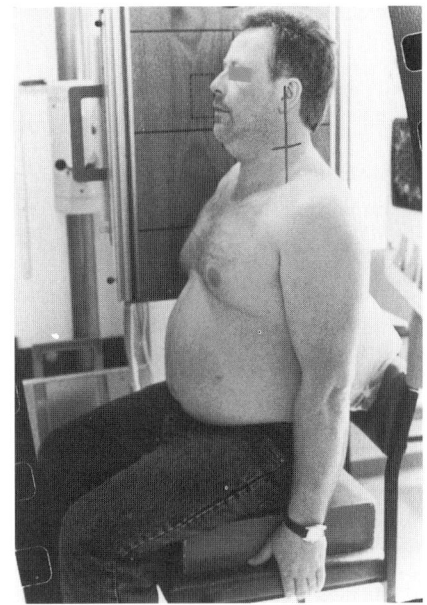

d

Abb. 7.**19 b/c**   HWS seitlich im Stehen ohne Gewichte/mit
Gewichten.
d HWS seitlich, Gewichte nicht ausreichend, Patient zieht
durch Strecken des Oberkörpers die Oberarmköpfe selbst
nach unten.
e HWS seitlich mit gezogenen Armen.

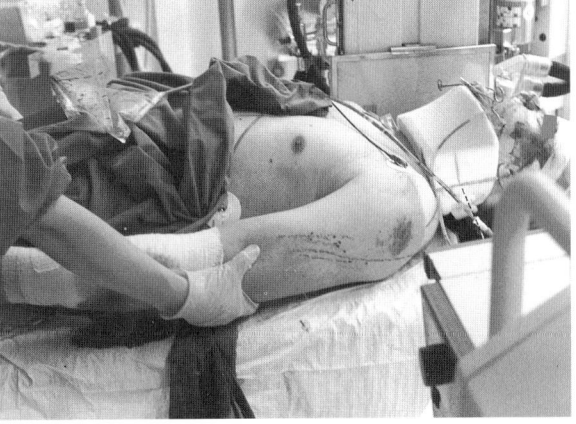

e

f–g ▶

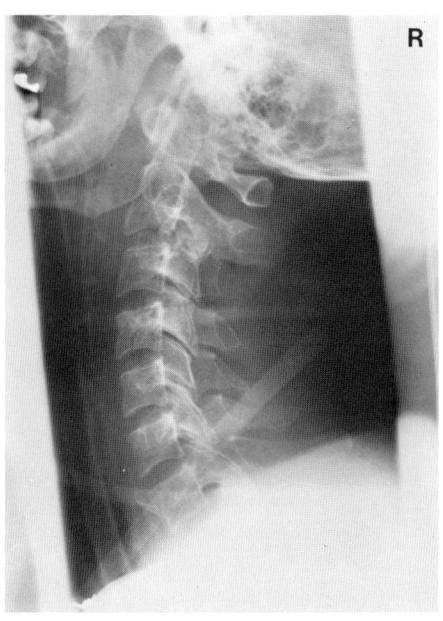

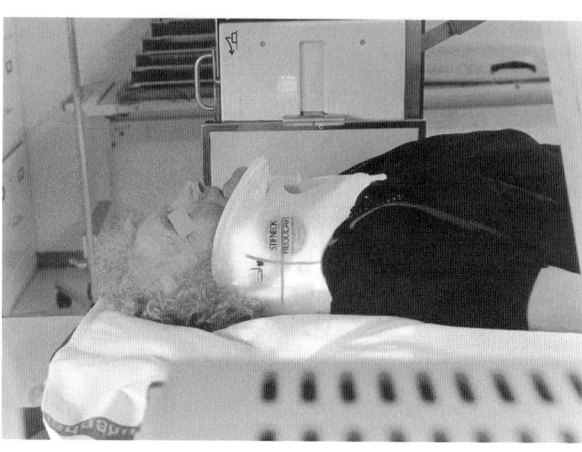

Abb. 7.**19f** Dazugehörendes Röntgenbild: degenerative Veränderungen, keine Fraktur.
g Stiffneck extrication collar/Schanzsche Krawatte werden zum Röntgen nur auf Anweisung entfernt.

Spezial-ET: Foramina intervertebralia der HWS (nach Possel) `7.20a–d`

im Stehen/im Sitzen/im Liegen

a) im Stehen/im Sitzen:
– *Der Patient hatte kein Trauma.* ET z.B. als Kontrollaufnahme bei Gutachten:
Rücken anliegend, *linke* Foramina: Die linke Körperseite wird mit einem langen 45°-Keil angehoben und unterpolstert. Der Patient dreht den Kopf *parallel* zum Rasterwandgerät.

Der Hals soll in der Senkrechten parallel zum Kassettenrand – wichtig für die Belichtungskammer – liegen. Das Kinn hochnehmen, ohne die HWS zu verdrehen.

GE Der ZS trifft im kaudokranialen Winkel von 10° etwa auf den 4. HWK auf. Linke und rechte Foramina röntgen. Die *filmfernen Foramina* werden dargestellt.

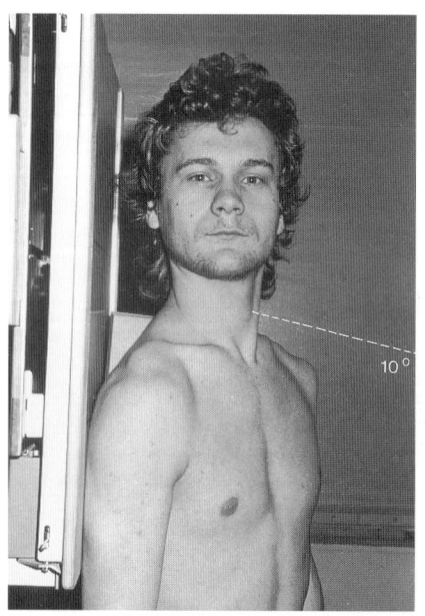

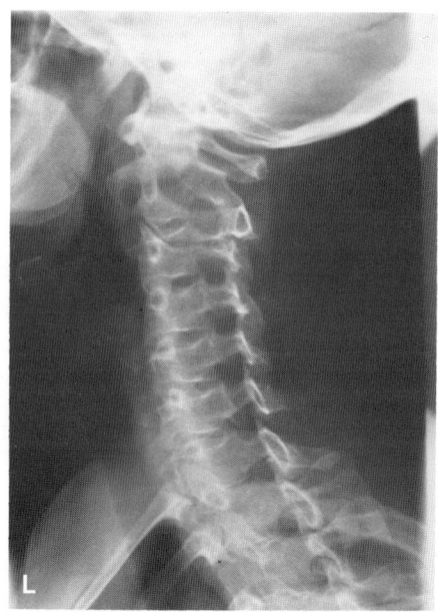

Abb. 7.**20a** HWS schräg mit gedrehtem Kopf.   **b** Foramina nicht eingeengt.

Foramina intervertebralia der HWS

a) im Stehen/im Sitzen:

– *Patient nach Trauma: (z. B. Schleudertrauma).*
Rückenlage oder mit dem Rücken anliegend, *linke*
Foramina: Die linke Körperseite wird mit einem
langen 45°-Keil abgehoben und unterpolstert. Der
Patient hält Kopf und Wirbelsäule exakt steif (wie:
„Stock verschluckt"). Das Kinn wird leicht angeho-
ben und etwa 5° in Richtung Röhre gedreht. Der
Patient sucht sich an der Zimmerdecke mit den
Augen einen Punkt, den er fixiert.

GE Der ZS trifft im kaudokranialen Winkel von 10°
etwa auf den 4. HWK auf.
Linke und rechte Foramina müssen geröntgt werden.
Die *filmfernen Foramina* werden dargestellt.

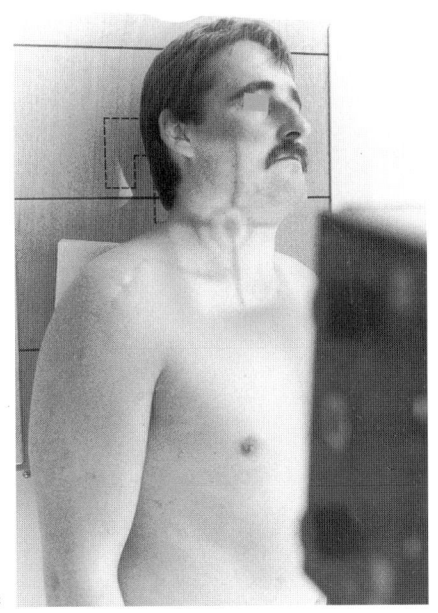

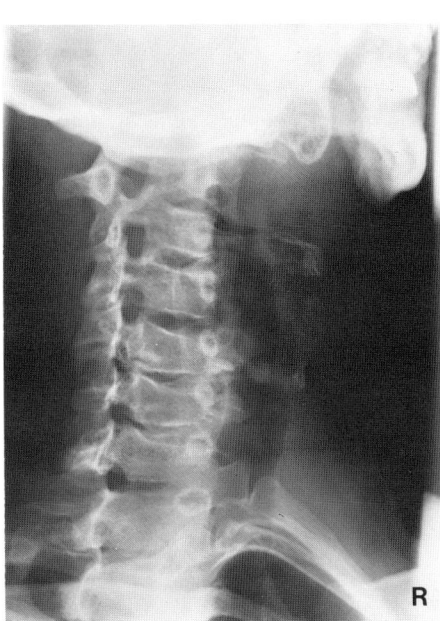

c

d

c HWS schräg, Schiefhals.
d Degenerative Veränderungen (Spondylarthrose),
Einengung der Intervertebralräume.

Foramina intervertebralia der HWS

b) im Liegen:

Standardröntgengerät:
Patienten, die in einer abgesaugten Vakuummatte liegen und Patienten mit einem Stiffneck extrication collar (Plastik-Schanzsche Krawatte) können für die Foramina-ET gedreht werden, da sie im Kopf-Hals-Bereich fixiert sind.

Linke Foramina: Die linke Körperseite des Patienten wird mit mehreren 45°-Keilen unterpolstert. Evtl. noch Kissen unter den Kopf legen! Liegt der Patient in einer Vakuummatte, wird diese angehoben und unterpolstert.

GE Der ZS trifft im kaudokranialen Winkel von 10° etwa auf den 4. HW-*Körper* auf. Linke und rechte Foramina röntgen. Die **filmfernen Foramina** werden dargestellt.

Foramina intervertebralia der HWS   7.20 e–g

b) im Liegen:

Unfallröntgengerät:
a) Der Patient, der in der Vakuummatte liegt, wird mit 45°-Keilen unterpolstert. **Linke** Foramina, linke Körperseite unterpolstern und hochlagern.

GE Wie Standardröntgengerät, jedoch ZS senkrecht:

b) Patient in Rückenlage. Das Röntgengerät wird 45° schräg gestellt. Für die *linken* Foramina ist das Kassettenteil links abliegend und rechts am Körper anliegend.

GE Der ZS trifft im 45°-Winkel für die **linken** Foramina von der linken Seite her ohne zusätzlichen kaudokranialen Winkel in Höhe auf den 3./4. HW-*Körper* und senkrecht auf die Kassettenmitte. Rechte und linke Foramina müssen geröntgt werden.
Die **filmfernen Foramina** stellen sich dar.

!! Foramina intervertebralia in Bauchlage: Die filmnahen Foramina werden dargestellt.

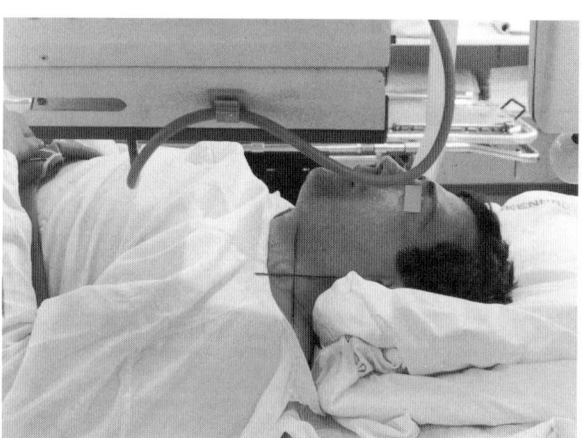
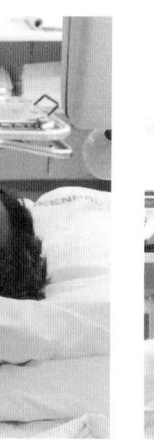
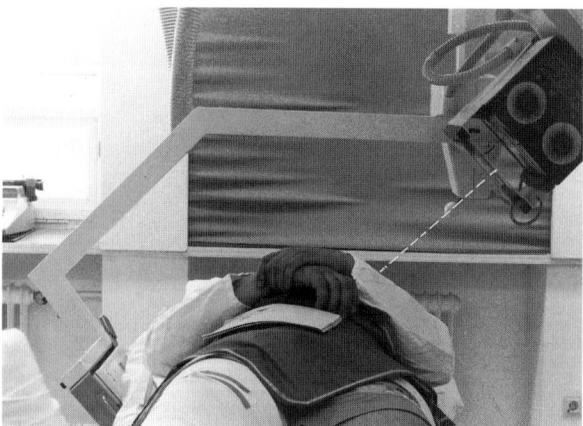

e

f

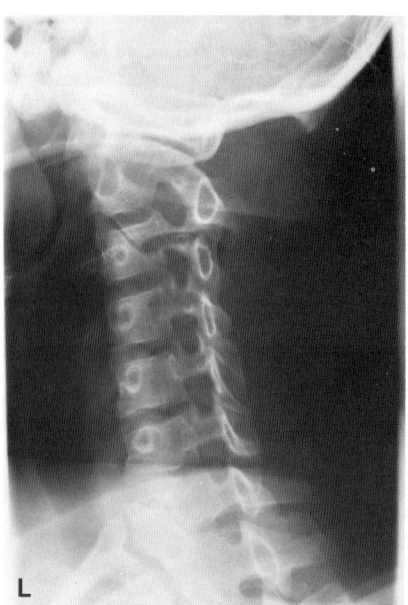

g

L

Abb. 7.**20 e/f**   HWS schräg mit Unfallröntgengerät.
g Dazugehörendes Röntgenbild: Foramina nicht eingeengt, keine Fraktur.

Spezial-ET: Funktionsaufnahmen der HWS

im Stehen/im Sitzen: 7.21 a–d

seitlich stehend

a) *Inklination* (Format 24/30 quer). Der Patient beugt sich in der HWS soweit es geht nach vorn. Er hält sich, um nicht zu wackeln, an einem Stuhl oder ähnlichem fest.

b) *Reklination* (Format 18/24 hoch). Der Patient hält sich an einem Stuhl oder ähnlichem fest. Er beugt sich möglichst weit in der HWS nach hinten.

GE Der ZS trifft im horizontalen Strahlengang in Höhe des 4. HWK auf.

‼ ET in der Chirurgie: Bewegungseinschränkung nach z.B. Schleudertrauma und bei Gutachten, siehe S. 200 **‼**

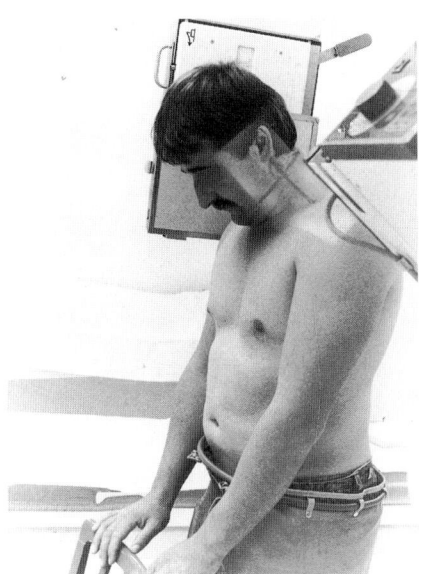

a

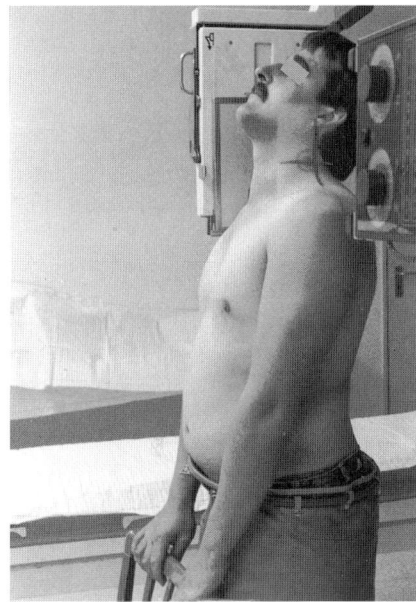

b

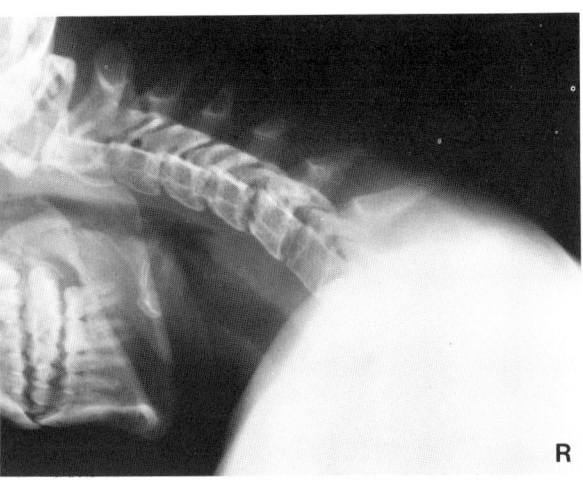

c

R

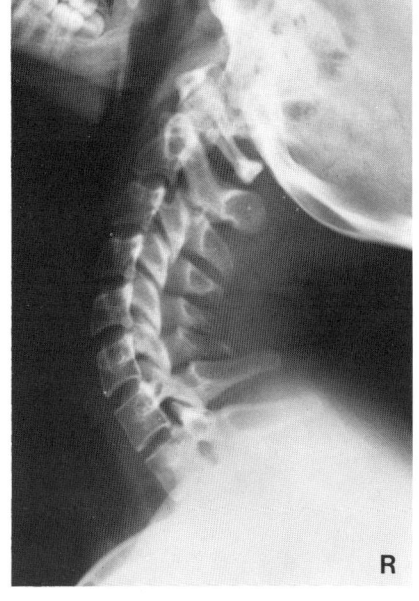

R

d

Abb. 7.**21 a/b** Funktionsaufnahmen.
c/d Bewegung nicht eingeschränkt.

Spezial-ET: Zervikothorakaler Übergang seitlich – bei beweglichen Patienten

7.22 a–e

im Stehen/im Sitzen/im Liegen:

a) im Stehen:

Der Patient steht mit der rechten Seite am Stativ. Den rechten Arm nach vorn, den linken nach hinten nehmen lassen. Den Körper des Patienten so weit nach hinten drehen, bis sich die Oberarmköpfe nicht mehr überlagern (ca. 70°).

GE Der ZS trifft im horizontalen Strahlengang senkrecht zwischen den Oberarmköpfen auf den 1./ 2. BWK und Kassettenmitte.

b) im Sitzen:

Der Patient sitzt seitlich am Rasterwandgerät und nimmt die Knie übereinander. Er faltet die Hände und umgreift das obere Knie. Er läßt sich möglichst weit nach hinten fallen, um die Wirbelsäule von der Überlagerung durch die Oberarmköpfe freizubekommen.

GE Im horizontalen Strahlengang senkrecht in Höhe auf den 1./2. Brustwirbelkörper.

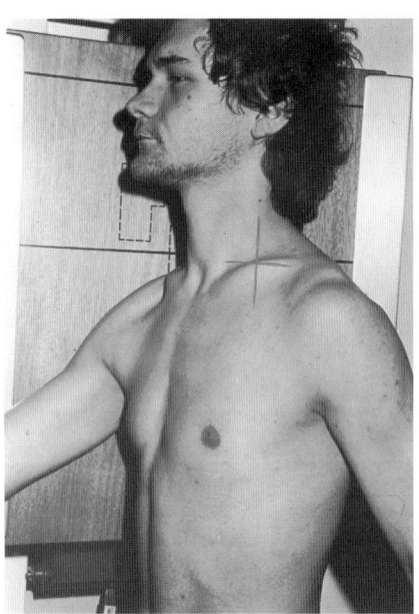
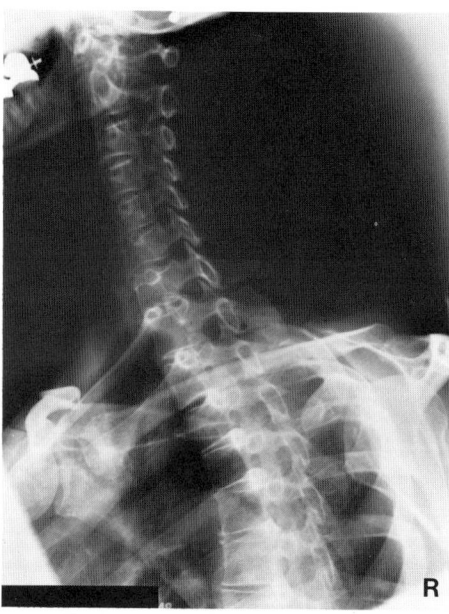

Abb. 7.**22 a**   Zervikothorakaler Übergang im Stehen.
b Degenerative Veränderungen.

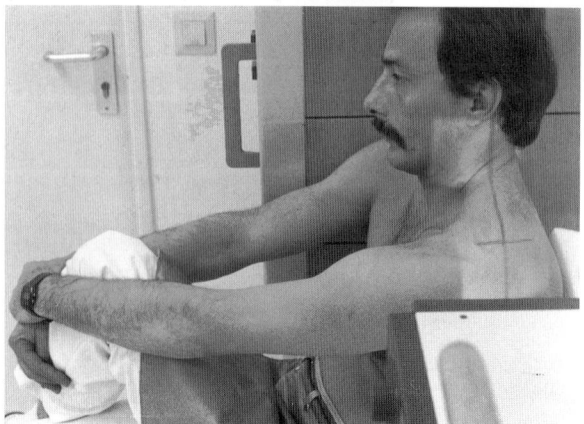
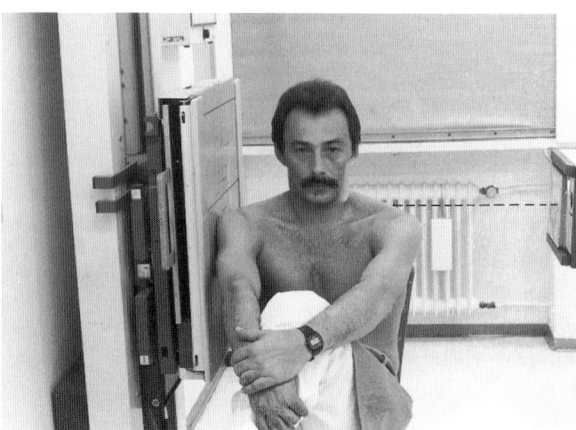

Abb. 7.**22 c/d**   Zervikothorakaler Übergang im Sitzen.

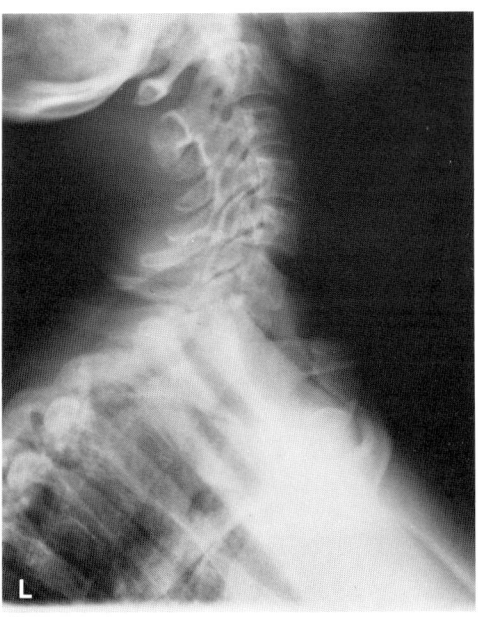

e Spinolaminäre Linie ohne Stufenbildung.

Zervikothorakaler Übergang seitlich –   7.23 a–f
bei beweglichen Patienten (nach Safawi) 1 + 2

c) im Liegen:
Seitenlage, 2 Möglichkeiten:
1. Der Patient legt seinen Körper auf den aufliegenden Arm (Schlafstellung). Den abliegenden Arm weit vom Patienten nach unten ziehen lassen, er liegt auf dem Körper auf.
2. Gleiche Lage des Patienten. Der abliegende Arm wird vor den Körper gezogen (ohne den Patienten aus der Seitenlage zu verdrehen).

GE Der ZS trifft senkrecht auf den 7. HWK auf.

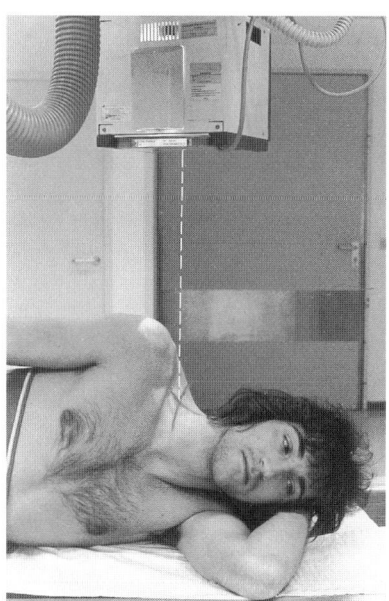
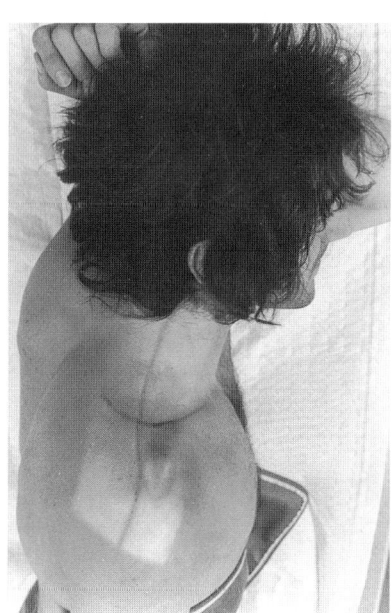
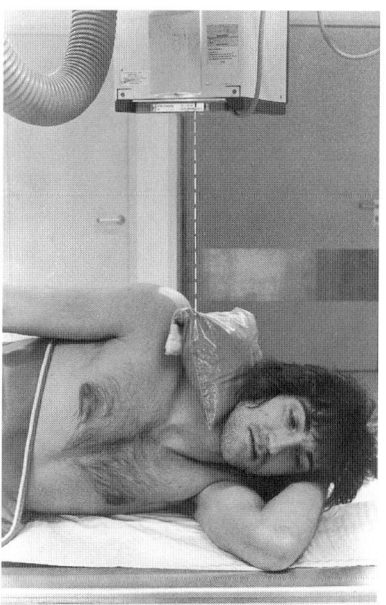

Abb. 7.**23 a–c**   Zervikothorakaler Übergang (nach Safawi 1).

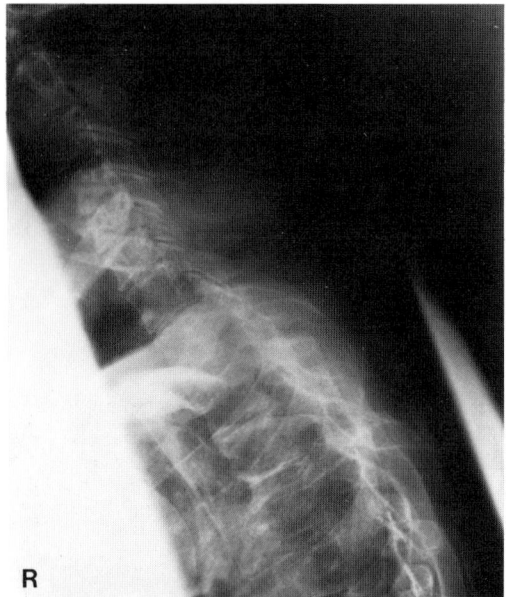

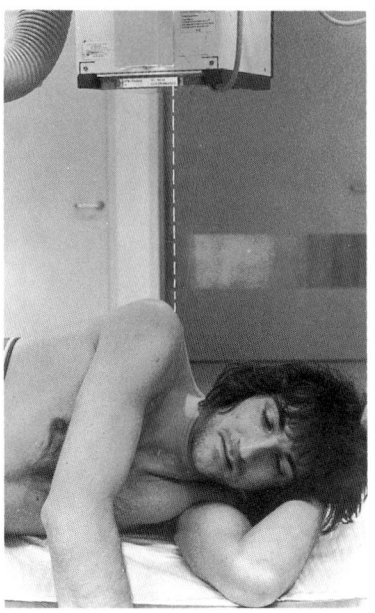

d R

e

Abb. 7.**23 d**   Degenerative Veränderungen.
e Zervikothorakaler Übergang (nach Safawi 2).
f Degenerative Veränderungen der HWS, Osteochondrosis deformans.

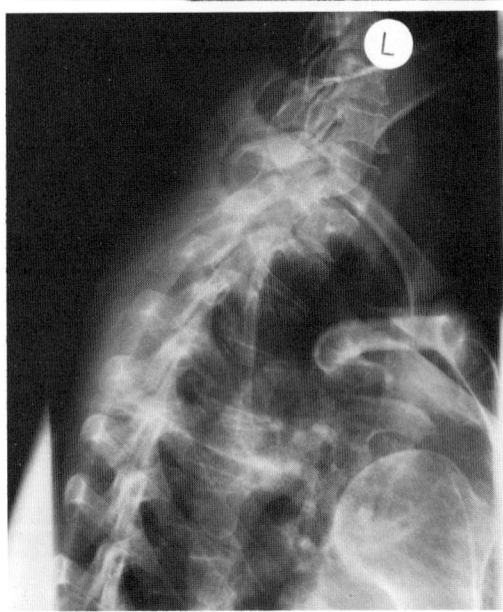

f

**Zervikothorakaler Übergang seitlich –
bei nicht beweglichen Patienten**   ⎢7.24a⎢

im Liegen:

1. Möglichkeit:
Rückenlage, während die Aufnahme ausgelöst wird, zieht eine Hilfsperson beide Arme gleichzeitig vom Tischende aus nach unten. Bei Fraktur im Unterarm-Ellenbogen-Bereich steht die Hilfsperson neben dem Patienten und zieht während der Aufnahme von den Oberarmen aus möglichst gleichmäßig nach unten.

GE Vor dem Auslösen der Aufnahme die Arme des Patienten zur Probe ziehen lassen, um zu sehen, wie weit der Patient auf dem Tisch nach unten rutscht.
Der ZS trifft im horizontalen Strahlengang senkrecht auf den 6. HWK auf.
Filter der Fa. PTW bringt zusammen mit Reismehl (ca. $1-1\frac{1}{2}$ kg), wie das seitl. BWS-Filter, um 180° gedreht (Siemens), einen guten Ausgleich.

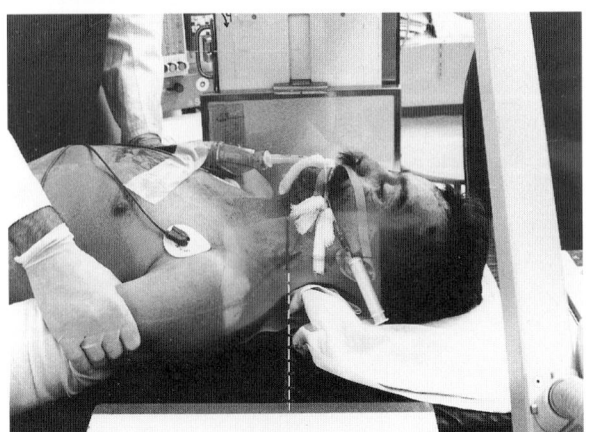

Abb. 7.**24 a**   HWS seitlich mit gezogenen Armen (Unterarmverletzung).

Zervikothorakaler Übergang seitlich – $\boxed{7.24\,b-g}$ bei nicht beweglichen Patienten

im Liegen:

2. Möglichkeit:
Rückenlage. 1 Arm wird nach oben neben den Kopf *in Höhe HWS* gelegt (notfalls mit Schaumstoff unterpolstern). Die Kassette mit Raster seitlich an diese Seite in Höhe HWK 7 anstellen. Den 2. Arm weit nach unten am Körper entlang ziehen.

GE Der ZS zielt senkrecht:
a) im horizontalen Strahlengang auf Th1/Th2, oder
b) in einem kraniokaudalen Winkel von höchstens 10° auf Höhe 7. HWK und senkrecht auf die angestellte 24 × 30-Kassette (mit Raster). Siehe Foto 7.**24 e**

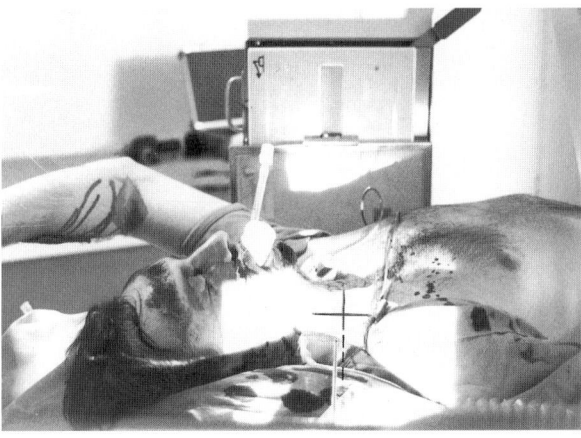

b

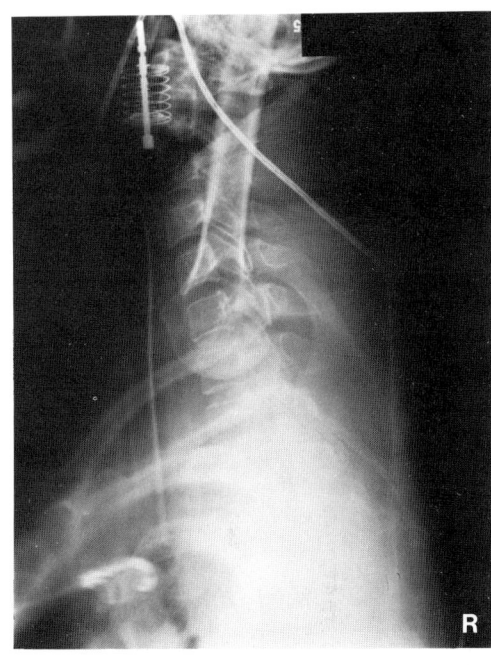

c

b Zervikothorakaler Übergang ETa).
c Gute Darstellung des HWS-BWS-Überganges, kein pathologischer Befund.
d ET. Arm kann nicht parallel zur HWS gelegt werden.
e Zeichnung: Einfallswinkel 10°.

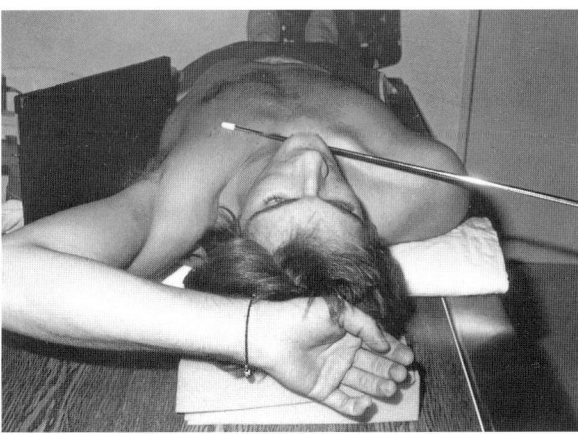

d

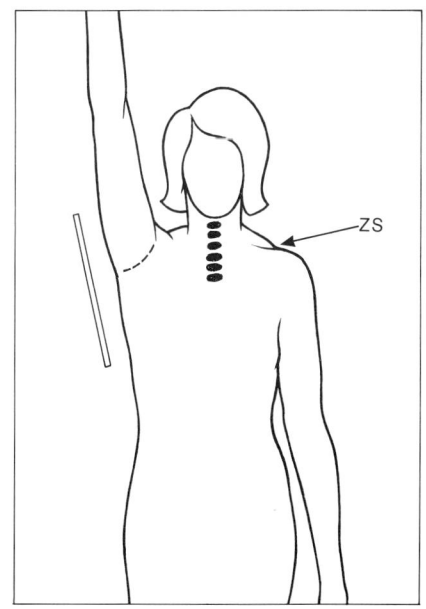

e

f–g ▶

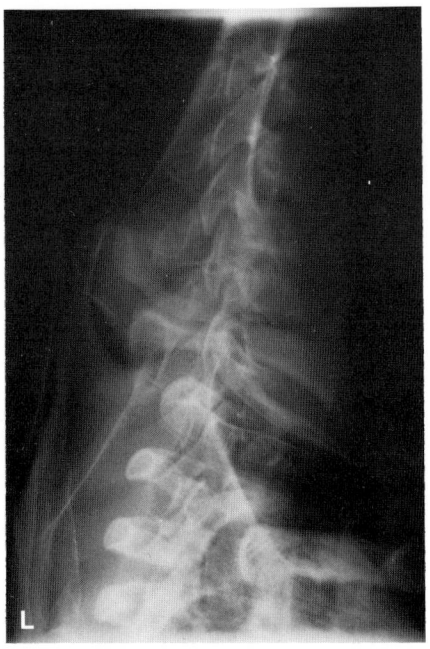
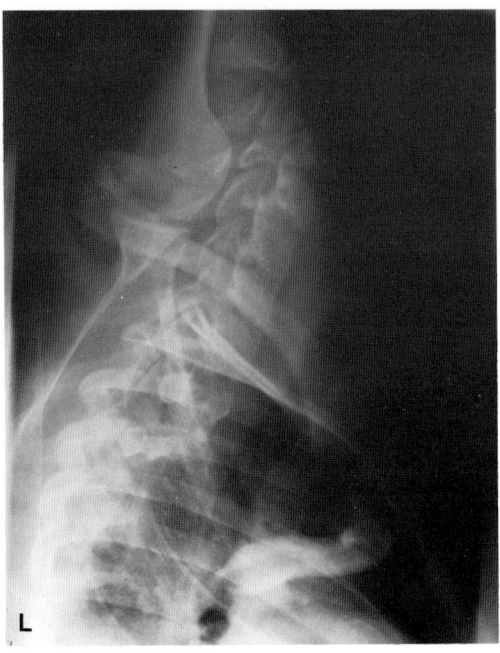

f

g

Abb. 7.**24f** Hintere WK-Begrenzung regelrecht (5 °).
g Unauffälliger knöcherner Befund (10 °).

Zervikothorakaler Übergang seitlich – 7.24 b–g
bei nicht beweglichen Patienten

im Liegen:

3. Möglichkeit (bei besonders muskulösen Patienten):
Rückenlage. Eine Hilfsperson steigt auf den Röntgentisch (ins Bett) und nimmt den Patienten zwischen die Beine.
Während der Röntgenaufnahme zieht sie die Arme gleichzeitig nach oben und zu sich hin. Die 24 × 30-Kassette mit Raster steht seitlich neben dem Patienten.

GE Testen, wie hoch der Patient durch den Zug an den Armen angehoben wird! Das ist nicht gewünscht! Der ZS trifft in horizontalem Strahlengang senkrecht auf Th1/Th2 und Kassettenmitte. Filter der Firma PTW und Reismehl bzw. um 180° gedrehter seitl. BWS-Filter (Siemens) verwenden.

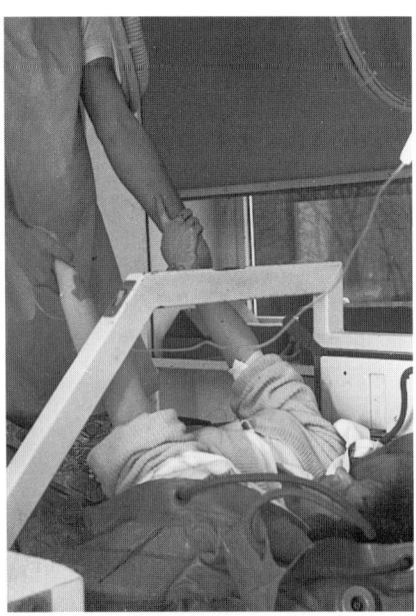
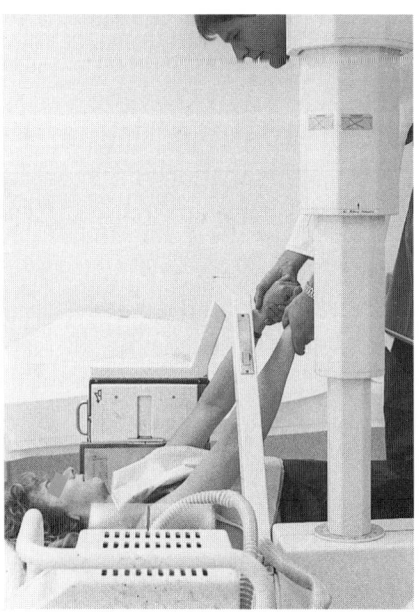

a

b

Abb. 7.**25a/b** Arzt zieht die Arme nach oben und vorn.

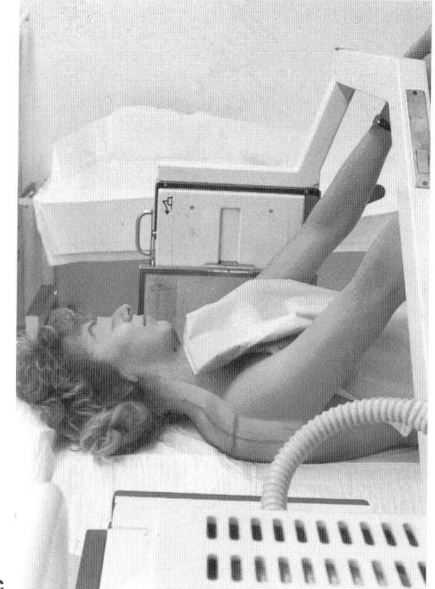

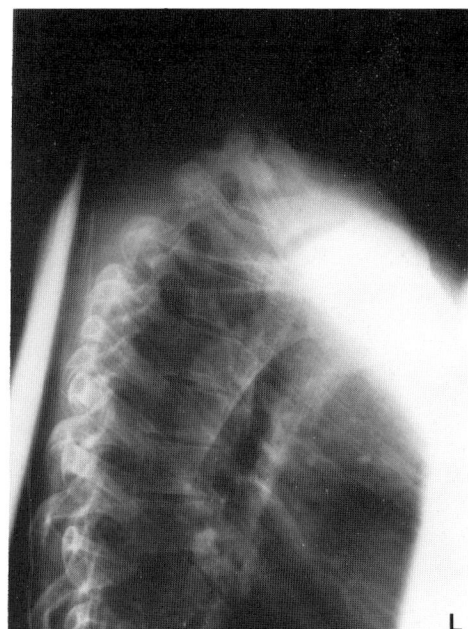

Abb. 7.**25 c**   Lage des ZS.
d Dazugehörende Röntgenaufnahme: keine Fraktur.
e Röntgenaufnahme eines muskulösen Patienten (ohne Ausgleichsfilter): keine Fraktur nachweisbar.

!! Steht kein Unfallröntgengerät zur Verfügung: die Fa. Mavig vertreibt ein Kassettenhaltestativ, das für seitliche Aufnahmen in Rückenlage zu empfehlen ist.

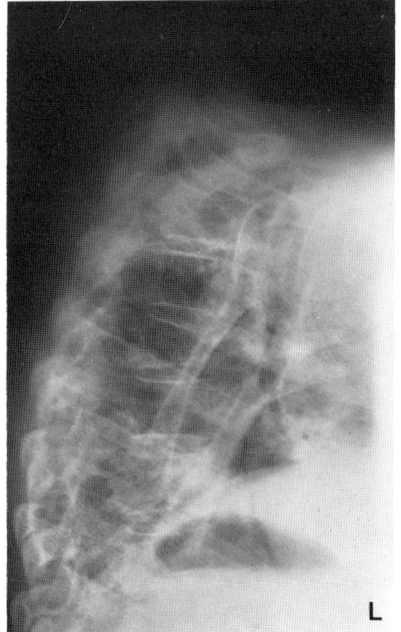

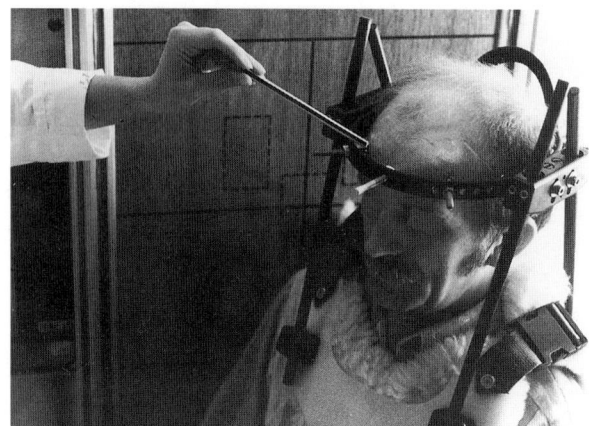

a

Spezial-ET: Pin des Halo-Rings   7.26 a–i

im Sitzen:

– Patient sitzt vor dem Rasterwandgerät.
– Patient so schräg drehen, bis der Pin
   a) *Rechts vorn* parallel zum Rasterwandgerät steht
   (= Rücken anliegend, re. Seite ca. 45° anliegend);
   Kassette 3 cm tiefer!
   b) *Links vorn:* Patient Rücken anliegend, li. Seite
   im 45°-Winkel anliegend. Kassette tiefer!
   c) *Rechts hinten:* Patient Rücken anliegend, re.
   Seite ca. 45° abgehoben. Kassette tiefer!
   d) *Links hinten:* Patient Rücken anliegend, li. Seite ca. 45° abgehoben. Kassette tiefer!

GE Der ZS zielt 35° kraniokaudal (ausgehend von 90°
   horizontal in Richtung Rasterwandgerät) genau
   auf den Punkt, bei dem der Pin in den Weichteilen
   verschwindet.

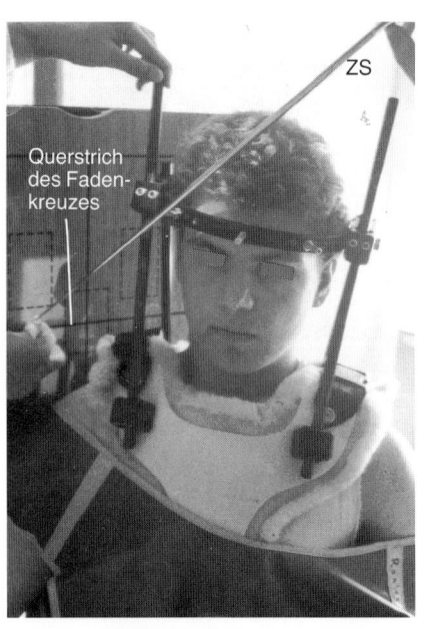

b

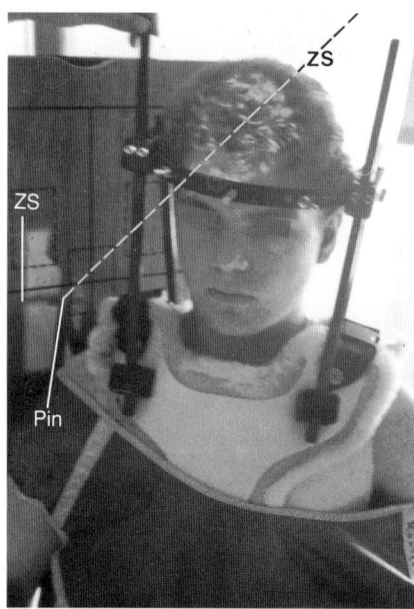

c

Abb. 7.**26 a–e**   ET für die Pins
des Halo-Rings.
a Vorderer rechter Pin steht
parallel zum Rasterwandgerät.
b/c Querstrich des Lichtvisier-
kreuzes und Schatten der Pins
müssen sich decken.
d/e Gleiche Einstellung für den
hinteren linken Pin.

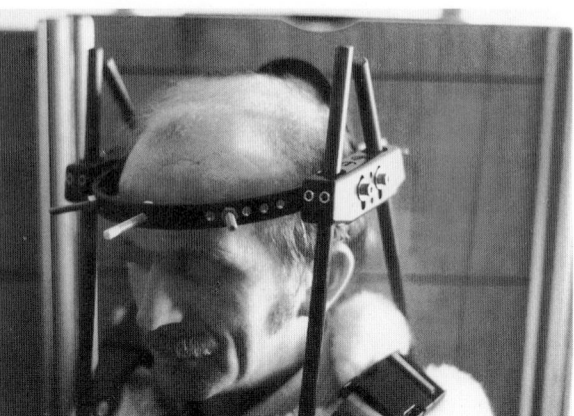

d

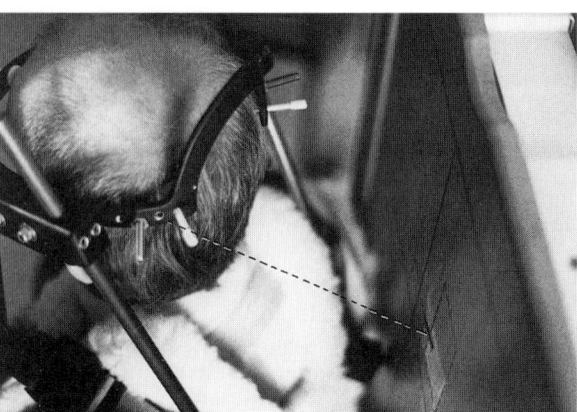

e

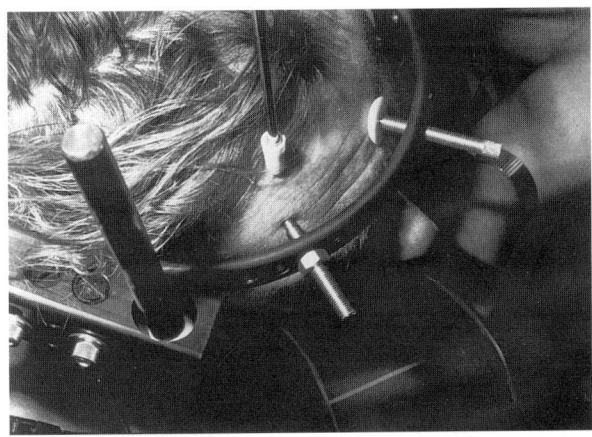

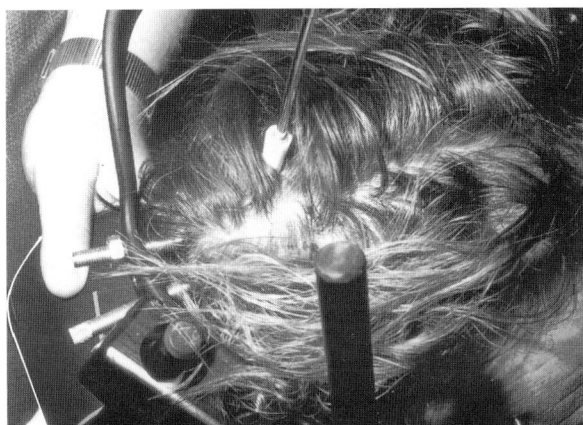

f

g

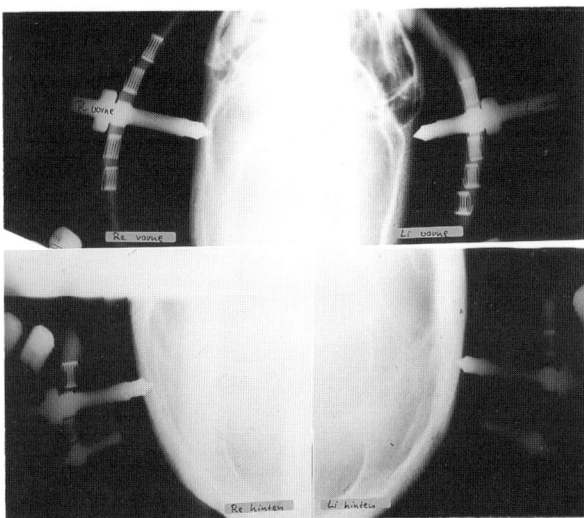

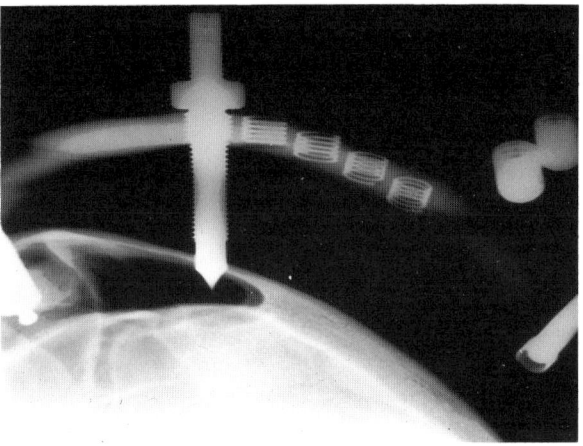

h

i

Abb. 7.**26 f/g**   Vorderer/hinterer Pin mit flexibler Kassette (im Bett).
h Regelrechter Sitz der Pins in der Kalotte.
i Dislokation des Pins nach intrakraniell.

‼ Beurteilung der Röntgenaufnahme: Die Eintrittsstelle des Pins in die Schädelkalotte muß ohne Überlagerung tangential zu beurteilen sein. Der Pin muß parallel zum Rasterwandgerät stehen (Überprüfung: Schraubenwindungen des Pins sind auf der Röntgenaufnahme gut zu beurteilen).

ET-Wahl   Schleudertrauma/Patient beweglich   7.27 a–c

Verletzung V. a. Fraktur/Luxation im Bereich →	Wahl der ET	Lagerung/GE
HWS Schleudertrauma (Pat. beweglich)	1. HWS a.-p.	← Standard-ET (S. 185) a) oder b)
	2. HWS seitlich	← Standard-ET (S. 186, 187) möglichst im Stehen (um die Steilstellung besser beurteilen zu können)
	3. Atlas und Dens a.-p.	← Standard-ET (S. 185)
	4. Funktionsaufnahmen	Keine Fraktur, keine neurologischen Ausfälle: ← Spezial-ET (S. 191)

‼ Funktionsaufnahmen, die Bandverletzungen zeigen, sind nach einem Schleudertrauma erforderlich, da diese Bandverletzungen nicht ausheilen. Voraussetzung für Funktionsaufnahmen sind jedoch: *Frakturausschluß und Ausschluß neurologischer Ausfälle.*

Unter Umständen können die Funktionsaufnahmen auch unter Durchleuchtung vom Arzt angefertigt werden.

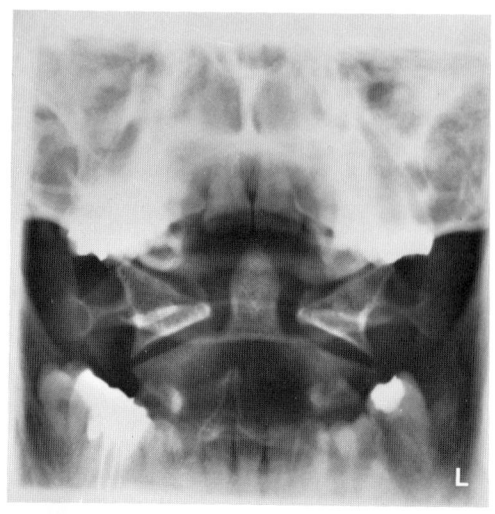

a

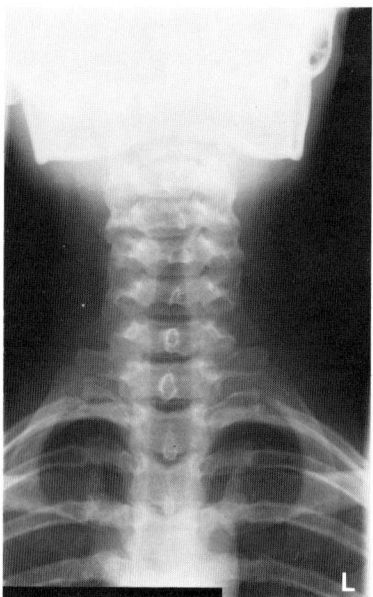

b

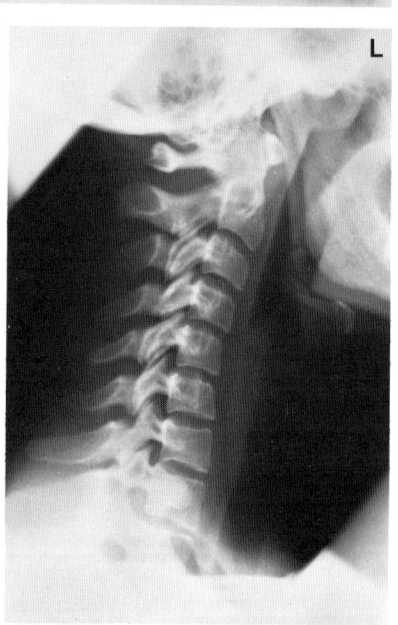

c

Abb. 7.**27a–c**
Leichte Kyphosierung der HWS.

| **ET-Wahl** | **Schleudertrauma/Patient nicht beweglich** | 7.28a–d |

Verletzung V. a. Fraktur/Luxation im Bereich →	Wahl der ET	Lagerung/GE
HWS Schleudertrauma (Patient nicht beweglich)	1. HWS a.-p.	← Standard-ET (S. 185) a) oder b)
	2. HWS seitlich	← Standard-ET (S. 187) b)
	3. Atlas und Dens a.-p.	← Standard-ET (S. 185) Kann der Patient den Kopf nicht zum Hals hin anziehen bzw. strecken: (wenn vorhanden) höhenverstellbaren Tisch im Kopf- bzw. Fußteil erhöhen, bis die Linie Bißebene/Hinterhauptsschuppe senkrecht steht. Ohne Unfallröntgengerät: Kopf-/Fußteil des Tisches oder einer Trage erhöhen, die Kassette mit Raster auf einen fahrbaren Tisch o. ä. legen. (Abb. 7.**28a–d**)

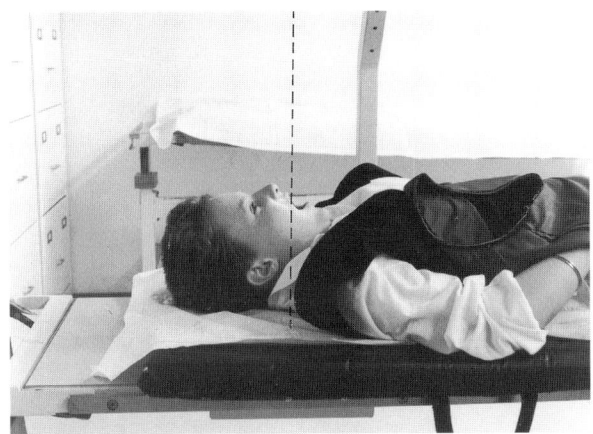

a

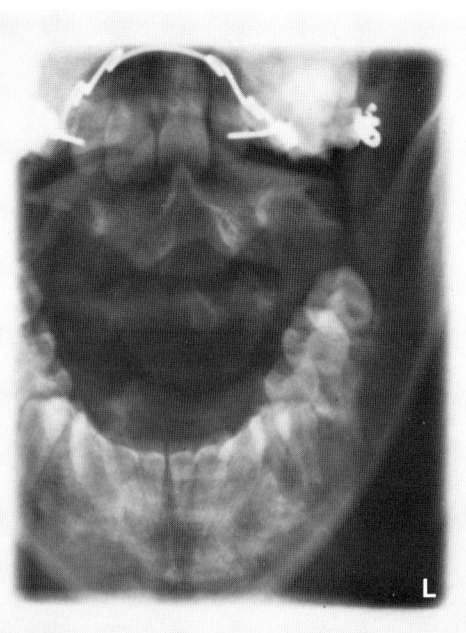

b

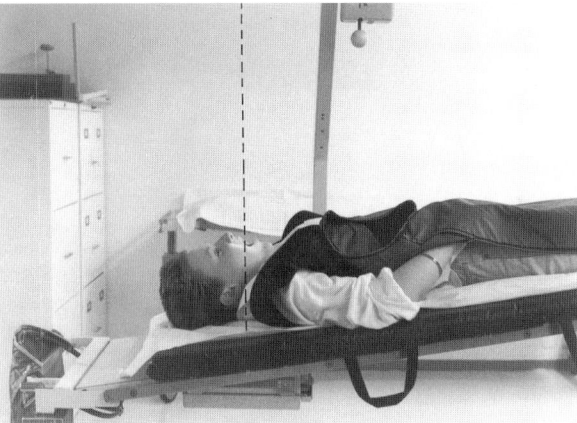

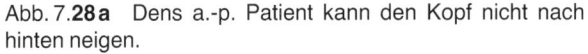

c

Abb. 7.**28 a**   Dens a.-p. Patient kann den Kopf nicht nach hinten neigen.
b Dazugehörende Röntgenbilder: Dens von den Schneidezähnen überlagert.
c Gleicher Patient, Fußteil der Trage erhöht.
d Dens nicht überlagert, keine Fraktur nachweisbar.

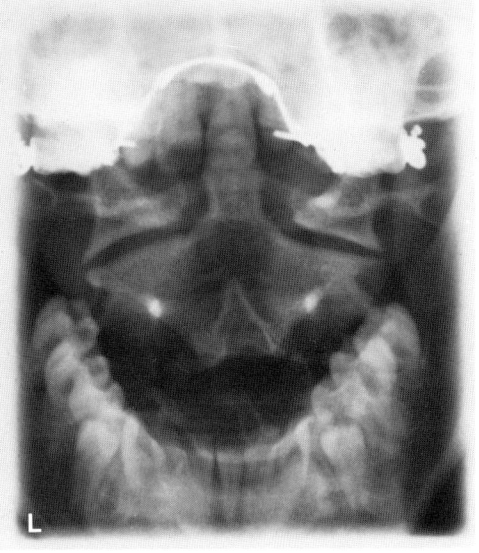

d

Fortsetzung

Verletzung V. a. Fraktur/Luxation im Bereich →	Wahl der ET	Lagerung/GE	
		zusätzlich bei:	7.29 a/b
V. a. Fraktur im Bereich Atlas/ Dens	4. a) Schicht seitlich (mit Krawatte)		
unklare Frakturlinie HWK 1−3	4. b) Foramina bds.	**zusätzlich bei:** ← Spezial-ET (S. 190) b)	
V. a. Fraktur im Bereich HWK 6−BWK 2	4. c) Zervikothorakaler Übergang	**zusätzlich bei:** ← Spezial-ET (S. 194, 195, 196)	7.30 a−c
V. a. Vorderkanten-/ Hinterkantenabbruch	4.d) CT	**zusätzlich bei:**	

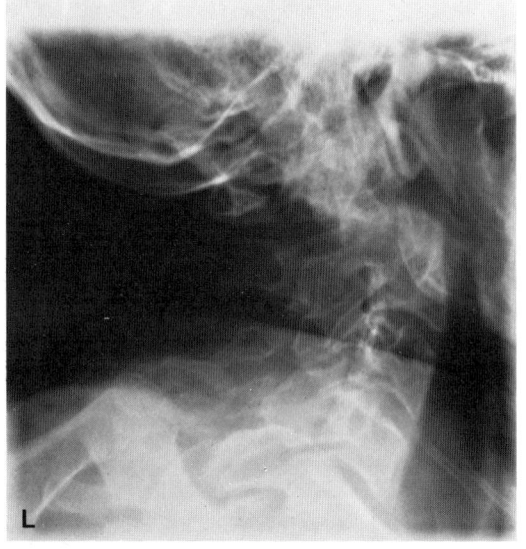
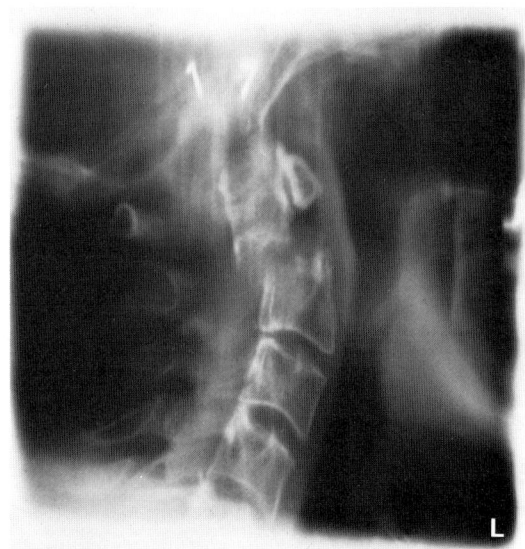

a L b L

Abb. 7.**29 a** HWS seitlich, V. a. dislozierte Densfraktur.
b Nach dorsal dislozierte Densbasisfraktur mit Einengung des Spinalkanals (Schicht).

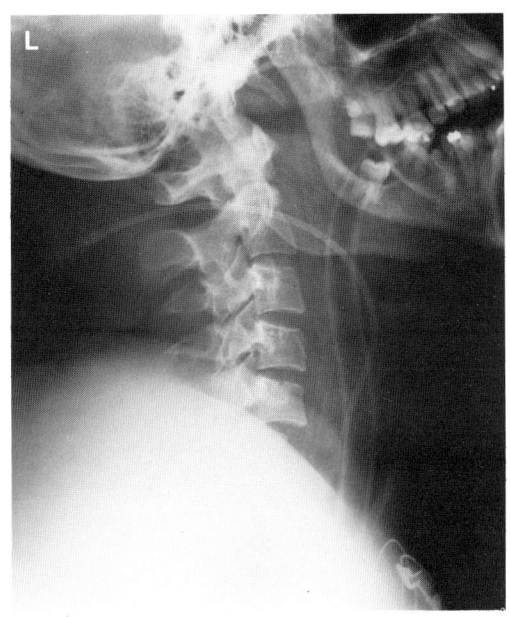

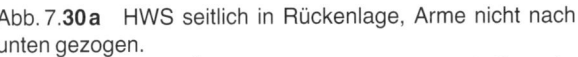

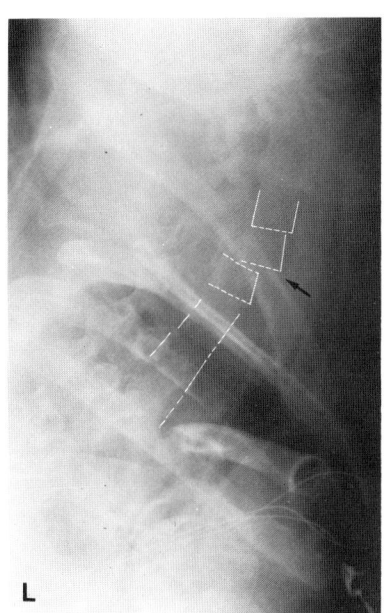

Abb. 7.**30a**   HWS seitlich in Rückenlage, Arme nicht nach
unten gezogen.
b Zervikothorakaler Übergang. 2. Möglichkeit ET b) (S. 195).
c HWS seitlich in Rückenlage, Arme gezogen. Röntgenbe-
fund **a−c** C5/C6 Luxationsfraktur.

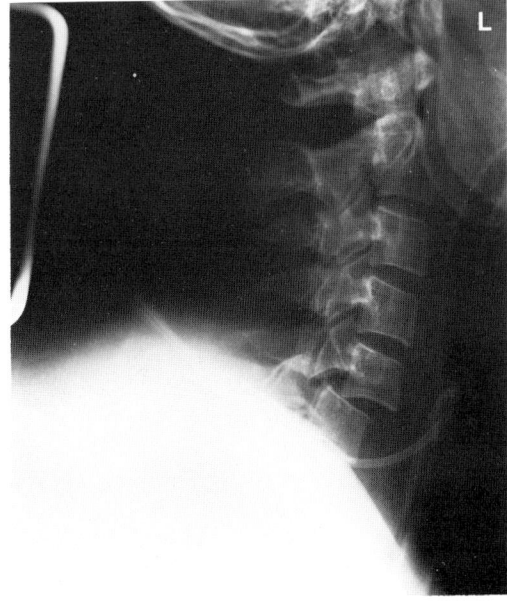

‼ 30% aller offensichtlichen HWK-Frakturen im Bereich C2/C3 haben Zusatzfrakturen bei C6/C7 oder
Th1/Th2.

‼ Patienten, die mit V. a. Wirbelsäulenfraktur in
Bauchlage bzw. Seitenlage in die Röntgenabteilung kommen, brauchen für die Übersichtsaufnahmen der HWS in 2 Ebenen nicht umgelagert zu
werden. Nur die Richtung, aus der der ZS kommt,
ändert sich. Evtl. anschließende Umlagerung unter
Aufsicht eines Arztes.

HWS nach Osteosynthese

Wahl der Standard-ET bzw. der Spezial-ET nach:

Osteosynthese → HWK-Fraktur
Halo-Ring → Fraktur HWK 1–3

Behandlungsmethode nach→	Wahl der ET	Lagerung/GE
Osteosynthese → **HWK-Fraktur**	1. HWS a.-p.	← Standard-ET (S. 185)
	2. HWS seitlich	← Standard-ET (S. 186) a) oder b) evtl. zusätzlich
	3. Atlas/Dens a.-p.	← Standard-ET (S. 185, 200)

Behandlungsmethode nach→	Wahl der ET	Lagerung/GE	7.31 a–f
Halo-Ring → **Fraktur des 1.–3. HWK** (bzw. jeder HWK, der nicht operativ versorgt wird)	1. HWS a.-p.	← Standard-ET (S. 185) im Sitzen	
	2. HWS seitlich	← Standard-ET (S. 186) im Sitzen Nach dem Anlegen des Halo-Rings müssen die Schrauben einzeln geröntgt werden.	
	3. Pin bds. vorn und hinten	← Spezial-ET (S. 198, 199) Patient im Bett: Kopfteil möglichst weit hochstellen. Flexible 13 × 18-Kassetten an den Pin anlegen. **GE:** die Röhre wird so schräg gerichtet, bis sie tangential mit dem ZS auf den Pineintrittspunkt trifft. (Die Einstellung ist für jeden Patienten neu zu erarbeiten.)	

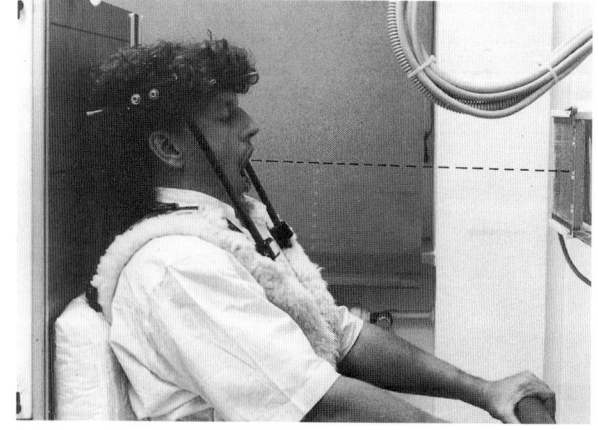
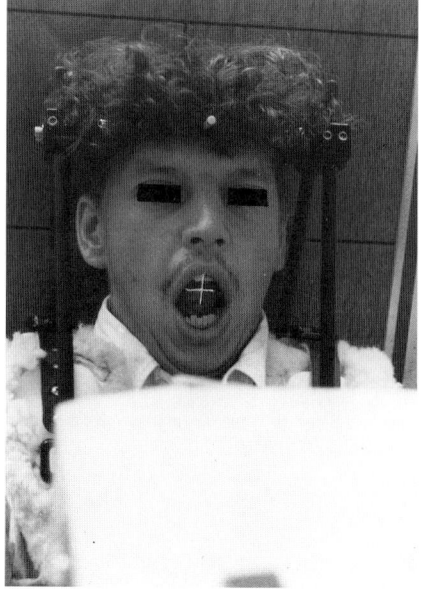

Abb. 7.**31a–c** HWS in 2 Ebenen mit Halo-Ring, Patient hält sich am Stuhl fest. Durch festes Kissen im Rücken und Zurücklehnen des Kopfes ist a.-p. eine exakte Ebene einzustellen.

a

b

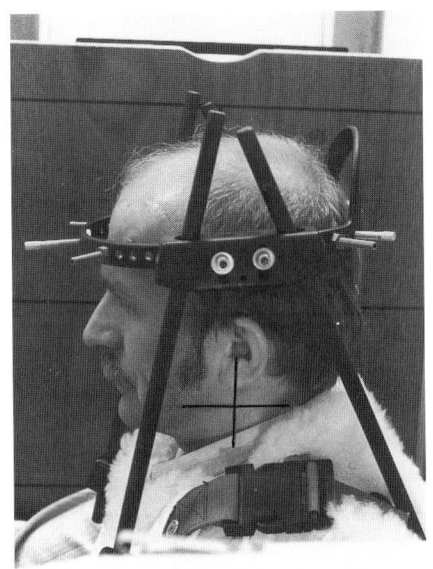

c

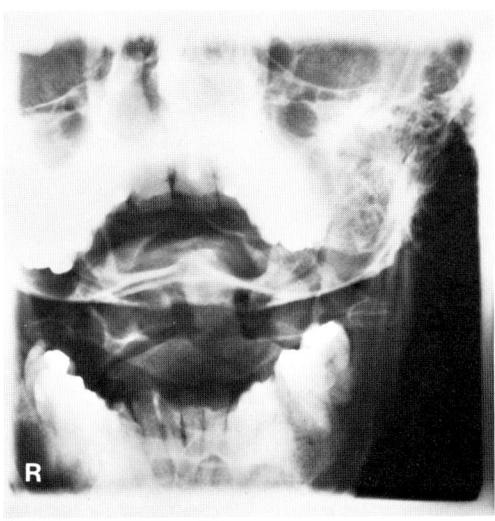

d

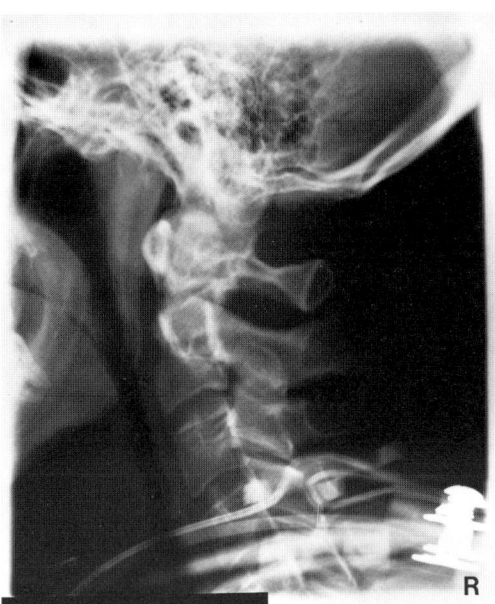

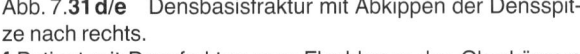

e   R

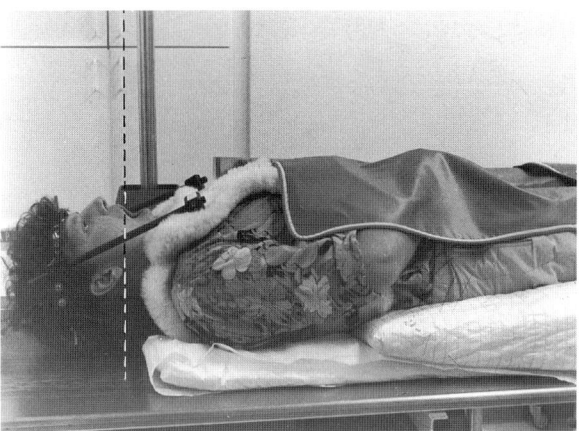

f

Abb. 7.**31 d/e**   Densbasisfraktur mit Abkippen der Densspitze nach rechts.
f Patient mit Densfraktur; zum Flachlegen des Oberkörpers den Beckenbereich hochlagern.

!! *Vorsicht:* Patienten mit einem Halo-Ring haben beim Anstoßen mit dem Fixateur, z. B. an die Röntgenröhre, keine Möglichkeit, den Körper beim Aufrichten auszubalancieren. Wenn der Patient stürzt, kann ein Pin in den Schädel einbrechen. Aus diesem Grund sollten Patienten mit Halo-Ring beim Röntgen (drehen, umsetzen, aufstehen lassen) besonders aufmerksam beobachtet werden und Hilfestellung erhalten.

Brustwirbelsäule

Standard-ET	BWS a.-p. (S. 207). BWS seitlich (S. 207–209). BWS/LWS – Übergang a.-p./seitlich (S. 210).
Spezial-ET	1.–3. BWK seitlich (S. 211).
Wahl der Standard-ET bzw. der Spezial-ET bei V. a.	V. a. Fraktur/Luxation im zervikothorakalen Übergang (s. auch HWS, S. 194–197) (S. 211). V. a. Fraktur/Luxation im Bereich: BWS (S. 212).
Brustwirbelsäule nach Osteosynthese	(S. 212)

Objekt	Format	Empfindlich-keitsklasse	Raster 8/40	Abstand cm	Belichtung kV/mAs
BWS	18/43	200	+	115	a.-p. 63/40 seitl. 85/25 (Seitenlage)
BWS	18/43	200	+	115	seitl. 85/50 (Rückenlage)
BWS/LWS	24/30	200	+	115	a.-p. 66/50 seitl. 85/40 (in Seitenlage) seitl. 85/50 (in Rückenlage)

Die Belichtungsdaten gelten für einen 12-Puls-Generator und einen RP1-Film (blue).
Im *Regelfall* – wie üblich –: Die Aufnahmen mit Belichtungsautomatik und den vorgegebenen kV anfertigen.
Im *Ausnahmefall* und wie üblich: Gilt die angegebene freie Belichtung als Richtwert.
Raster 8/40 zu 12/40 = 2 Belichtungspunkte mehr.
FFA 115 zu 150 cm = 2–3 Belichtungspunkte mehr.

Standard-ET: Brustwirbelsäule a.-p.   7.32 a/b

im Stehen/im Liegen

a) Im Stehen:

Rücken anliegend, oberer Kassettenrand oberhalb der 7. HWK. (Orthopädische ET: BWS a.-p. unter Belastung.) Aufnahme für Gutachten.

GE Der ZS trifft senkrecht auf die BWS und Kassettenmitte. FFA 150 cm.

b) Im Liegen:

Rückenlage, plane Lage des Patienten, Verlaufsfolie und Reismehlsack als Schwärzungsausgleich für die oberen BWK.

(Liegt der Patient schräg: die Matte von der abhängenden Seite her mit *Schaumstoff* unterpolstern. Unfallröntgengerät: Schrägstellung des C-Bogens.)

GE Der obere/untere Kassettenrand ist abhängig vom Beschwerdebereich:
- Obere und mittlere BWS: oberhalb des 7. HWK.
- Untere BWS: oberer Beckenkamm. Der ZS trifft senkrecht auf die BWS und Kassettenmitte.

Standard-ET: Brustwirbelsäule seitlich

im Stehen/im Liegen

a) im Stehen:

Der Patient steht seitlich vor dem Rasterwandgerät, die Arme werden nach vorne gestreckt. Der Patient umfaßt gestreckt seine Ellenbogen und zieht die Oberarmköpfe nach vorne. Oberer Kassettenrand oberhalb des 7. HWK (Dornfortsatz fühlen) (Orthopädische ET: BWS seitlich unter Belastung). Aufnahme für Gutachten.

GE Der ZS trifft senkrecht auf die BWS und auf Kassettenmitte. FFA 150 cm, den Patienten flach atmen lassen um die Rippen „verwaschen" darzustellen.

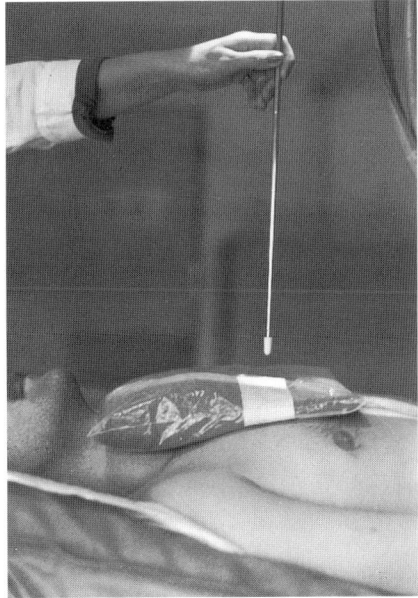
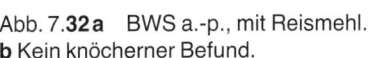
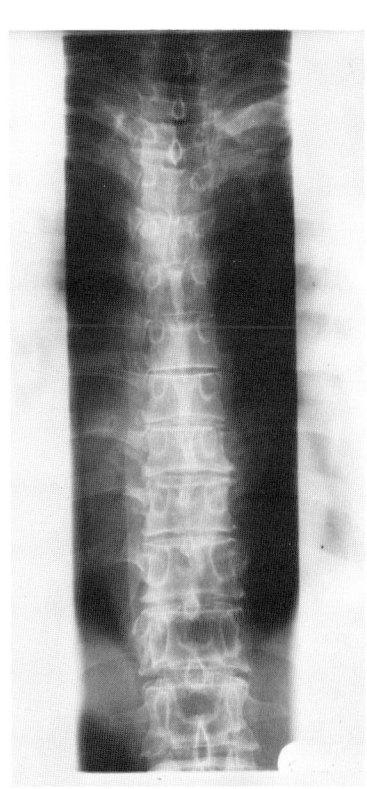

Abb. 7.**32 a**   BWS a.-p., mit Reismehl.
b Kein knöcherner Befund.

Brustwirbelsäule seitlich 7.33a–d

b) im Liegen:

1. Seitenlage. Kopf unterpolstern; der Patient nimmt beide Arme nach vorn (siehe ‼ Einstellhilfe).

GE Der obere/untere Kassettenrand ist abhängig vom Beschwerdebereich:
– obere und mittlere BWS: oberhalb 7. HWK,
– untere BWS: oberer Beckenkamm.
Der ZS trifft senkrecht in Kassettenmitte auf. Der 2. Punkt für den ZS: Die MTAR legt eine Hand flach senkrecht an die abliegenden Rippen, die 2. Hand im 90°-Winkel zur 1. Hand auf die Rippen legen. Der innere Rand der Hand (ca. 8 cm) ergibt den 2. Punkt. Den Patienten flach atmen lassen.
Für die WS-Aufnahmen in Seitenlage sollte der Patient immer auf einer flachen Unterlage liegen.

‼ *Einstellhilfe:* Die MTAR zieht den Arm, der dem Tisch anliegt, nach vorn. Damit der Patient nicht mit dem gesamten Oberkörper mitrutscht, wird er von der MTAR mit der anderen Hand, die flach vor dem oberen Sternum liegt, zurückgehalten. Anschließend den abliegenden Arm ebenfalls nach vorn ziehen und die Hände übereinanderlegen. Die Unterlage jetzt so weit verschieben, bis die Wirbelsäule parallel zum Tischrand liegt.

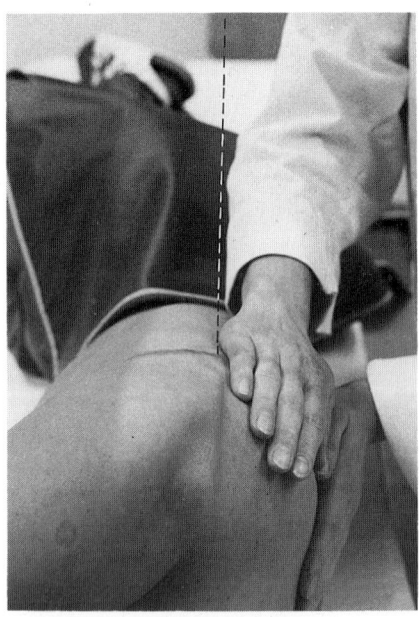
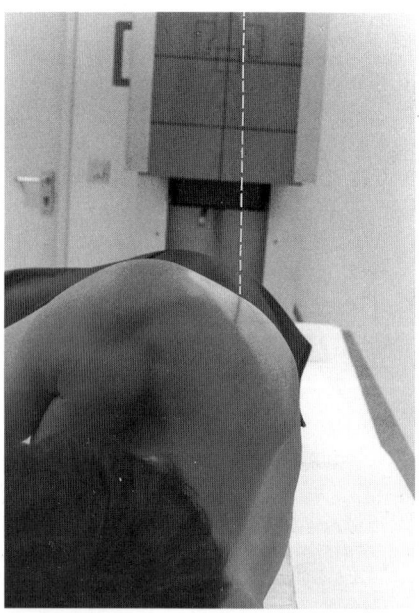

Abb. 7.**33a**
BWS in Seitenlage. Mit „Handauflegen".
b Schulterblätter liegen störend im BWS-Bereich.
Abb. 7.**33c/d** „Einstellhilfe".

a

b

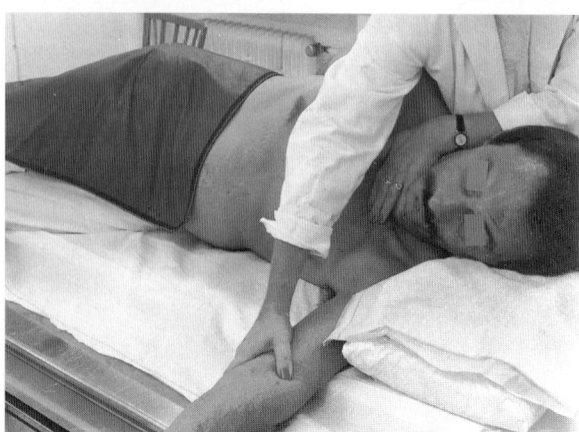
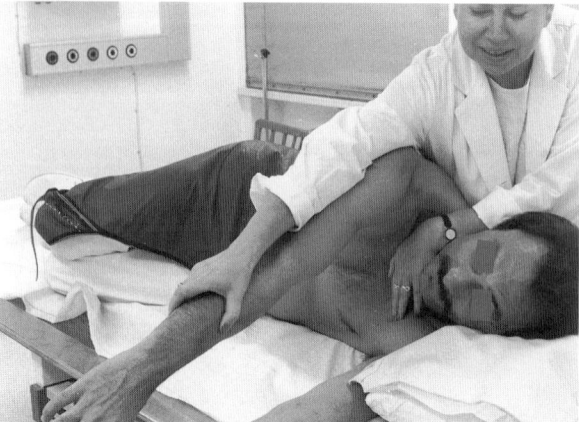

c

d

Brustwirbelsäule seitlich | 7.33 e–h |

b) im Liegen

2. **Rückenlage.** Patient möglichst in planer Rückenlage; liegt er schräg (Vakuummatte) evtl. die abhängende Seite mit *Schaumstoff* unterpolstern (Unfallröntgengerät schräg stellen), Arme nach oben, über den Kopf nehmen.
Arme können nicht nach oben genommen werden:
Die Arme müssen *vor* (medial) der WS liegen. Bei der Vakuummatte liegen die Arme bereits erhöht, ansonsten mit *Schaumstoffkissen* unterpolstern.

GE Der obere/untere Kassettenrand ist abhängig vom Beschwerdebereich:
– obere und mittlere BWS: oberhalb des 7. BWK,
– untere BWS: oberer Beckenkamm.
Der ZS trifft senkrecht auf Objekt und Kassettenmitte.
Den Patienten flach atmen lassen.

‼ BWS seitlich in Rückenlage: Bei den ersten Aufnahmen ist es ratsam, sich den ZS mit einem Fettstift zu markieren, um bei einer evtl. Wiederholung richtig zu zentrieren.
(BWS-Kyphose beachten: Die BWS liegt im mittleren Bereich an der Hautgrenze.)

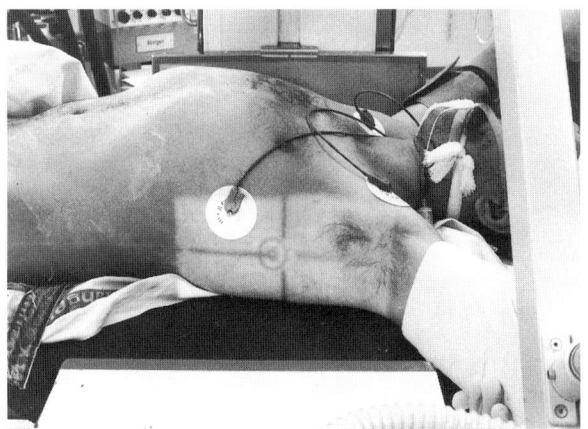

e

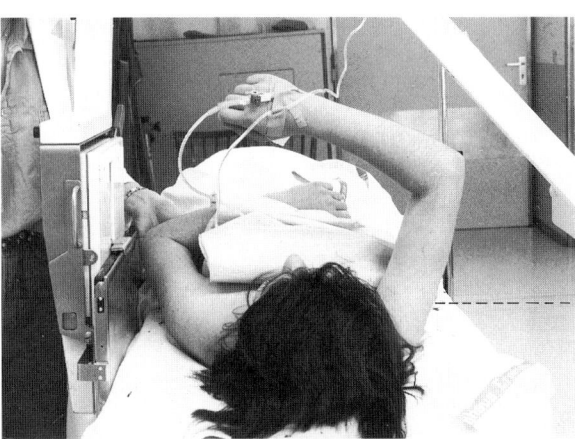

f

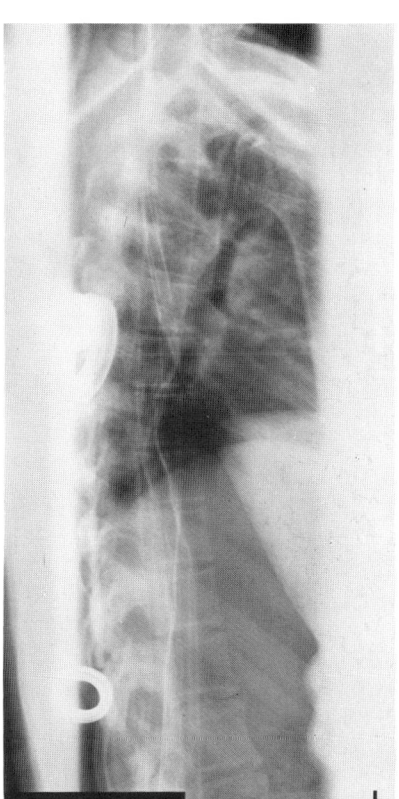

g

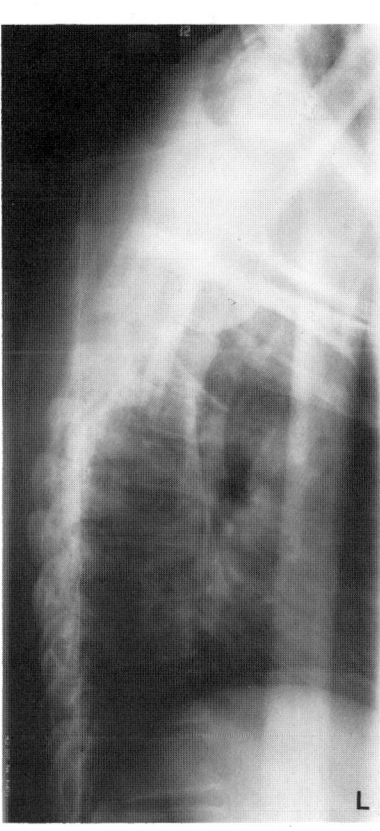

h

e BWS in Rückenlage.
f BWS in Rückenlage, Arm nicht anzuheben.
g In Vakuummatte Arm nicht anzuheben (liegt auf Vakuummatte), keine knöcherne Verletzung.
h In Vakuummatte Arm nicht anzuheben, er wird auf Schaumstoff hochgelagert: Morbus Scheuermann, keine Fraktur.

Standard-ET: BWS/LWS-Übergang a.-p.

im Liegen:

Rückenlage. Es ist ungenau, die Sternumspitze als Einstellhilfe zu nehmen, da sie unterschiedlich in Höhe zwischen dem 10. und 12. BWK endet. Wenn möglich unter den Patienten fassen und die Ansatzstelle der 12. Rippe ertasten (am 12. Rippenbogen entlang bis zur Wirbelsäule tasten), (12. Rippe = 12. BWK). Format 24 × 30.

GE Die Eintrittsstelle des ZS, der senkrecht auf den 12. BWK und die Kassettenmitte trifft, markieren, um die seitliche Aufnahme in gleicher Höhe anfertigen zu können.

BWS/LWS-Übergang seitlich   7.34a−c

im Liegen:

a) Seitenlage. Kopf unterpolstern, Arme nach vorn nehmen.

GE Der ZS trifft senkrecht auf die Mitte der Wirbelkörper und Kassette, in Höhe der markierten Stelle auf.

b) Rückenlage. Arme nach oben, über den Kopf nehmen.

GE Der ZS trifft senkrecht im horizontalen Strahlengang auf Mitte BWS und Kassette, in Höhe des markierten Punktes. Zur besseren Darstellung der unteren BWS sollte der Patient aufgefordert werden, weit auszuatmen.

‼ Der BWS/LWS-Übergang seitlich sollte zusätzlich bei Frakturverdacht in diesen Bereich mit geröntgt werden. Wirbelfrakturen liegen häufig zwischen BWK 9 und LWK 2. Bei den Standard-ET befindet sich dieser Bereich jedoch immer am Filmende und ist somit nur bedingt beurteilbar. Durch die geringere Objektdichte der Lunge sind die unteren BWK oft schwer zu beurteilen. Ist der Patient ansprechbar, sollte er vor dem Auslösen der Aufnahme aufgefordert werden auszuatmen und noch weiter auszuatmen. Die unteren BWK stellen sich ohne Überlagerung der Lunge dar. Ist dies dem Patienten nicht möglich, kann in Seitenlage ein Reismehlsack auf die unteren BWK zum Schwärzungsausgleich gelegt werden.

Abb. 7.**34a**   BWS/LWS-Übergang in Rückenlage seitlich.
b 2. Ebene (ZS auf BWK 10).
c Bettaufnahme in extrem weiter Ausatmung. Befund: ventrale Kompressionsfraktur BWK 11 und 12 und LWK 1.

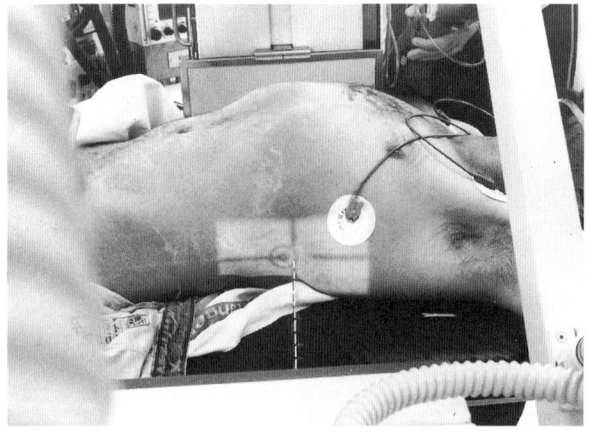

a

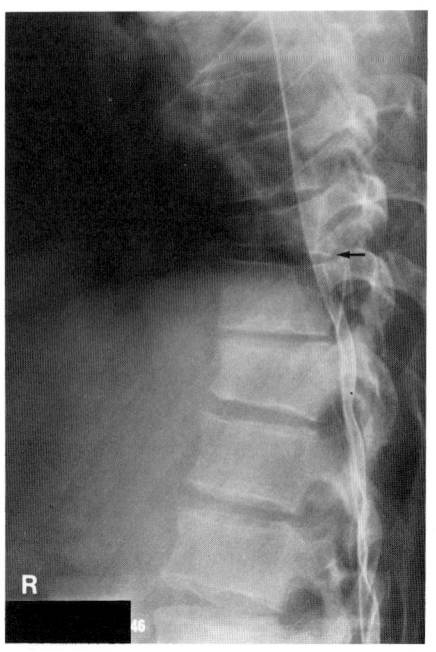

b

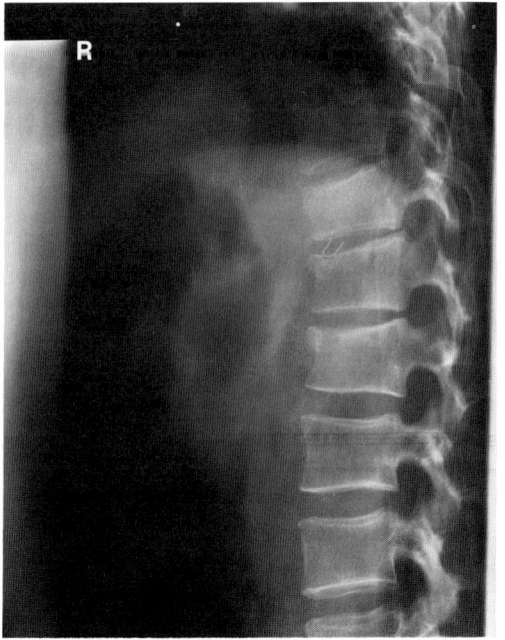

c

Spezial-ET: 1.–3. BWK seitlich (24 × 30) ⎡7.35a/b⎤

im Liegen:

Rückenlage. Wie bei der seitlichen BWS in Rückenlage werden die Arme nach oben über den Kopf genommen.

GE Der ZS trifft direkt unterhalb des Humeruskopfes und auf Kassettenmitte auf.

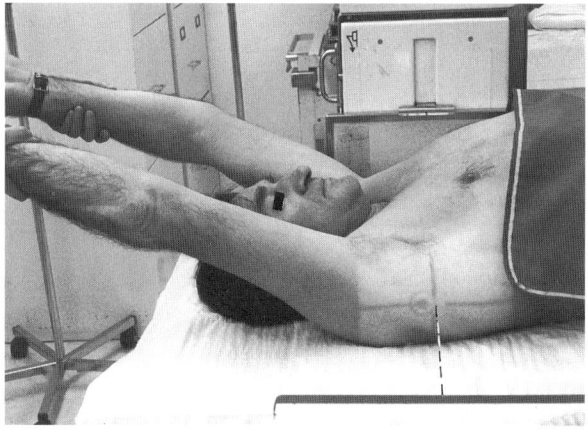

a

Abb. 7.**35a**   BWK 1–3 seitlich.
b Keine Fraktur nachweisbar.

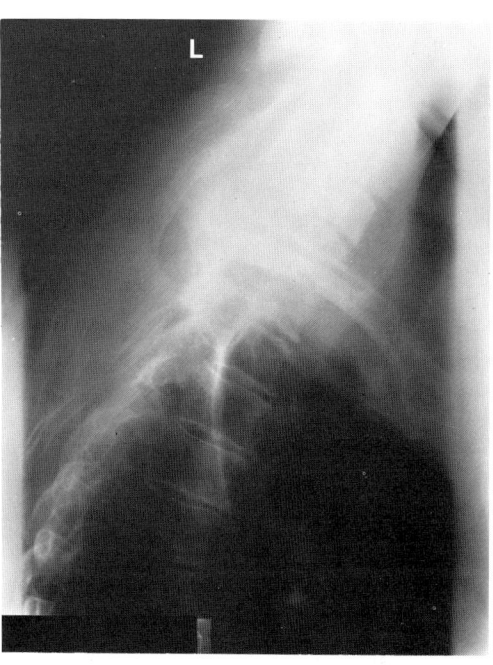

b

ET-Wahl   BWS-Zervikothorakaler Übergang

Verletzung V. a. Fraktur/Luxation im Bereich →	Wahl der ET	Lagerung/GE
BWS (zervikothorakaler Übergang)	1. BWS a.-p.	← Standard-ET (S. 207) oberer Kassettenrand oberhalb des 5. HWK
	2. 1.–3. BWK seitlich (24 × 30)	← Spezial-ET (S. 211)
	3. HWS seitlich (24 × 30)	← Standard-ET (S. 187) b) mit gezogenen Armen, wenn erforderlich:
	4. Zervikothorakaler Übergang (24 × 30)	← Spezial-ET (S. 194, 195, 196) 1., 2., 3. Möglichkeiten Sollte die Information nicht ausreichend sein:
	5. CT	

ET-Wahl	BWS – Fraktur

Verletzung V. a. Fraktur/Luxation im Bereich →	Wahl der ET	Lagerung/GE
BWS **(V. a. Fraktur)**	1. BWS a.-p.	← Standard-ET (S. 207) b)
	2. BWS seitlich	← Standard-ET (S. 209) b) 1.

‼ Patienten, die im Sitzen (Atemprobleme) zur Röntgenaufnahme der BWS kommen, werden im Sitzen vor dem Wandstativ (Unfallröntgengerät) geröntgt.

– Patienten, die in Seitenlage oder Bauchlage zu uns kommen, werden bei V. a. WS-Fraktur für die ersten Übersichtsaufnahmen nicht umgelagert. Der einzige Unterschied zu den üblichen Standard-ET ist die Richtung, aus der der ZS kommt (s. S. 10).

Brustwirbelsäule nach Osteosynthese

Wahl der Standard-ET bzw. der Spezial-ET nach:

Osteosynthese → BWK 1–3-Fraktur
Osteosynthese/Gipsschale → BWK-Fraktur

Behandlungsmethode nach →	Wahl der ET	Lagerung/GE
Osteosynthese → **BWK 1–3 Fraktur**	1. Zervikothorakaler Übergang a.-p. 24 × 30 2. →	← Standard-ET oberer Kassettenrand oberhalb des 5. HWK ← Für die 2. Ebenen die ET wählen, die vor der Osteosynthese das beste Ergebnis brachte.

Behandlungsmethode nach →	Wahl der ET	Lagerung/GE
Osteosynthese/Gipsschale → **BWK-Fraktur**	1. BWS a.-p.	← Standard-ET (S. 207) **GE:** Der ZS trifft senkrecht auf den Frakturbereich und die Kassettenmitte. Den Auftrittspunkt der ZS mit Fettstift markieren.
	2. BWS seitlich	← Standard-ET (S. 209) **GE:** Der ZS trifft senkrecht auf BWK-Mitte, in Höhe der a.-p. markierten Stelle.

Lendenwirbelsäule/Kreuzbein/Steißbein

Standard-ET

LWS a.-p. (S. 214).
LWS seitlich (S. 214).
Kreuzbein (isolierte Darstellung) a.-p. und seitlich (S. 215, 216).
Steißbein (isolierte Darstellung) a.-p. und seitlich (S. 216, 217).

Spezial-ET

LWS a.-p. in Steinschnittlage (S. 217).
LWS schräg (zur Darstellung der Zwischenwirbelgelenke) (S. 218).

Wahl der Standard-ET bzw. der Spezial-ET bei V. a.

Fraktur im Bereich: mittlere/untere LWS (S. 220)
Fraktur im Bereich: Kreuzbein (S. 220).
Fraktur im Bereich: Steißbein (S. 220).
Spondylolyse/Spondylolis im Bereich: LWS (S. 220).
Rheumatische Erkrankung bei Beschwerden im Bereich: untere LWS einschließlich Iliosakralgelenke (S. 220).

Lendenwirbelsäule/Kreuzbein/Steißbein nach Osteosynthese

(S. 221)

Objekt	Format	Empfindlich-keitsklasse	Raster 8/40	Abstand cm	Belichtung kV/mAs
LWS Kreuzbein	18/43 24/30	400	+	115	a.-p. 77/32 seitl. 90/32 (Seitenlage) seitl. 90/50 (Rückenlage)
Steißbein	24/30	400	+	115	a.-p. 77/25 seitl. 90/25 (Seitenlage) seitl. 90/32 (Rückenlage)
LWS schräg	24/30	400	+	115	81/50

Die Belichtungsdaten gelten für einen 12-Puls-Generator und einen RP1-Film (blue).
Im *Regelfall* – wie üblich –: Die Aufnahmen mit Belichtungsautomatik und den vorgegebenen kV anfertigen.
Im *Ausnahmefall* und wie üblich: Gilt die angegebene freie Belichtung als Richtwert.
Empfindlichkeitsklasse 400 zu EK 200 = 2–3 Belichtungspunkte weniger.
FFA 115 zu 150 cm = 2–3 Belichtungspunkte mehr.

Standard-ET: Lendenwirbelsäule a.-p.

im Stehen/im Liegen:

a) Im Stehen: = orthopädische ET. Die Aufnahme wird bei Gutachten angefordert, sie zeigt die Skelettverhältnisse unter Belastung. Beckenkamm = Kassettenmitte.

GE Der ZS trifft im horizontalen Strahlengang senkrecht auf die LWS und Kassettenmitte. Abstand 150 cm. Seitlich auf Kassettenformat (nicht enger) einblenden, die Iliosakralfugen sollen beurteilbar sein.

b) Im Liegen: Rückenlage. Wenn möglich werden die Beine zum Ausgleich der Lordose aufgestellt.

GE Die Höhe, in der der ZS auf die LWS auftrifft, ist vom Schmerzbereich abhängig:
- Oberer LWS-Bereich: ZS trifft senkrecht 3 cm oberhalb Beckenschaufel auf LWS und Kassettenmitte auf.
- Mittlere, untere LWS/Kreuzbein/Steißbein: Fußpunkt des ZS: Mitte LWS in Höhe Beckenschaufel.

Standard-ET: Lendenwirbelsäule seitlich

im Stehen/im Liegen:

a) Im Stehen: Orthopädische ET (Gutachten). Die Aufnahme wird unter der natürlichen Körperbelastung angefertigt. Beckenkamm = Kassettenmitte.
Patient hält sich zur ruhigen Lage an einem Infusionsständer o. ä. fest.

GE Der ZS trifft im horizontalen Strahlengang senkrecht in Höhe Beckenkamm auf die LWS und Kassettenmitte. Abstand 150 cm (siehe !! Einstellhilfe S. 215).

Lendenwirbelsäule seitlich   7.36a

b) im Liegen:

1. Seitenlage. Der Patient liegt mit angezogenen Beinen (Lordoseausgleich) auf dem Röntgentisch. Hängt die Wirbelsäule durch, wird sie mit Schaumstoff unterpolstert.

GE Die Höhe, in der der ZS auf die LWS auftrifft, ist vom Schmerzbereich abhängig.
- Oberer LWS-Bereich: ZS trifft 3 cm oberhalb der Beckenschaufel in LWS- und Kassettenmitte auf (siehe !! Einstellhilfe S. 215).
- Mittlerer, unterer LWS-/Kreuzbein-/Steißbein-Bereich: Der ZS trifft senkrecht in Höhe Beckenkamm auf LWS- und Kassettenmitte auf (siehe !! Einstellhilfe).

Lendenwirbelsäule seitlich   7.36b

b) im Liegen:

2. Rückenlage. Der Patient liegt plan auf dem Röntgentisch, die Arme werden nach oben über den Kopf genommen.

GE Höhe der ZS wie bei der Seitenlage.

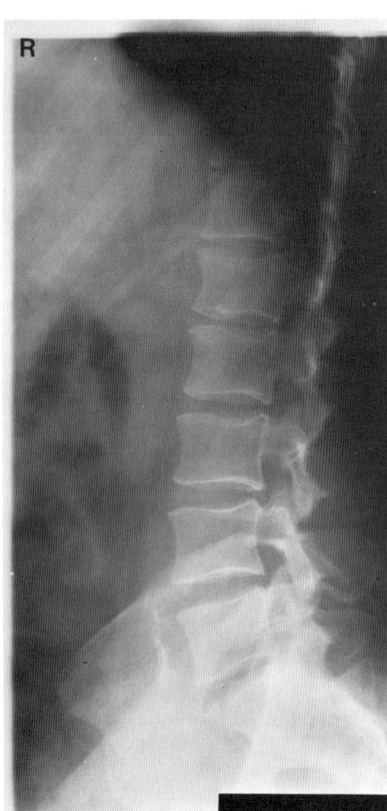

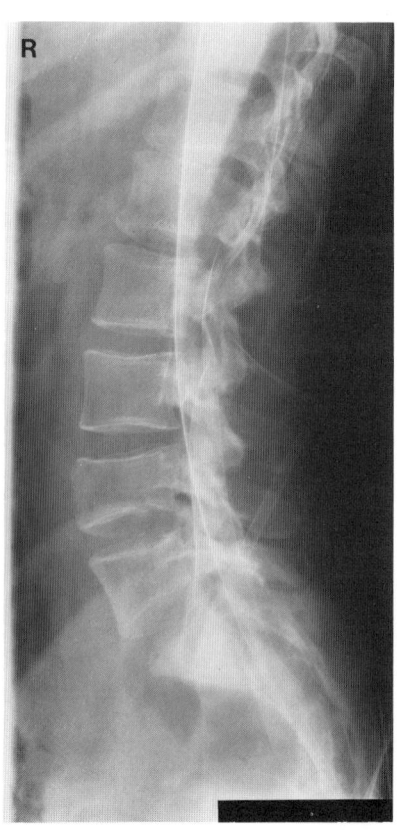

Abb. 7.**36a** LWS seitlich in Seitenlage, degenerative Veränderungen und Aortensklerose.

b LWS seitlich in Rückenlage.

a

b

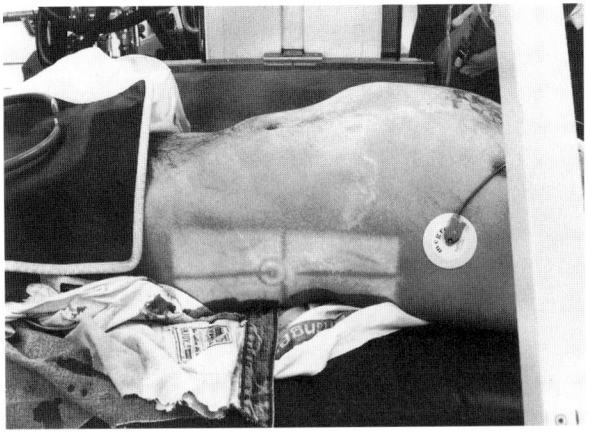

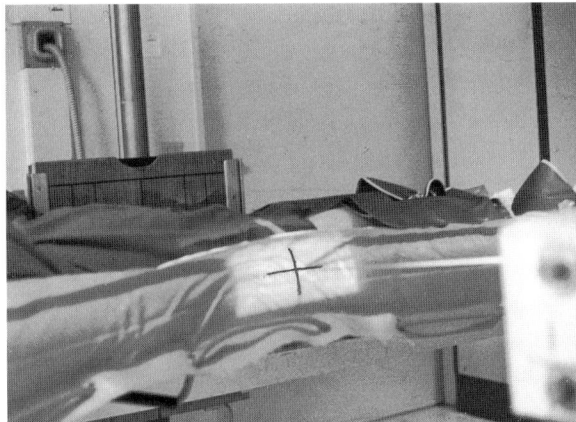

c

d

c LWS seitlich in Rückenlage.
d LWS seitlich in Vakuummatte (ZS markieren).
e LWS seitlich in Vakuummatte, Patient liegt schräg (Unfall-röntgengerät).

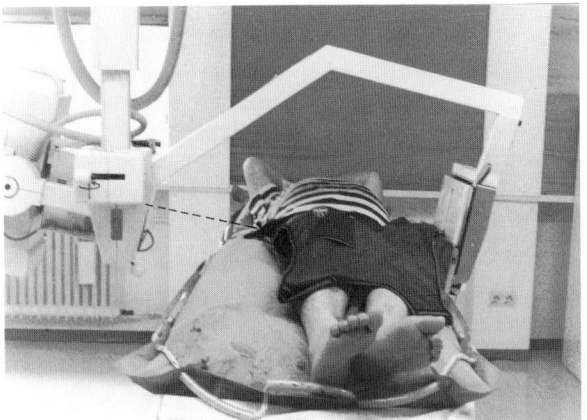

e

‼ *Einstellhilfe:* Bei der seitlichen LWS (Seitenlage oder Rückenlage) muß die Spina iliaca anterior superior der Beckenschaufel in dem ausgeleuchteten (auf Kassettengröße eingeblendeten) Lichtfeld zu sehen sein. In dieser Höhe befindet sich der mediale Rand der LWS.

Standard-ET: Kreuzbein (isolierte Darstellung) a.-p.   7.37 a/b

im Liegen:

Rückenlage, Beine gestreckt.

GE Der ZS trifft in einem kaudokranialen Winkel von 20–30° direkt oberhalb des Symphysenoberrandes auf Kreuzbein- und Kassettenmitte auf.

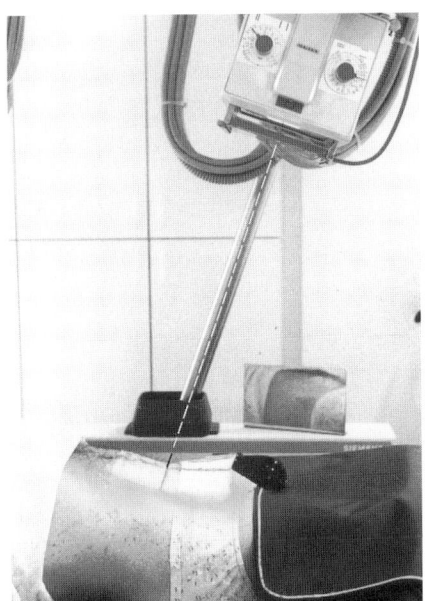

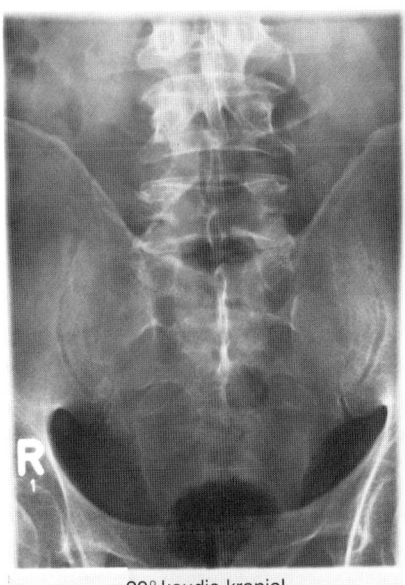

Abb. 7.37 a   Kreuzbein a.-p.
b Kein pathologischer Befund.   a

20° kaudio-kranial   b

Kreuzbein (isolierte Darstellung) seitlich   7.37 c/d

im Liegen/im Stehen:

a) Seitenlage. Patient zieht die Beine an. Indianer zur Überstrahlungsminderung an die Gesäßweichteile anlegen.

GE Der ZS trifft senkrecht 8 cm (handbreit) unterhalb des Beckenkammes auf den Übergang L5/S1.

b) Rückenlage. Wenn möglich Beine anziehen.

GE Siehe Seitenlage.

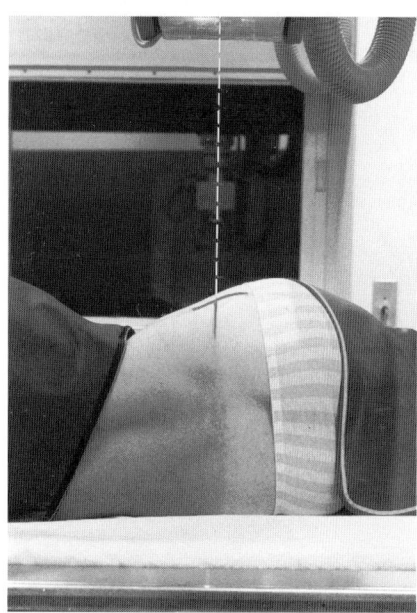

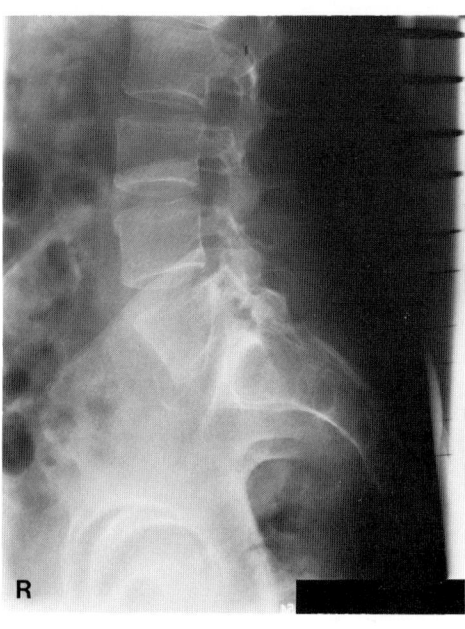

c

d

Abb. 7.37 c   Kreuzbein seitlich.
d Keine Fraktur.

Standard-ET: Steißbein a.-p.   7.38 a/b

im Liegen:

Rückenlage.

GE Der ZS trifft 8 cm (handbreit) unterhalb des Beckenkammes im Winkel von 15° kraniokaudal auf die Beckenlichtung und Kassettenmitte.

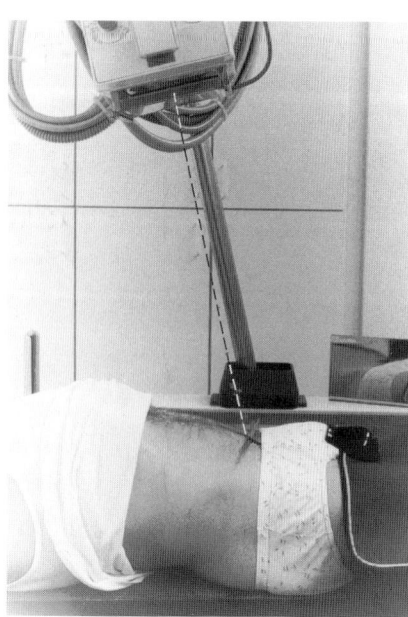

a

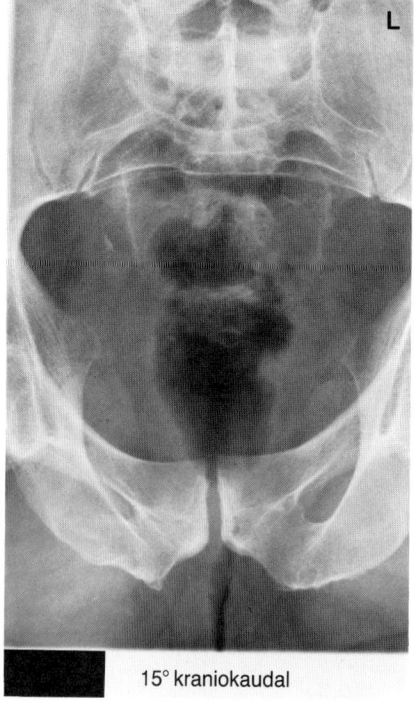

15° kraniokaudal

b

Abb. 7.38 a   Steißbein a.-p.
b Kein pathologischer Befund.

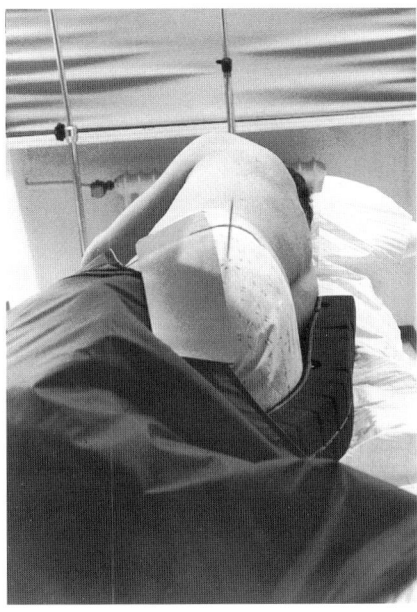

c

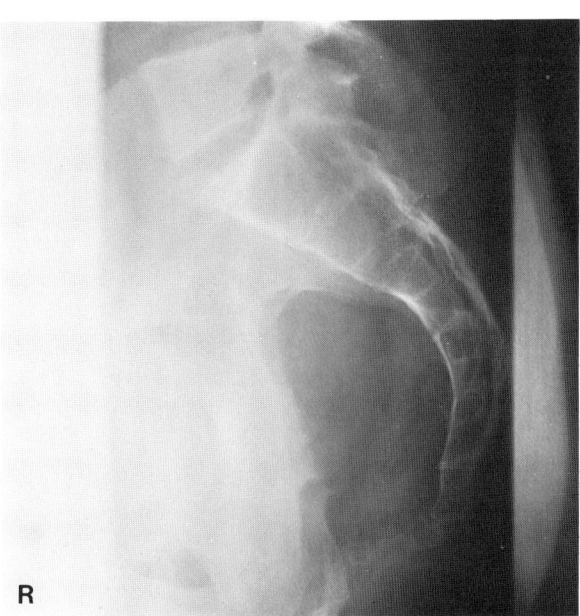

R   d

c Steißbein seitlich.
d Keine Fraktur.

Steißbein seitlich   7.38 c/d

im Liegen:

a) Seitenlage. Der Patient zieht die Beine an.

GE ZS zielt senkrecht 10 cm (gut handbreit) unterhalb des Beckenkammes auf Steißbeinmitte. Nicht zu eng einblenden, um das Steißbein medial nicht abzuschneiden. Indianer an die Gesäßweichteile anlegen.

b) Rückenlage. Die Aufnahme ist selten gut zu beurteilen, da das Steißbein in die Auflage (Tisch) projiziert wird.

GE Siehe Seitenlage.

Spezial-ET: LWS a.-p. in Steinschnittlage nach Teschendorf: 18 × 43   7.39 a–c

im Liegen:

Rückenlage. Der Patient zieht beide Beine in der Hüfte nach oben. Ein Hocker (Stuhl) o. ä. wird unter die Unterschenkel und Knie geschoben. Die Beine werden *über* 90° zur Senkrechten angezogen und nach außen abgespreizt, um die Iliosakralfugen nicht durch die Weichteile der Oberschenkel zu überlagern.

GE Der ZS trifft senkrecht in Höhe Beckenkamm auf die LWS und Kassettenmitte auf. Seitlich auf Kassettenformat (nicht schmaler) einblenden, um die Iliosakralfugen nicht abzuschneiden.

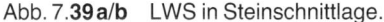

Abb. 7.**39 a/b**   LWS in Steinschnittlage.

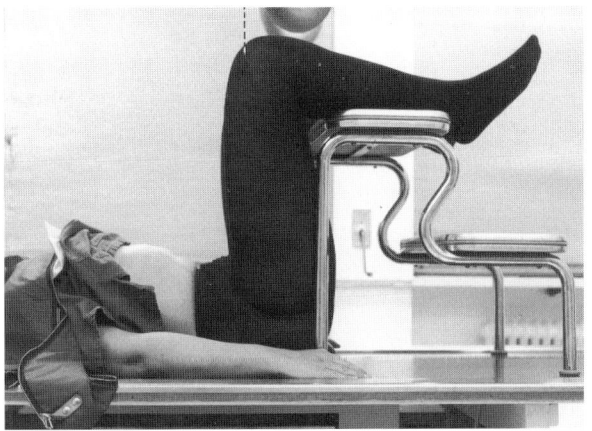

a

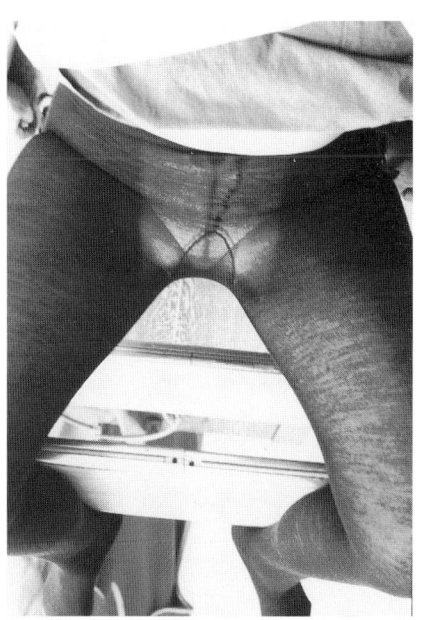

b

c ▶

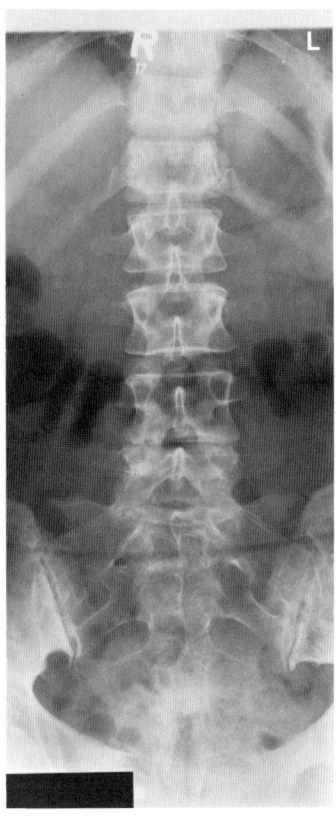

Abb. 7.**39 c**   Arthrotische Veränderungen in den Iliosakralfugen.

Spezial-ET: LWS schräg   7.40 a–e
(zur Darstellung der Zwischen-
wirbelgelenke) 24/30

im Liegen:

Rückenlage. Der Patient liegt gerade auf der Matte des
Röntgentisches, er macht sich steif. Von der Seite her
die Matte anheben und unter Rücken und Knie 45°-
Keile legen (nicht unter das Gesäß). Beine zur ruhige-
ren Lagerung leicht anwinkeln lassen. Von der Schmalseite des Tisches her visuell überprüfen, ob die angehobene Körperhälfte in einer Linie liegt.

GE Der waagrechte Strich des Fadenkreuzes trifft
senkrecht in Höhe Beckenkamm auf.
–   Der Längsstrich des Fadenkreuzes verläuft durch
die Mitte des angehobenen inneren Rippenbogen-
winkels (Hilfe: letzte Rippe und Sternumspitze tasten, hiervon die Mitte nehmen). Die MTAR beugt
sich über den Patienten, tastet mit der einen Hand
die Dornfortsätze und überprüft, ob der Auftritts-
punkt des ZS in Höhe der Dornfortsätze liegt. Keine Übereinstimmung: Patient etwas flacher oder
steiler lagern. Vergleichsaufnahme der Gegenseite
anfertigen.

‼ Mit R und L wird die *anliegende* Körperseite bezeichnet.
Zur Darstellung kommen im Gegensatz zu den
Schrägaufnahmen der HWS (= abliegende Foramina) *die anliegenden Zwischenwirbelgelenke.*

Abb. 7.**40 a/b**   LWS schräg, Patient gleichmäßig (nicht unter
dem Gesäß) von der Seite her anheben.

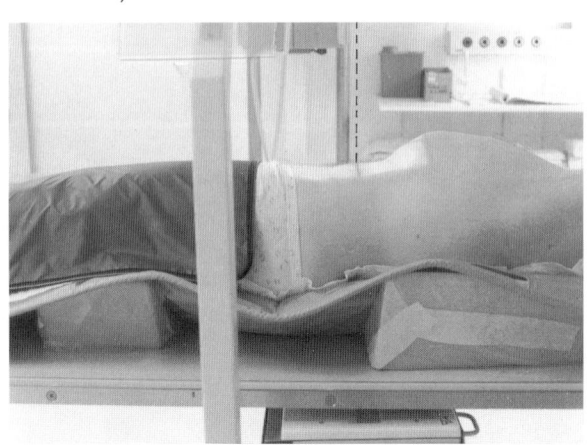

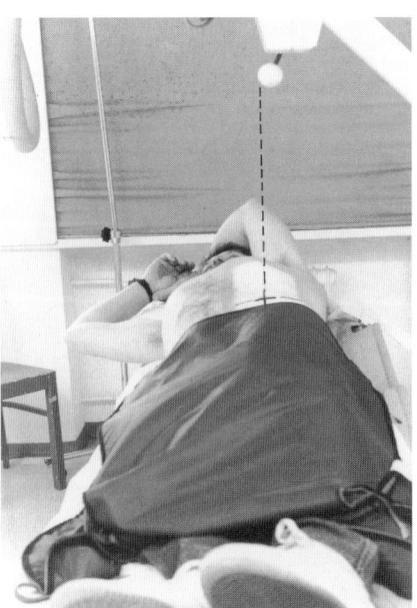

a   b

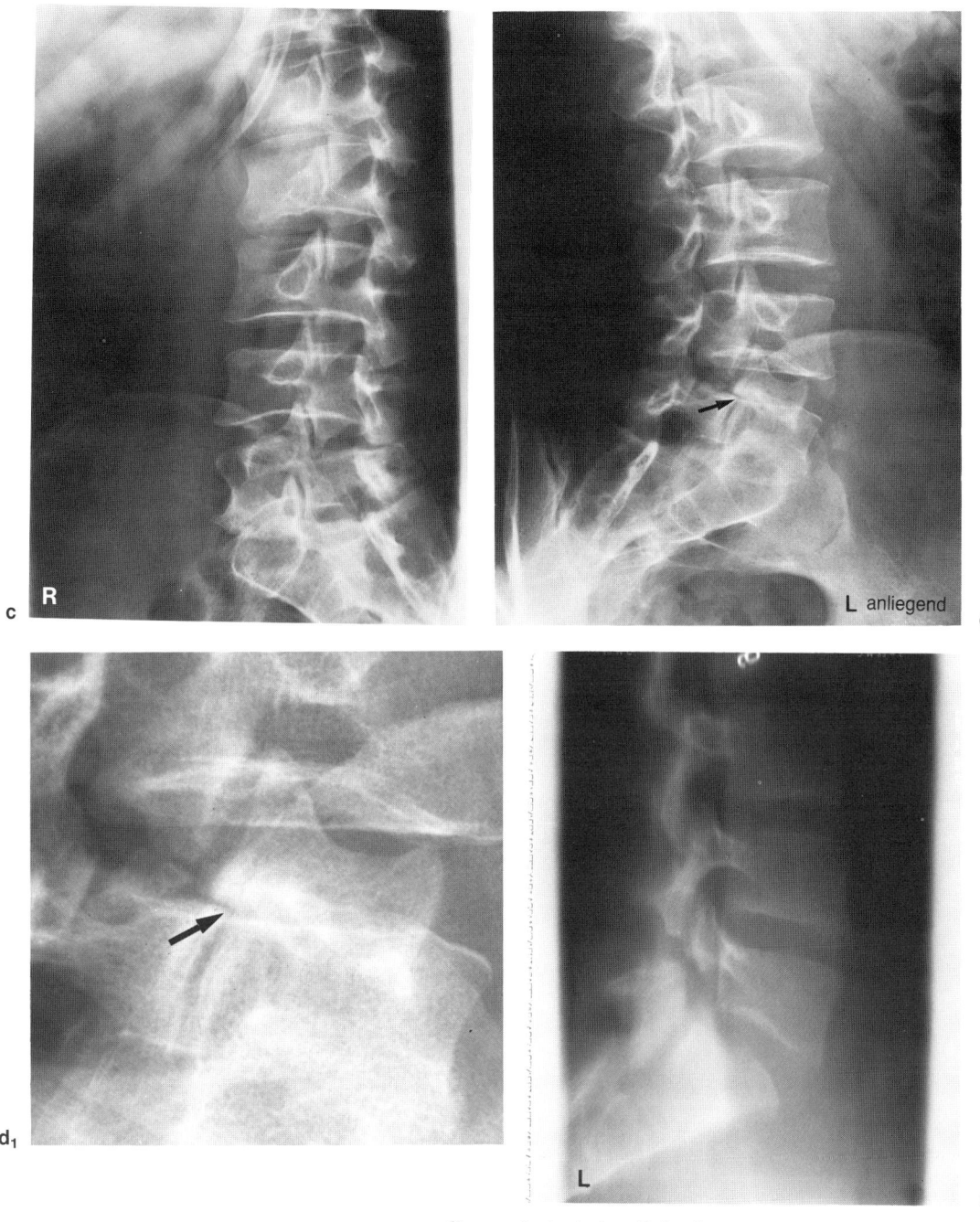

c Ohne pathologischen Befund.
d Spondylolyse (Hundehalsband). d_1 = Ausschnitt von „d"
e Schichtaufnahme 2 cm L der Medianen: Spondylolyse.

‼ Patienten, die mit Verdacht auf eine Wirbelsäulenfraktur in Seitenlage oder in Bauchlage zum Röntgen kommen, brauchen für die ersten Übersichten
nicht umgelagert zu werden. Es ändert sich für die
Aufnahme nur die Richtung, aus der der ZS
kommt (s. S. 10).

‼ Die meisten Frakturen im BWS- und LWS-Bereich
liegen zwischen dem 9. BWK und dem 2. LWK
(Schutz durch Rippen bzw. Becken fehlt). Aus diesem Grund sollte generell bei Verdacht auf eine
Fraktur in diesem Bereich der BWS/LWS-Über-
gang seitlich mitgeröntgt werden.

ET-Wahl   **Mittlere/untere LWS/Kreuzbein/Steißbein**

Verletzung V.a. Fraktur/Luxation im Bereich→	Wahl der ET	Lagerung/GE
Mittlere/untere LWS/Kreuzbein Steißbein (V.a. Fraktur)	1. LWS a.-p.	← Standard-ET (S. 214) b) Fußpunkt des ZS in Höhe Beckenkamm
	2. LWS seitlich	← Standard-ET (S. 214) b)1. oder b)2.

Verletzung V.a. Fraktur/Luxation im Bereich→	Wahl der ET	Lagerung/GE
Kreuzbein und Steißbein (oder einzeln) (V.a. Fraktur)	1. Kreuzbein/ Steißbein a.-p.	← Standard-ET (S. 215, 216) **GE:** ZS senkrecht auf das Kreuzbein/Steißbein
	2. Kreuzbein/ Steißbein seitlich	← Standard-ET (S. 216, 217) Rückenlage oder Seitenlage **GE:** ZS senkrecht auf das Kreuz-/ Steißbein

---

ET-Wahl   **LWS – V.a. Spondylolyse / Spondylolisthesis**

V.a. Vorwärts- oder Rückwärtsgleiten von Wirbel-körpern (anlagebedingt, degenerativ, traumatisch)	Wahl der ET	Lagerung/GE
LWS (V.a. Spondylolyse/ Spondylolisthesis (= Wirbelgleiten)	1. LWS a.-p.	← Standard-ET (S. 214) **GE:** ZS: Beckenkamm
	2. LWS seitlich	← Standard-ET (S. 214) **GE:** ZS: Beckenkamm
	3. LWS schräg bds.	← Spezial-ET (S. 218)

ET-Wahl   **Untere LWS einschließlich Iliosakralgelenke**

Beschwerden V.a. rheumatische Erkrankung	Wahl der ET	Lagerung/GE
untere LWS einschließlich Iliosakralgelenke	1. LWS a.-p. in Steinschnitt-lage	← Spezial-ET (S. 217)
	2. LWS seitlich	← Standard-ET (S. 214) **GE:** ZS: Beckenkamm

Lendenwirbelsäule/Kreuzbein/Steißbein
nach Osteosynthese

Wahl der Standard-ET bzw. der Spezial-ET nach:

Osteosynthese → LWS-Fraktur, Wirbelgleiten.

Behandlungsmethode nach→	Wahl der ET	Lagerung/GE
Osteosynthese → . **LWS-Fraktur, Wirbelgleiten**	1. LWS a.-p.	← Standard-ET **GE:** ZS trifft senkrecht auf den Frakturbereich. Auftrittspunkt des ZS mit Fettstift markieren.
	2. LWS seitlich	← Standard-ET **GE:** der ZS trifft seitlich in Höhe der a.-p. markierten Stelle auf.

Becken/Hüftgelenk – Hüftgelenk/Hüftgelenk mit Oberschenkel
(proximaler Anteil)

Objekt	Format	Empfindlich-keitsklasse	Raster 8/40	Abstand cm	Belichtung kV/mAs
Becken, Hüfte a.-p., Lauenstein, Ala, Obturator-ET, Iliosakralgelenke beiderseits	35/43, 24/30	200	+	115	77/40
Becken nach Pennal	35/43	200	+	105	80/80
Hüfte seitlich	24/30	200	+	115	85/32
Hüfte axial	24/30	200	+ (Steckraster)	115	85/80
	18/43	200	− (flex. Kassette)	110	85/32
Hüfte nach Göb	24/30	200	+	115	80/50
Oberschenkel	18/43	200	+	115	73/25 a.-p. 73/20 seitl.
	18/43	200	− (flex. Kassette)	115	73/10
	20/60	200	− (Ausgleichs-filter)	120	70/10 a.-p. 70/8 seitlich
Antetorsionsaufnahme (im Sitzen)	18/43	400	12/40	300	90/25

Die Belichtungsdaten gelten für einen 12-Puls-Generator und einen RP1-Film (blue).
Im *Regelfall* – wie üblich –: Die Aufnahmen mit Belichtungsautomatik und den vorgegebenen kV anfertigen.
Im *Ausnahmefall* und wie üblich: Gilt die angegebene freie Belichtung als Richtwert.

Standard-ET: Becken a.-p.   7.41

im Liegen:

Der Patient liegt in Rückenlage plan auf dem Röntgentisch. Die Beine werden – wenn möglich – *leicht* nach innen rotiert, bis die Patellae frontalisiert sind (d. h., die Patellae liegen in Kniegelenkmitte parallel zur Tischebene). Die Großzehen berühren sich. Kann ein Bein im Knie nicht durchgestreckt werden, beide Knie durch Unterpolsterung auf gleiche Höhe bringen.

GE Der obere Kassettenrand befindet sich 2 cm oberhalb der Darmbeinschaufel. ZS senkrecht auf Objekt- und Kassettenmitte.

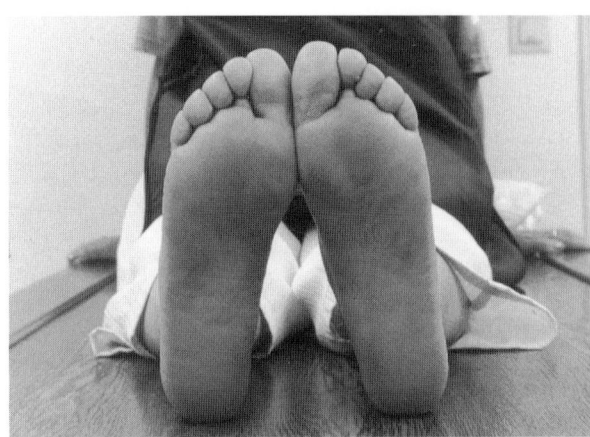

Abb. 7.**41**   Füße in richtiger Innenrotation.

Standard-ET: Hüftgelenk a.-p.   7.42 a/b

im Liegen:

Rückenlage, Beine in Innenrotation, die Großzehen berühren sich.
Im chirurgischen Röntgen wird diese ET nur
a) als Kontrollaufnahme nach vorangegangener Beckenübersicht-Vergleich beider Hüften – oder
b) bei versteiftem Hüftgelenk oder bei einem Hüftgelenk, das in Außenrotation fixiert ist, angewendet.
Bei Punkt b) wird die interessierende Seite so weit angehoben, bis die Patella frontalisiert ist (s. Becken a.-p.).

GE Der ZS zielt senkrecht auf die Hüftbeuge.

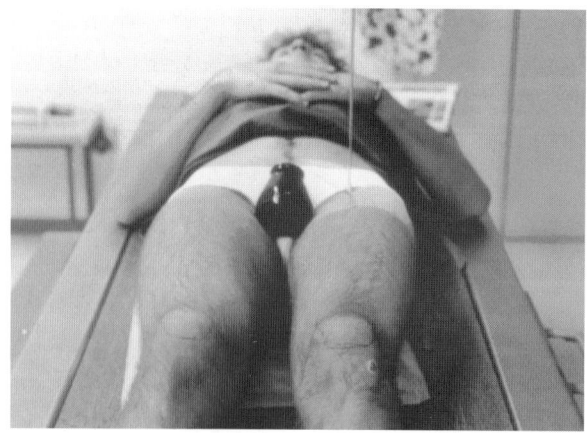

a

Abb. 7.**42 a**   Hüfte a.-p.
b Hüfte a.-p., außenrotiertes Bein angehoben.

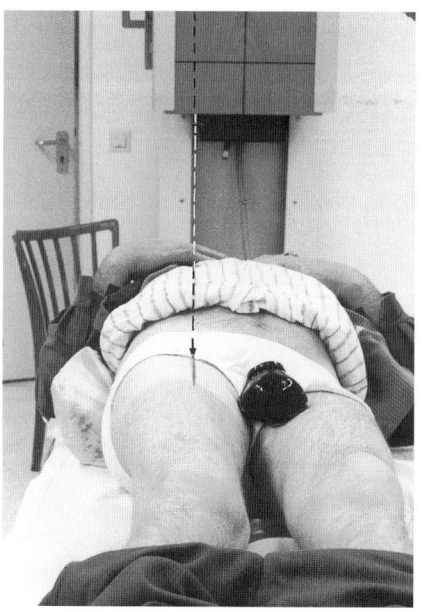

b

Standard-ET: Hüftgelenk seitlich   7.43a–c

im Liegen:

Der Patient liegt in Seitenlage; die aufzunehmende Hüfte liegt auf dem Röntgentisch. Das „gesunde Bein" wird nach hinten genommen, ohne das Becken nach hinten zu verdrehen.

GE ZS zielt senkrecht auf die Hüftbeuge.

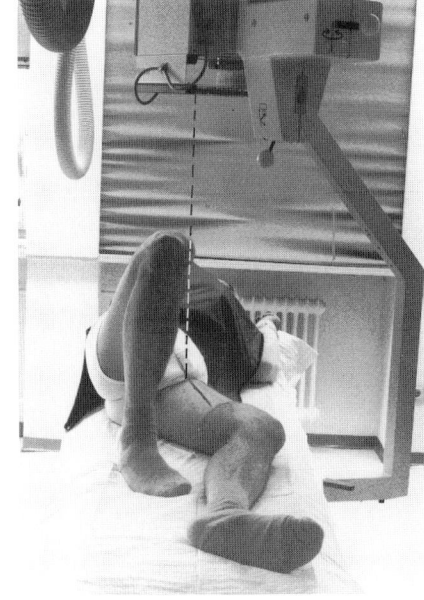

Abb. 7.**43a** Hüfte seitlich.
b Hüfte seitlich mit Reismehl zum Schwärzungsausgleich.
c Kein knöcherner Befund.

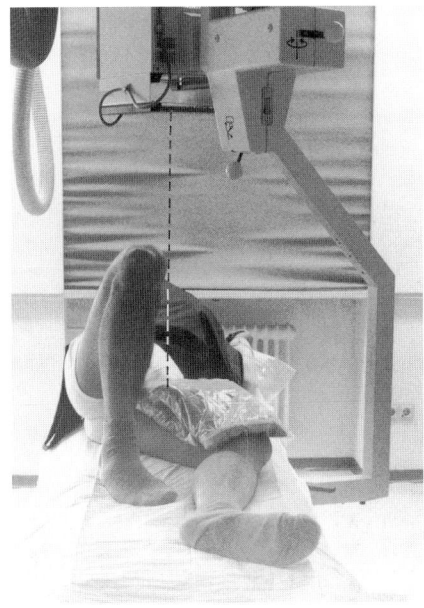

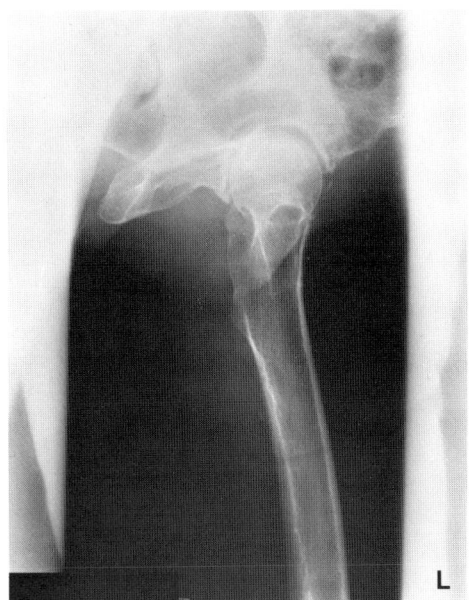

b   c

Standard-ET: Hüftgelenk axial   7.44a–i

im Liegen:

a) Rückenlage, *gesundes Bein kann hochgehoben werden*: Dieses Bein z. B. auf einen Holzkasten hochlagern und die Kassette im Winkel von *etwa* 45° (siehe !! S. 227) an den oberen Rand des Beckenkammes der verletzten Seite anstellen (Abb. 7.**44a–f**).

GE Horizontaler Strahlengang: ZS trifft im kaudokranialen Winkel von *etwa* 45° auf die Leistenbeuge der verletzten Seite und senkrecht auf Kassettenmitte, Keilfilter und Reismehlsack zum Schwärzungsausgleich verwenden.

b) Rückenlage „*gesundes Bein*" kann *nicht* hochgelagert werden:
Flexible Kassette soweit als möglich zwischen die Oberschenkel nach oben schieben (Sandsack verhindert ein Zurückrutschen und ein Abknicken der flexiblen Kassette) (Abb. 7.**44g–i**).

GE Horizontaler Strahlengang: Der ZS trifft im kraniokaudalen Winkel von etwa 45° auf den Beckenkamm und senkrecht auf die Rundung der flexiblen Kassette.

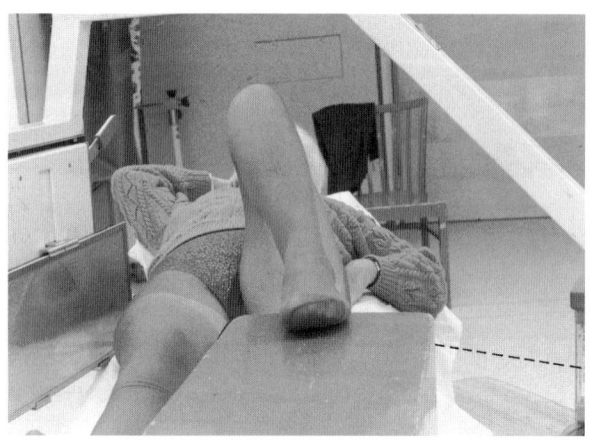

a

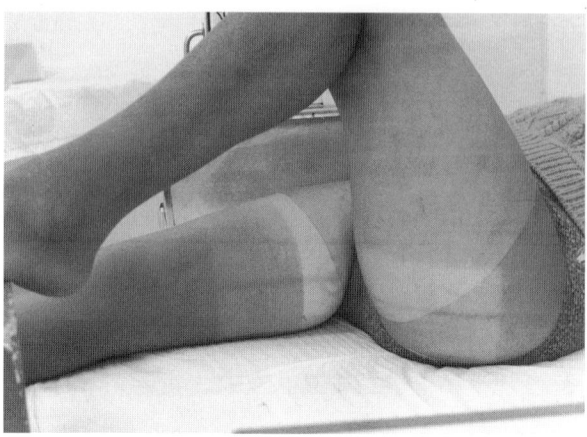

b

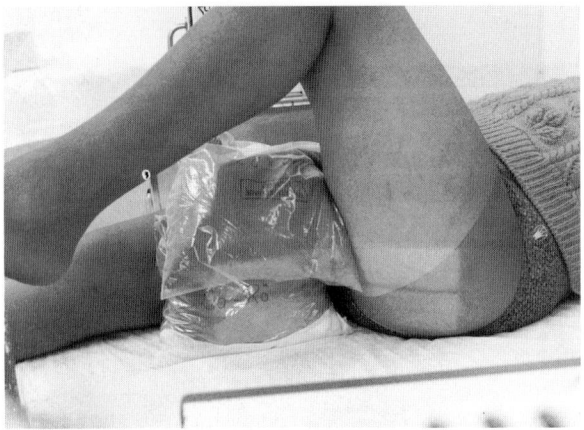

c

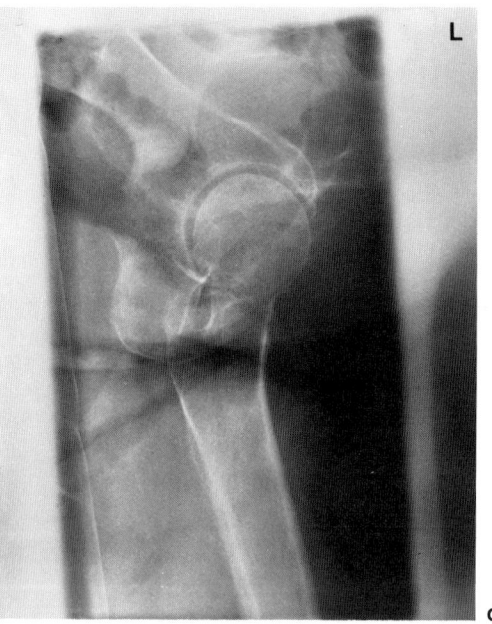

d

Abb. 7.**44a–c**   Hüfte axial mit „gesundem Bein" auf einem
Holzkasten (Reismehl).
d Kein knöcherner Befund.

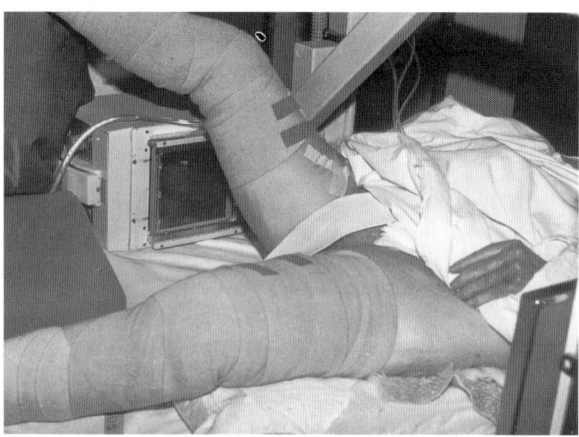

e

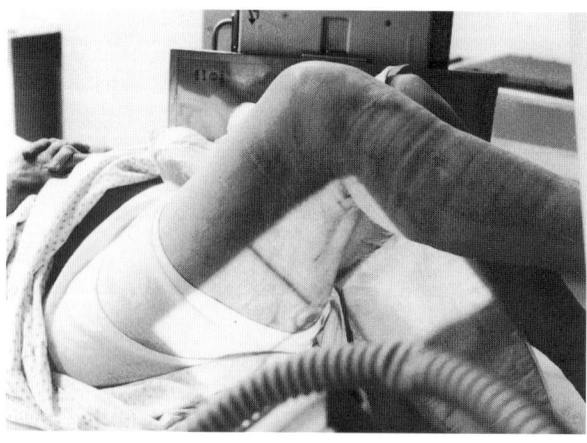

f

e Hüfte axial mit hochgehobenem, gehaltenem Bein der Gegenseite.
f Beide Hüften versteift.

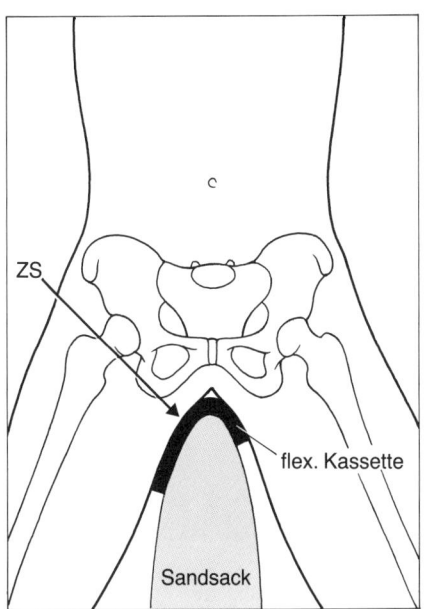

g

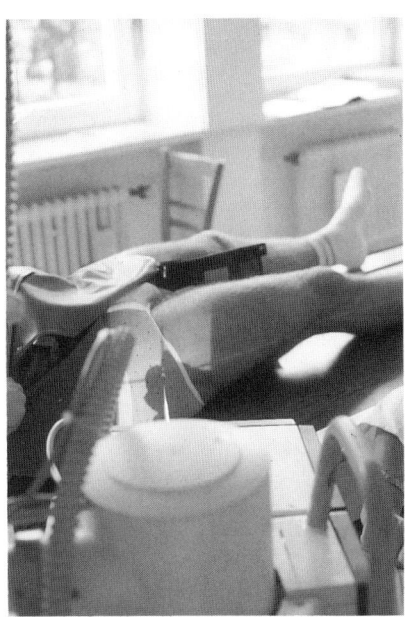

h

g/h Hüfte axial mit flexibler Kassette.
i Kein knöcherner Befund (flexible Kassette).

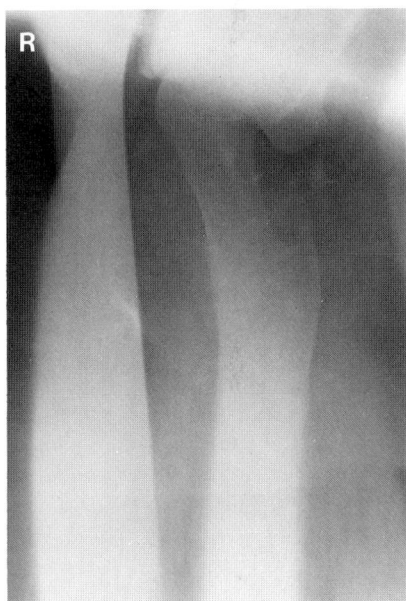

i

‼ Der Schenkelhals-Oberschenkelschaft-Winkel ist altersabhängig. Beim Erwachsenen beträgt er etwa 128°, bei Kindern ist der Winkel steiler.
Um den Schenkelhals in seiner vollen Länge darzustellen, muß die Kassette *etwa* im Winkel von 52°, d. h. parallel zum Schenkelhals, am Oberschenkelschaft angestellt werden.
Gestrecktes Bein − minus − Oberschenkelschaft/ Schenkelhals-Winkel = Kassettenwinkel
180° − 128° = 52°
Diese korrekte Einstellung würde jedoch erhebliche Schwierigkeiten bereiten. Daher hat man sich für die axiale Hüfte auf einen Winkel von etwa 45° geeinigt. Hierzu kann der 45°-Bocollokeil als Winkelmesser verwendet werden.

Spezial-ET: Becken − tief eingestellt   7.45 a−c

im Liegen:

a) Der Patient kann die Beine in den Knien durchstrecken:
Rückenlage. Beine − wenn möglich − so weit innenrotieren, bis die Patellae mittelständig (in Kniemitte) liegen. Die Großzehen berühren sich.

b) Der Patient kann die Beine in den Knien nicht durchstrecken:
Beide Beine auf gleiche Höhe bringen (Knierolle) oder bei extrem abgewinkelten, versteiften Knien legt sich der Patient am untersten Tischende auf die 35/43-Kassette mit Raster. Die Beine hängen über das Tischende herunter und werden auf einen Hocker aufgestellt.
Die Beine müssen in gleicher Rotationsstellung gedreht werden. Ist das nicht möglich:
c) Die Hüftgelenke getrennt mit angehobener innenrotierter Hüfte aufnehmen; siehe Hüfte a.-p. b) S. 224.

GE Der obere Kassettenrand befindet sich in Höhe Spina iliaca anterior superior. Der ZS trifft senkrecht auf Kassettenmitte auf.

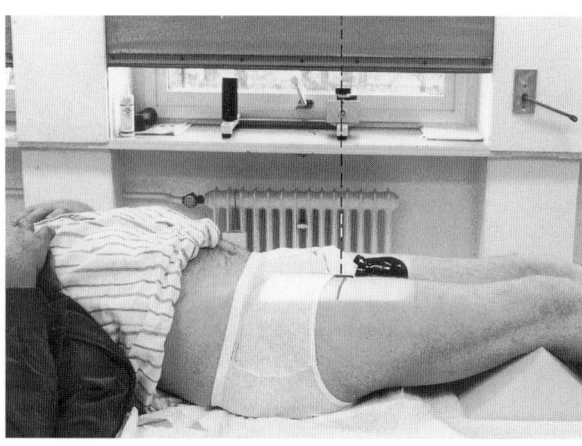

a

Abb. 7.**45a** Becken tief eingestellt bei versteiften Hüften.
b Kein knöcherner Befund. **c** Becken tief eingestellt bei versteiften Knien.

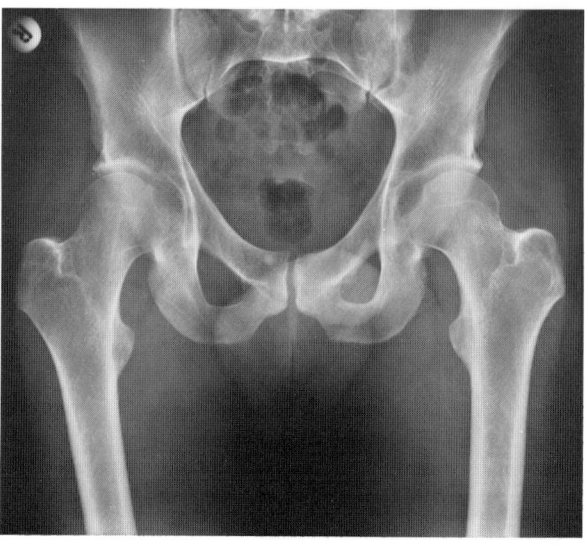

b

!! Der Durchmesser der Markhöhle am Oberschenkel ist ausschlaggebend für die Wahl des künstlichen Hüftgelenkes. Daher werden bei dieser Fragestellung generell nur tief eingestellte Becken geröntgt.

Spezial-ET: „Einsichtsaufnahme des Beckens" nach Pennal (Pennal I)   7.46a−c

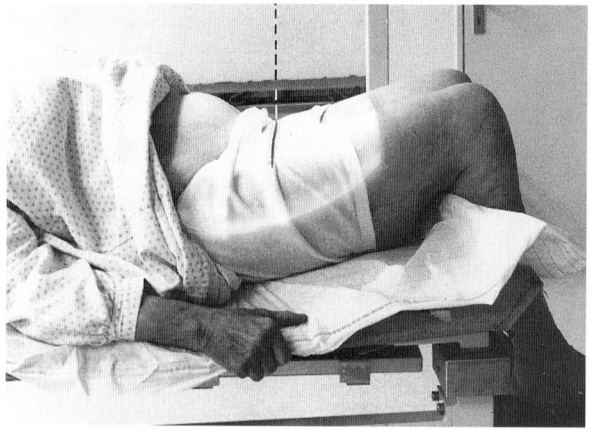

c

im Liegen:

Der Patient liegt in Rückenlage plan auf dem Röntgentisch.

GE Der ZS trifft im *kraniokaudalen Winkel von 40°* in Höhe Spina iliaca anterior superior und in Kassettenmitte auf.

!! ET für Beckenringfrakturen.

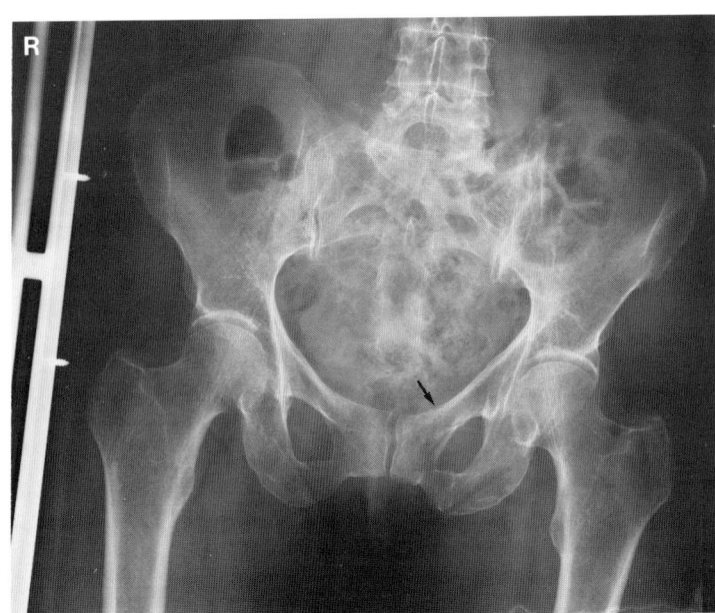

a

Abb. 7.**46a** Becken: Es zeigt sich lediglich eine Schambeinfraktur links.

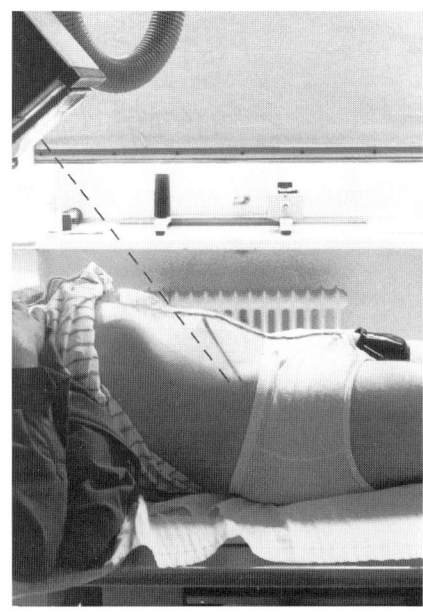

b

b Pennal I.
c Pennal I zeigt zusätzlich Azetabulumfraktur links.

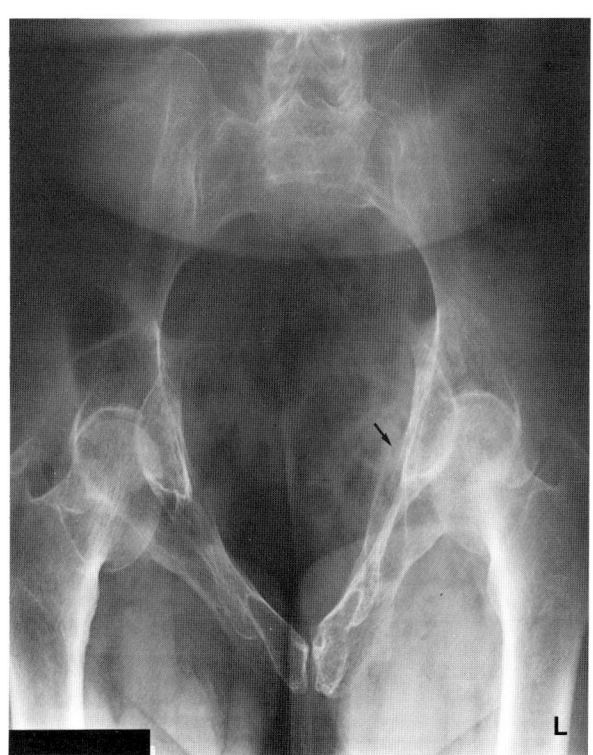

c

Spezial-ET: „Reine a.-p.-Aufnahme   7.46 d/e
des Beckens" nach Pennal
(Pennal II)

im Liegen:

Der Patient liegt in Rückenlage plan auf dem Röntgentisch.

GE Der ZS trifft im *kaudokranialen Winkel von 40°* 4 cm unterhalb des Symphysenoberrandes und in Kassettenmitte auf.

d Pennal II.
e Kein Hinweis für eine Fraktur. (3. Aufnahme zu Abb. 7.**46a** und **c**).

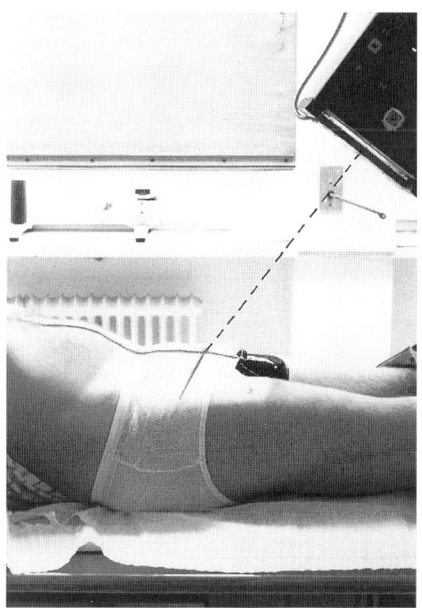

d

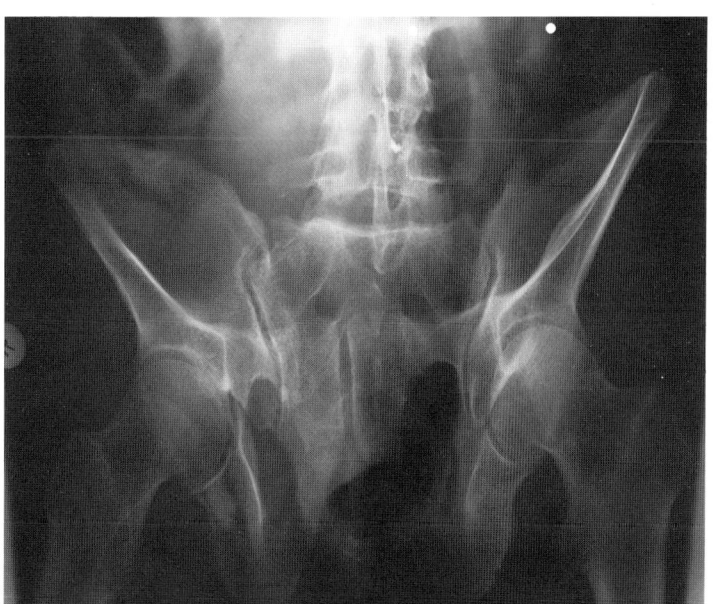

e

Spezial-ET: Iliosakralgelenke beiderseits

7.47a/b

im Liegen:

a) ET a.-p.
Patient in Rückenlage. Knie beiderseits mit einer Knierolle unterpolstert.

GE ZS trifft im kaudokranialen Winkel von 10° 3 cm oberhalb des oberen Symphysenrandes auf den 1. Sakralwirbel und auf Kassettenmitte auf.

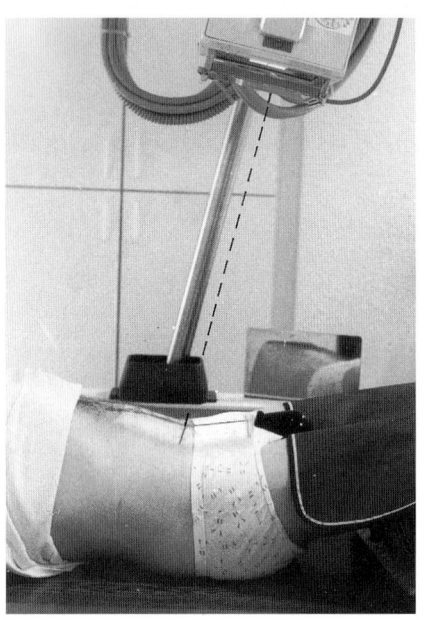 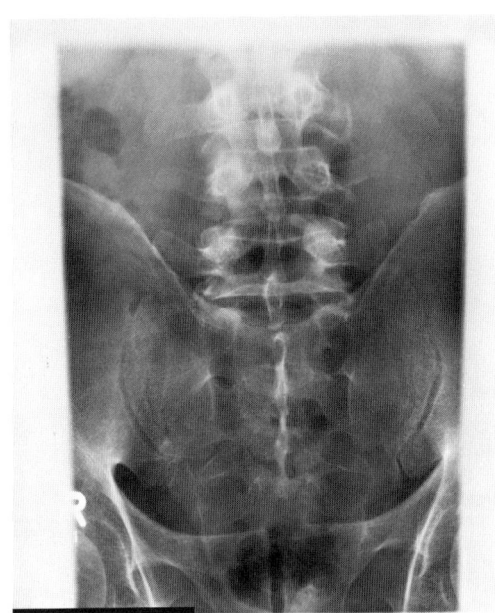

Abb. 7.**47a**   Iliosakralfugen beiderseits.
b Regelrechte Darstellung der Iliosakralfugen.

Iliosakralgelenk beiderseits

im Liegen:

b) ET LWS in Steinschnittlage (Teschendorf) siehe LWS S. 217.

Spezial-ET: Hüftgelenk nach Lauenstein I

7.48a–f

im Liegen:

a) *ET für das Azetabulum und den Hüftkopf*
Der Patient liegt auf dem Rücken; Beugung der Hüfte des aufzunehmenden Beines um ca. 45°; Abduktion – wenn möglich – ohne das Becken zu verdrehen im 45°-Winkel, Oberschenkel auf ein Schaumstoffpolster auflegen (Abb. 7.**48a/b**).

GE Der ZS trifft senkrecht auf die Hüftbeuge.

b) 1. *ET bei V. a. Epiphysenlösung* – bei Jugendlichen – als 2. Ebene zur Beckenaufnahme.
Der Patient liegt auf dem Rücken. Die Oberschenkel werden in der Hüfte um 90° nach oben gebeugt und – wenn vorhanden – auf das Beinhaltegerät von Rippstein aufgelegt.
Beide Beine im Winkel von 45° zur Senkrechten nach außen abspreizen.

GE Der ZS trifft senkrecht in Höhe der Hüftbeuge auf die Symphyse auf. Beide Hüftköpfe werden zum Vergleich geröntgt.

b) 2. *Alternativ hierzu:* Es kann, wenn die ET b)1. als zu schmerzhaft empfunden wird, jedes Gelenk einzeln geröntgt werden.
Das aufzunehmende Bein muß jedoch exakt im 45°-Winkel vom Oberschenkel zur Kassette liegen. Die gesunde Seite wird entsprechend angehoben, um dem Patienten die Abduktion zu erleichtern (Abb. 7.**48c–f**).

GE Der ZS trifft senkrecht auf die Hüftbeuge auf.

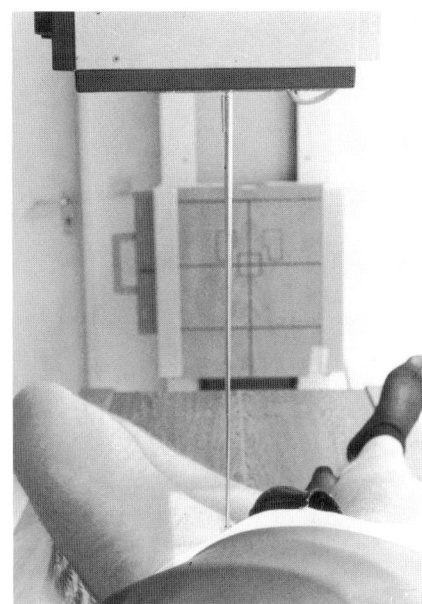

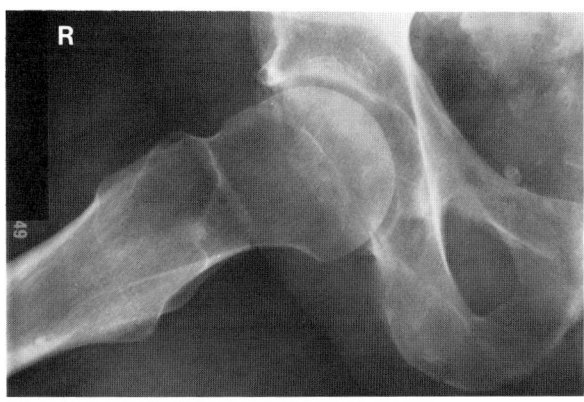

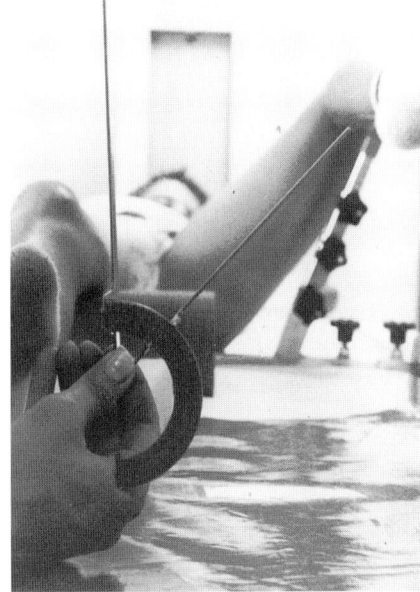

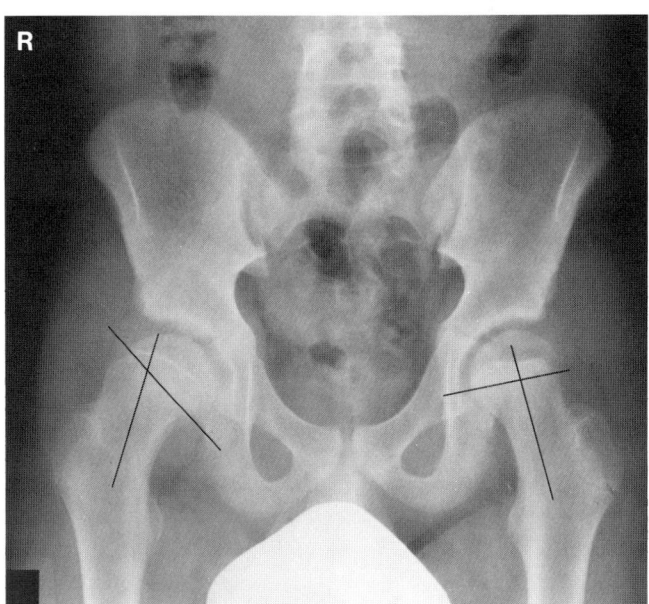

Abb. 7.**48a**   Lauenstein I a).
b Ohne knöchernen Befund, gute Beurteilbarkeit des Azetabulums und des Hüftkopfes.
c Lauenstein I b) 2.
d Abrutschen des Hüftkopfes rechts.

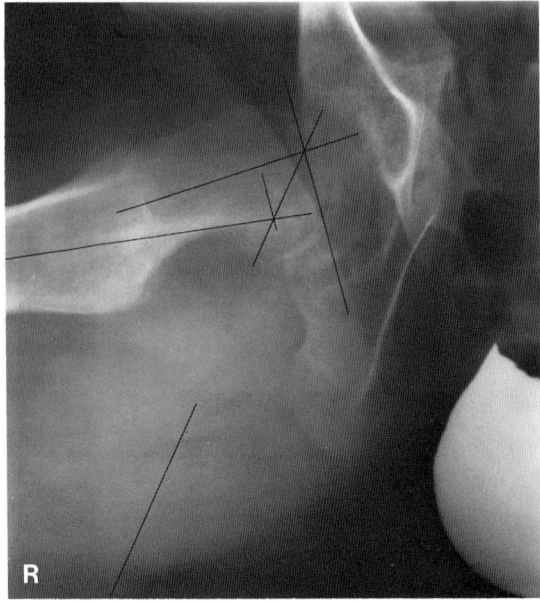 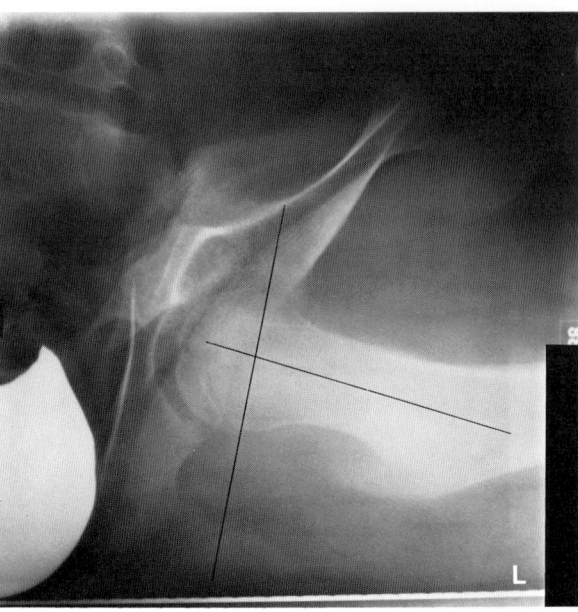

e f

Abb. 7.**48e** Lauenstein 45° = 2. Ebene zur Berechnung der Epiphysiolyse.
f Hüftkopf der Gegenseite.

Spezial-ET: Hüftgelenk nach Lauenstein II

7.49a–c

im Liegen:

ET zur Beurteilung des Schenkelhalses
Der Patient liegt auf dem Rücken. Das Bein wird maximal (soweit der Patient kann) angezogen, der Fuß steht exakt parallel zur Körperachse.
Das aufzunehmende Bein wird geringfügig ca. 25° nach außen abgespreizt.

GE Der ZS trifft senkrecht auf die Hüftbeuge auf.

!! Es können – wenn erforderlich – beide Schenkelhälse zum Vergleich in einem Strahlengang geröntgt werden. Der ZS trifft dann in Höhe Hüftbeuge auf die Symphyse.

!! Bei Verdacht auf Schenkelhalsfraktur darf keine Lauenstein-ET geröntgt werden (die Fraktur kann dislozieren).

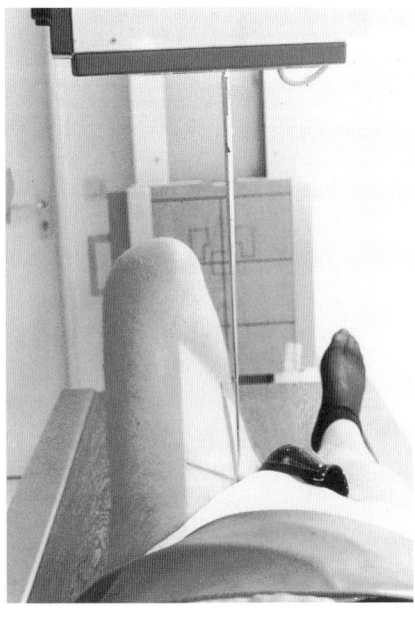 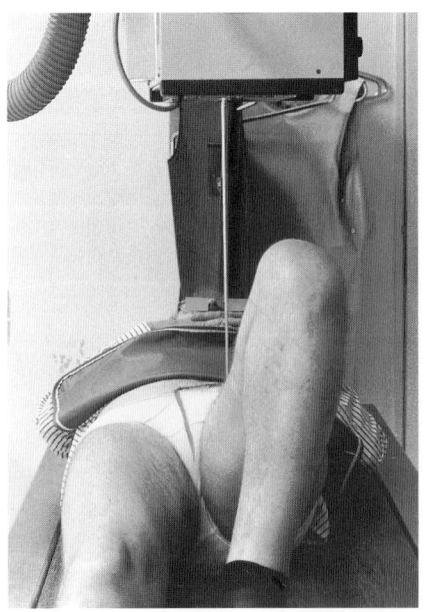

a b

Abb. 7.**49a/b** Lauenstein II.

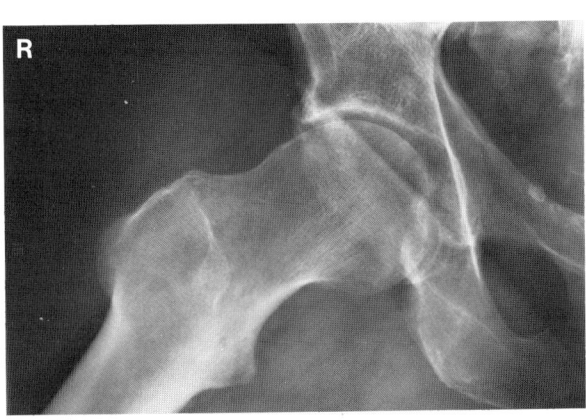

c Der Schenkelhals ist in seiner vollen Länge – nicht überlagert – beurteilbar.

Spezial-ET: Darmbeinschaufel/ vorderer Pfannenrand – Ala-Aufnahme (-Letournel-Aufnahme)

7.50 a–c

im Liegen:

Der Patient liegt in Rückenlage und dreht den ganzen Körper um 45° zur aufzunehmenden Seite. Mehrere 45°-Keile (jedoch nicht direkt unter dem Gesäß, da durch die Weichteile + Keil der Winkel zu steil wird) stabilisieren die angehobene Körperseite. Die Beine strecken, abliegendes Bein unterpolstern.

GE Der ZS zielt senkrecht bei der ET für

a) die **Darmbeinschaufel** auf deren Mitte. Der obere Kassettenrand liegt 2 cm oberhalb der Darmbeinschaufel (Abb. 11 a–b).

b) Den **vorderen Pfannenrand** auf Hüftmitte (Abb. 7.**50 c–e**).

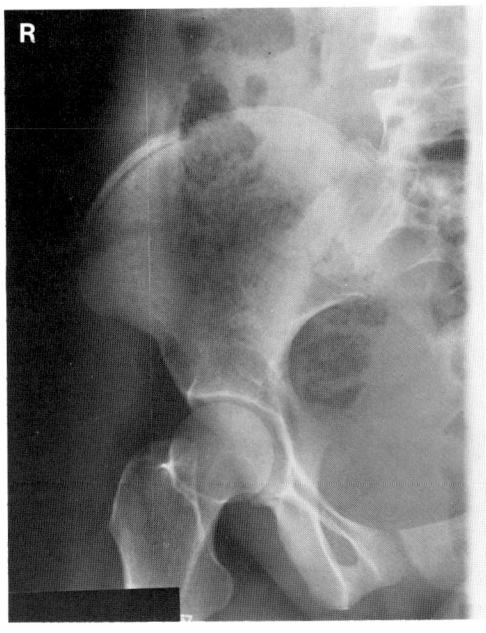

a

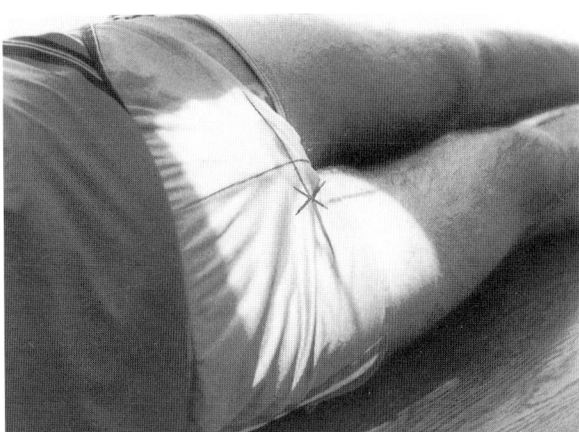

b

Abb. 7.**50 a**   Ala-ET für Darmbeinschaufel. Offene Epiphysenfuge, keine Fraktur (mit Schulterfilter). **b** Ala-ET für den vorderen Pfannenrand.

c ▶

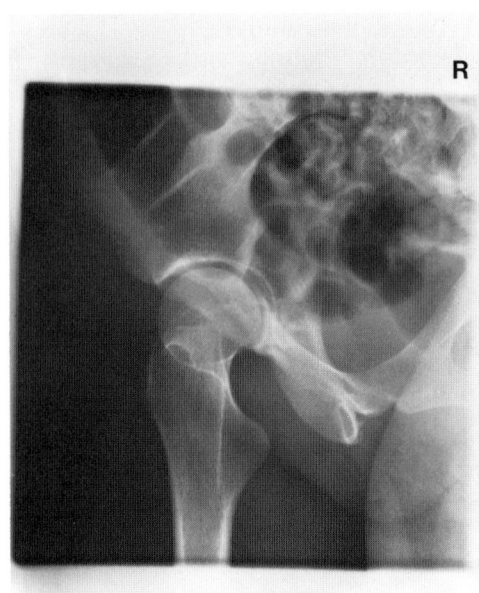

c

Abb. 7.**50c** Ala-ET: Die obere und untere Schambeinfraktur
ist nicht mehr zu sehen (siehe 7.**51 b**).

!! Wenn vorhanden, sollte für die Darmbeinschaufel-
aufnahme das Schulterfilter für eine gleichmäßige
Belichtung verwendet werden.

!! **„Faux-profil-Aufnahme"** = modifizierte Ala-Aufnahme. Die Aufnahme wird im Stehen am Rasterwandgerät im Winkel von 65° mit parallel zum
Gerät stehendem Fuß angefertigt. Für die Fragestellung: Neigungswinkel des Schenkelhalses und
Entwicklungsstörung im Bereich des vorderen
Pfannendachs ist die Aussage ungenau. Es ist nur
ein Abschätzen des Winkels möglich. Als 2. Ebene
des Hüftgelenkes im Stand ist die ET geeignet.

Spezial-ET: Pfannendach und hinterer ⏐ 7.51 a–d ⏐
Pfannenrand/2. Ebene Darmbein-
schaufel-Obturator-Aufnahme

im Liegen:

Patient in Rückenlage, die aufnehmende Seite wird mit
mehreren 45°-Keilen (nicht unter dem Gesäß!) in diesem Winkel angehoben. Die Beine sind gestreckt, das
abliegende Bein wird unterpolstert.

GE Der ZS zielt senkrecht bei der ET für
a) **Pfannendach und hinterer Pfannenrand** auf
Oberschenkelmitte in Höhe Hüftbeuge (Abb.
7.**51 a/b**).
b) **2. Ebene Darmbeinschaufel** auf deren Mitte
(Abb. 7.**51 c/d**).

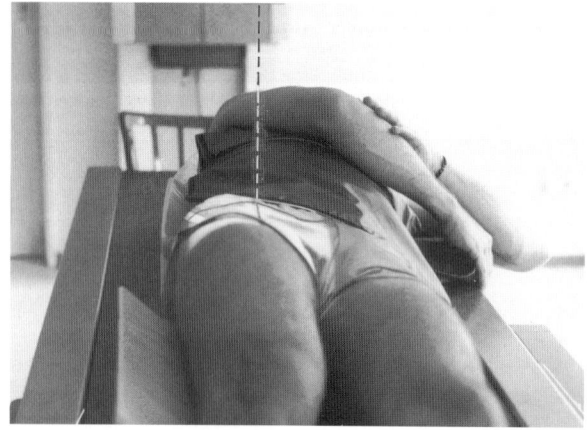

a

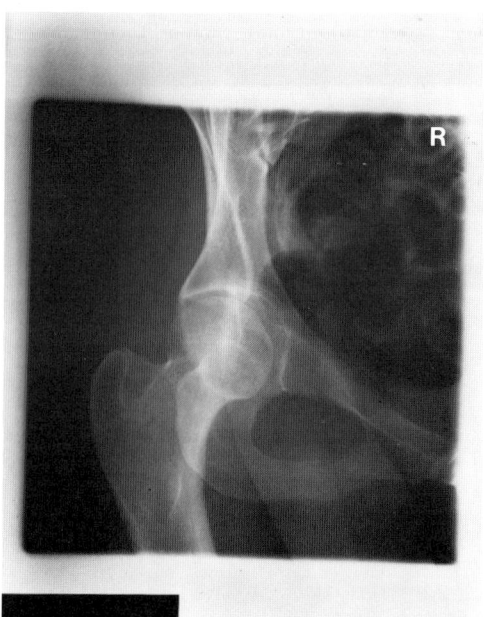

b

Abb. 7.**51 a**   Obturator-ET für das Pfannendach und den hinteren Pfannenrand.
b Obere und untere Schambeinfraktur.

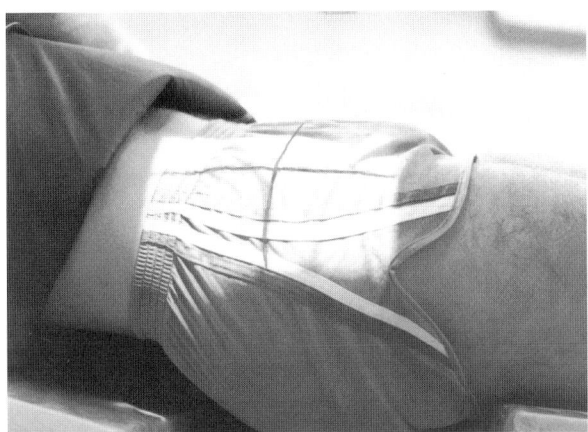

c

c Obturator-ET als 2. Ebene für die Darmbeinschaufel.
d Keine Fraktur nachweisbar.

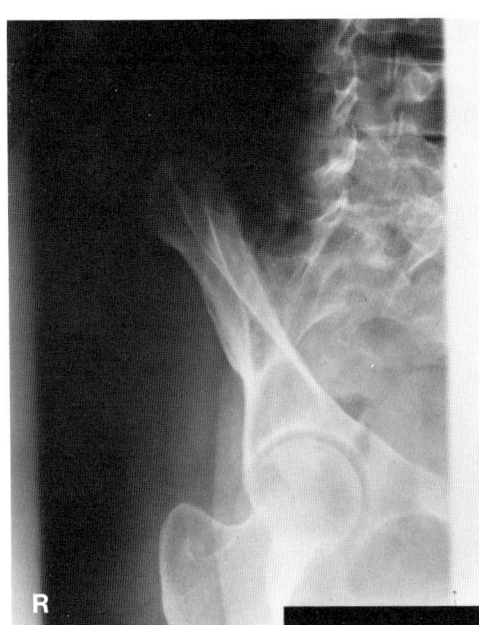

R

d

Spezial-ET: Hüftgelenk nach Göb | 7.52 a/b |

im Liegen:

Der Patient sitzt auf der Längsseite des Aufnahmetisches. Die Kniekehlen liegen dem Tischrand an, die Füße werden aufgestellt. Der Patient beugt sich so weit nach vorn, bis er mit den Händen die Knöchel umfaßt.

GE ZS zielt senkrecht in Höhe Trochanter major direkt auf das Hüftgelenk.

‼ ET als 2. Ebene nach Verplattung der Darmbeinschaufel.

a

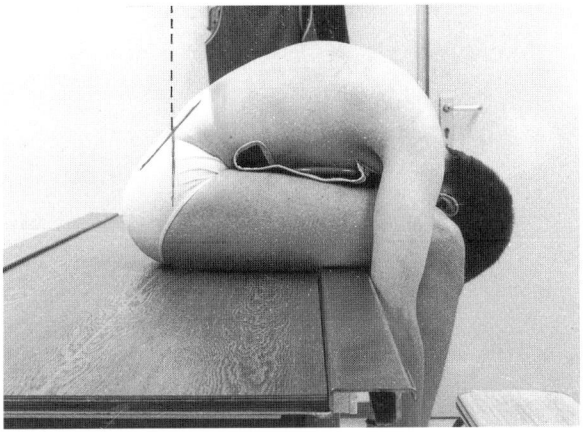

Iliosakralfuge →

hinterer Azetabulumanteil
Trochanter major
Hüftkopf
Schenkelhals

↑
Symphyse
Darmbeinschaufel →

Abb. 7.**52 a**   Hüftgelenk nach Göb.
b Keine knöcherne Verletzung nachweisbar.

b

Spezial-ET: Antetorsionsaufnahme nach Rippstein

7.53a–f

im Liegen:

Patient in Rückenlage, Beugung von beiden Hüften und Knien exakt im 90°-Winkel. Das Beinhaltegerät wird bis an das Becken herangeschoben und die Unterschenkel in gleicher Höhe parallel zueinander (Fuß in Mittelstellung) aufgelegt.

Sitzbeine (vom Gesäß her fühlen) und die Spinae müssen auf gleicher Höhe sein.

Beinschienen in der Breite der Sitzbeine nach außen verschieben. Die Oberschenkel beiderseits liegen in einem Winkel von 20°. Lagerung des Beckens genau zwischen den seitlichen Verstrebungen (Abb. 7.53a/b).

GE Der ZS trifft senkrecht auf Symphyse und Kassettenmitte auf.

Der untere Kassettenrand muß *unterhalb* der Querverstrebung des Lagerungsgerätes liegen.

Antetorsionsaufnahme

im Sitzen:

ET: Orthopädie Erlangen

Diese ET ist an dem und für den Patienten wesentlich unproblematischer einzustellen.

– Einen Holztisch in den Maßen:
58 cm lang,
43 cm breit,
50 cm hoch
vor das Rasterwandgerät stellen.

– Der Patient sitzt auf dem Tisch und rückt mit dem Becken bis an das Rasterwandgerät heran, er spreizt die Beine bis zu den Tischecken. Bei Patienten mit langen Beinen kann unter jeden Oberschenkel zur Auflageverlängerung ein 1 cm hohes Holzbrettchen gelegt werden. Es ergibt sich eine Abspreizung beider Oberschenkel zur Mitte von jeweils 20°. Oberschenkel und Unterschenkel liegen automatisch im Winkel von 90°. Hierbei wird gewährleistet, daß Kassette, Patient und Bezugslinie (Meßlatte) gerade eingestellt zur Darstellung kommen.

– Die 20/40-Kassette so einschieben, daß sie 1½ cm unterhalb des oberen Tischrandes liegt.

– Die Meßlatte, die Bezugslinie für die anschließenden Messungen, wird an den hintersten Rand des Tisches vor das Wandstativ gelegt (sie muß mit auf der Aufnahme abgebildet werden!) (Abb. 7.53c–f).

GE ZS trifft senkrecht in Höhe Symphyse auf.

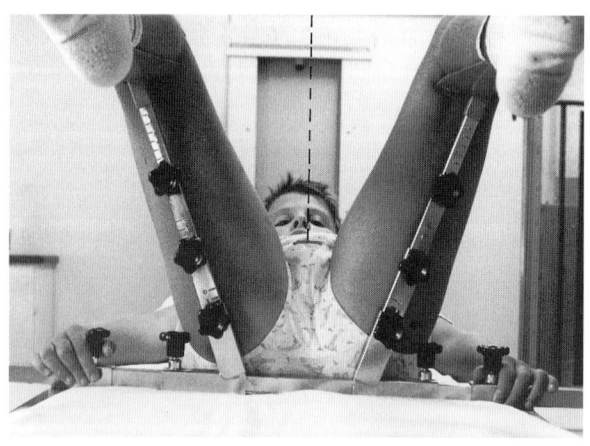

a

Abb. 7.53a/b   AT-ET im Liegen.

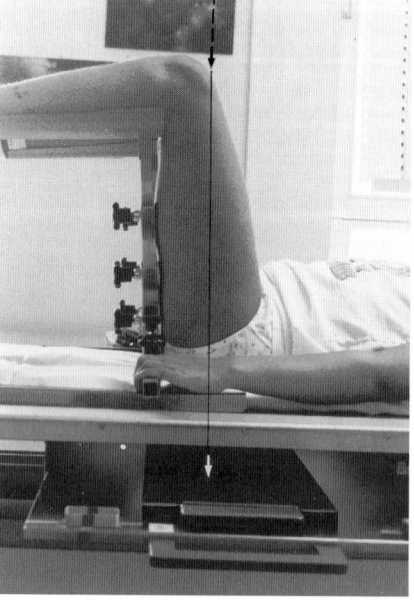

b

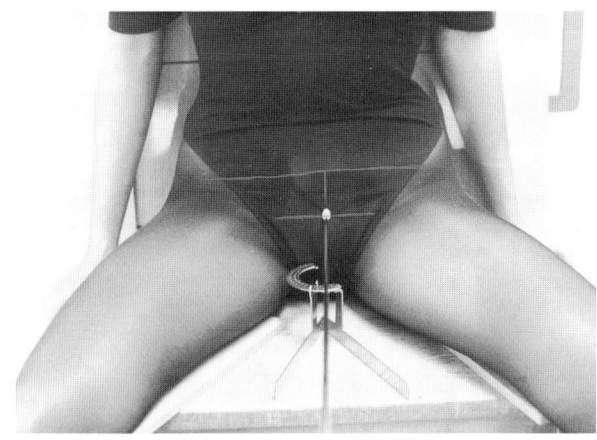

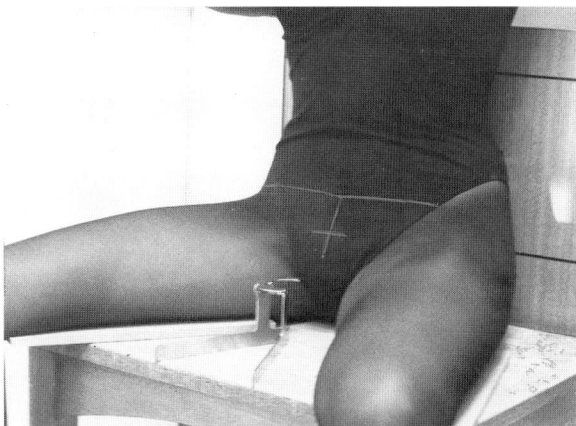

c   d

c/d AT-ET im Sitzen.
e Meßlatte (Bezugslinie), Brettchen, Winkelmesser.
f Aufnahme zur Berechnung des AT-Winkels, Winkel bds.
normal.

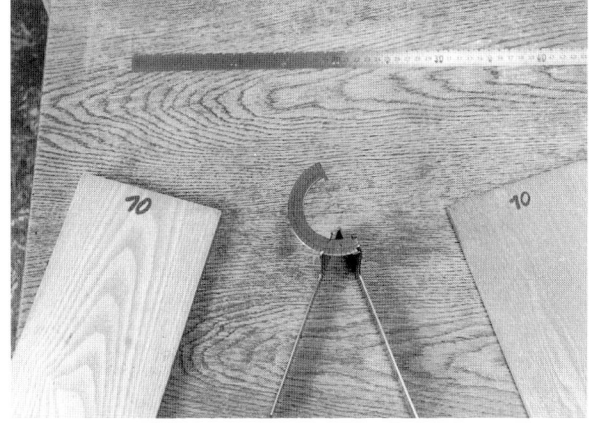

!! Im chirurgischen Röntgen wird diese ET zur Ob-
jektivierung von Drehfehlern nach Schenkelhals-
frakturen vor OP angefertigt. Sie dient zur Berechnung des Torsionswinkels.

e

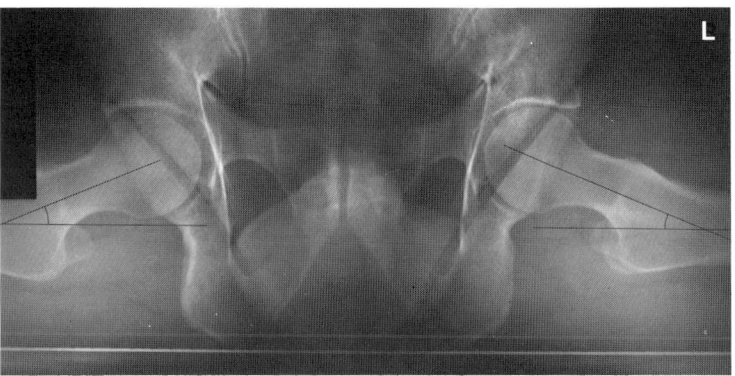

f

ET-Wahl   **Becken nach Trauma**   7.54

Verletzung V. a. Fraktur/Luxation im Bereich →	Wahl der ET	Lagerung/GE
Becken (Übersichtsaufnahme) – nach Trauma	1. a) Becken a.-p.	← Standard-ET (S. 224) oder bei **Bauchlage des Patienten:**
	b) Becken p.-a.	← Patient liegt zumeist in der Vakuummatte. Beininnenrotation ist nicht möglich **GE:** ZS zielt senkrecht auf Objekt- und Kassettenmitte. **Lage p.-a. unbedingt auf der Aufnahme vermerken!**

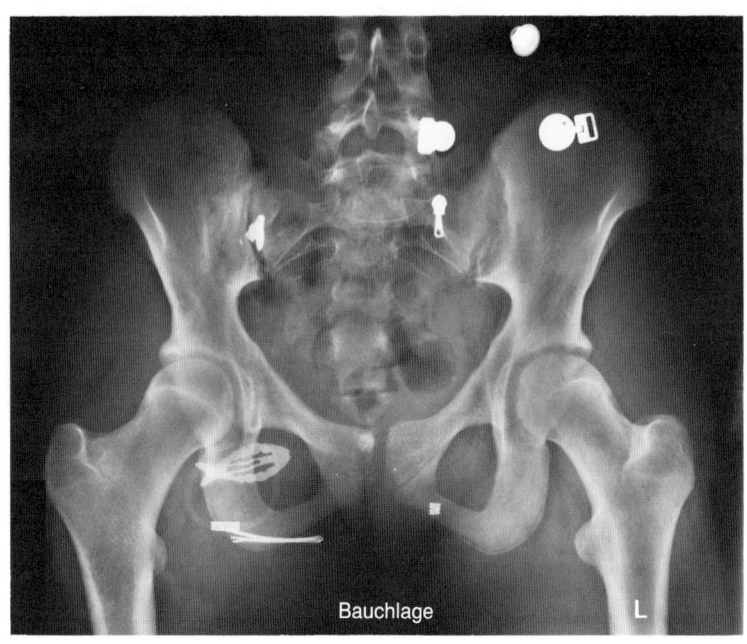

Abb. 7.**54** Becken in Bauchlage. Patient V. a. Wirbelsäulenfraktur, kein knöcherner Befund im Beckenbereich.

| ET-Wahl | Becken – V. a. Schenkelhalsfraktur | 7.55 a/b |

Verletzung V. a. Fraktur/Luxation im Bereich →	Wahl der ET	Lagerung/GE
Becken (V. a. Schenkelhalsfraktur)	1. Becken tief eingestellt	← Spezial-ET (S. 227)
	2. Hüfte axial	← Standard-ET a) oder b) (S. 225)

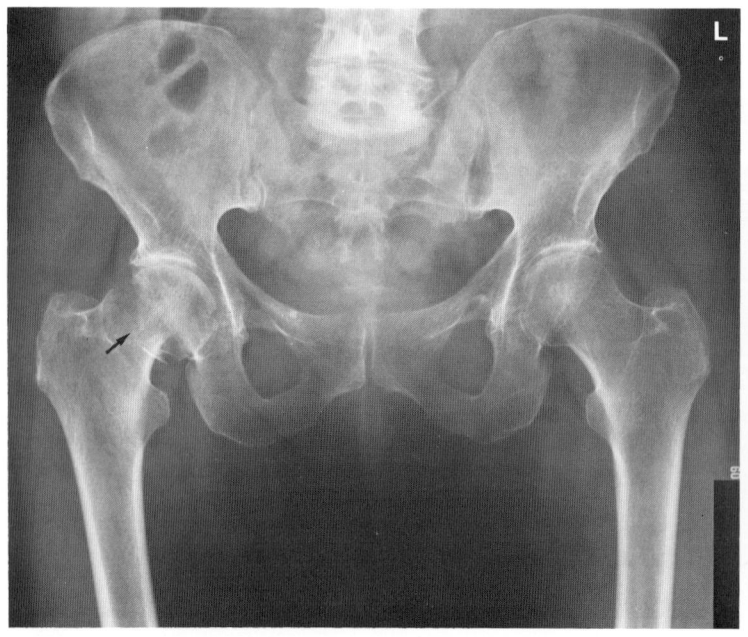
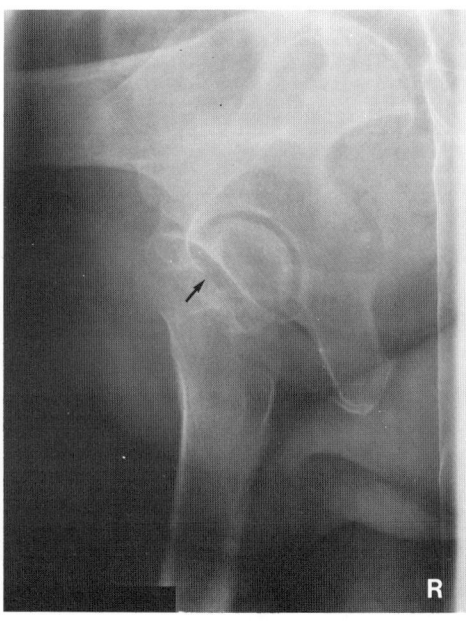

Abb. 7.**55 a/b** Mediale Schenkelhalsfraktur, Hüftkopf nach dorsal gekippt, erhebliche Dislokation der Fragmente.

!! Äußere Anzeichen, die auf eine Schenkelhalsfraktur hinweisen:
a) Außenrotation des verletzten Beines.
b) Verkürzung des verletzten Beines.

!! Liegt der Patient schräg in der Vakuummatte und steht ein *Unfallröntgengerät* zur Verfügung, kann der C-Bogen so weit gekippt und gedreht werden, bis der ZS senkrecht auf Objektmitte auftrifft. *Standardröntgengerät:* Schaumstoffkeile unter die Vakuummatte für eine plane Lagerung schieben. Ein festes Kissen könnte „starkes Einbluten" in den Oberschenkel nach einem Trauma vortäuschen, da es sich als Verschattung darstellt.

| **ET-Wahl**   **Becken – Hüftgelenk**   7.56 a/b / 7.57 a–e |

Verletzung V. a. Fraktur/Luxation im Bereich →	Wahl der ET	Lagerung/GE
Becken (Hüftgelenk)	1. Becken tief eingestellt	← Standard-ET (S. 227)
	2. Hüfte axial	← Standard-ET (S. 225) a) oder b)
	3. Ala-ET	**Zeigt sich keine knöcherne Verletzung, jedoch starke Schmerzen im Hüftbereich:** ← Spezial-ET (S. 233) ← liegt der Patient in einer Vakuummatte, können die 45°-Keile unter die Matte geschoben werden. **GE:** wie Spezial-ET
	4. Obturator-ET	← Spezial-ET (S. 234) ← liegt der Patient in der Vakuummatte, siehe Ala-ET
	5. Pennal-ET I und II	**Zeigt sich noch immer keine knöcherne Verletzung:** ← Spezial-ET (S. 228, 229)
	6. CT	**Letzte Möglichkeit:**

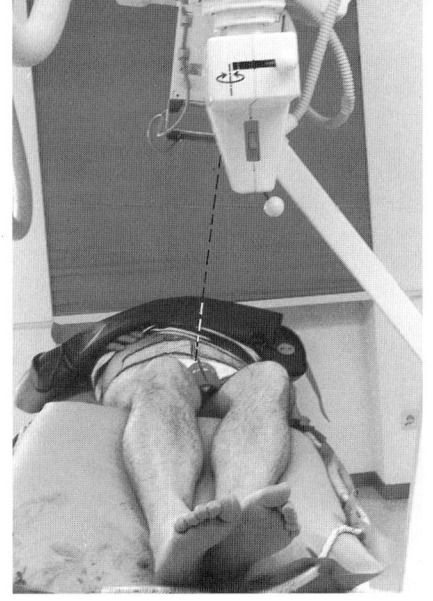

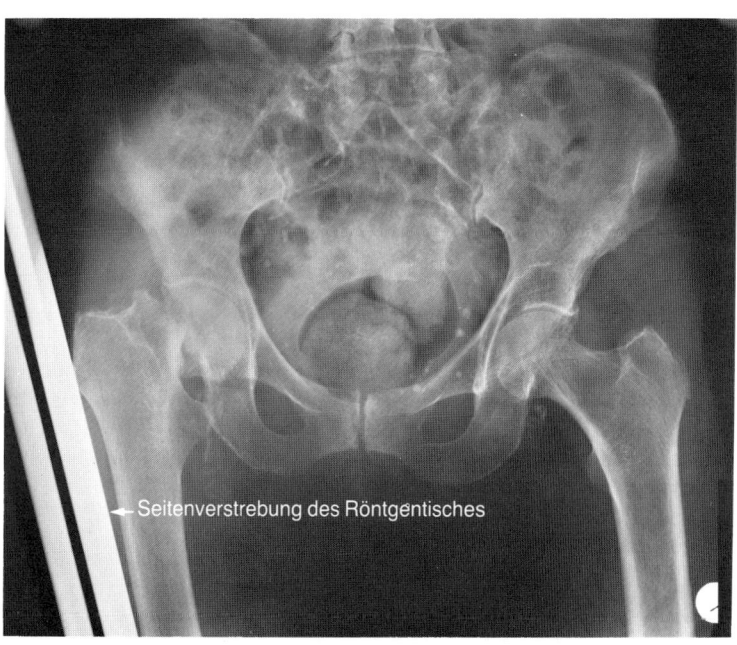

Seitenverstrebung des Röntgentisches

Abb. 7.**56 a**   Becken tiefgestellt, Patient liegt schräg (Unfallröntgengerät).

b Aufnahme dieses Patienten: mediale Schenkelhalsfraktur mit Hochstand des Femurs.

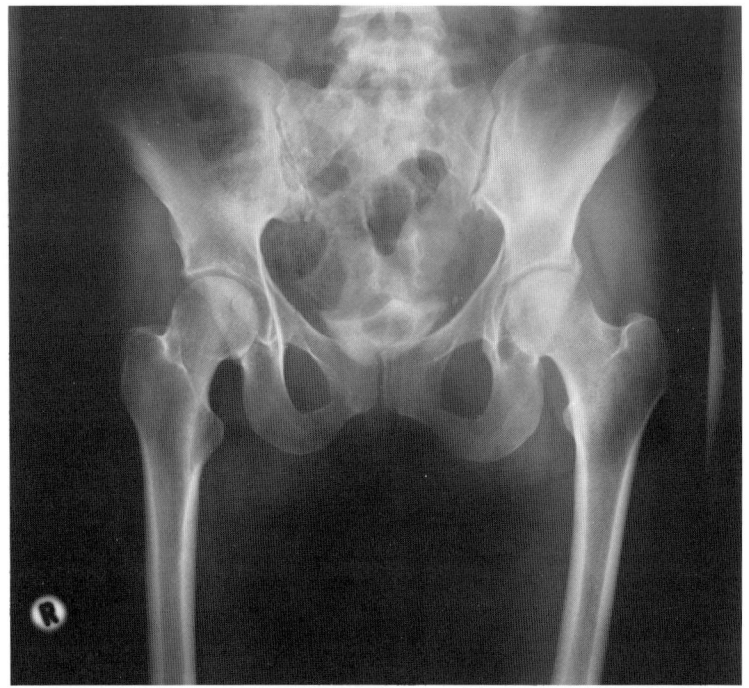

a

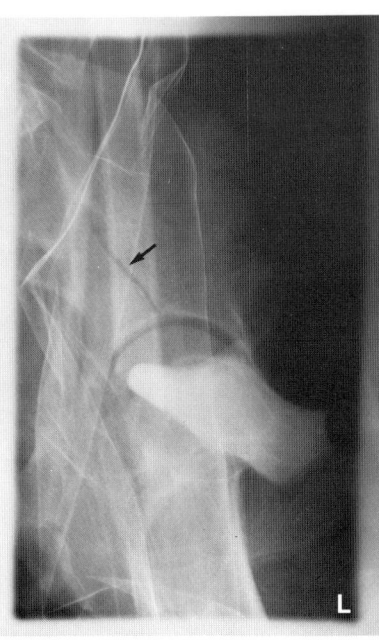

b

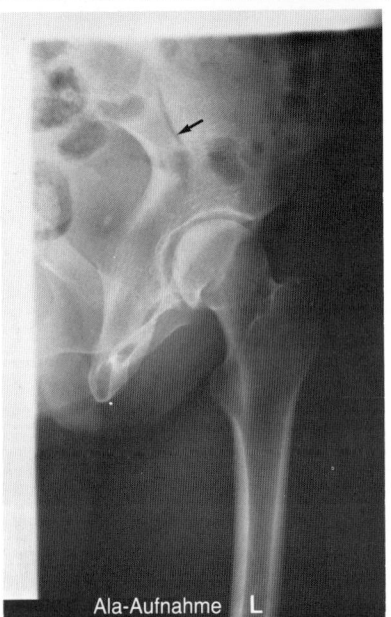

Ala-Aufnahme L

c

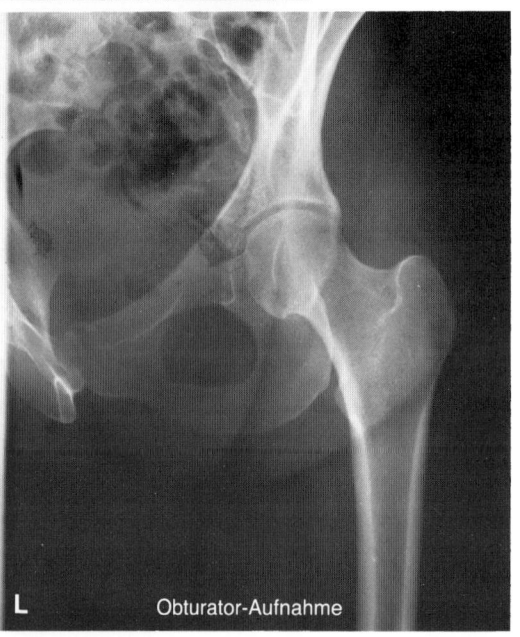

L   Obturator-Aufnahme

d

Abb. 7.**57a**   Becken: Aufhellungslinie im Pfannendach links, Fraktur nicht sicher auszuschließen.
b Axial: flaue Aufhellungslinie im Pfannendach.
c/d Ala- Obturator-ET: sichere Fraktur ohne Dislokation.
e Ala-ET, Obturator-ET in Vakuummatte, entsprechende Seite mit Schaumstoffkeilen unterpolstern.

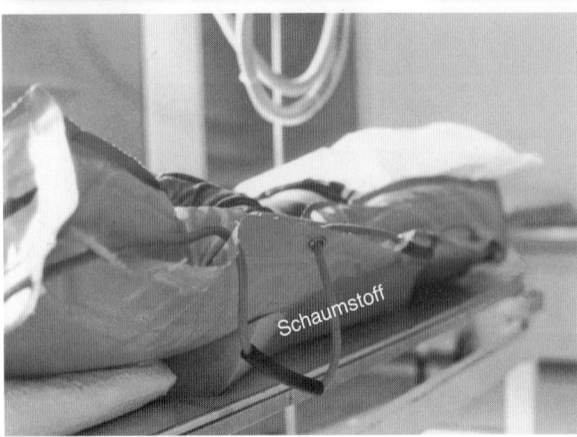

Schaumstoff

e

ET-Wahl	Becken – Darmbeinschaufel	7.58 a/b

Verletzung V. a. Fraktur/Luxation im Bereich →	Wahl der ET	Lagerung/GE
Becken (Darmbeinschaufel)	1. Becken a.-p.	← Standard-ET (S. 224)
	2. Ala-ET	← Spezial-ET (S. 233) a) Darmbeinschaufel bei fraglicher Verschiebung der Frakturteile:
	3. Obturator-ET	← Spezial-ET (S. 234) b) 2. Ebene Darmbeinschaufel

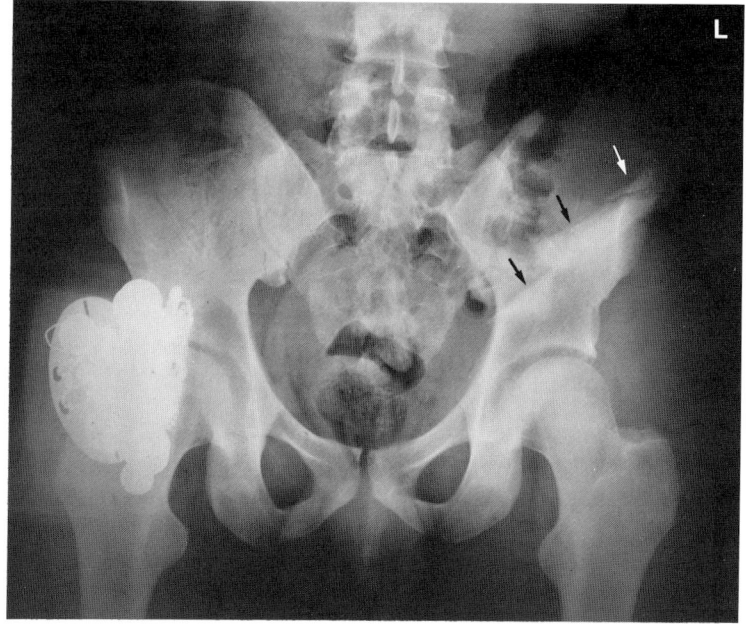

a

Abb. 7.**58 a**   Darmbeinschaufeltrümmerfraktur (schlechte Kopie).
b Obturator-ET für die Darmbeinschaufel, Darmbeintrümmerfraktur mit erheblicher Dislokation.

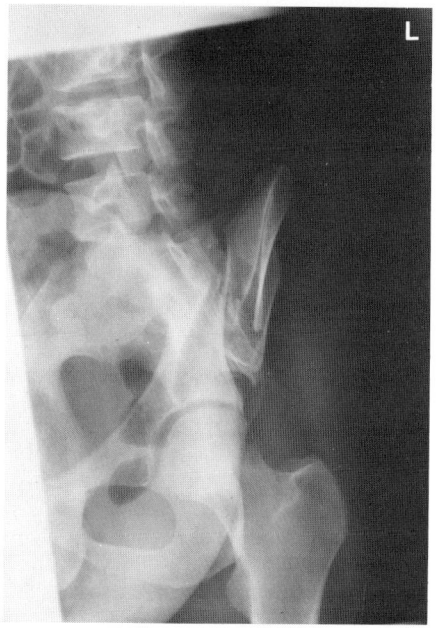

b

ET-Wahl   Becken – V. a. Beckenringfraktur/Sprengung der Iliosakralfugen   7.59 a–c

Verletzung V. a. Fraktur/Luxation im Bereich →	Wahl der ET	Lagerung/GE
Becken (V. a. Beckenringfraktur)	1. Becken a.-p. 2. Pennal-ET I und II 3. Ala-ET 4. Obturator-ET	← Standard-ET (S. 224) ← Spezial-ET (S. 228, 299) **evtl. zusätzlich:** ← Spezial-ET (S. 233) ← Spezial-ET (S. 234) (s. auch: Becken (Hüfte) (S. 239)
(V. a. Sprengung der Iliosakralfugen)	5. Iliosakralgelenke beiderseits	**Bei Symphysensprengung unbedingt zusätzlich:** ← Spezial-ET (S. 230)

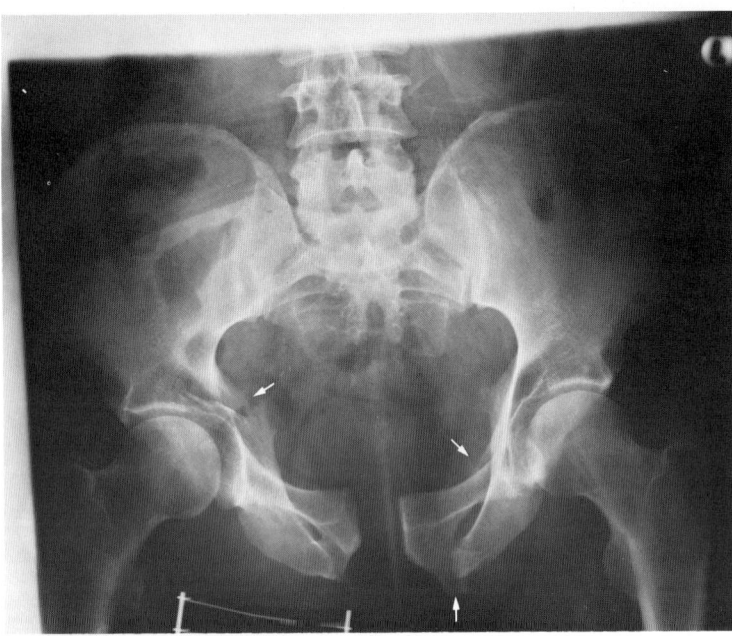

a

Abb. 7.**59a**   Becken: Symphysensprengung, Sitz- und Schambeinfraktur links, Pfannendachfraktur rechts.

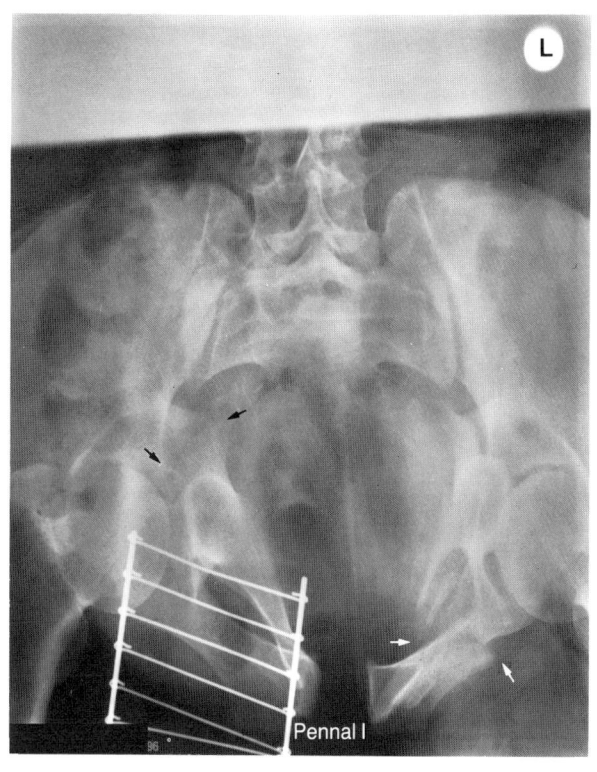

b Pennal I: Fraktur des Pfannendaches besser erkennbar.

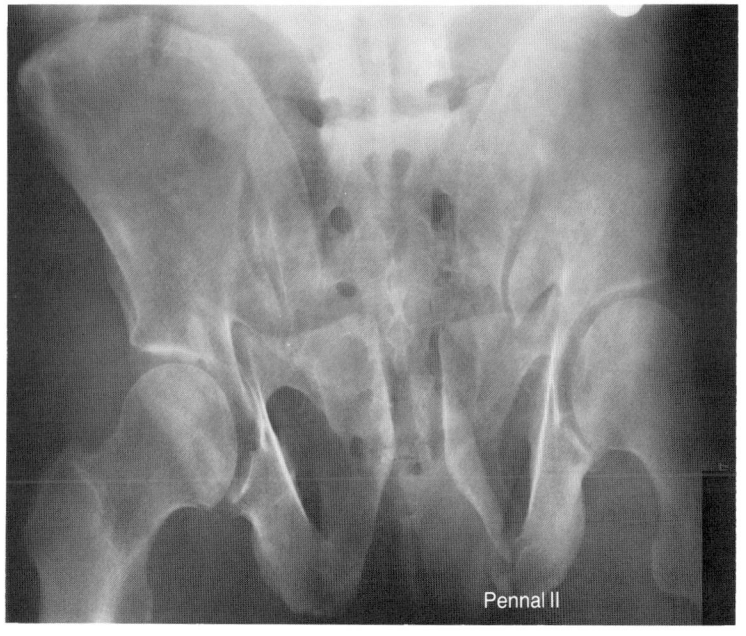

c Pennal II: Pfannendachfraktur nicht zu sehen, jedoch Sitzbeinfraktur links und Symphysensprengung.

| ET-Wahl | **Hüfte/Oberschenkel** | 7.60 a–i |

Verletzung V. a. Fraktur/Luxation im Bereich →	Wahl der ET	Lagerung/GE
Hüfte und **Oberschenkel** **(Trauma)**	1. Hüfte mit Oberschenkel a.-p. (18 × 43)	← Standard-ET (S. 224, 254) mit 18 × 43-Kassette ← Patient liegt schräg (z. B. in Vakuummatte): Hat man ein **spezielles Unfallröntgengerät**, spielt die Lage des aufzunehmenden Körperteiles (fast) keine Rolle: Röhre/Kassette haben eine starre Verbindung, Ausgleich der Lage des Patienten durch Drehung und Kippung des Unfallgerätes (Abb. 7.**60 a–e**). **GE:** Der U-Bügel wird so weit gekippt und gedreht, bis der ZS senkrecht auf Objekt und Kassette auftrifft. **Standard-Röntgengerät:** Liegt das Bein des Patienten zu schräg – ein Durchstrecken ist unmöglich – wird eine flexible Kassette von unten her direkt an den Oberschenkel angelegt. Die Schräglage durch Unterpolstern der Vakuummatte ausgleichen. **GE:** Röntgenröhre so weit kaudal kippen, bis ZS senkrecht auf Objekt und Kassette trifft.
	2. Hüfte mit Ober- schenkel seitlich (18 × 43)	← Standard-ET (S. 225, 254) mit 18 × 43-Kassette ← Patient liegt schräg (z. B. in Vakuummatte): **(„gesundes Bein" ist anzuheben)** **Unfallröntgengerät:** Ausgleich der Lage durch Drehung und Kippung des Unfall- gerätes je nach Lage des Oberschenkels (Abb. 7.**60 a–e**). **GE:** wie Standard-ET Hüfte axial a) **Standardröntgengerät:** Schräglage durch Unterpolstern der Vakuummatte ausglei- chen (Abb. 7.**60 f–i**) **GE:** wie Standard-ET Hüfte axial b) ← **„gesundes Bein" ist nicht anzuheben** Standard-ET (S. 225) Hüfte axial b)

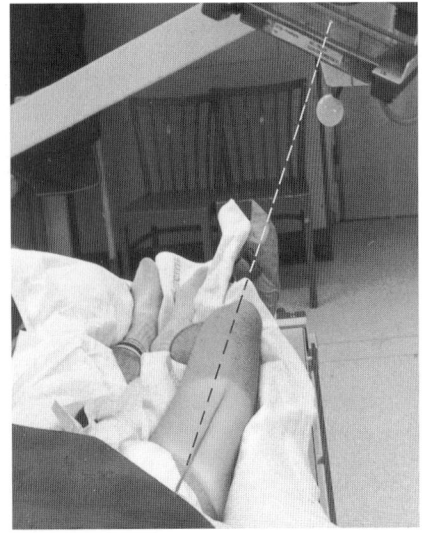
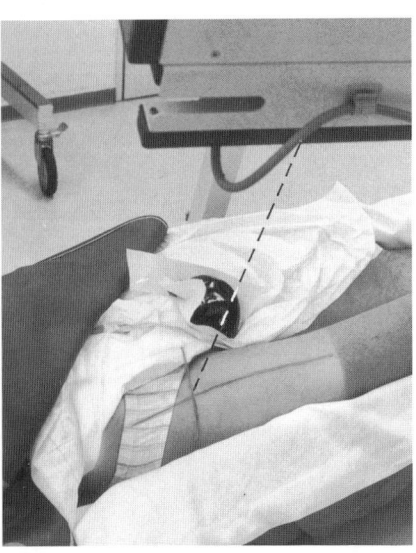

Abb. 7.**60 a–c**   Hüfte und
Oberschenkel a.-p./seitl. mit
Unfallröntgengerät.

a

b

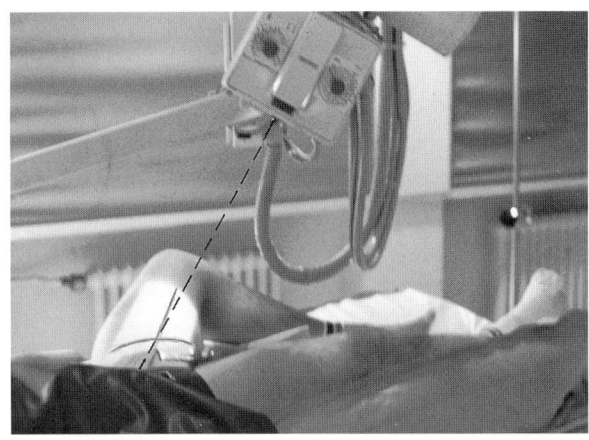

c

d/e In dieser Lage angefertigte Röntgenaufnahmen in 2 Ebenen, proximale, subtrochantäre Oberschenkelschaftfraktur.

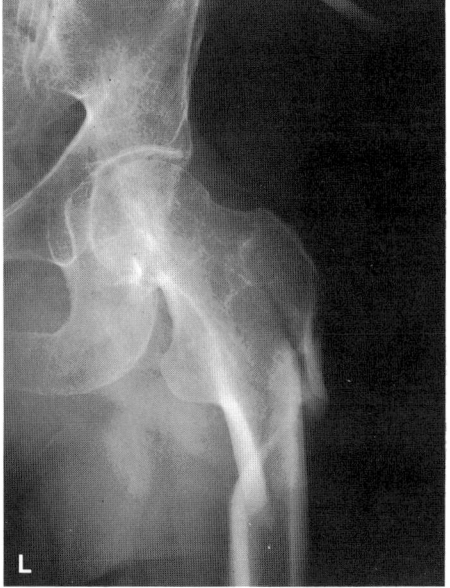

d

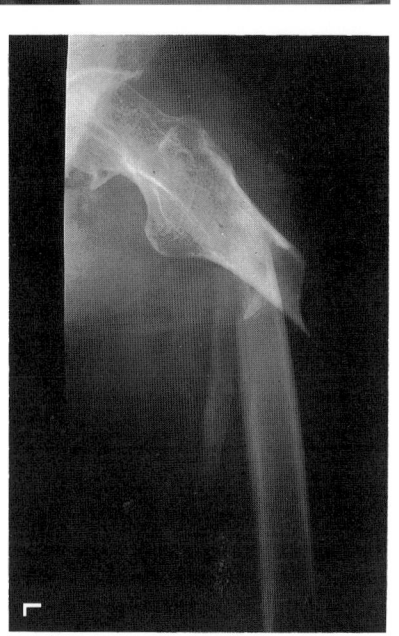

e

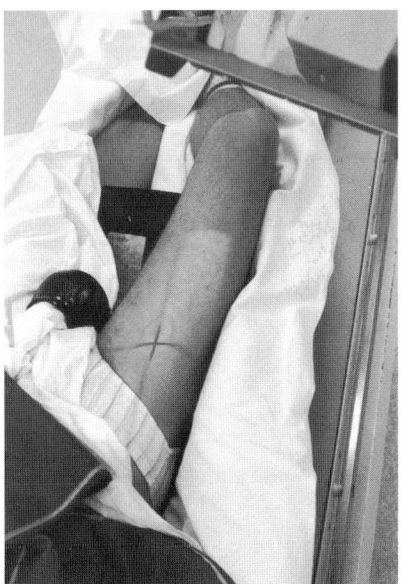

f

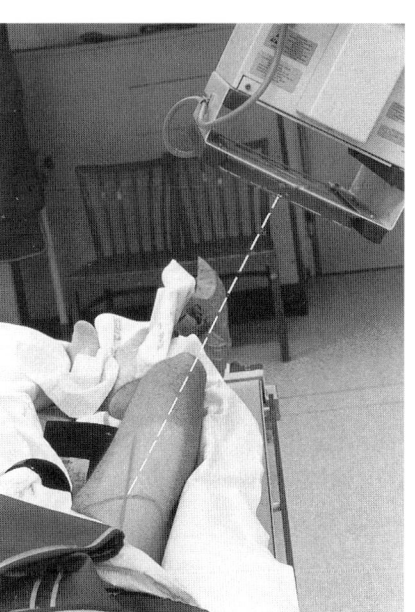

g

f–i Hüfte und Oberschenkel mit Standardröntgengerät

h–i ▶

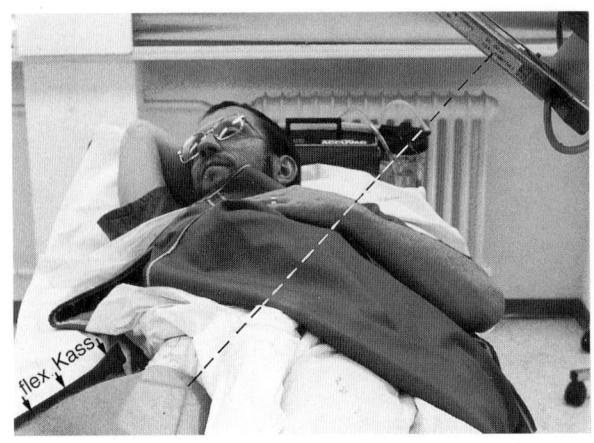

h

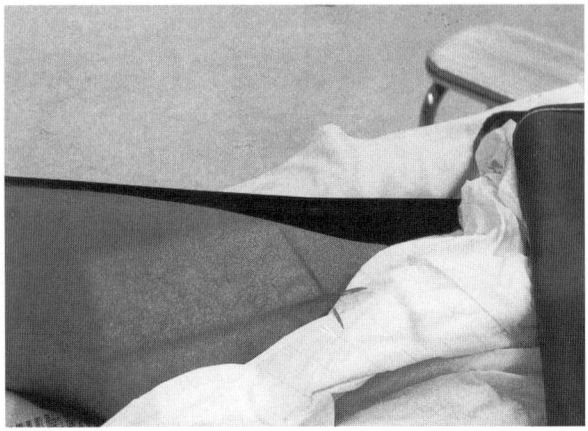

i

f–i Hüfte und Oberschenkel mit Standardröntgengerät.

‼ Steht nur ein Standardröntgengerät zur Verfügung, muß bei den Unfallaufnahmen im Hüft-/Oberschenkelbereich – liegt der Patient mit angezogenem und abgewinkeltem Bein in der Vakuummatte – für die Unfallaufnahme häufig auf eine exakte Ebene verzichtet werden.

‼ Eine weitere Möglichkeit, die Hüfte mit Oberschenkel in der abgesaugten Vakuummatte zu röntgen: Der interessierende Objektteil wird durch Schaumstoffkeile, die unter die Vakuummatte geschoben werden, parallel zum Film gelagert (s. Oberschenkel mit Knie, S. 246, 248).

ET-Wahl **Hüfte – Drehfehler**

OP-Vorbereitung	Wahl der ET	Lagerung/GE
Hüfte (Drehfehler) → **Schenkelhalsfraktur oder bei angeborener Antetorsion vor OP**	1. Becken tief eingestellt	← Spezial-ET (S. 227)
	2. AT-Aufnahme	← Spezial-ET (S. 236)

Becken/Hüftgelenk, Hüftgelenk mit Oberschenkel nach Reposition/Osteosynthese

Wahl der Standard-ET bzw. der Spezial-ET nach:

– TEP/Judet-Prothese/Winkelplatte/DHS → Schenkelhalsfraktur (S. 246).
– Fixateur/Beckenschwebe → Beckenringfraktur (S. 248).
– Extension → Pfannenfraktur des Hüftgelenkes (S. 249).
– Einrenkung → hinterer Hüftluxation oder nach Verplattung der Darmbeinschaufel (S. 251).

Behandlungsmethode nach →	Wahl der ET	Lagerung/GE	7.61 a–f / 7.62
TEP/Judet-Prothese/ Winkelplatte/DHS/Gamma-Verriegelungsnagel → **Schenkelhalsfraktur**	1. Becken tief eingestellt	← Spezial-ET (S. 227)	
	2. Hüfte axial	← Standard-ET (S. 225) a) oder b) Nach Winkelplatte/DHS Variante zu Hüfte axial:	
	3. Lauenstein II	← Spezial-ET (S. 232)	

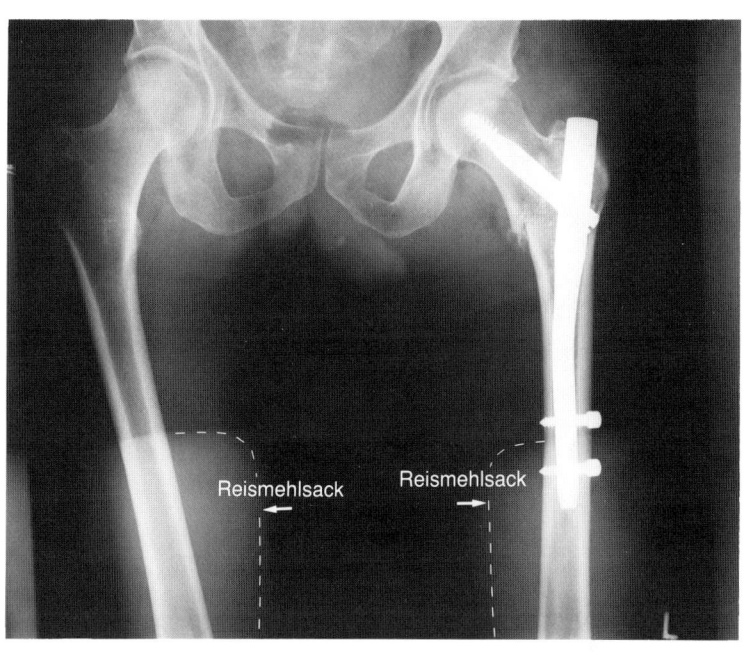

Abb. 7.**61 a**　Gamma-Verriegelungsnagel.

a

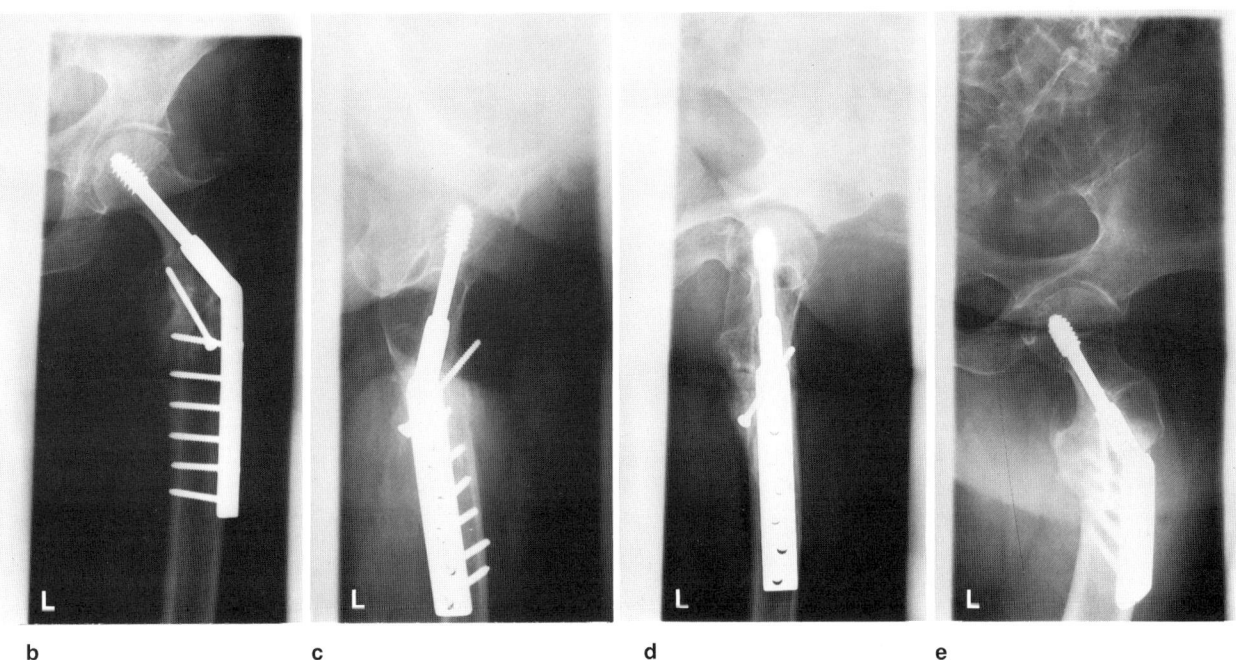

b　　　　　　　c　　　　　　　d　　　　　　　e

b – e Subtrochantäre Oberschenkelfraktur, versorgt mit DHS.
b A.-p. ET.
c Axiale ET.
d Seitliche ET.
e Lauenstein-II-ET. Zur Beurteilung des Schenkelhalses sind
die ET **c, d, e** gleichwertig.

‼ Gamma-Verriegelungsnagel (neu) zur Stabilisa-
tion des proximalen Femurs.

‼ Gamma-Verriegelungsnagel und DHS n. Op immer in 2 Ebenen.

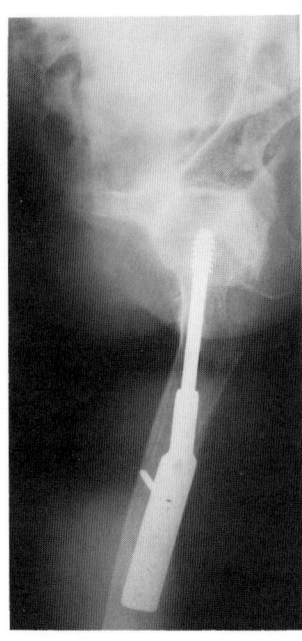

Abb. 7.**61 f** DHS mit Keilfilter und Reismehl zum Schwärzungsausgleich.

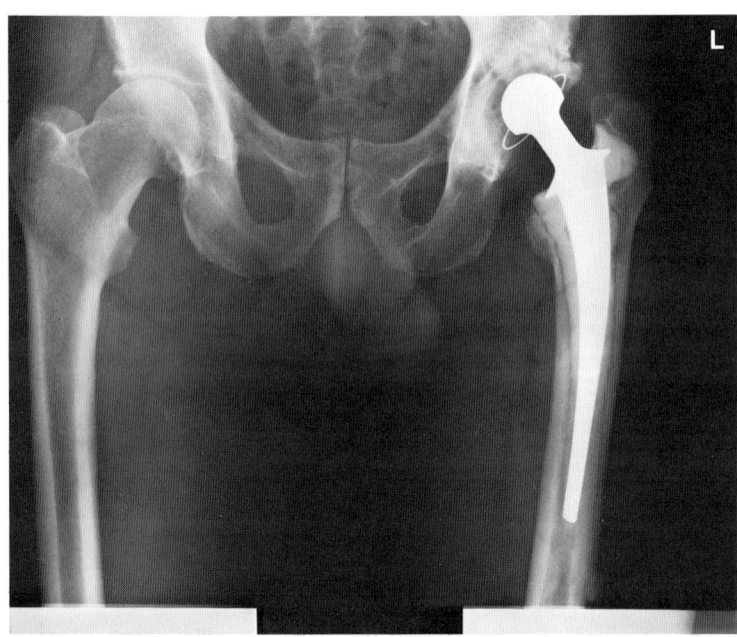

Abb. 7.**62** TEP-Lockerung.

‼ Die Schaftspitze eines künstlichen Hüftgelenkes muß vollständig und nicht überstrahlt in beiden Ebenen zu beurteilen sein. Zum Schwärzungsausgleich Filter und Reismehl benutzen.

Behandlungsmethode nach→	Wahl der ET	Lagerung/GE
Fixateur/Beckenschwebe → **Beckenringfraktur**	1. Becken a.-p. 7.**63 a/b**	← Standard-ET (S. 224)

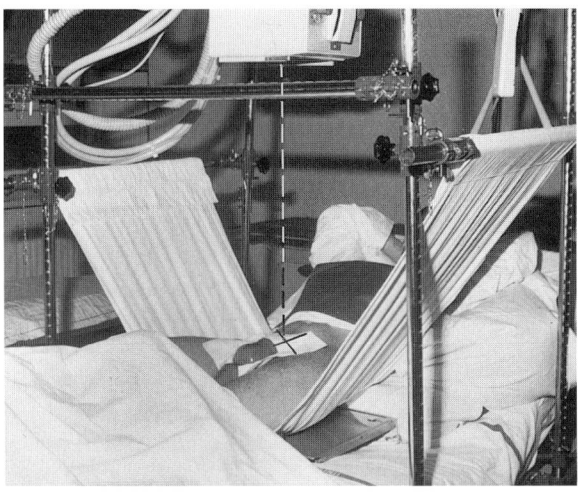
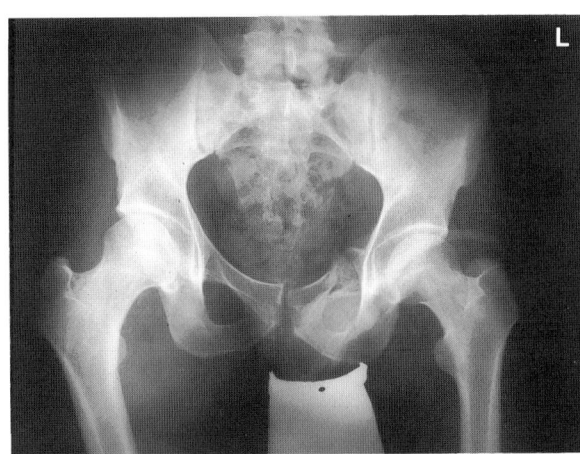

Abb. 7.**63a**   Becken a.-p. in der Beckenschwebe.
b Vordere Beckenringfraktur.

Behandlungsmethode nach→	Wahl der ET	Lagerung/GE
Extension → **Pfannenfraktur des Hüftgelenkes**	1. Hüftgelenk a.-p. 7.64a–h	← Standard-ET (S. 224) Patient im Bett: Format 35/43 mit Rastertunnel jedoch einblenden
	2. Ala-ET	← Spezial-ET (S. 233) 35 × 43 mit Raster (einblenden)
	3. Obturator-ET	← Spezial-ET (S. 234) 35 × 43 mit Raster (einblenden)

!! Eine 24/30-Kassette mit Raster kann durch die Matratze verkippen, die Rasterlamellen würden sich abzeichnen, die Aufnahme wäre unbrauchbar. Zur Demonstration für die Auflage auf der 35/43-Kassette wird der Film voll abgebildet.

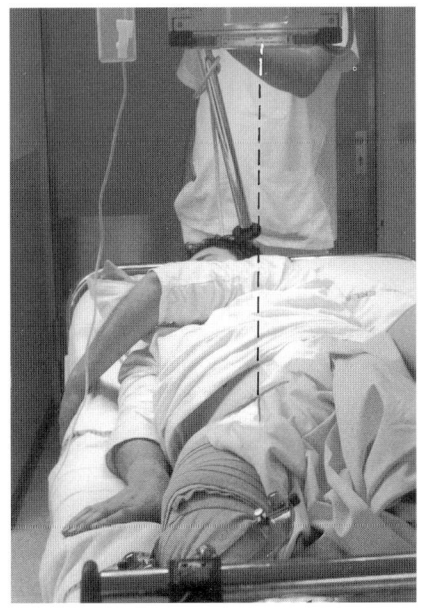
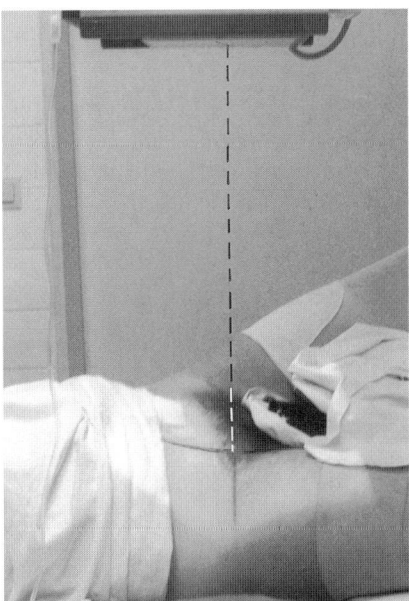

Abb. 7.**64a/b**   Ala-ET in
Extension.   a   b

c–h ▶

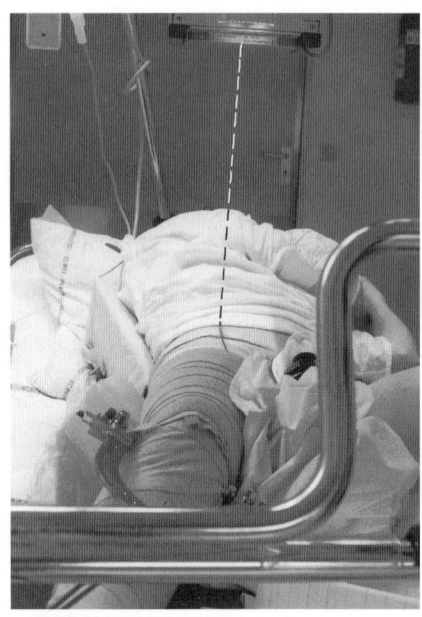

c

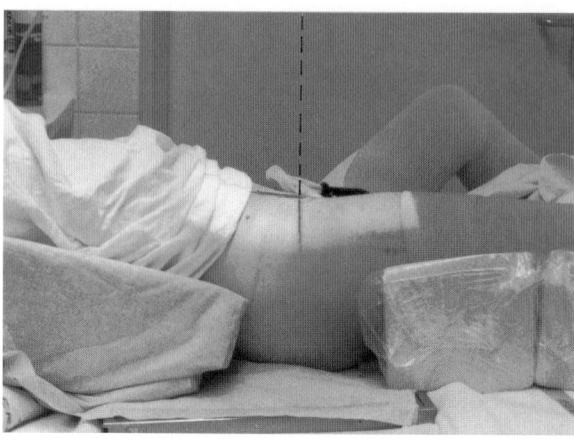

d

Abb. 7.**64 c/d** Obturator-ET in Extension.
e Becken a.-p.: zentrale Pfannenluxationsfraktur, Fraktur Sitz- und Schambein rechts.
f Obturator-ET: Sitz- und Schambeinfraktur besser zu beurteilen.

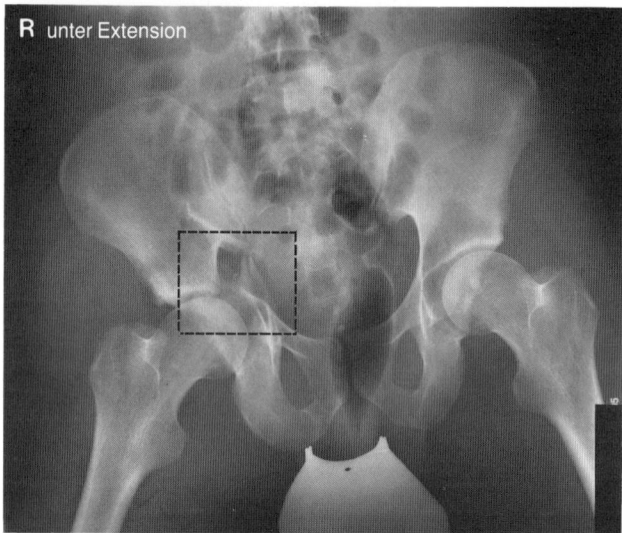

R unter Extension

e

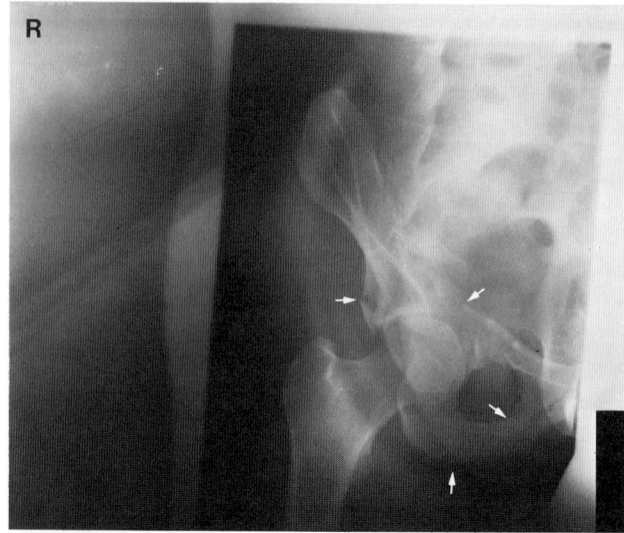

R

f

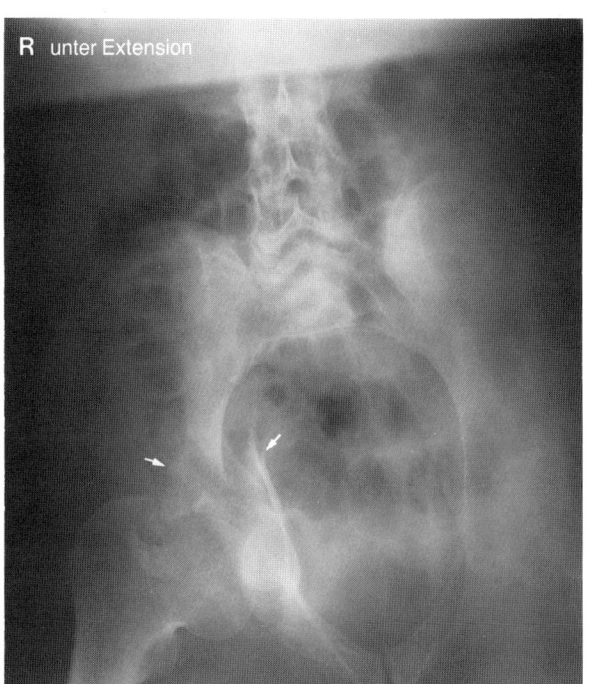

g

g Pennal I: zeigt besser die knöcherne Einengung des kleinen Beckens durch die Aussprengung von Fragmenten.

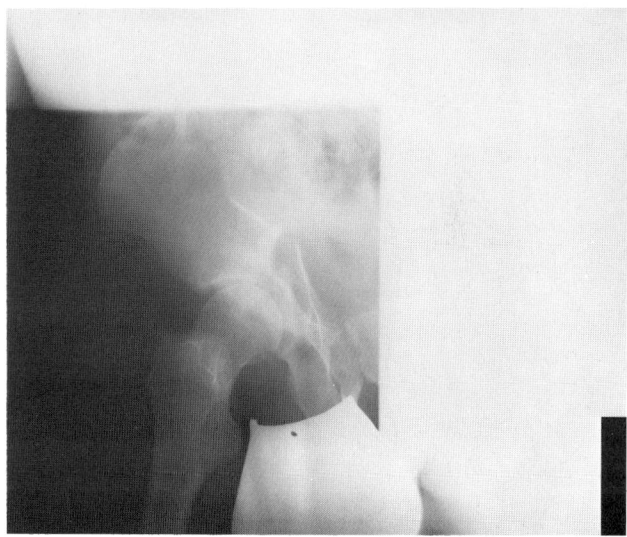

h

h Ala bringt keine Zusatzinformation.

Behandlungsmethode nach →	Wahl der ET	Lagerung/GE
Einrenkung der Hüfte →	1. Becken a.-p.	← Standard-ET (S. 224)
Hinterer Hüftluxation oder	2. Göb-ET	← Spezial-ET (S. 235) evtl. noch zusätzlich:
nach Verplattung der Darmbeinschaufel →	3. Hüfte axial	← Standard-ET (S. 225)
Fraktur		

8. Untere Extremität

Oberschenkel/Becken-Bein-Ganzaufnahme

Hüftgelenk mit Oberschenkel – proximaler Anteil – siehe Becken, S. 224.

Standard-ET

Oberschenkel mit Hüftgelenk a.-p. (Schaftmitte) (S. 254).
Oberschenkel mit Hüftgelenk seitlich (Schaftmitte) (S. 254).
Oberschenkel mit Kniegelenk a.-p. (dist. Drittel) (S. 254).
Oberschenkel mit Kniegelenk seitlich (dist. Drittel) (S. 254).
Oberschenkel mit beiden Gelenken a.-p. (S. 254).
Oberschenkel mit beiden Gelenken seitlich (S. 255).

Spezial-ET

Becken-Bein-Ganzaufnahme a.-p. (S. 256).

Wahl der Standard-ET bzw. der Spezial-ET bei V. a.

Fraktur im Bereich: mittlerer Oberschenkelschaft (S. 257).
Fraktur im Bereich: distaler Oberschenkel (S. 257).

Oberschenkel/Becken-Bein-Ganzaufnahme nach Reposition

(S. 259)

Objekt	Format	Empfindlich-keitsklasse	Raster 8/40	Abstand cm	Belichtung kV/mAs
Becken-Bein-Ganz-aufnahme	20/90 oder	200	–	210	90/20 a.-p.
	30/100	200	12/40	300	mit Ausgleichsfilter 81/100 a.-p.
Hüfte a.-p.	24/30	400	– (flex. Klass.)	115	63/10
Oberschenkel a.-p.	20/40	200	– (flex. Klass.)	115	63/12,5
Unterschenkel a.-p.	20/40	200	– (flex. Klass.)	115	55/6,3

Die Belichtungsdaten gelten für einen 12 Puls-Generator und einen RP1-Film (blue).
Im *Regelfall* – wie üblich –: Die Aufnahmen mit Belichtungsautomatik und den vorgegebenen kV anfertigen.
Im *Ausnahmefall* und wie üblich: Gilt die angegebene freie Belichtung als Richtwert.
Weitere Belichtungen siehe unter den entsprechenden Punkten.

Standard-ET: Oberschenkel mit Hüftgelenk a.-p. (Schaftmitte)

im Liegen:

Rückenlage, 18 × 43, oberer Kassettenrand Spina iliaca ant. sup., Bein in leichter Innenrotation, Patella mittelständig.

GE ZS zielt senkrecht auf Objekt- und Kassettenmitte.

Standard-ET: Oberschenkel mit Hüftgelenk seitlich (Schaftmitte)

im Liegen:

Der Patient kann sich drehen:
Seitenlage, „gesundes" Bein nach hinten nehmen. Oberer Kassettenrand in Höhe der Spina iliaca ant. sup.

GE ZS zielt senkrecht auf Objekt- und Kassettenmitte. Filter oder Reismehl zum Schwärzungsausgleich verwenden.

Der Patient kann sich nicht drehen:
a) Kassette *parallel* zum Oberschenkel an der Außenseite anstellen. „Gesundes" Bein anheben. Ausgleichsfilter verwenden. Befindet sich die Verletzung in Höhe des Hüftgelenks, wird die Kassette *etwa in 45°-Winkel* seitlich am Oberschenkel angestellt.
b) Flexible Kassette an der Innenseite des Oberschenkels (wie bei Hüfte axial S. 226) anstellen.

GE ZS zielt senkrecht im horizontalen Strahlengang auf Objekt- und Kassettenmitte.

Standard-ET: Oberschenkel mit Kniegelenk a.-p. (distales Drittel)

im Liegen:

Rückenlage, 18 × 43, unterer Kassettenrand 3 cm unterhalb der Patella. Bein in leichter Innenrotation, Patella mittelständig.

GE ZS zielt senkrecht auf Objekt- und Kassettenmitte.

Standard-ET: Oberschenkel mit Kniegelenk seitlich (distales Drittel)

im Liegen:

Der Patient kann sich drehen:
a) Seitenlage 18 × 43, „gesundes" Bein nach hinten nehmen, unterer Kassettenrand 4 cm unterhalb der Patella.

GE ZS zielt senkrecht auf Objekt- und Kassettenmitte.

Der Patient kann sich nicht drehen:
b) Rückenlage, 18 × 43. Die Kassette an der Innen- oder Außenseite parallel zum Oberschenkel anstellen.

GE ZS zielt senkrecht im horizontalen Strahlengang auf Objekt- und Kassettenmitte.

Standard-ET: Oberschenkel mit beiden Gelenken a.-p.

im Liegen:

Patient in Rückenlage. Die 20 × 60-Kassette wird unter den Oberschenkel geschoben. Obere Begrenzung Spina iliaca. Das Bein wird so weit innenrotiert, bis die *Patella mittelständig* liegt.

GE Der ZS trifft senkrecht auf Objekt- und Kassettenmitte. Wenn vorhanden, ein Keilfilter verwenden. Reismehl über dem Knie bringt einen guten Schwärzungsausgleich.

Standard-ET: Oberschenkel mit beiden   8.1a/b
Gelenken seitlich

im Liegen:

Der Patient kann sich drehen:
a) Seitenlage, interessierende Seite anliegend. Die 20/
60-Kassette wird unter den Oberschenkel geschoben.
Spina iliaca = obere Begrenzung.
Das „gesunde" Bein wird aufgestellt und nach hinten
abgespreizt, ohne das Becken zu verdrehen.

GE Der ZS trifft senkrecht auf Objekt- und Kassettenmitte. Schwärzungsausgleich wie bei Oberschenkel
mit beiden Gelenken a.-p.

Der Patient kann sich nicht drehen:
b) Rückenlage. Zweites Bein anheben (s. Oberschenkel mit Hüfte seitlich) oder: Ist dies nicht möglich,
interessierenden Oberschenkel im Knie anheben.

GE Der ZS trifft senkrecht auf Objekt- und Kassettenmitte. Schwärzungsausgleich! Der Hüftkopf ist
häufig trotz Schwärzungsausgleich nicht gut zu beurteilen.

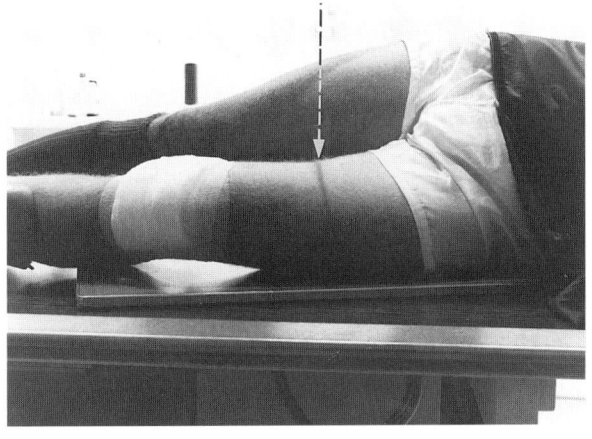
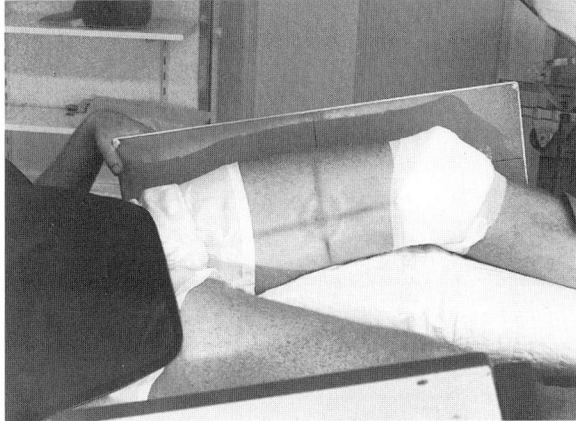

a   b

Abb. 8.1a Oberschenkel seitlich mit beiden Gelenken.
b Rückenlage, Knie und Oberschenkel angehoben.

Spezial-ET: Becken-Bein-Ganz-aufnahme a.-p.

8.2a−c

im Stehen:

Der Patient lehnt mit der Rückseite an einem 30 × 100-Rasterwandgerät oder an einer 20/90-Kassette. Untere Begrenzung knapp unterhalb des Sprunggelenkes. Das Bein wird so weit nach innen gedreht, bis die *Patella mittelständig* steht.

GE Der ZS zielt senkrecht auf Patellamitte. Zum Schwärzungsausgleich Keilfilter verwenden.

!! Die Becken-Bein-Ganzaufnahme wird bei V. a. Fehlbelastung des Kniegelenkes im Stehen *nur a.-p.* (unter Körperbelastung) angefertigt.
Zur Winkelbestimmung der Beinachse wird eine Verbindungslinie zwischen der Hüftkopfmitte und der Talusmitte eingezeichnet. Regelrechte Achsenstellung bei der Frau: Der laterale Kondylus wird von der eingezeichneten Linie getroffen; beim Mann verläuft sie durch die Kniemitte.

!! Die ET mit Raster bringt kontrastreichere Aufnahmen.

Abb. 8.**2a**   Becken-Bein-Ganzaufnahme im Stehen 30 × 100 mit Raster.
b Einfache Ausführung 20 × 90 ohne Stativ.
c Becken-Bein-Ganzaufnahme (Mann). Belastungslinie: Hüftkopfmitte/Sprunggelenkmitte. Befund: Genu varum (O-Bein).

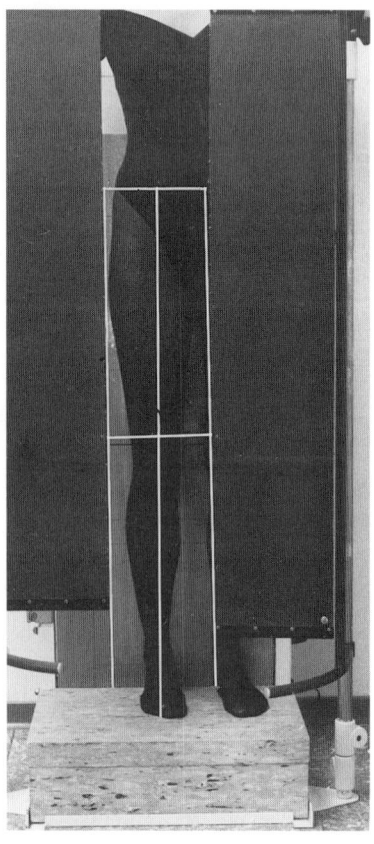
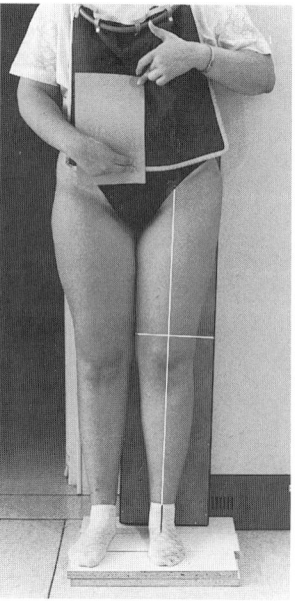
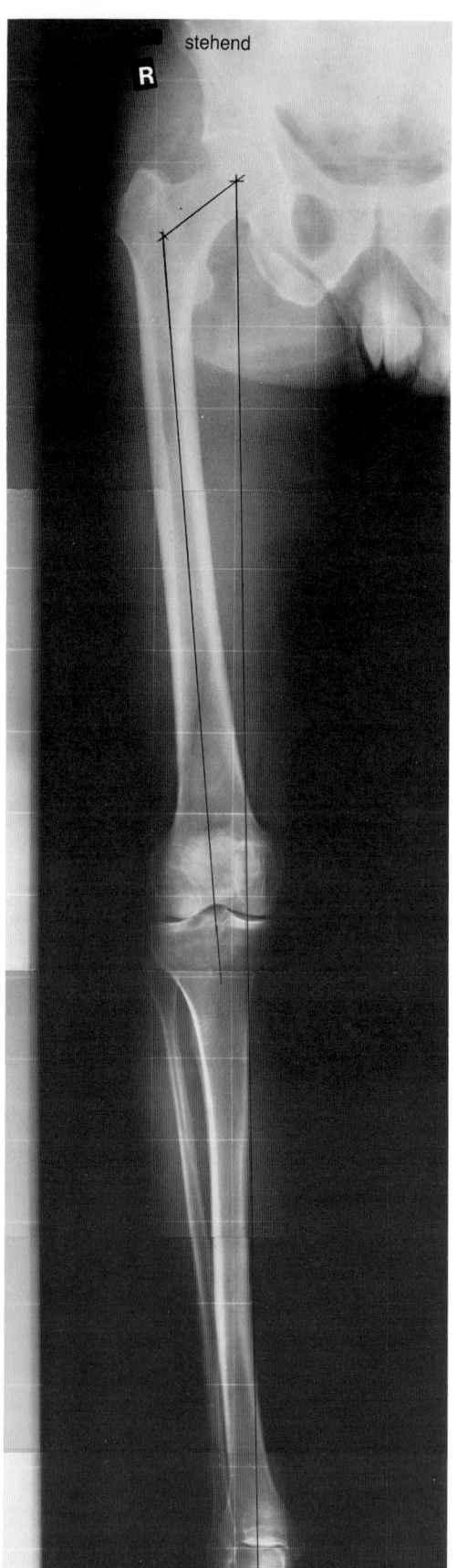

a   b   c

ET-Wahl   **Mittlerer Oberschenkelschaft/distaler Oberschenkel**   8.3a−h

Verletzung V. a. Fraktur/Luxation im Bereich →	Wahl der ET	Lagerung/GE
Mittlerer Oberschenkelschaft	1. Oberschenkel mit Hüftgelenk a.-p.	← Standard-ET (S. 254) (s. auch Hüfte und Oberschenkel, S. 224)
	2. Oberschenkel mit Hüftgelenk seitlich	← Standard-ET (S. 254) (s. auch Hüfte und Oberschenkel, S. 225, 226)
Distaler Oberschenkel	1. Oberschenkel und Knie a.-p. 18 × 43	← Standard-ET (S. 254) Oberschenkel mit Knie **GE:** ZS senkrecht auf Kassettenmitte Patient liegt schräg auf der Vakuummatte: **Spezielles Unfallröntgengerät:** Ausgleich der Lage durch Drehung und Kippung des Unfallröntgengerätes (Abb. 8.**3a/b**) **GE:** ZS trifft jetzt senkrecht auf Oberschenkel mit Knie auf. **Standardröntgengerät:** Ist ein Durchstrecken des Beines unmöglich, wird eine flexible Kassette von unten her direkt an das Knie und Oberschenkel angelegt (Abb. 8.**3e−g**) Die Vakuummatte wird mit Schaumstoff so weit angehoben, bis die seitliche Schräglage ausgeglichen ist. **GE:** Röhre so weit kaudal und evtl. schräg (je nach Lage des Beines) kippen, bis der ZS senkrecht auf Objekt- und Kassettenmitte trifft.
	2. Oberschenkel und Knie seitlich 18 × 43	← Standard-ET (S. 254) Oberschenkel und Knie in Rückenlage: Das gesunde Bein hochlagern, Kassette mit Raster parallel neben dem Knie und Oberschenkel an der Innen- oder Außenseite anstellen. **GE:** Der ZS trifft senkrecht auf Objekt- und Kassettenmitte. ← Patient liegt schräg in der Vakuummatte: **Spezielles Unfallröntgengerät:** siehe unter 1 (Abb. 8.**3c/d**). **Standard-Röntgengerät:** Rückenlage, Kassette parallel innen oder außen am Knie und Oberschenkel anstellen. Gesundes Bein anheben (Abb. 8.**3h**) **GE:** Der ZS trifft senkrecht auf Objekt- und Kassettenmitte.

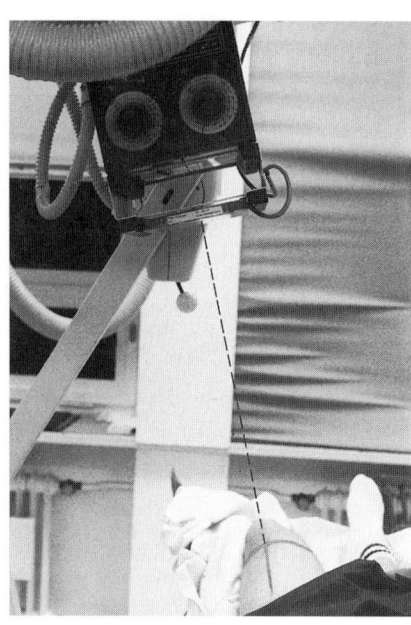

a

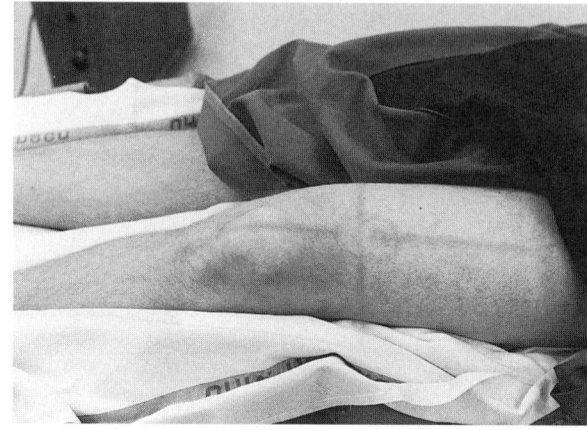

b

Abb. 8.**3a–d** Oberschenkel mit Knie mit Unfallröntgengerät.
e–g Standardröntgengerät, a.-p., Vakuummatte mit Schaumstoff angehoben.

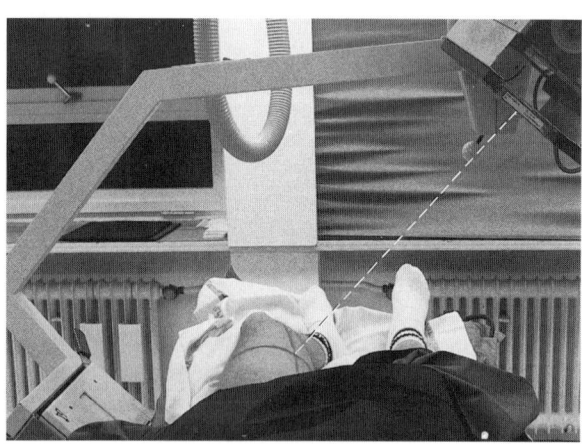

c

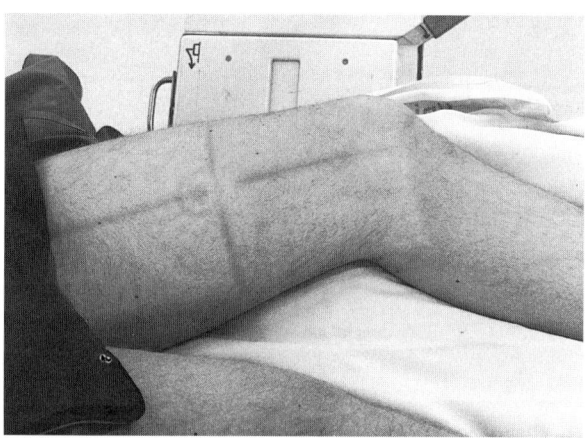

d

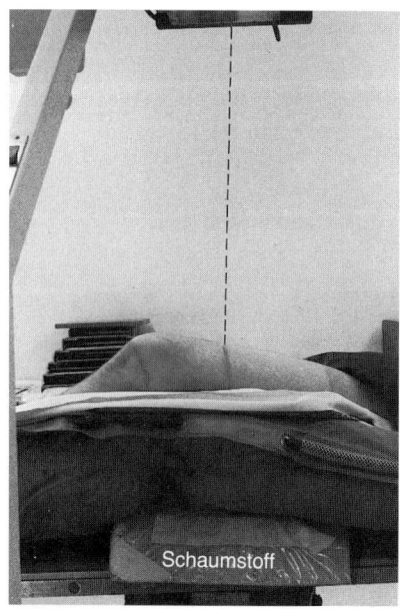

Schaumstoff

e

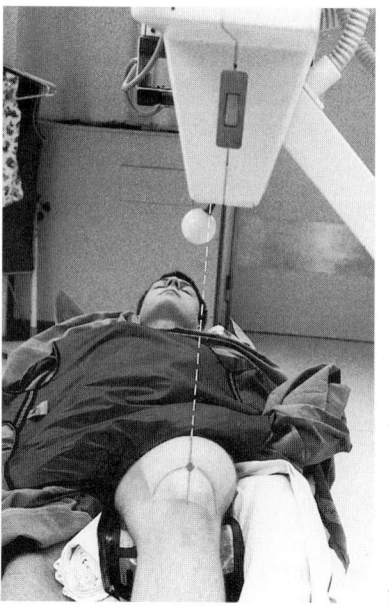

f

Untere Extremität *Forts.* ET-Wahl: Distaler Oberschenkel (Trauma) –
Nach Rep. ET-Wahl: Oberschenkelschaft (Extension)

259

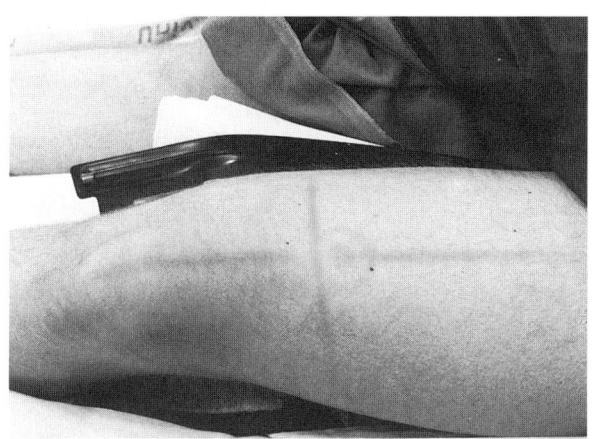
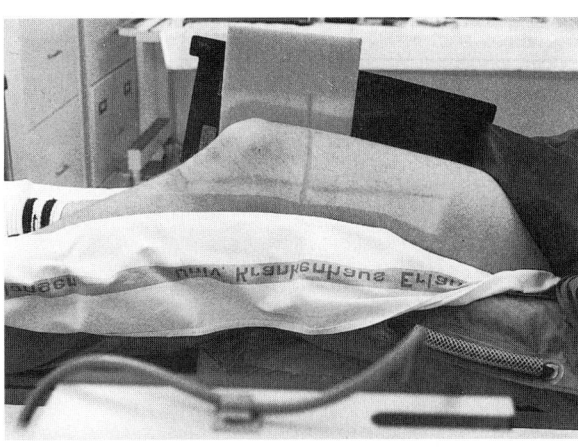

g   h

h Oberschenkel mit Knie seitlich, 15°-Schaumstoffkeil verhindert Kippen der Kassette.

Oberschenkel-/Becken-Bein-Ganzaufnahme nach Reposition

Wahl der Standard-ET bzw. der Spezial-ET nach:

- Extension → Fraktur im mittl. od. dist. Oberschenkelschaft (S. 259).
- Fixateur → Extension → Oberschenkelschaftbruch bds. (S. 260).
- Nagelung → Fraktur im mittl. od. dist. Oberschenkelbereich (261).
- Fixateur → Trümmerfraktur im mittl. und dist. Oberschenkelschaft (S. 261).
- Extension → Fraktur im Oberschenkel- und Unterschenkelbereich (Becken-Bein-Ganzaufnahme im Liegen) (S. 261).
- Extension/Fixateur/Osteosynthese → multiplen Frakturen im Ober- und Unterschenkel (Becken-Bein-Ganzaufnahme zur Achsenvermessung) (S. 263).

Behandlungsmethode nach→	Wahl der ET	Lagerung/GE 8.4a–c

Extension →
 	
Fraktur im mittl. o. dist. Oberschenkelschaft
	1. Oberschenkel
	  a) mit Hüftgelenk a.-p.
	
	  b) mit Kniegelenk a.-p.
	
	2. Oberschenkel
	  a) mit Hüftgelenk seitlich
	  b) mit Kniegelenk seitlich
		← im Liegen:
		flexible Kassette unter den Oberschenkel mit Hüfte schieben
		
		← im Liegen:
		flexible Kassette unter den Oberschenkel mit Knie schieben
		GE: ZS trifft senkrecht auf Objekt- und Kassettenmitte.
		
		← Standard-ET (S. 254)
		a) oder b)
		← Standard-ET (S. 254)

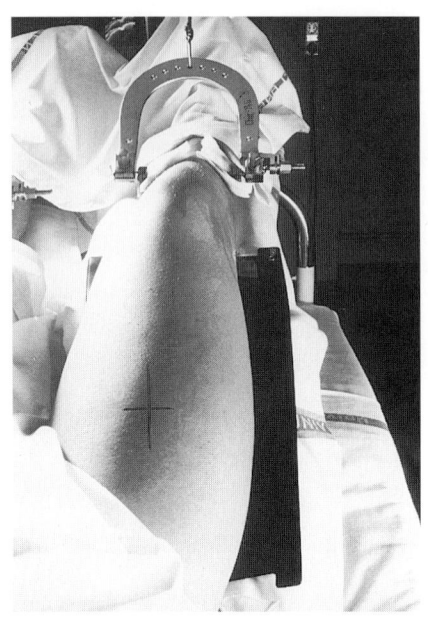

a

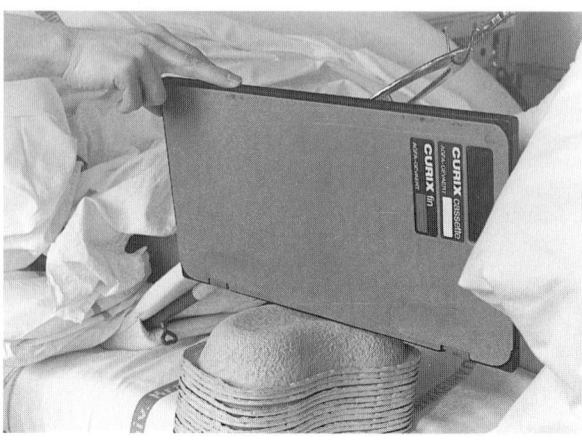

b

Abb. 8.**4a**   Oberschenkel in Extension (flexible Kassette liegt unter dem Oberschenkel).
b/c Seitliche ET.

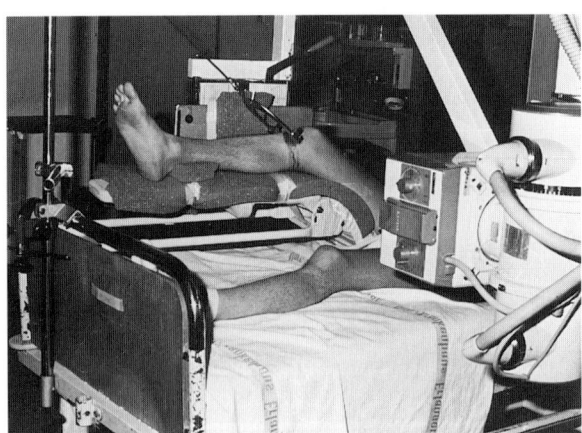

c

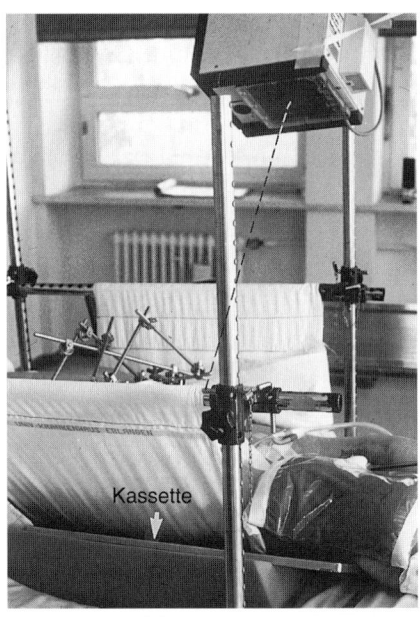

Kassette

Abb. 8.**5**   Oberschenkel mit beiden Gelenken schräg.

Behandlungsmethode nach →	Wahl der ET	Lagerung/GE
Fixateur → Beckenringfraktur und Extension → **Oberschenkelschaftfraktur bds.**	1. Oberschenkel mit Hüfte und Knie a.-p.	← im Liegen: 20 × 60-Kassette unter das Bein schieben **GE:** ZS senkrecht auf Kassettenmitte
	2. Oberschenkel mit Hüfte und Knie schräg 8.5	← im Liegen: 20 × 60-Kassette im 45°-Winkel an den gesamten Oberschenkel anstellen **GE:** ZS im 90°-Winkel auf Kassettenmitte

Behandlungsmethode nach→	Wahl der ET	Lagerung/GE
Nagelung → **Fraktur im mittleren oder distalen Oberschenkelbereich**	1. Oberschenkel mit beiden Gelenken a.-p.	← Standard-ET (S. 254) 20 × 60, Ausgleichsfolie und, wenn vorhanden, Ausgleichsfilter verwenden.
	2. Oberschenkel mit beiden Gelenken seitlich	← Standard-ET (S. 255) 20 × 60, Ausgleichsfilter **Patient kann sich nicht drehen:** Rückenlage „gesundes" Bein hochlagern. **GE:** ZS trifft horizontal auf Oberschenkelmitte. Ausgleichsfolie und, wenn vorhanden, Ausgleichsfilter verwenden.

Behandlungsmethode nach→	Wahl der ET	Lagerung/GE
Fixateur → **Trümmerfraktur im mittleren und distalen Oberschenkelschaft**	1. 1. Aufnahme nach OP: Oberschenkel mit beiden Gelenken a.-p.	← Standard-ET (S. 254) 20 × 60, Ausgleichsfolie, Ausgleichsfilter
	2. 1. Aufnahme nach OP: Oberschenkel mit beiden Gelenken seitlich	**wenn möglich:** ← Standard-ET (S. 255) 20 × 60, Ausgleichsfolie, Ausgleichsfilter
	3. 1. Aufnahme nach OP: Oberschenkel mit beiden Gelenken schräg	**Ansonsten und bei Metallüberlagerung zusätzlich:** ← Patient im Winkel von 45° schräg auf die 20 × 60-Kassette legen (lange 45°-Keile verwenden). **GE:** ZS senkrecht auf Kassettenmitte.
	1., 2., 3.	**Spätere Kontrollaufnahmen:** ← Standard-ET (S. 254, 255) Kassettenformat 18 × 43 Auf der Aufnahme müssen die Pins des Fixateur und 1 Gelenk zu sehen sein. **GE:** ZS senkrecht auf Kassettenmitte.

‼ Die 1. Aufnahmen des Oberschenkels nach OP und nach Umbau des Fixateur müssen zur Beurteilung der Achse mit beiden Gelenken angefertigt werden.

Behandlungsmethode nach→	Wahl der ET	Lagerung/GE 8.6a–c
Extension → **Fraktur im Oberschenkel- und Unterschenkelbereich (Becken-Bein-Ganzaufnahme)**	1. Gesamtes Bein a.-p.	← im Liegen: Unter das gesamte Bein – Hüfte bis Sprunggelenk – werden **überlappend** flexible Kassetten gelegt: Hüfte 24/30 Oberschenkel bis oberhalb Knie 18/43 gesamtes Knie mit Unterschenkel 18/43 Unterschenkel mit Sprunggelenk 18/43 **GE:** In 3 Etappen werden nacheinander durch Längsverschiebung der Röhre Aufnahmen angefertigt.
	2. a) Hüfte axial b) Oberschenkel mit Knie seitlich	← Standard-ET (S. 225) ← Standard-ET (S. 254)
	c) Unterschenkel mit Sprunggelenk seitl.	← Standard-ET (S. 287) Oder: den entsprechend wichtigen Bereich seitlich:
	2. d) Kniegelenk mit Oberschenkel und Unterschenkel seitl.	← Kniegelenk in Kassettenmitte **GE:** ZS trifft im horizontalen Strahlengang auf das Kniegelenk auf. Format 20/60.

!! Die Verschiebung darf nur in Längsrichtung, nicht quer erfolgen. Ansonsten liegen die „Anschlüsse" nicht über-, sondern nebeneinander. Vor dem Röntgen das Bett entsprechend unter die Röhre stellen. Notfalls seitlich weiter ausblenden, jedoch nicht die Achse verlassen.

!! Die Röntgenaufnahme des gesamten Beines a.-p. mit flexiblen Kassetten wird in 3 Etappen – Oberschenkel, Knie, Unterschenkel – geröntgt. Die flexiblen Kassetten bleiben **alle** bis nach der letzten Aufnahme liegen. Die flexiblen Kassetten werden überlappend gelegt, um sie an dieser Stelle zusammenzukleben; die Achse des gesamten Beins ist so in einer Aufnahme zu beurteilen.

Abb. 8.**6a** Becken-Bein-Ganzaufnahme im Liegen (flexible Kassetten).
b/c Oberschenkelschafttrümmerfraktur, Kondylentrümmerfraktur mit Fehlstellung, Tibiakopftrümmerfraktur mit Gelenkbeteiligung, hohe Fibulafraktur.

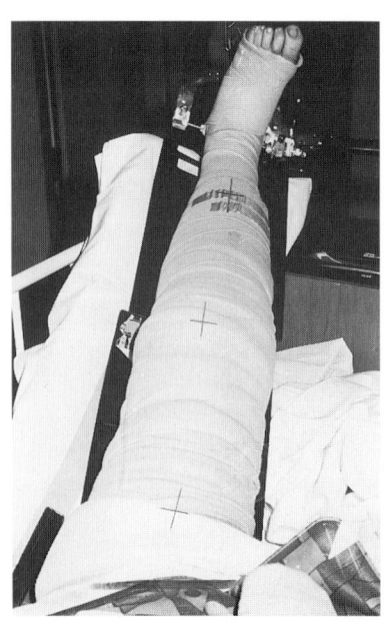

a

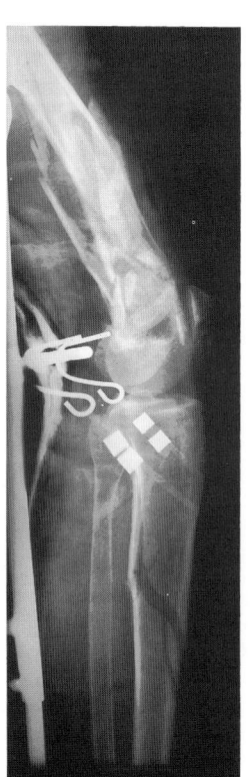

b

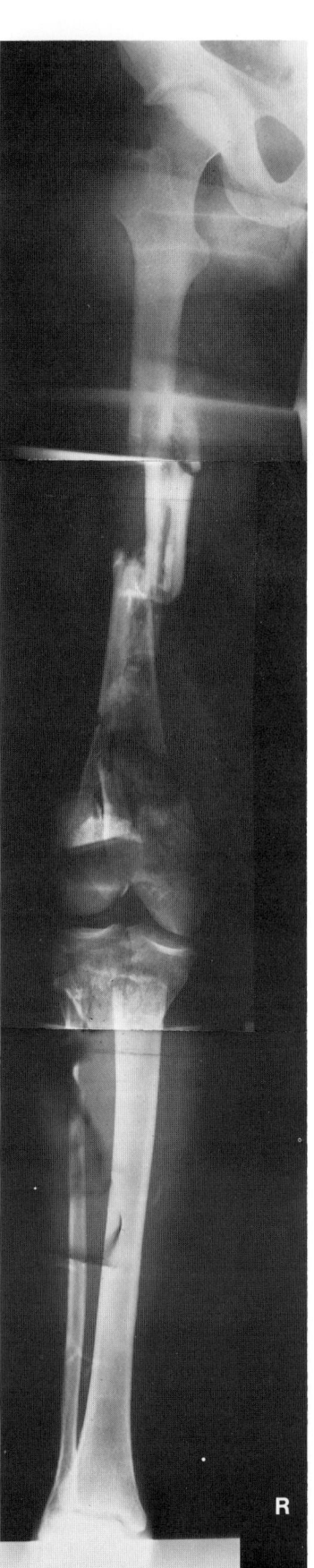

c

Behandlungsmethode nach→	Wahl der ET	Lagerung/GE
Extension Fixateur, Osteosynthese →	1. Becken-Bein-Ganz-aufnahme a.-p.	← Spezial-ET (S. 256) im Stehen
Multiplen Frakturen im Ober- und Unterschenkel (zur Achsenvermessung)	2. Oberschenkel mit beiden Gelenken seitlich	← Standard-ET (S. 255) im Liegen
	3. Unterschenkel mit beiden Gelenken seitlich	← Standard-ET (S. 287) im Liegen

Kniegelenk/Kniegelenk mit Oberschenkel

Objekt	Format	Empfindlich-keitsklasse	Raster 8/40	Abstand cm	Belichtung kV/mAs
Kniegelenk	18/24 24/30	200	+	115	a.-p.: 60/16 seitl.: 60/12 schräg: 60/12
Tunnelaufnahme	18/24	200	–	105	60/10
Patella axial	18/24	200	–	105	60/8
Kniegelenk mit Oberschenkel a.-p.	18/43	200	– flex. Kass.	105	60/6,4

Die Belichtungsdaten gelten für einen 12-Puls-Generator und einen RP1-Film (blue).
Aufnahmen mit Gips 5 Belichtungspunkte (3 kV/2 mAs-Stufen) mehr belichten.

Standard-ET: Kniegelenk a.-p.   [8.7a/c]

im Sitzen/im Liegen:

Rückenlage. Kann das *Knie durchgestreckt* werden, wird es plan aufgelegt. Das Bein so weit innenrotieren, bis die Patella mittelständig liegt. Kann das *Knie nicht durchgestreckt* werden, einen Rechteck-Bocollokeil quer zwischen Kniegelenk und Kassette legen. Patella in Mittelstellung (Abb. 8.**7a**, 8.**7c**).

GE ZS zielt senkrecht 1 cm unterhalb des distalen Pols der Patella und auf Kassettenmitte.

Standard-ET: Kniegelenk seitlich   [8.7b/d]

im Liegen:

a) Seitenlage. Interessierende Seite anliegend. Unterschenkel und Oberschenkel müssen in gleicher Höhe liegen. Wenn erforderlich, wird der Unterschenkel unterpolstert. Das Knie leicht abwinkeln. Patella fühlen, medialer und lateraler Rand müssen übereinanderstehen. Das „gesunde" Bein bei beweglichen Patienten nach vorn nehmen lassen und im Knie unterpolstern. Schwerbewegliche Patienten können das Bein besser nach hinten nehmen, z.B. eine kleine Fußbank als Unterlage für das zurückgenommene Bein nehmen.
b) Rückenlage. Knie und Unterschenkel mit festem Polster anheben, Patella mittelständig. Kassette parallel zum Knie anstellen.

GE ZS zielt senkrecht auf den Kniegelenkspalt;
a) frontaler, b) horizontaler Strahlengang.

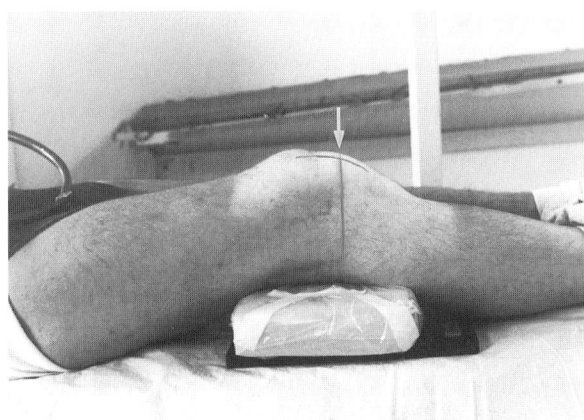

a

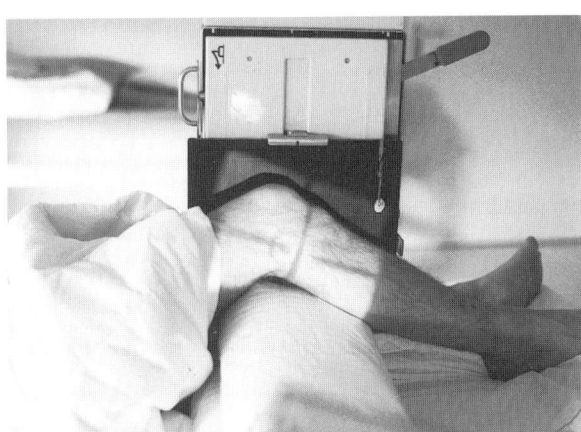

b

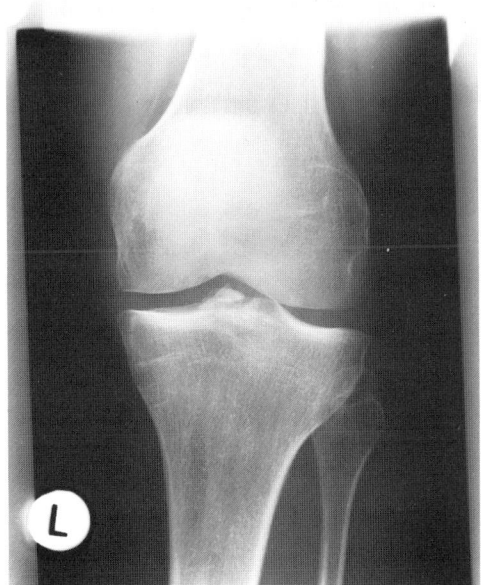

c

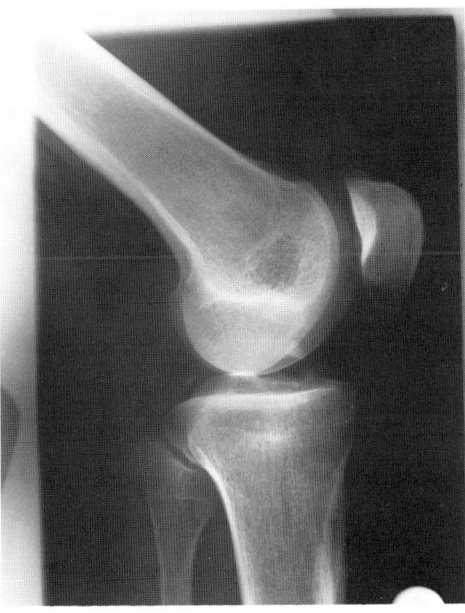

d

Abb. 8.**7a**   Kniegelenk kann nicht durchgestreckt werden
b Knie seitlich in Rückenlage.
c/d Knöcherner Ausriß aus der Eminentia intercondylaris
(s. auch Abb. 8.**10c/d**, 8.**11d**).

!! Kleine Hilfe bei der Seitenlage (seitliches Knie): Die Ferse des aufzunehmenden Knies zeigt schräg nach oben.

Standard-ET: Patella a.-p./p.-a. und seitlich 8.8

im Liegen:

1. a) Patella a.-p.: Knie a.-p.
   b) Patella p.-a., Bauchlage, Patella in Kassettenmitte, Fußrücken unterpolstern.
2. Patella seitlich: Knie seitlich.

GE 1. ZS senkrecht auf die Patella
2. ZS senkrecht auf das Femoropatellargelenk (Hinterrand der Patella).
Belichtung: 2 kV-Stufen mehr als Kniegelenk.

Patella axial siehe Spezial-ET (S. 270, 271).

Spezial-ET: Kniegelenk und Oberschenkel a.-p.

8.9a/b

im Liegen:

ET nach Prof. Büchner: Patient liegt plan, Patella Mittelstellung, Kassette unter Knie und Oberschenkel (18/43). Unterer Kassettenrand 5 cm unterhalb Patellaunterrand.

GE ZS senkrecht auf den Kniegelenkspalt richten. In Längsrichtung voll ausblenden. Die Röhre wird nun so weit kranial gekippt, bis die Kassette bis auf einen 1 cm breiten Rand (Strahlenschutz)ausgeleuchtet ist (ca. 2−3°). (Siehe auch Unterschenkel mit Sprunggelenk, S. 288.)

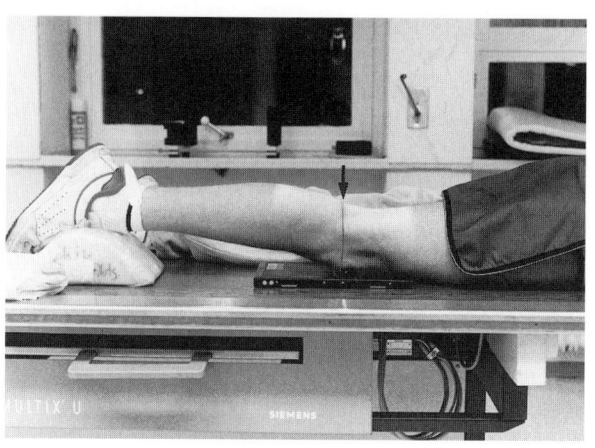

Abb. 8.**8**   Patella p.-a.

Abb. 8.**9a**   ET Prof. Büchner a.-p.
b Kein knöcherner Befund.

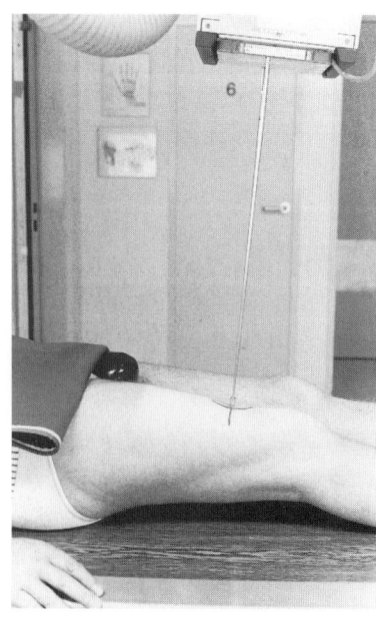

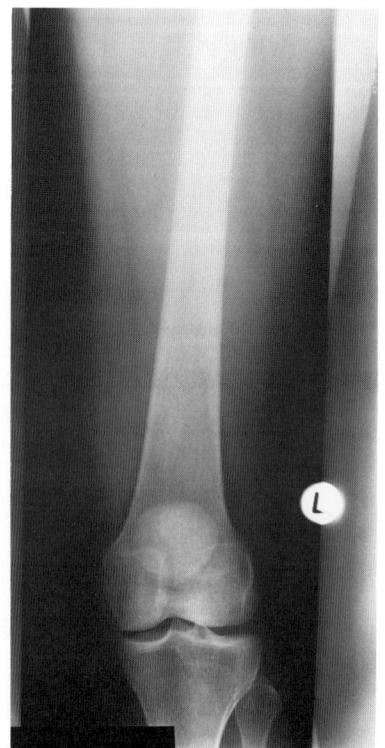

a   b

Untere Extremität Kniegelenk + Oberschenkel (n. Prof. Büchner (seitlich) –
Knie Innen-/Außenrotation

267

Spezial-ET: Kniegelenk und   8.9 c/d
Oberschenkel seitlich

im Liegen:

ET nach Prof. Büchner: Patient in Seitenlage. Das
Knie liegt exakt seitlich. Oberschenkel und Unterschenkel müssen auf gleicher Höhe liegen (evtl. Unterschenkel unterpolstern). Unterer Kassettenrand 5 cm
unterhalb des distalen Pols der Patella.

GE ZS senkrecht auf den Kniegelenkspalt richten. In
Längsrichtung voll ausblenden. Die Röhre wird
nun so weit kranial gekippt, bis die Kassette bis auf
einen 1 cm breiten Rand (Strahlenschutz) ausgeleuchtet ist (ca. 2–3°).

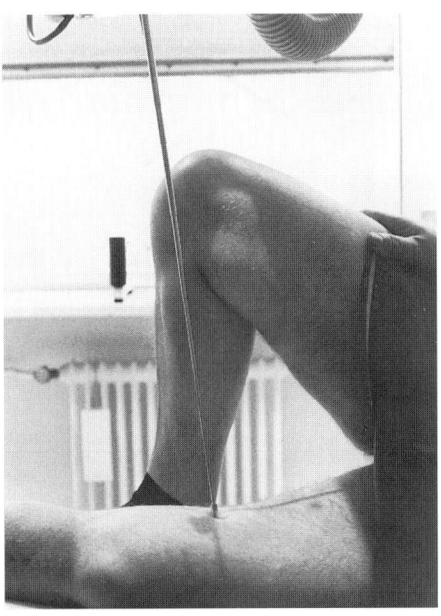

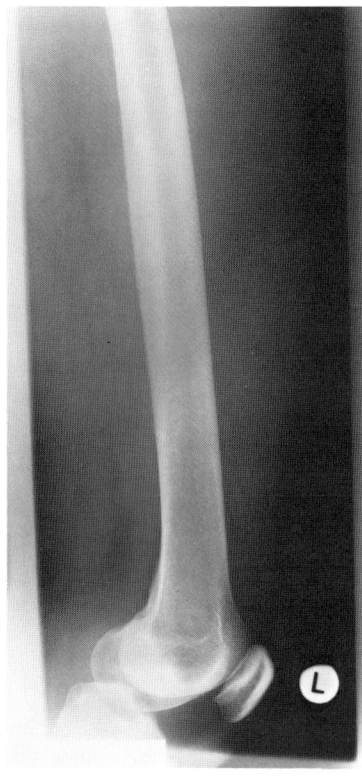

Abb. 8.**9 c**   ET Prof. Büchner seitlich.
d Kein knöcherner Befund.

c

d

!! ET ideal für Gutachtenaufnahmen nach Fraktur im
distalen Oberschenkel. Das Knie wird nicht verprojiziert mit einem langen Schaftanteil dargestellt.

Spezial-ET: Knie Schrägaufnahmen   8.10 a–d
(Innen-/Außenrotation)

im Liegen:

Das Bein liegt möglichst mit gestrecktem Knie auf dem
Röntgentisch auf.
Für die Aufnahmen in **Innenrotation** den **Fuß** mit der
medialen Seite an einen 45°-Keil anlegen.
Für die Aufnahme in **Außenrotation** den **Fuß** mit der
lateralen Seite an den 45°-Keil anlegen.

GE ZS zielt senkrecht in Höhe auf den Gelenkspalt
und die Kassette.

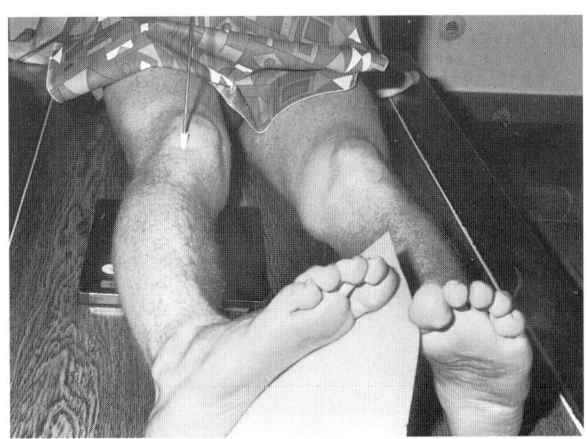

Abb. 8.**10 a**   Knie in Innenrotation.

b–d ▶

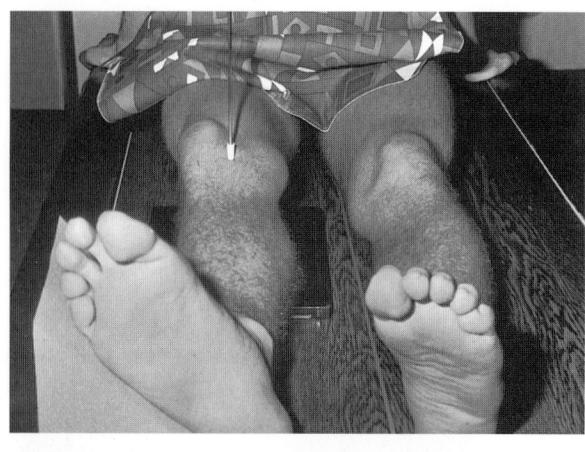

b

Abb. 8.**10b**   Knie in Außenrotation.
c/d Knöcherner Ausriß aus der Eminentia intercondylaris
(s. auch Abb. 8.**7c/d**, 8.**11d**).

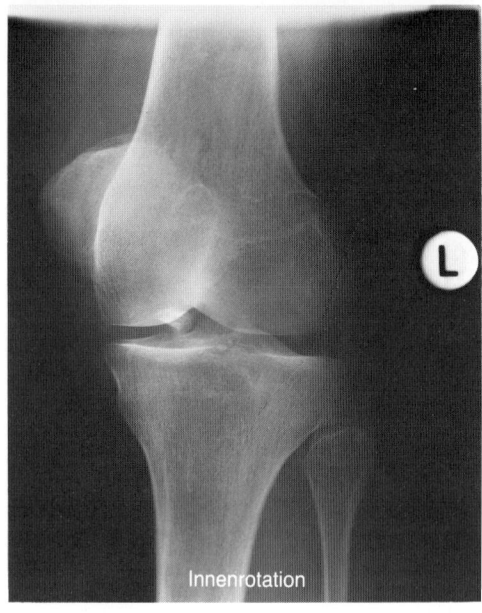

c

Innenrotation

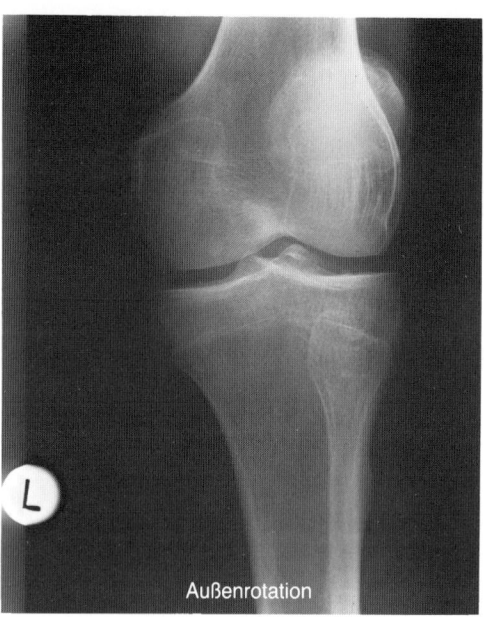

d

Außenrotation

‼ ET für die Beurteilung der Gelenkfläche bei Tibia-
kopffrakturen. Eine Inkongruenz der Gelenkflächen ist eine OP-Indiktaion. Durch Schrägaufnahmen kann häufig auf Schichtaufnahmen verzichtet
werden.

Spezial-ET: Tunnelaufnahmen nach   8.11a–d
Frik/Schön (Kniegelenks-
einblickaufnahme)

im Liegen:

Das Knie wird mit einem Rechteckkeil und einem 45°-Bocollokeil unterpolstert. Das Bein liegt nun im Winkel von 120°.

a) Wird die Aufnahme mit einer flexiblen oder gebogenen Kassette angefertigt, diese auf den 45°-Keil direkt unter das Knie legen.

b) Bei Wahl einer normalen Kassette diese zwischen den 45°-Keil und den Rechteckkeil weit in Richtung Oberschenkel schieben.

GE Die Röhre so weit kranial kippen, bis sie parallel zum Unterschenkel steht (siehe !!). Der ZS trifft senkrecht auf den Kniegelenkspalt und auf Kassettenmitte (!) auf.

!! Um eine exakt parallele Stellung von Röhre und Unterschenkel zu erhalten, wird die kranial gerichtete Röhre bis dicht an den Unterschenkel in Höhe Knie heruntergeholt, parallel zum Knie mit Unterschenkel gestellt und dann auf einen Abstand von 105 cm gebracht.

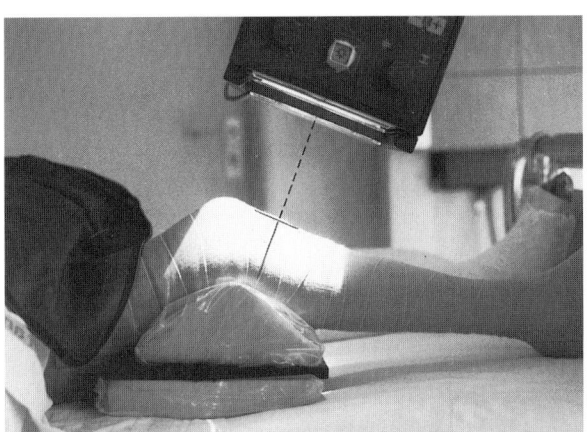

a

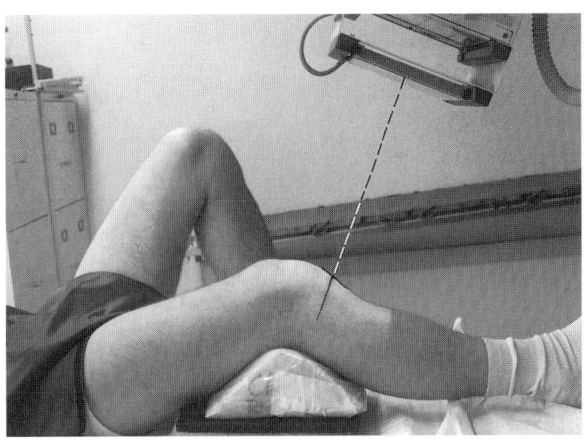

b

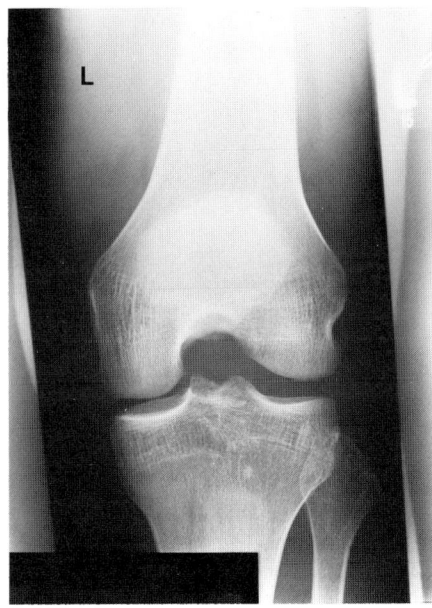

c

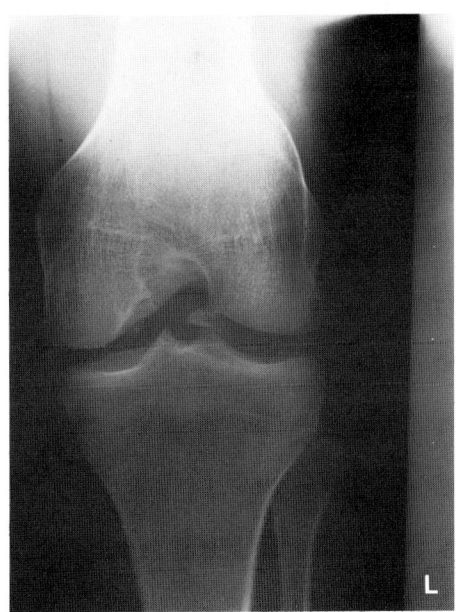

d

Abb. 8.**11a**   Tunnelaufnahme: Röhre steht zum parallelen Einstellen direkt am Unterschenkel.
b Richtiger Abstand.
c Kein knöcherner Befund.
d Dislokation des Fragments besser als bei Abb. 8.**7c/d** zu sehen.

!! ET zeigt einen freien Einblick in die Fossa intercondylaris. Die Femurkondylen und die Eminentia intercondylaris zeigen sich überlagerungsfrei. Frakturen der Gelenkfläche und freie Gelenkkörper werden gut dargestellt.

Spezial-ET: Patella axial nach Knutsson $\boxed{8.12\,a-e}$

im Sitzen:

Patient sitzt mit langer Bleischürze auf dem Röntgentisch. Das Knie abwinkeln (zwischen 30 und 60°). Die Ferse so weit unterpolstern, bis die Patella parallel zum Tisch liegt. Der Patient hält die senkrecht auf etwa Mitte Oberschenkel aufgestellte Kassette.

GE ZS trifft im 90°-Winkel auf den unteren Rand der Patella und auf die Kassette.

!! ET für Fragestellung:
a) Fraktur im Bereich: Patella, Kondylen.
b) Bandläsion im Patellabereich (Dystopie) und
c) zur Beurteilung des Femoropatellargelenkes. Für diese Fragestellung ist der genaue Winkel unwichtig.

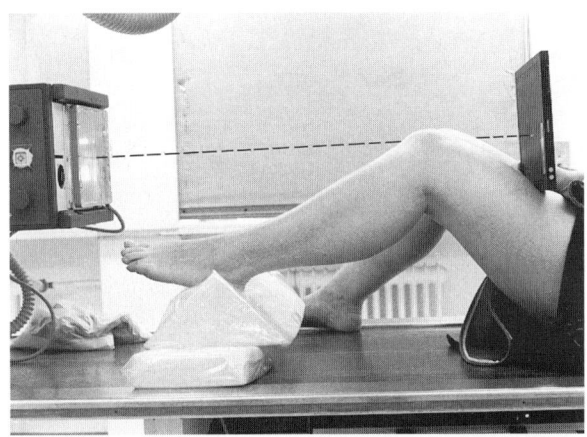

a

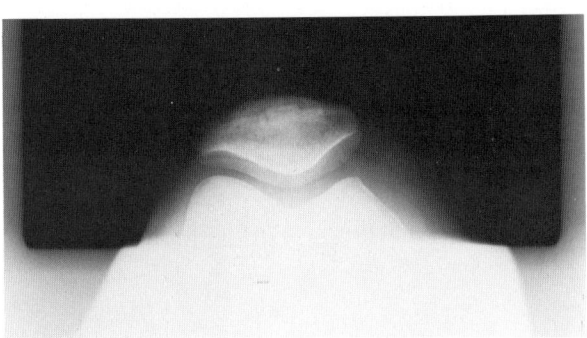

b

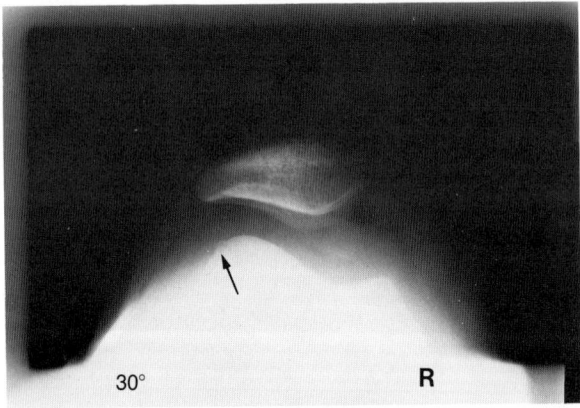

30°   R

c

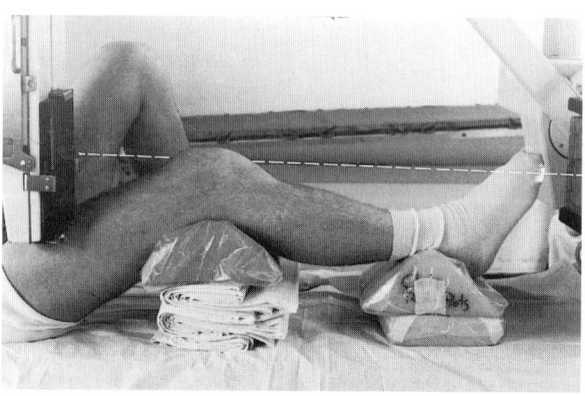

d

Abb. 8.**12a**   Knutsson-ET.
b Kein knöcherner Befund.
c Gelenkerguß, dadurch Anheben der Patella, kleine Absprengung am medialen Kondylus.
d/e Unterpolsterung aus Schmerzgründen erforderlich. Patella steht waagrecht.

e

Spezial-ET: Patella axial nach Settegast 8.13a/b

im Liegen:

Bauchlage. Der Patient zieht seinen Unterschenkel
zum Körper. Der Winkel Ober- zu Unterschenkel soll
ca. 45° betragen. Kann das Bein nicht so weit angezogen werden, muß das Knie unterpolstert werden.
Grund: Die Weichteile des Oberschenkels sind zu mas-
siv, das Knie fällt zur Kassette hin ab.

Das Retropatellargelenk stellt sich bei dieser ET nicht
so gut wie bei der ET nach Knutsson dar.

GE ZS senkrecht auf medialen Patellarand.

!! ET für Fragestellung: Nekrosezone am medialen
Femurkondylus und Osteochondrosis dissecans
(Absprengung eines Nekrosestückes, das wandert,
die sogenannte „Gelenkmaus").
Außerdem wird das Mausbett dargestellt.

Abb. 8.**13a**   Settegast-ET.

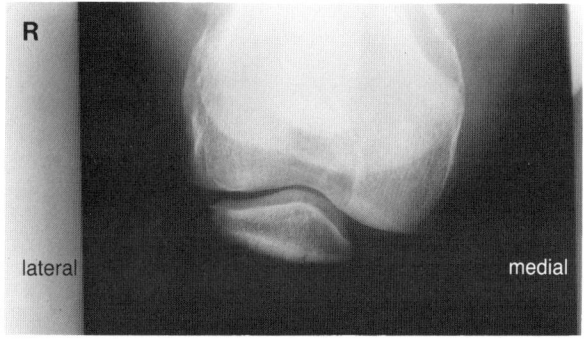

b Keine Nekrosezone, keine Absprengung nachweisbar.

Spezial-ET: Patella défilé   8.14a–g

im Sitzen:

Der Patient sitzt mit langer Bleischürze auf dem Aufnahmetisch.
Das betroffene Bein anziehen lassen und die *Ferse* auf
einen festen Rechteckkeil und einen festen 45°-Bocol-
lokeil auflegen. Die Patella soll waagrecht, also parallel, zum Tisch liegen (siehe !! Beinlänge) (S. 273).
Es können beide Patellae gleichzeitig geröntgt werden.
Nacheinander werden nun 3 Aufnahmen in verschiedenen Winkeln angefertigt. Wir verwenden hierzu Papp-
winkel, die wir selbst hergestellt haben (siehe !!)
(S. 273).
1. Aufnahme 60°: Das Winkeldreieck (120°, siehe !!
Winkelherstellung) (S. 273) mit der einen Tangente an
den Oberschenkelschaft anlegen. Die Winkelspitze
zeigt auf den distalen Pol der Patella. Das abgewinkelte
Bein (einschließlich Polster) wird nun so weit angezogen oder gestreckt, bis die 2. Tangente im Unterschenkelschaft liegt.
Der Patient hält selbst die senkrecht (parallel zur Röhre) auf dem Oberschenkel angestellte Kassette. Sie
steht gut handbreit oberhalb des oberen Patellarandes
(Abb. 8.**14a/b**).
2. Aufnahme 90°: mit 90°-Winkelkeil (siehe !! Winkelherstellung) (Abb. 8.**14c/d**).
3. Aufnahme 30°: mit 150°-Winkelkeil (siehe !! Winkelherstellung).
Bei diesem Winkel liegen die Zehen direkt am Röhren-
gehäuse an. Damit sie nicht im Strahlenfeld sind, muß

der Patient den Fuß im Gelenk so weit nach medial
oder nach lateral drehen, bis die Zehen das ausgeblen-
dete Strahlenfeld nicht mehr verdecken (das Kniegelenk darf nicht mitgedreht werden) (Abb. 8.**14e/f**).
Vorsicht: Die Kassette bei der 30°-Aufnahme senkrecht auf der *Oberschenkelmitte* anstellen, damit das
Femoropatellargelenk nicht abgeschnitten wird.

GE Die Röhre um 90° nach kranial richten. Der ZS
kommt horizontal von der Fußhöhe des Patienten
und trifft auf den unteren medialen Rand der Patella auf.

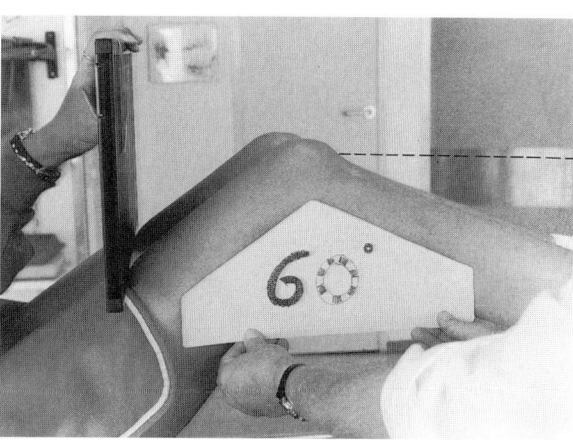

Abb. 8.**14a–g**   ET Patella défilé.

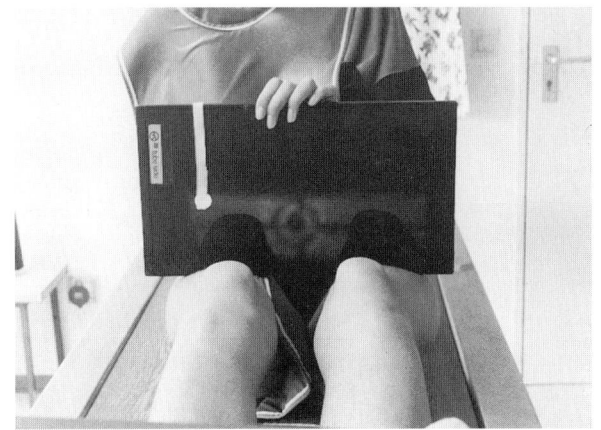

b

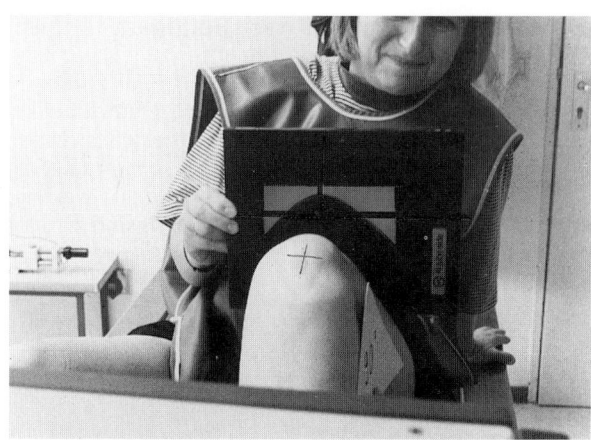

c

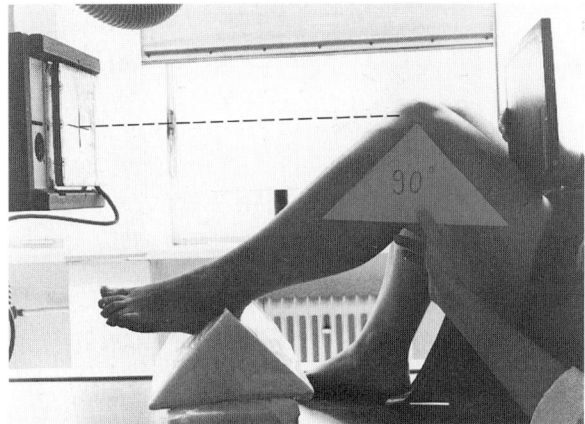

d

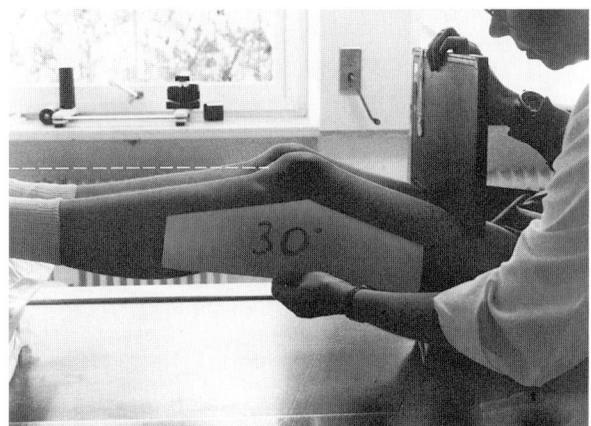

e

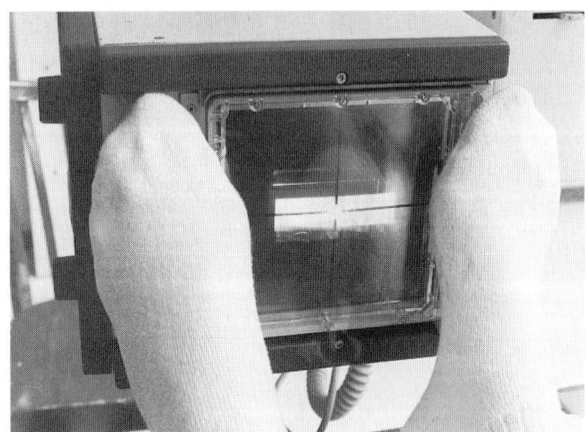

f

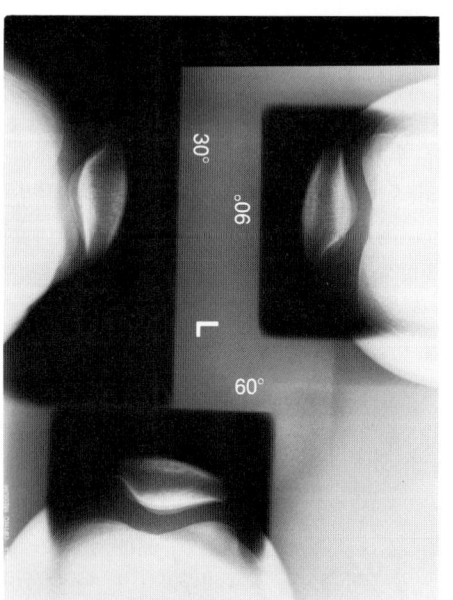

g

Abb. 8.**14 g** Patelladysplasie mit Dystopie bei 30°. Alle 3 Aufnahmen sind auf einem Film.

‼ *Winkelherstellung:* (Idee der Orthopädie Erlangen).

Aus Röntgenpappdeckel werden 3 Winkel herausgeschnitten:

Gestrecktes Bein	minus	gewünschter Winkel	= anzulegender Winkelkeil
180°	–	30°	= 150° ($\cong$ 30°-Keil)
180°	–	60°	= 120° ($\cong$ 60°-Keil)
180°	–	90°	= 90° ($\cong$ 90°-Keil)

Erklärung:
Das Bein wird aus der Streckstellung um den jeweils angegebenen Winkel gebeugt. Der durch das Abwinkeln entstandene Winkel, Oberschenkel zu Unterschenkel, ist der wahre Winkel des Winkelkeils.

‼ *Beinlänge:* Patienten mit extrem kurzen Beinen benötigen zur Waagrechtstellung der Patella nur den 45°-Keil. Patienten mit extrem langen Beinen müssen 2 Rechteckkeile + 45°-Keil unter die Ferse gelegt bekommen.

‼ ET für Patelladysplasie (angeborene Fehlbildung), Stufenbildung, Arthrose an der Rückfläche, gute Einsicht in das Femoropatellargelenk.
30°-Aufnahme: zeigt den oberen Pol und das Abgleiten der Patella (Dystopie) aus dem Gleitlager. Nach Frakturen toleriert der Patient das Abwinkeln des Beines um 30° (jedoch Knie unterpolstern!).
60°-Aufnahme: oberer und unterer Pol der Patella decken sich, die Rückfläche der Patella kann gut beurteilt werden (Arthrose). Die Patella befindet sich zumeist im Gleitlager.
90°-Aufnahme: zeigt den unteren Pol der Patella. Patella befindet sich zumeist im Gleitlager.

Spezial-ET: Gehaltene Aufnahme für das mediale/laterale Knieseitenband (telos-Gerät)   8.15a–g

im Sitzen:
Einstellung mit dem telos-Haltegerät. Text aus der Anleitung:
– „Support muß exakt in der Mitte zwischen dem Gegenlager stehen.
– Patient soll sitzend gelagert werden: eine Kniebeugung von mindestens 15° ist für die Routineuntersuchung notwendig (weichen 45°-Keil verwenden).
– Die Knieflexion darf 30° nicht übersteigen.
– Druckplatte des Supports muß auf dem Gelenkspalt aufliegen.
Mediales Knieseitenband: Andruckstelle am lateralen Kniegelenkspalt.
Laterales Knieseitenband: Andruckstelle am medialen Kniegelenkspalt.
– Auflagedruck zur routinemäßigen Untersuchung 15 kp.
– Vergleichsaufnahme beider Knie anfertigen."

GE Der ZS trifft senkrecht auf den Kniegelenkspalt.

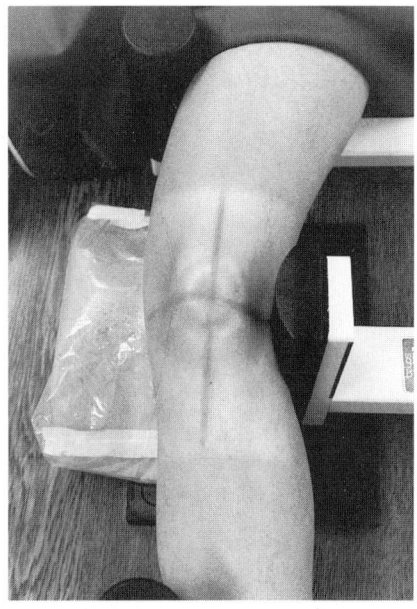

a

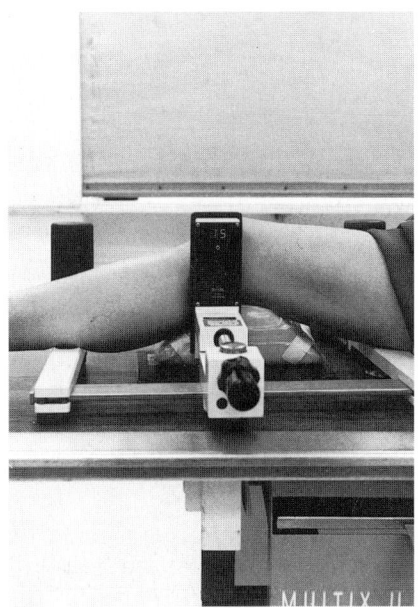

b

Abb. 8.**15 a/b**   Gehaltene Aufnahme für das linke Knieinnenband.

c–g ▶

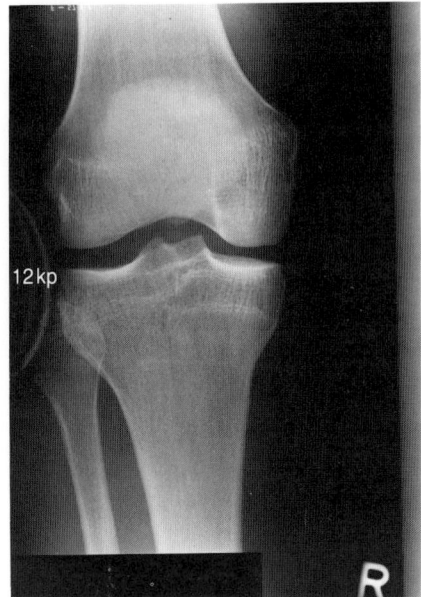

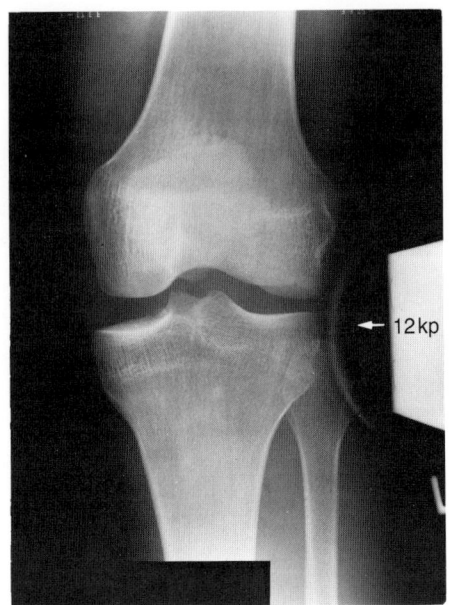

c

d

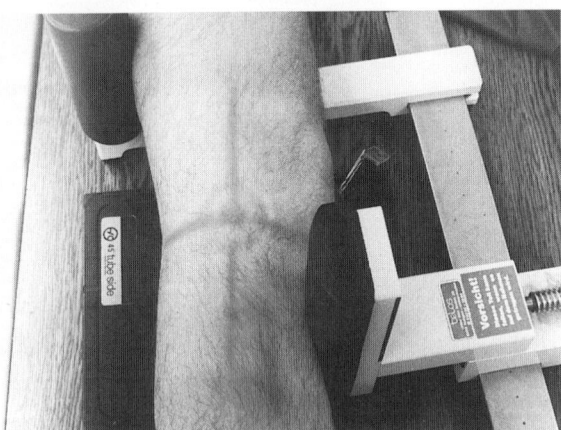

e

Abb. 8.**15b/c** Links medial um 4 mm aufklappbar.
e Gehaltene Aufnahme für das Knieaußenband.
f/g Nicht aufklappbar, unauffällig.

‼ Zuerst das traumatisierte Bein röntgen. Für das „gesunde Bein" den gleichen Andruckwert (mindestens 10 kp) nehmen.

‼ Bevor gehaltene Aufnahmen angefertigt werden: Das Kniegelenk in 2 Ebenen röntgen und befunden lassen.

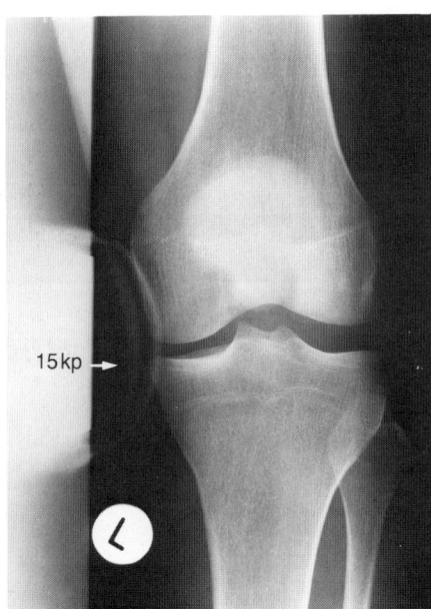

f

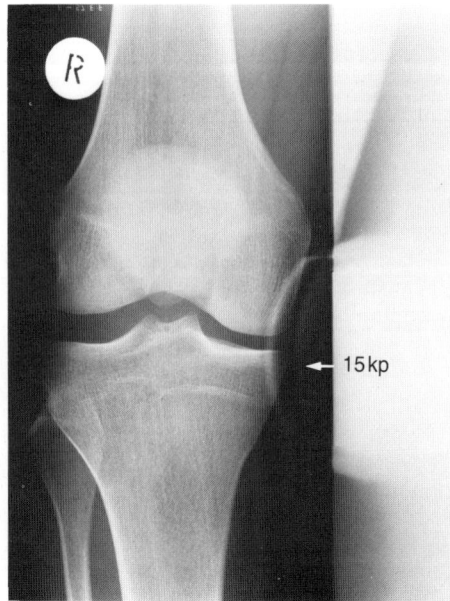

g

Spezial-ET: Gehaltene Aufnahmen für 8.16a–h das vordere/hintere Kreuzband – Lachmann-Test (telos-Gerät)

im Liegen:

Einstellung mit dem telos-Haltegerät. Text aus der Anleitung:
– „Patient liegt seitlich mit dem Bein zwischen den Gummirollen und der Andruckplatte. Das andere Bein wird nach vorn auf den Tisch aufgelegt, dadurch leichte Außenrotation des Unterschenkels = stabile Seitenlage.
– Das Knie liegt im oberen Drittel des Halterahmens.
– Knieflexionswinkel 10–20°.

Vorderes Kreuzband: Support muß etwa 6 cm unterhalb der Kniekehle (oberer Wadenrand) liegen.
Hinteres Kreuzband: Support muß in Höhe der Tuberositas tibiae liegen.
– Auflagedruck 15 kp, bei frisch verletzten, muskelkräftigen Sportlern evtl. 20 kp.
– Vergleichsaufnahme beider Knie anfertigen.“

GE ZS zielt senkrecht auf den Gelenkspalt (siehe !! Knieseitenband) (S. 274).

Abb. 8.**16a/b** Lachmann-Test/vorderes Kreuzband.

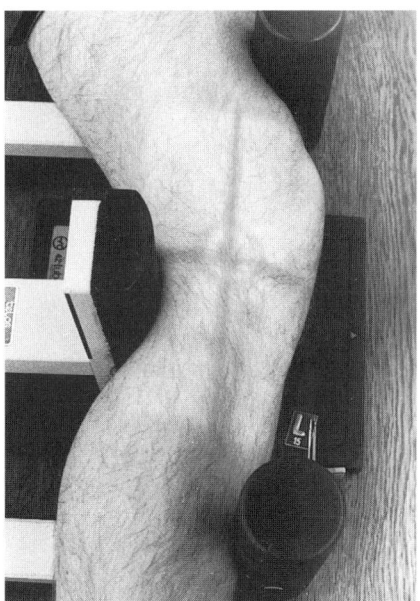
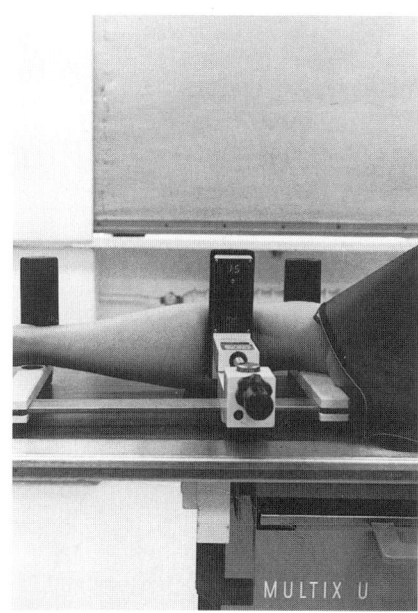

a   b

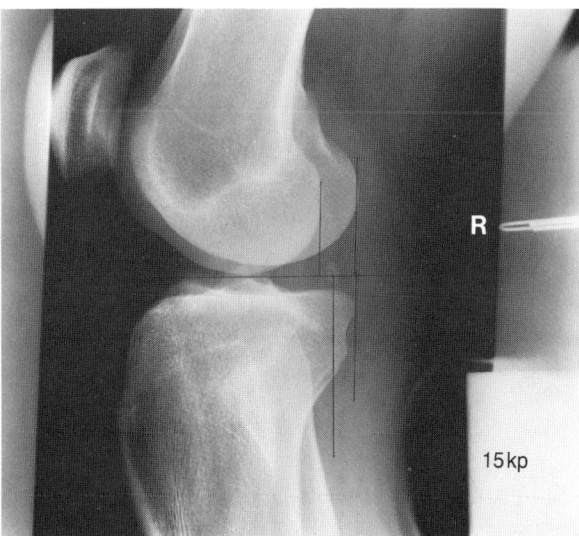
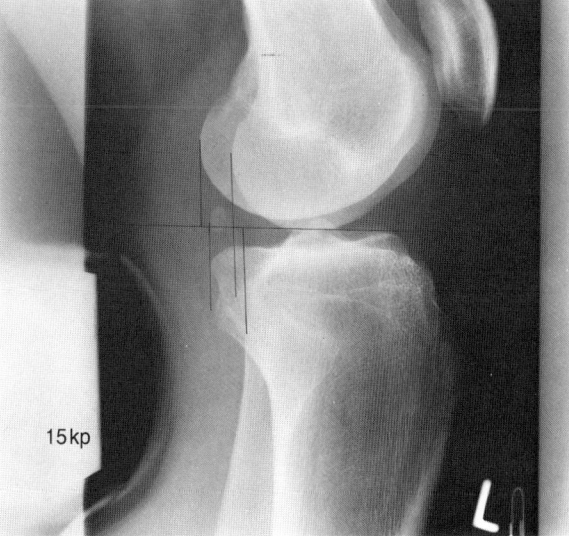

c   d

c/d Keine vordere Schublade.

e–h ▶

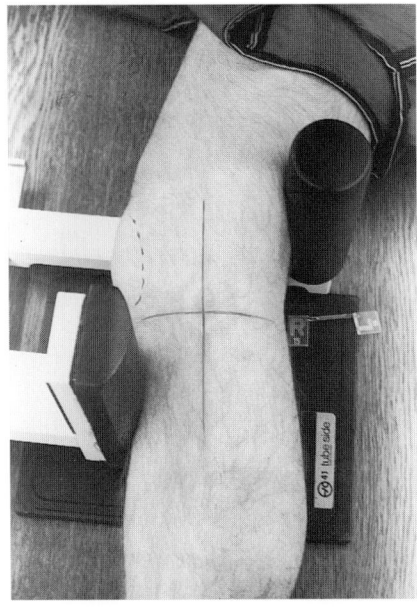

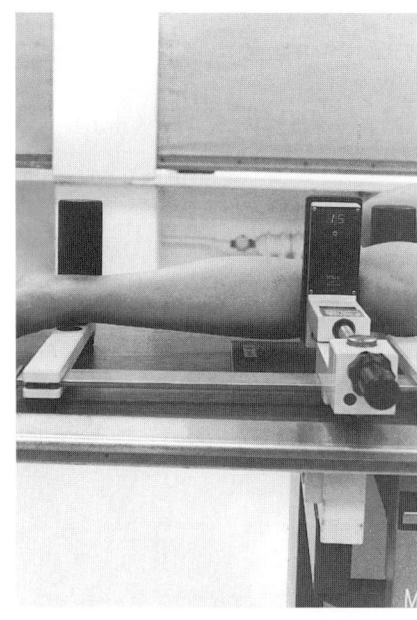

e

f

Abb. 8.16 **e/f** Lachmann-Test/hinteres Kreuzband.

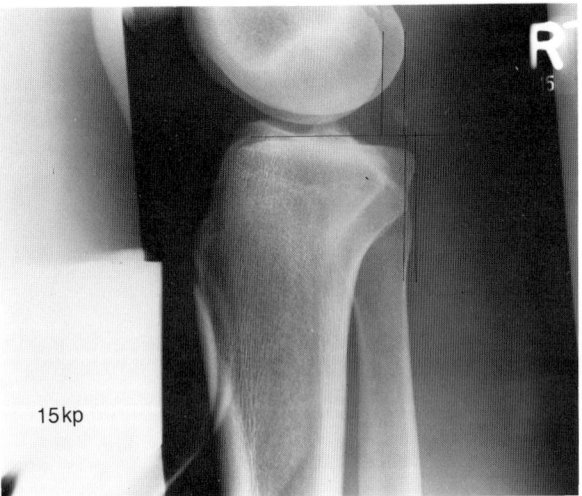

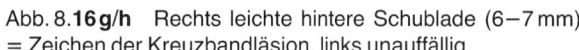

15 kp

g

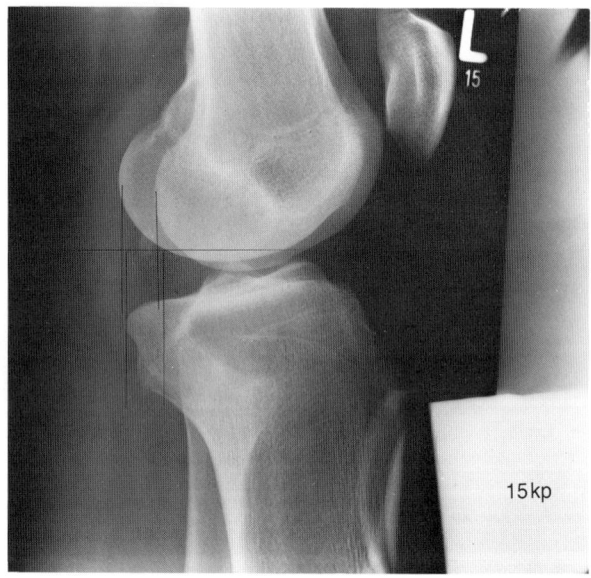

15 kp

h

Abb. 8.**16 g/h** Rechts leichte hintere Schublade (6–7 mm)
= Zeichen der Kreuzbandläsion, links unauffällig.

!! Arthrographie / Kniegelenk
Hauptindikation: Baker-Zyste,
ansonsten besser: Kernspintomographie

ET-Wahl **Kniegelenke – Übersicht**

Verletzung V. a. Fraktur/Luxation im Bereich →	Wahl der ET	Lagerung/GE
Kniegelenk (Übersicht)	1. Kniegelenk a.-p.	← Standard-ET (S. 265)
	2. Kniegelenk seitlich	← Standard-ET (S. 265) a) oder b)

| ET-Wahl | Kniegelenk – Tibiakopf – Femurkondylen | 8.17a–d / 8.18a–i |

Verletzung V. a. Fraktur/Luxation im Bereich →	Wahl der ET	Lagerung/GE
Kniegelenk V. a. Fraktur im Bereich: Tibiakopf oder:	1. Kniegelenk a.-p. 24 × 30	← Standard-ET (S. 265) ← **Kniegelenk kann nicht durchgestreckt werden:** weichen 45°-Bocollokeil unter das Knie legen. **GE:** ZS trifft senkrecht auf das abgewinkelte Knie in Höhe Kniegelenkspalt.
Kniegelenk V. a. Fraktur im Bereich: Femurkondylen	2. Kniegelenk seitlich 24 × 30	← Standard-ET (S. 265) a) oder b)
	3. Kniegelenk schräg in Innen- und Außen- rotation	← Spezial-ET (S. 267) **Kann das Bein nicht durchgestreckt werden:** Knie mit einem 45°-Bocollokeil unterpolstern. **GE:** ZS trifft senkrecht auf das abgewinkelte Knie in Höhe Kniegelenkspalt. Evtl. zusätzlich:
	4. Kniegelenk seitlich (Weichteilaufnahme)	← Weichteilaufnahme Rückenlage, Bein leicht abgewinkelt und unterpolstert. Kassette parallel an der Innenseite des Kniegelenkes anstellen (siehe **!!** u. Abb. **8.18i**) **GE:** ZS trifft senkrecht (horizontaler Strahlengang) auf den inneren Rand der Patella und auf Kassettenmitte.
	5. Tunnelaufnahme nach Frik/Schön	**Zusätzliche ET zu ET 1–4 bei Tibiakopffraktur oder Fraktur im Kondylenbereich:** ← Spezial-ET (S. 269)

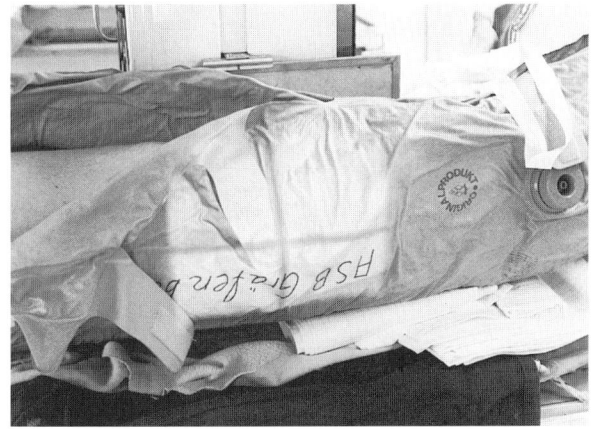
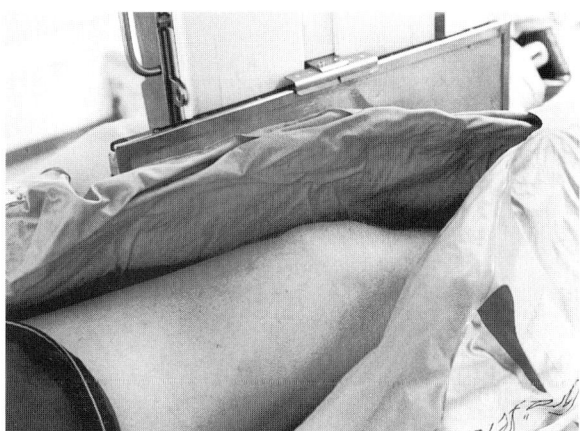

a   b

Abb. 8.**17 a/b**   Knie seitlich in der Vakuumhülle.

c–d ▶

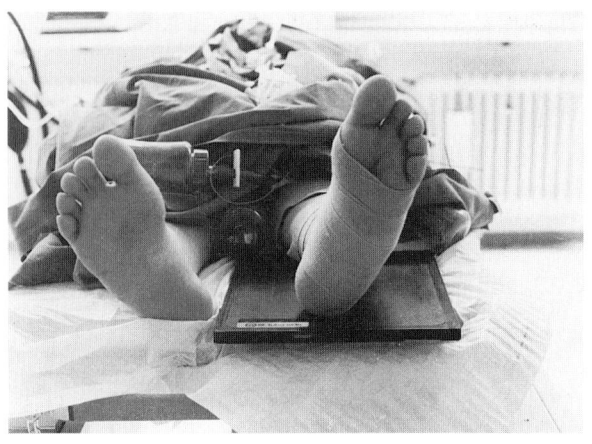
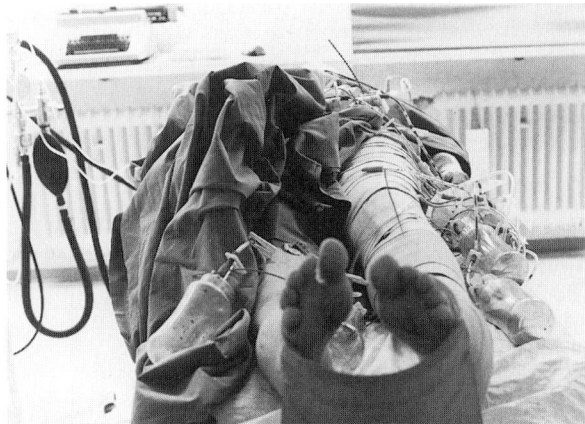

Abb. 8.**17c/d** Beininnenrotation bei bewußtlosem Patienten.

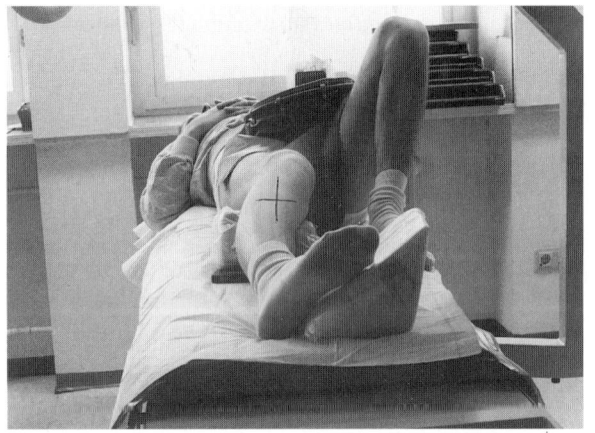
a

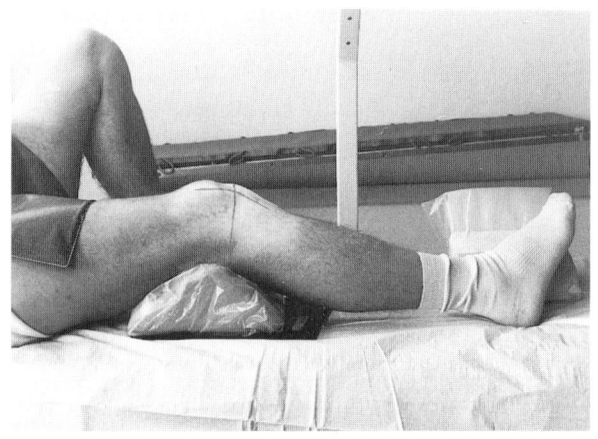
b

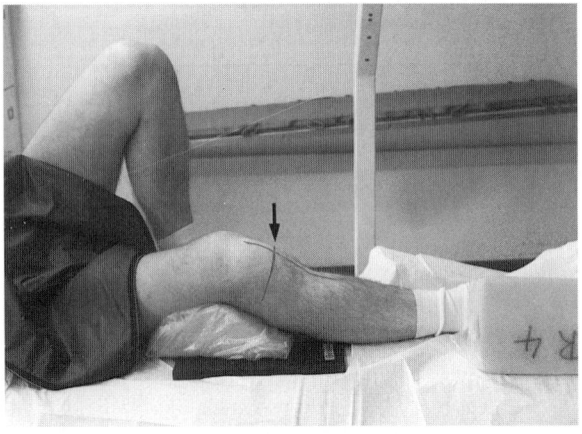
c

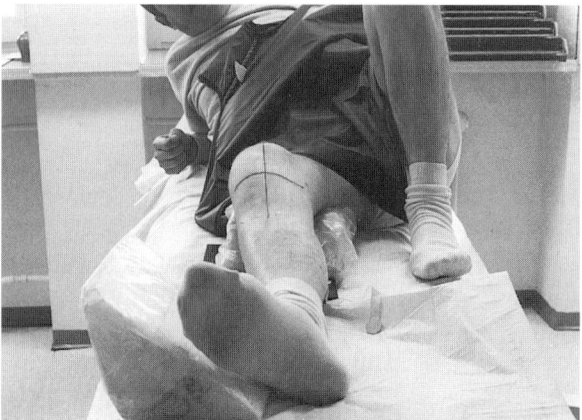
d

Abb. 8.**18a–d** Kniegelenk schräg, schmerzbedingte Streckhemmung, weicher 45°-Keil zur Unterpolsterung.
a/b ET Innenrotation.
c/d ET Außenrotation.

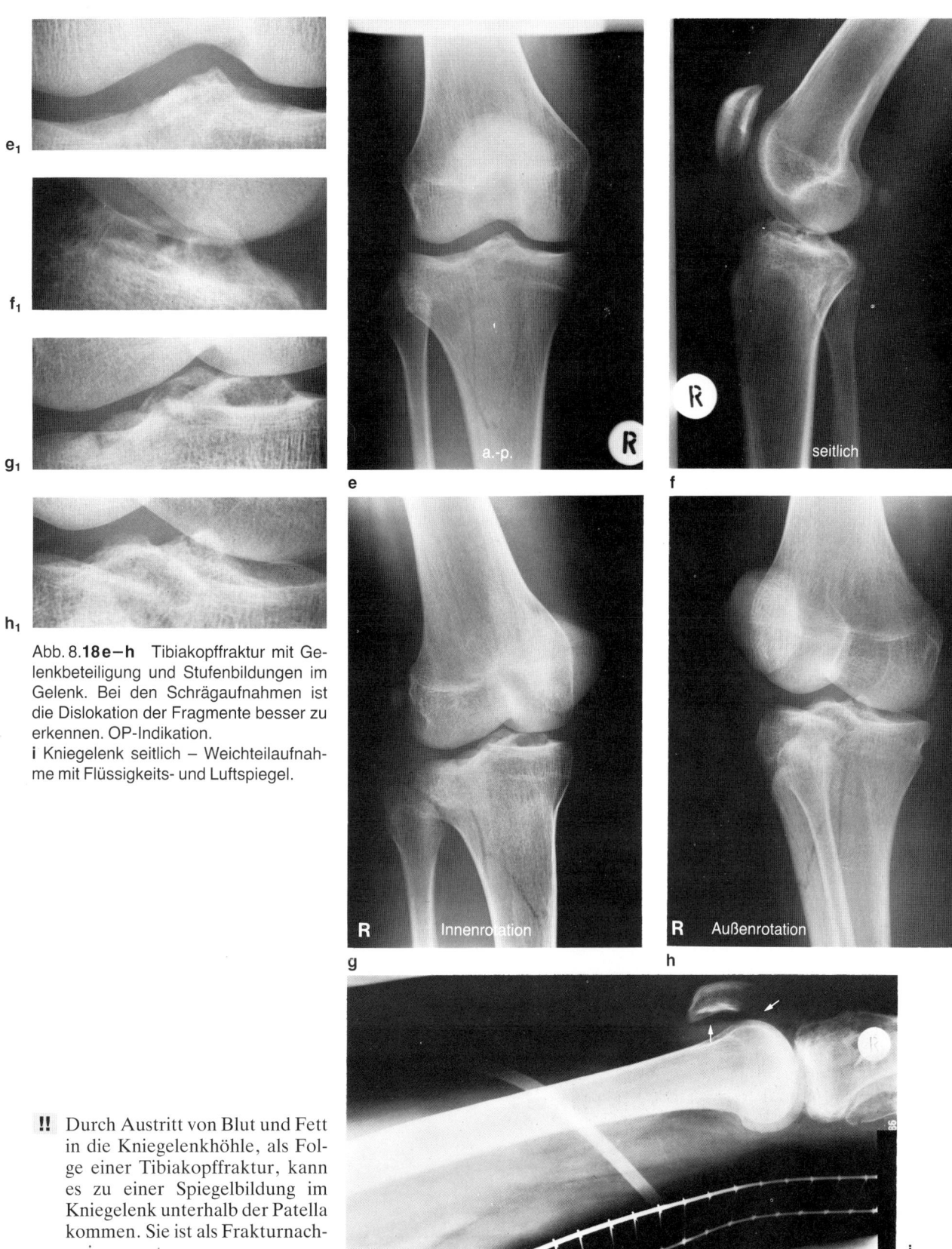

e₁

f₁

g₁

h₁

a.-p.   R   seitlich

e   f

R   Innenrotation   R   Außenrotation

g   h

Abb. 8.**18 e–h** Tibiakopffraktur mit Gelenkbeteiligung und Stufenbildungen im Gelenk. Bei den Schrägaufnahmen ist die Dislokation der Fragmente besser zu erkennen. OP-Indikation.
i Kniegelenk seitlich – Weichteilaufnahme mit Flüssigkeits- und Luftspiegel.

‼ Durch Austritt von Blut und Fett in die Kniegelenkhöhle, als Folge einer Tibiakopffraktur, kann es zu einer Spiegelbildung im Kniegelenk unterhalb der Patella kommen. Sie ist als Frakturnachweis zu werten.

i

ET-Wahl   Kniegelenk – Innenband/Außenband/Kreuzband

Verletzung V. a. Fraktur/Luxation im Bereich →	Wahl der ET	Lagerung/GE
Kniegelenk (Bandläsion) Innenband:	1. Kniegelenk a.-p.	← Standard-ET (S. 265)
	2. Kniegelenk seitlich	← Standard-ET (S. 265) a) oder b)
	3. a) Gehaltene Aufnahmen für das Innenband bds.	← Standard-ET (S. 273)
Außenband:	3. b) Gehaltene Aufnahmen für das Außenband bds.	← Spezial-ET (S. 273)
Kreuzband:	3. c) Vordere und hintere Aufnahme für das Kreuzband (Lachmann-Test) bds.	← Spezial-ET (S. 275)

ET-Wahl   Kniegelenk – Patella   8.19a–c

Verletzung V. a. Fraktur/Luxation im Bereich →	Wahl der ET	Lagerung/GE
Kniegelenk (Patella) V. a. Fraktur	1. Kniegelenk a.-p.	← Standard-ET (S. 265)
	2. Kniegelenk seitlich	← Standard-ET (S. 265) zusätzlich bei V. a. Fraktur:
	3. Patella axial nach Knutsson	← Spezial-ET (S. 270)

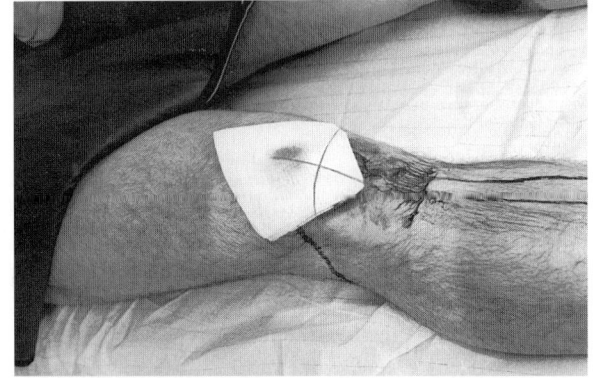

a

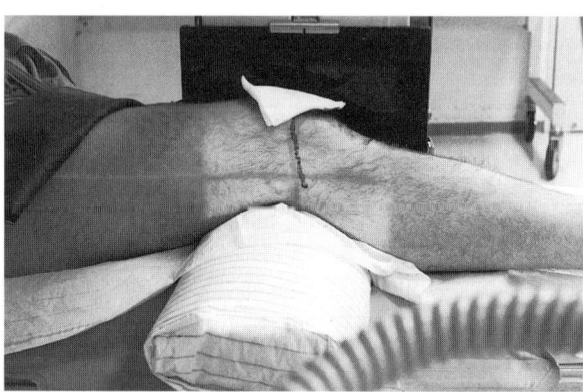

b

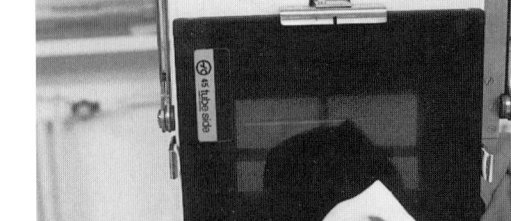

c

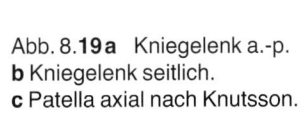

Abb. 8.19a   Kniegelenk a.-p.
b Kniegelenk seitlich.
c Patella axial nach Knutsson.

Untere Extremität ET-Wahl: Medialer Femurkondylus/Osteochondrosis dissecans –
ET-Wahl: Patella (Dysplasie, Stufenbildung usw.)

281

ET-Wahl **Kniegelenk – medialer Femurkondylus / Osteochondrosis dissecans**

Verletzung V. a. Fraktur/Luxation im Bereich →	Wahl der ET	Lagerung/GE

Kniegelenk
(V. a. Nekrosezone am
medialen Femurkondylus
oder:
V. a. Osteochondrosis
dissecans)
	1. Kniegelenk a.-p.
	2. Kniegelenk seitlich
	3. Patella axial
	  nach Settegast
	4. Tunnelaufnahme
	  nach Frik
		← Standard-ET (S. 265)
		← Standard-ET (S. 265)
		← Spezial-ET (S. 271)
		
		← Spezial-ET (S. 269)

ET-Wahl **Kniegelenk Patella (Dysplasie, Dystopie, Stufenbildung, Arthrose)** 8.20 a – c

Verletzung V. a. Fraktur/Luxation im Bereich →	Wahl der ET	Lagerung/GE

Kniegelenk
(Patella)
Dysplasie, Dystopie
(Austritt aus Gleitlager)
Stufenbildung, Arthrose
	1. Kniegelenk a.-p.
	2. Kniegelenk seitl.
	3. Patella défilé
	  (einseitig oder
	  beidseitig)
		← Standard-ET (S. 265)
		← Standard-ET (S. 265)
		← Spezial-ET (S. 271)

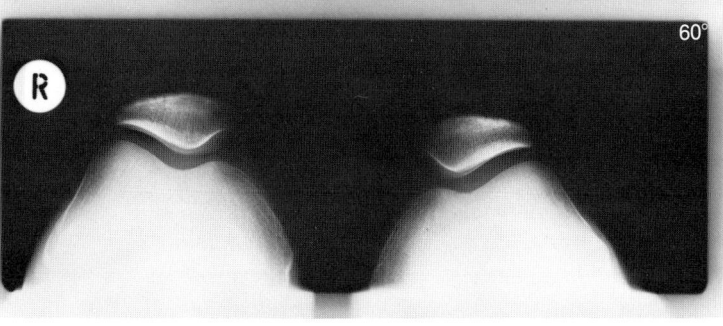

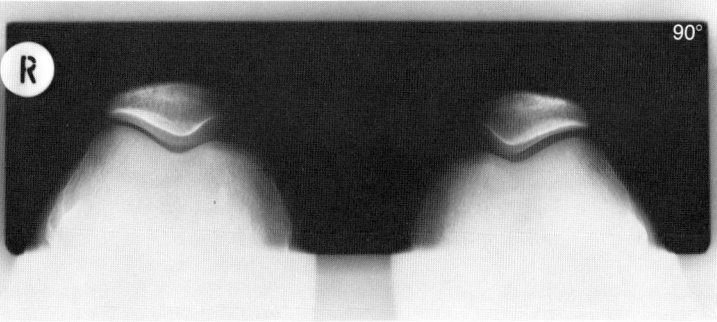

Abb. **8.20 a – c** Patella défilé, Vergleichsaufnahme. Patelladysplasie mit Dystopie
links.

Kniegelenk/Kniegelenk mit Oberschenkel/Patella nach Reposition

Wahl der Standard-ET bzw. der Spezial-ET nach:

– Fixateur/Verplattung/Verschraubung und Gips →
  Fraktur im Bereich: Tibiakopf/Femurkondylen
  (S. 282).
– Cerclage → Patellafraktur (S. 284).
– Verplattung/Verschraubung → Femurkondylen-
  fraktur (Gutachten) (S. 284).

Behandlungsmethode nach →	Wahl der ET	Lagerung/GE	8.21 a–g / 8.22 a–d
Fixateur/Verplattung/ Verschraubung und Gips →	1. Kniegelenk a.-p. 24 × 30 (18/43)	← Standard-ET (S. 265) **GE:** ZS trifft senkrecht in Höhe Kniegelenkspalt auf, ausblenden auf 24 × 30 (18/43)	
Fraktur im Bereich: Tibiakopf oder:	2. Kniegelenk seitlich 24 × 30 (18/43)	← Standard-ET (S. 265) a) oder b) **GE:** s. o.	
→ **Fraktur im Bereich: Femurkondylen**	3. Kniegelenk Schräg-aufnahmen in Innen- und Außenrotation	← Spezial-ET (S. 267)	

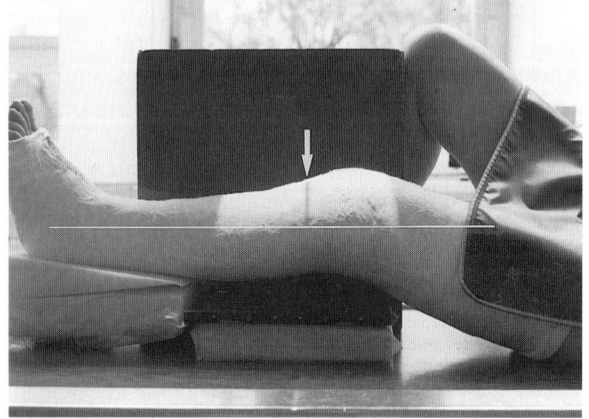
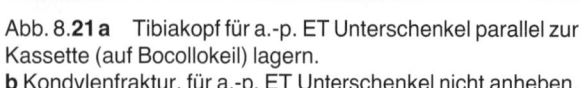
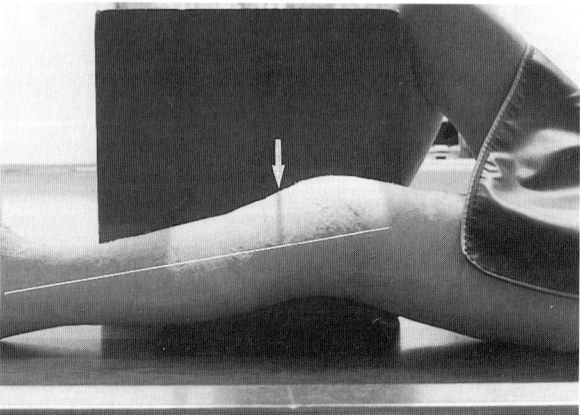

Abb. 8.**21 a**   Tibiakopf für a.-p. ET Unterschenkel parallel zur Kassette (auf Bocollokeil) lagern.
b Kondylenfraktur, für a.-p. ET Unterschenkel nicht anheben.

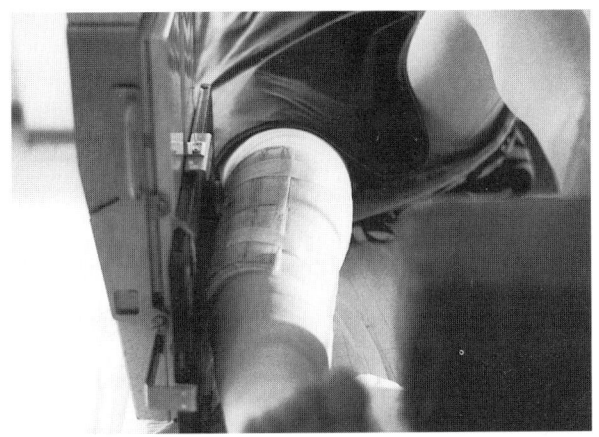

c

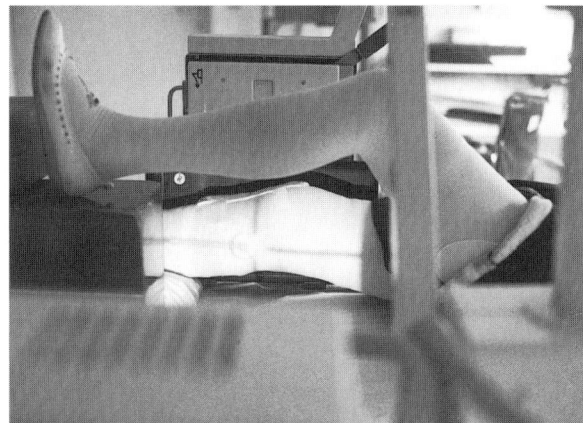

d

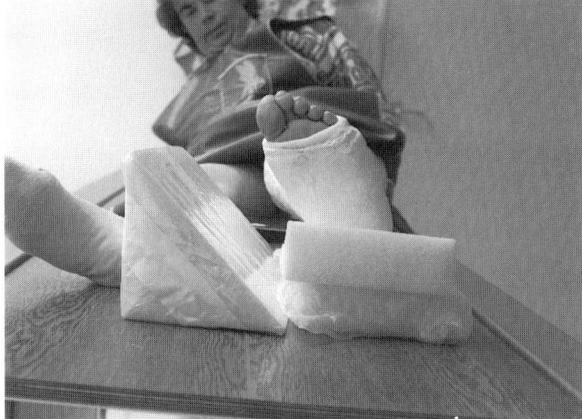

e

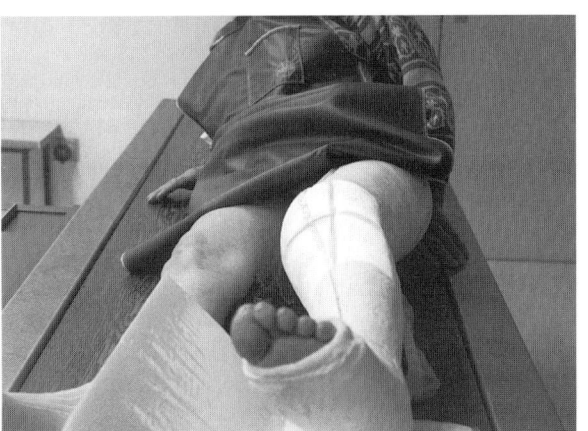

f

c/d Kniegelenk seitlich.
e–g Tibiakopfschrägaufnahmen in Gips mit hochgelagertem Unterschenkel.

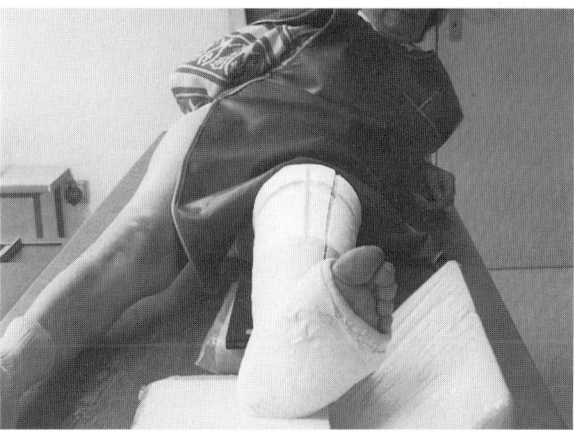

g

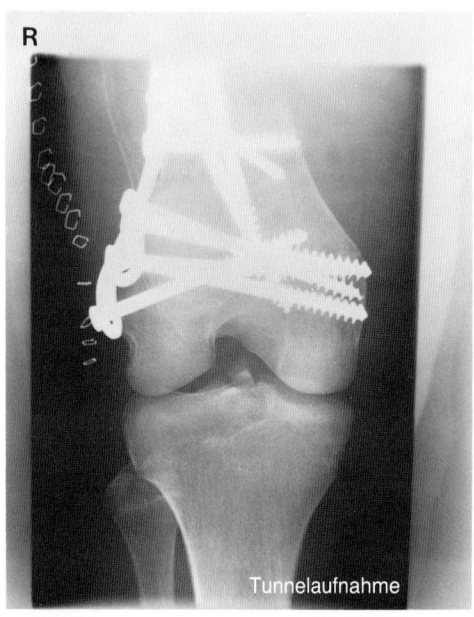

a

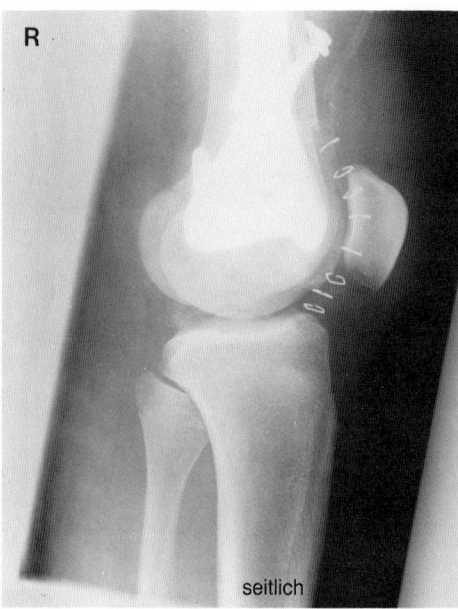

b

Abb. 8.**22a–d**
Osteosynthetisch ver-
sorgte Kondylenfrak-
tur. Fragestellung
knöcherner Kreuz-
bandausriß.
a Tunnelaufnahme
nach Frik.
b Kniegelenk seitlich.

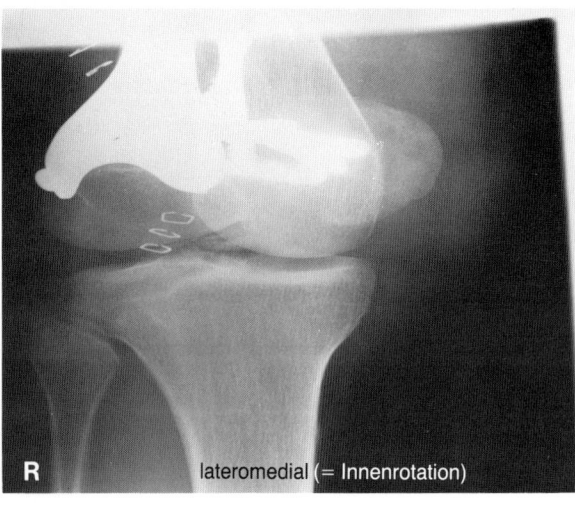

c

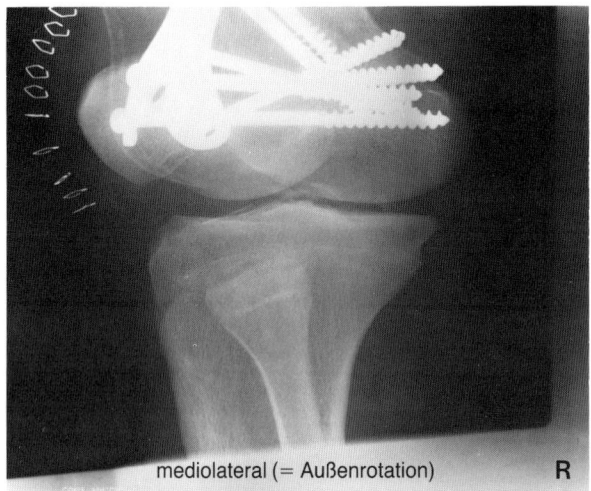

d

c Patient in Rückenlage, ZS 45° lateromedial.

d Patient in Rückenlage, ZS 45° mediolateral.

Behandlungsmethode nach →	Wahl der ET	Lagerung/GE
Cerclage →	1. Kniegelenk a.-p.	← Standard-ET (S. 265)
Patellafraktur	2. Kniegelenk seitlich	← Standard-ET (S. 265) a) oder b)

Behandlungsmethode nach →	Wahl der ET	Lagerung/GE
Verplattung/ Verschraubung →	1. Kniegelenk mit Oberschenkel a.-p. (Prof. Büchner)	← Spezial-ET (S. 266)
Femurkondylenfraktur (Gutachten)	2. Kniegelenk mit Oberschenkel seitlich (Prof. Büchner)	← Spezial-ET (S. 267).

Unterschenkel

Kniegelenk mit Unterschenkel (Tibiakopf) siehe Kniegelenk (S. 265, 277).

Standard-ET

Unterschenkel mit Kniegelenk a.-p. – mittlerer Schaftbereich (S. 286).
Unterschenkel mit Kniegelenk seitlich – mittlerer Schaftbereich (S. 286).
Unterschenkel mit Sprunggelenk a.-p (S. 286).
Unterschenkel mit Sprunggelenk seitlich (S. 287).
Unterschenkel mit beiden Gelenken a.-p. (S. 287).
Unterschenkel mit beiden Gelenken seitlich (S. 287).

Spezial-ET

Unterschenkel mit Sprunggelenk a.-p. (Prof. Büchner) (S. 288).
Unterschenkel mit Sprunggelenk seitlich (Prof. Büchner) (S. 289).

Wahl der Standard-ET bzw. der Spezial-ET bei V. a.

Fraktur im Bereich: Unterschenkelschaft – mittlerer Teil – mit Kniegelenk oder mit Sprunggelenk (S. 291).
Fraktur/Luxation im Bereich: Unterschenkel – Spiralbruch (S. 292).

Unterschenkel nach Reposition

(S. 294)

Objekt	Format	Empfindlich-keitsklasse	Raster 18/40	Abstand cm	Belichtung kV/mAs
Unterschenkel	18/43 18/43	200	–	105	57/4 a.-p. 55/4 seitlich
	18/43	200	+	115	60/10 a.-p. 60/8 seitlich
Unterschenkel mit beiden Gelenken	20/60	200	– mit Reismehlsack	120	55/8 a.-p. 55/6,4 seitlich

Die Aufnahmen mit Gips 5 Belichtungsstufen (3 kV/2 mAs) mehr belichten.
Die Belichtungsdaten gelten für einen 12-Puls-Generator und einen RP1-Film (blue).

Standard-ET: Unterschenkel mit Kniegelenk a.-p. 8.23 a/b

im Sitzen/im Liegen:

Rückenlage. Der Unterschenkel und das Kniegelenk liegen plan auf. Patella in Mittelstellung; oberer Kassettenrand 3 cm oberhalb des oberen Patellarandes.

GE Der ZS zielt senkrecht auf Objekt- und Kassettenmitte.

Standard-ET: Unterschenkel mit Kniegelenk seitlich

im Liegen:

a) Seitenlage: Unterschenkel und Kniegelenk sollen auf gleicher Höhe liegen (evtl. Unterschenkel mit Schaumstoff hochlagern) – Kniegelenk abwinkeln und exakt seitlich legen. Oberer Kassettenrand 3 cm oberhalb des oberen Patellarandes.

b) Rückenlage: Unterschenkel und Kniegelenk hochlagern (evtl. Holzkasten verwenden), Patella mittelständig. Die Kassette wird an der Außenseite (oder Innenseite) angestellt.

GE Der ZS zielt senkrecht auf Objekt- und Kassettenmitte in frontalem (a) bzw. horizontalem (b) Strahlengang.

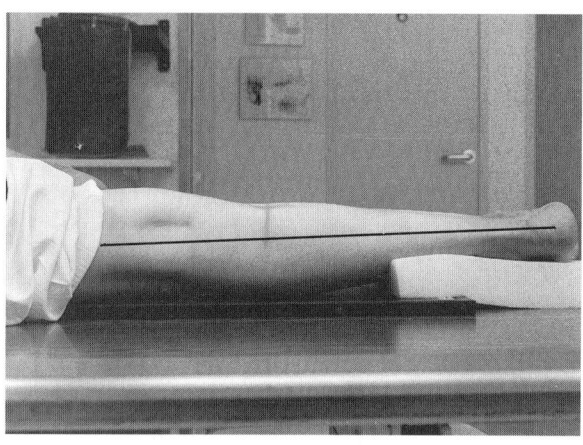
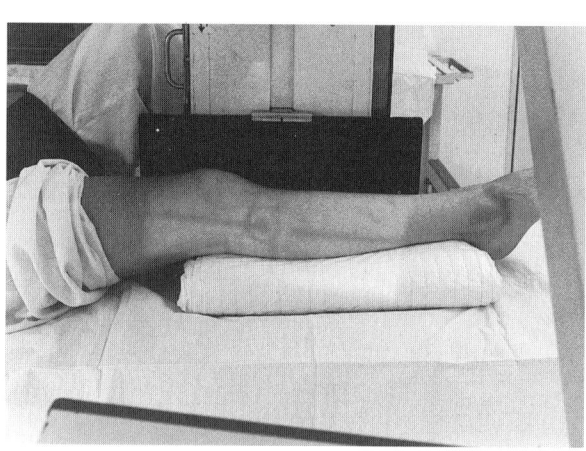

Abb. 8.**23 a** Unterschenkel unterpolstert.
b Unterschenkel hochgelagert.

Standard-ET: Unterschenkel mit Sprunggelenk a.-p. 8.24 a

im Sitzen/im Liegen:

Rückenlage, Unterschenkel und Sprunggelenk liegen plan auf. Der Patient zieht den Fuß zum Körper hin an. Das gesamte Bein wird 17° nach innen rotiert (siehe !!, der untere Kassettenrand liegt 3 cm unterhalb des Außenknöchels.
Reismehl zum Schwärzungsausgleich für das Sprunggelenk und den distalen Unterschenkel legen.

GE Der ZS zielt senkrecht auf Objekt- und Kassettenmitte.

!! *17°-Innenrotation,* Lagerung: Die kleine Zehe steht senkrecht über der Mitte des Sprunggelenkes. Diese ET erlaubt den überlagerungsfreien Einblick in die Gelenkgabel.

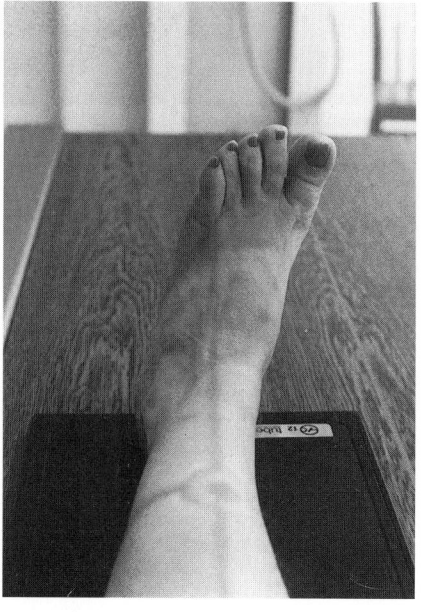

Abb. 8.**24 a**   17°-Innenrotation.

Untere Extremität   Unterschenkel mit Sprunggelenk seitl. –
Unterschenkel mit bd. Gelenken a.-p./seitlich

287

Standard-ET: Unterschenkel mit Sprunggelenk seitlich   8.24 b/c

im Liegen:

a) Seitenlage. Hat der Patient extrem dicke Waden und Knie, sollte das Sprunggelenk hochgepolstert werden, damit Unterschenkel und Sprunggelenk möglichst in gleicher Höhe liegen. Sprunggelenk exakt seitlich (siehe ‼ S. 287 und Abb. 8.**24c**), unterer Kassettenrand 3 cm unterhalb des Außenknöchels. Reismehl über Sprunggelenk und distalen Unterschenkel legen.
b) Rückenlage. Unterschenkel und Sprunggelenk hochlagern (evtl. Holzkasten verwenden). Unterer Kassettenrand siehe a). Das Sprunggelenk befindet sich in 17°-Innenrotation (S. 286).

GE Der ZS zielt senkrecht auf Objekt- und Kassettenmitte in frontalem (a) bzw. horizontalem (b) Strahlengang.

‼ *Sprunggelenk seitlich,* Lagerung und Aufnahme in Seitenlage: Das Sprunggelenk liegt mit der Außenseite an. Mit Daumen und Zeigefinger tastet die MTAR den Innen- und den Außenknöchel von der rückwärtigen Seite des Sprunggelenkes. Beide müssen übereinander liegen.

Standard-ET: Unterschenkel mit beiden Gelenken a.-p.   8.25 a

im Sitzen/im Liegen:

Rückenlage. Plane Lage des Unterschenkels mit beiden Gelenken auf Kassettenmitte. Patella Mittelstellung, Verlaufsfolie, Reismehl oder Filter verwenden.

GE Der ZS zielt senkrecht auf Objekt- und Kassettenmitte.

Standard-ET: Unterschenkel mit beiden Gelenken seitlich   8.25 b/c

im Liegen:

a) Seitenlage. Der Unterschenkel und die Gelenke sollen möglichst in gleicher Höhe auf der Kassette liegen (evtl. Sprunggelenk und proximalen Unterschenkel unterpolstern). Verlaufsfolie, Reismehl oder Filter verwenden.
b) Rückenlage. Der Unterschenkel mit beiden Gelenken wird hochgelagert, die Kassette seitlich angestellt. Verlaufsfolie und evtl. Filter verwenden.

GE Der ZS zielt senkrecht auf Objekt- bzw. Kassettenmitte im frontalen (a) bzw. horizontalen (b) Strahlengang.

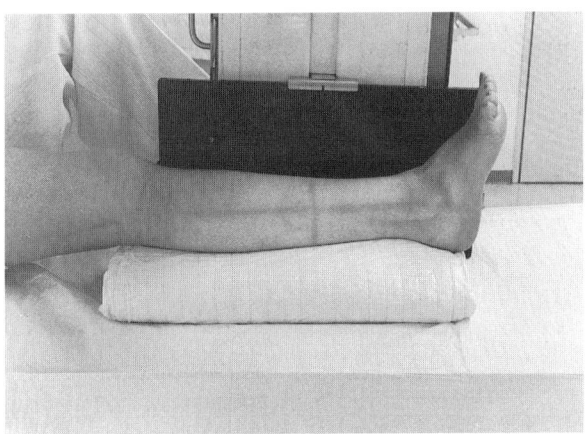

Abb. 8.**24 b**   Unterschenkel mit Sprunggelenk seitlich, hochgelagert.

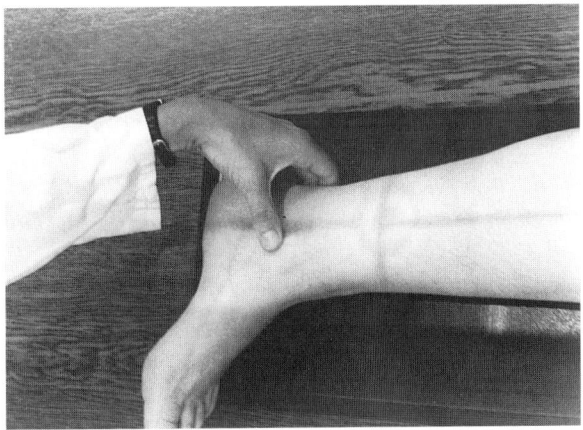

Abb. 8.**24 c**   Innen- und Außenknöchel tasten.

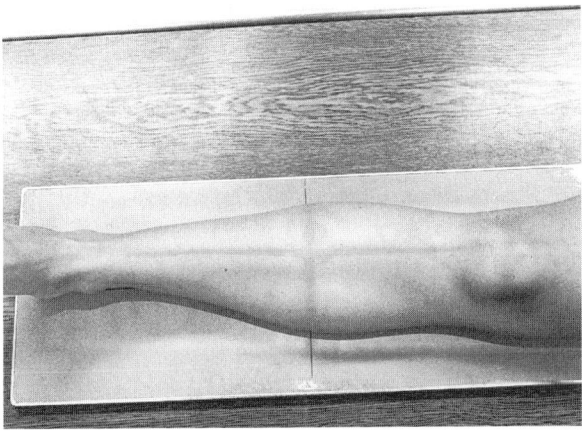

Abb. 8.**25 a**   Unterschenkel mit beiden Gelenken a.-p.

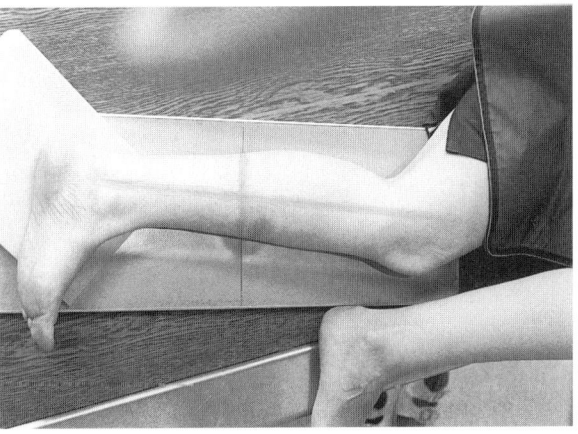

Abb. 8.**24 b**   Unterschenkel mit beiden Gelenken in Seitenlage.

c ▶

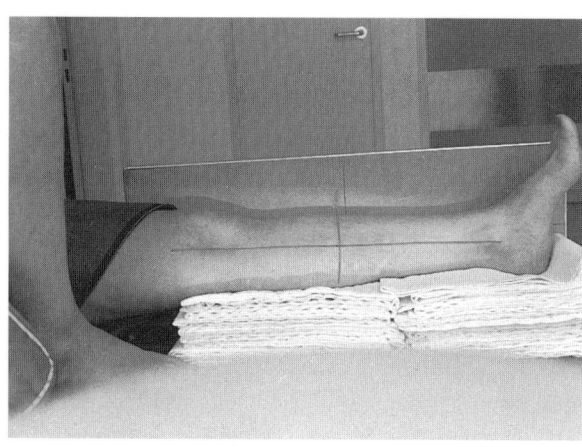

Abb. 8.**25c** Unterschenkel mit beiden Gelenken in Rückenlage.

‼ Die ET Unterschenkel mit beiden Gelenken in
zwei Ebenen wird zur Beurteilung der Achse bei
Spiralbrüchen und als erste Röntgenaufnahme
nach Nagelung/Fixateur-OP oder nach Fixateur-
umbau angefertigt.

Spezial-ET: Unterschenkel und Sprung- 8.26a–e gelenk a.-p. nach Prof. Büchner

im Sitzen/im Liegen:

Rückenlage. Kassette 18 × 43 unter den Unterschenkel
mit Sprunggelenk legen. Sprunggelenk in 17°-Innenro-
tation (Lagerung wie Unterschenkel mit Sprunggelenk
a.-p.) (S. 286). Unterer Kassettenrand 3 cm unterhalb
des Außenknöchels.

GE ZS zielt senkrecht auf den Gelenkspalt, Strahlenfeld in Längsrichtung voll ausblenden; die Kassette
ist nur zu ⅔ ausgeleuchtet. Den ZS nun so weit (ca.
2−3°) kranial richten, bis die Kassette bis auf einen
1 cm breiten Rand (Strahlenschutz) ausgeleuchtet
ist.

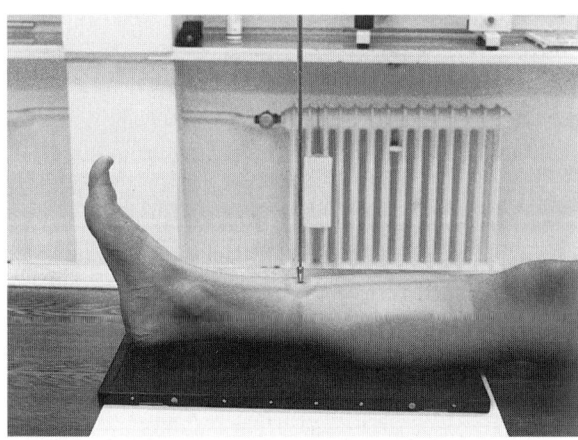

a

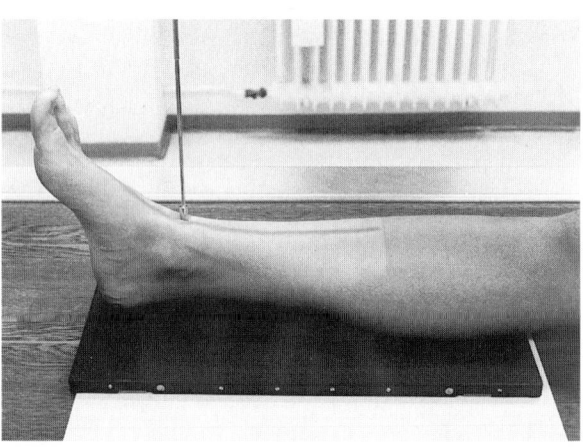

b

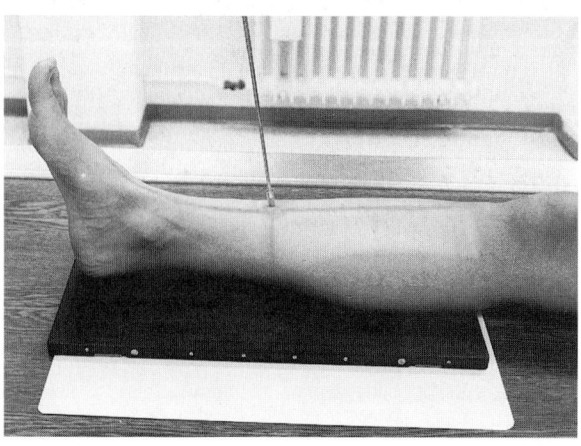

c

Abb. 8.**26a** Unterschenkel mit Sprunggelenk a.-p., ZS auf
Mitte Unterschenkel.
b Unterschenkel mit Sprunggelenk (Büchner). ZS zielt senkrecht auf das Gelenk.
c Röhre kranial gerichtet.

Untere Extremität   *Forts.* Unterschenkel + Sprunggelenk a.-p. (n. Prof. Büchner)
Unterschenkel + Sprunggelenk seitl. (n. Prof. Büchner)

289

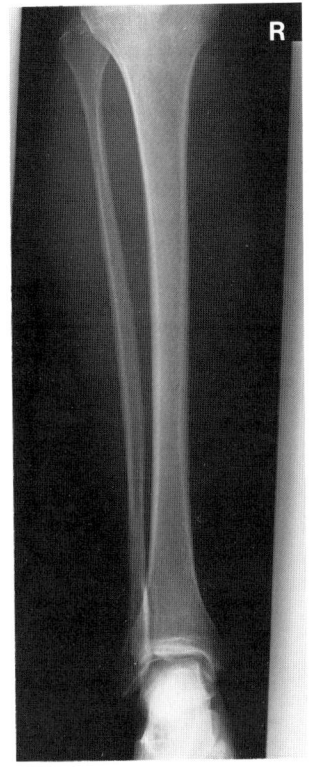
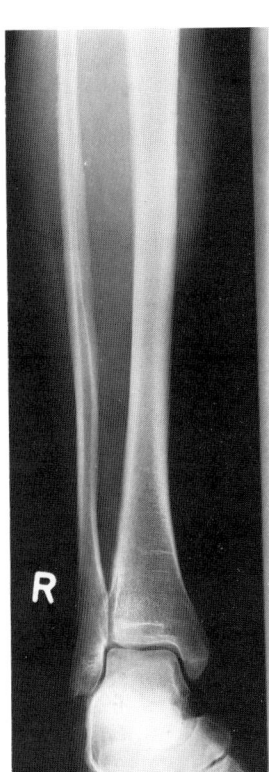

d Kein knöcherner Befund, das Sprunggelenk nicht einsehbar.

e Sprunggelenk gut einsehbar (Prof.-Büchner-ET).

Spezial-ET: Unterschenkel und Sprung- 8.27a–e
gelenk seitlich nach Prof. Büchner

im Liegen:

Seitenlage. Unterschenkel und Sprunggelenk sollen möglichst auf gleicher Höhe liegen. Das Sprunggelenk liegt exakt seitlich (siehe !! Sprunggelenk seitlich, S. 287). Der Unterschenkel liegt parallel zum Tischrand. Unterer Kassettenrand 3 cm unterhalb des äußeren Knöchels.

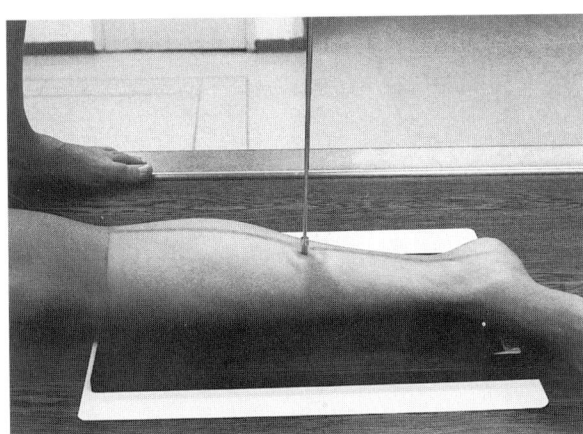
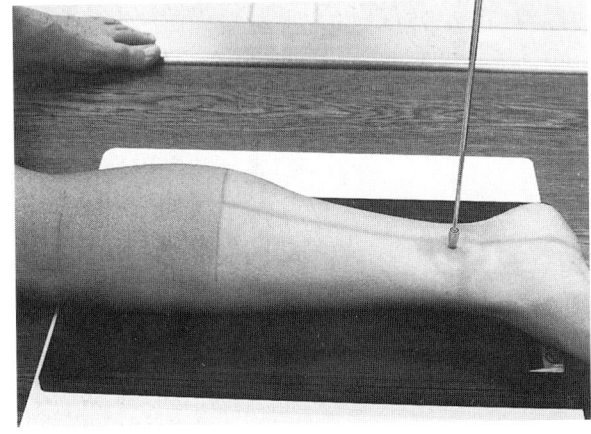

Abb. 8.**27a** Unterschenkel mit Sprunggelenk seitlich, ZS auf Mitte Unterschenkel.

b Unterschenkel mit Sprunggelenk seitlich, ZS zielt senkrecht auf das Gelenk.

c–e ▶

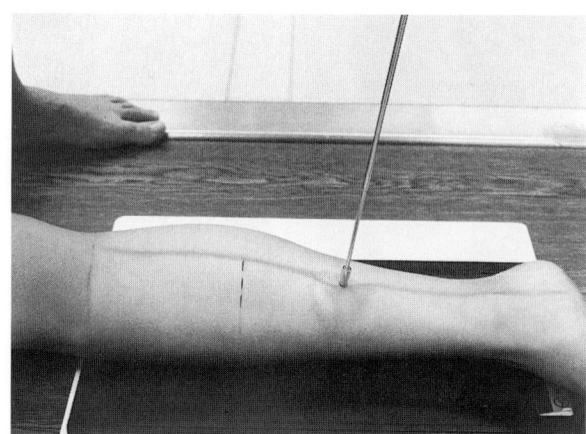

Abb. 8.**27 c**   Röhre kranial gerichtet (Büchner).
d Kein knöcherner Befund, das Sprunggelenk nicht einsehbar.
e Sprunggelenk gut einsehbar (Prof.-Büchner-ET).

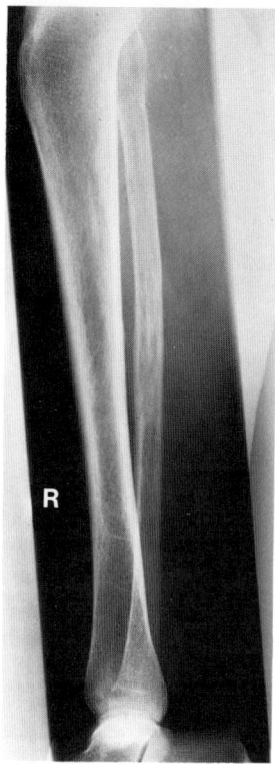
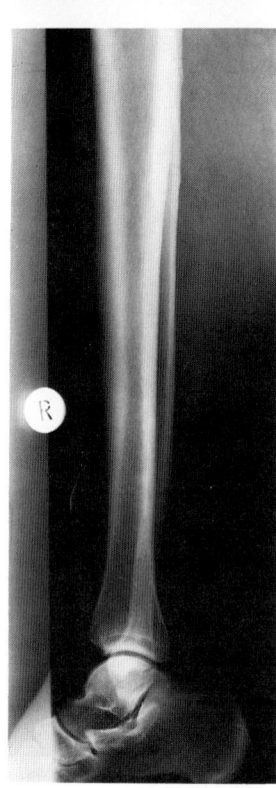

GE Siehe ET a.-p.

‼ *ET nach Prof. Büchner:* Es ist der Vorteil dieser Technik, daß der Gelenkspalt voll einsehbar ist und der Unterschenkel in ganzer Kassettenlänge dargestellt wird (Dosis- und Filmersparnis).
Erklärung: Ein Randstrahl des Strahlenkegels wird zum ZS, er trifft senkrecht auf den Gelenkspalt, und so wird das Gelenk überlagerungsfrei dargestellt.

| **ET-Wahl** | **Unterschenkelschaft, mittlerer Teil** | 8.28 a–c |

Verletzung V. a. Fraktur/Luxation im Bereich →	Wahl der ET	Lagerung/GE
Unterschenkelschaft mittlerer Teil (mit Kniegelenk) oder: **(mit Sprunggelenk)**	1. Unterschenkel und Kniegelenk (Sprunggelenk) a.-p.	← Standard-ET (S. 286)
	2. Unterschenkel und Kniegelenk (Sprunggelenk) seitlich	← Standard-ET (S. 286, 287) a) oder b)
		Ist nur die Tibia oder die Fibula frakturiert (zusätzlich siehe **!!** S. 292)
	3. Unterschenkel mit Sprunggelenk (Kniegelenk) a.-p.	← Standard-ET
	4. Unterschenkel mit Sprunggelenk (Kniegelenk) seitl.	← Standard-ET a) oder b)

!! Sieht man auf der Röntgenaufnahme des Unterschenkels in 2 Ebenen mit Kniegelenk oder mit Sprunggelenk, daß nur die Tibia oder die Fibula frakturiert ist, müssen zusätzlich Aufnahmen des anderen Gelenkes mit dem fehlenden Unterschenkelanteil geröntgt werden, um weitere Frakturen auszuschließen. Optimaler wäre: gleich bei V. a. einen Spiralbruch Aufnahmen mit beiden Gelenken anzufertigen. Bei einem Spiralbruch ist selten nur die Tibia oder nur die Fibula frakturiert.

!! Bei Aufnahmen von Röhrenknochen muß immer zumindest eines der Gelenke mit auf der Aufnahme zu sehen sein.

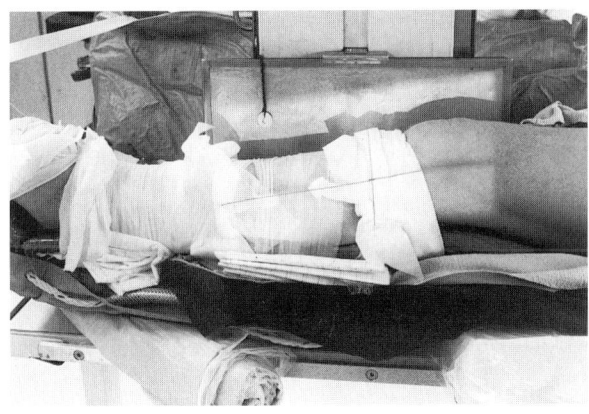
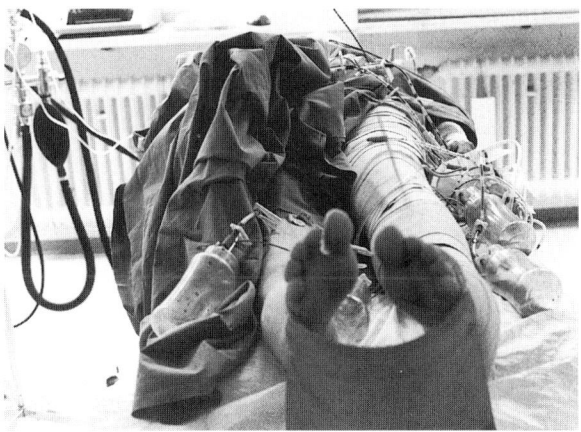

a   b

Abb. 8.**28a**   Knie mit Unterschenkel seitlich (Unterpolsterung beachten).
b Hilfe zur Innenrotation des Unterschenkels bei bewußtlosen Patienten.

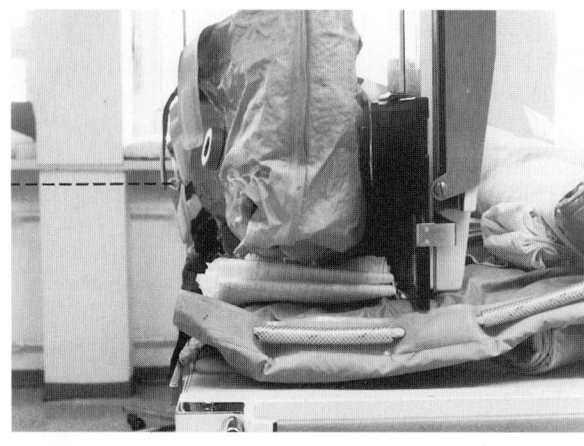

Abb. 8.**28c**   Unterschenkel in Vakuumhülle seitlich.

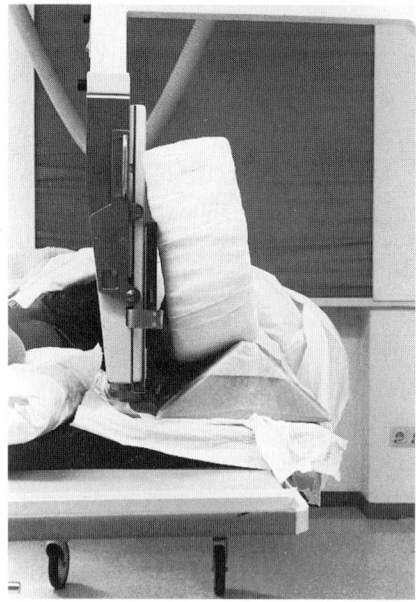

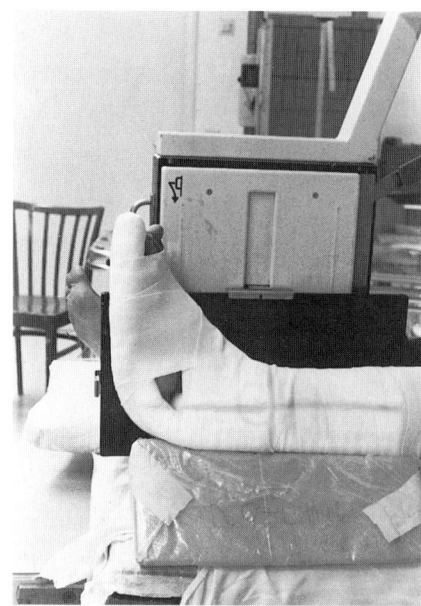

Abb. 8.**28d/e**   Hilfe, um den Patienten die Innenrotation zu erleichtern.

ET-Wahl	**Unterschenkel – Spiralbruch**	8.29 a/b
Verletzung V. a. Fraktur/Luxation im Bereich →	Wahl der ET	Lagerung/GE
Unterschenkel (Spiralbruch)	1. Unterschenkel mit beiden Gelenken a.-p. 20 × 60	← Standard-ET (S. 287)
	2. Unterschenkel mit beiden Gelenken seitlich 20 × 60	← Standard-ET (S. 287) a) oder b)

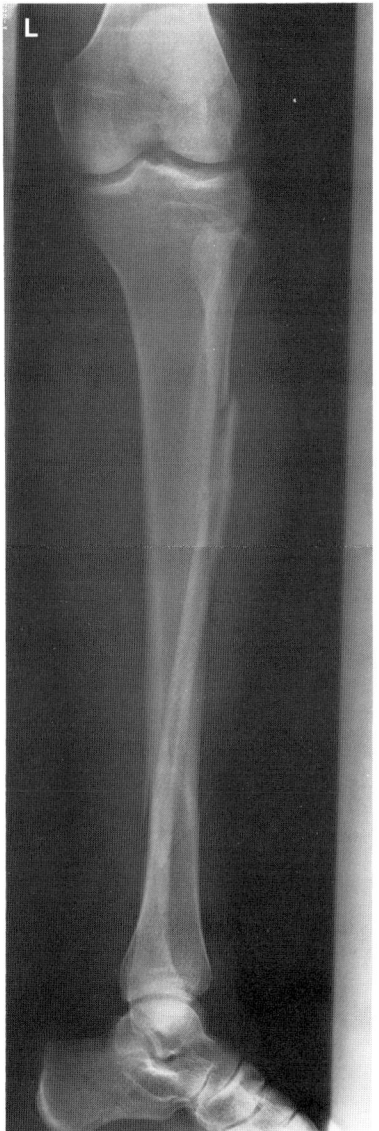 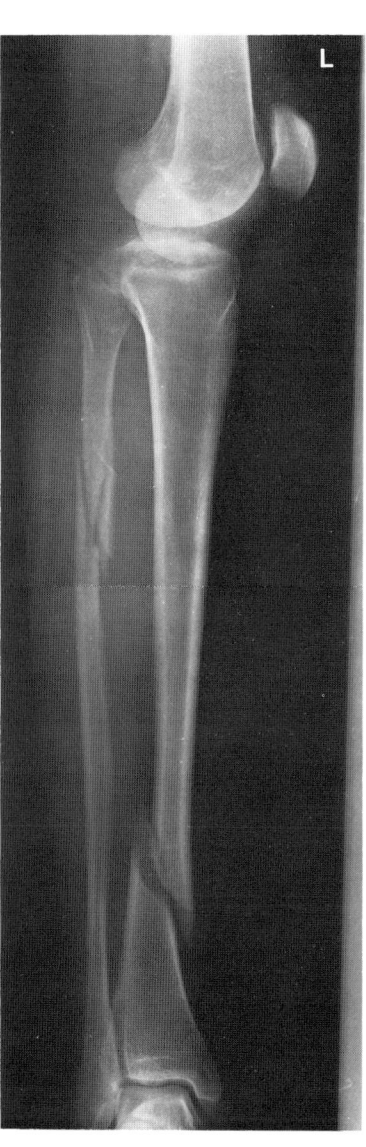

Abb. 8.**29 a/b**   Drehfehler nach Unfall.

Unterschenkel nach Reposition

Wahl der Standard-ET bzw. der Spezial-ET nach:

- Gips → Unterschenkelfraktur im Bereich Knie-
  gelenk/Sprunggelenk (S. 294).
- Extension → Offene Unterschenkelfraktur
  (S. 295).
- Gips, Osteosynthese → Spiralbruch (S. 296).
- Fixateur → Trümmerfraktur (S. 296).
- Gips, Fixateur → Unterschenkelfraktur im distalen
  Drittel (z. B. bei Gutachten) (S. 296).

Behandlungsmethode nach→	Wahl der ET	Lagerung/GE	
			8.30a–c
Gips → **Unterschenkelfraktur im Bereich:** **Kniegelenk** oder: **Sprunggelenk**	1. Unterschenkel mit Kniegelenk oder Sprunggelenk a.-p.	← Standard-ET (S. 286)	
	2. Unterschenkel mit Kniegelenk oder Sprunggelenk seitlich	← Standard-ET (S. 286, 287) a) oder b)	

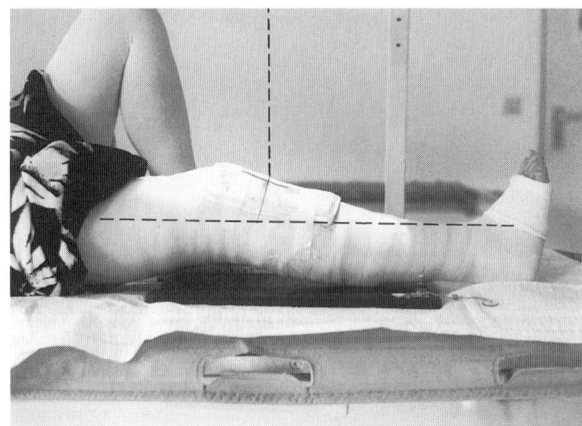

a

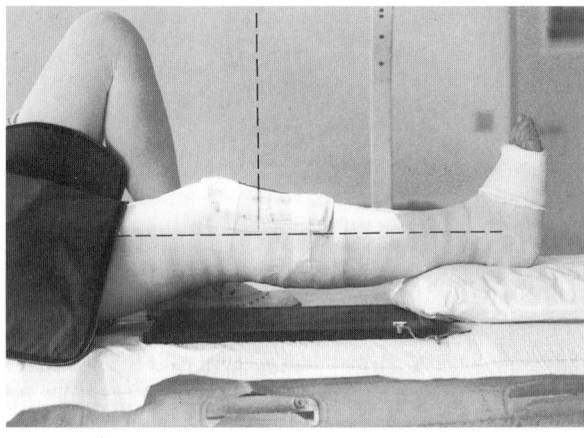

b

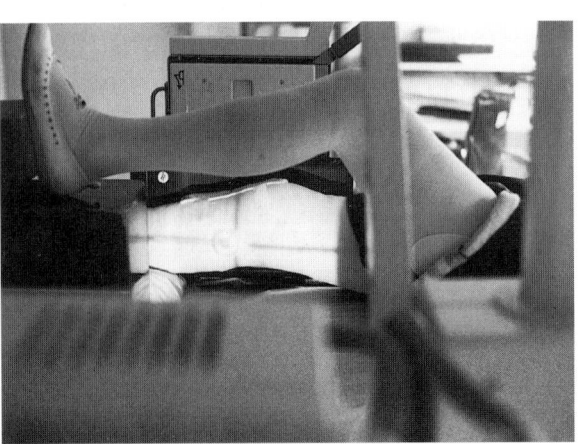

c

Abb. 8.**30a**　Unterschenkel und Knie abhängend.
b Unterschenkel und Knie mit unterpolstertem Sprunggelenk.
c Kniegelenk und Unterschenkel seitlich, im Gips, problemlo-
ser als die Seitenlage, Kassette seitlich anstellen.

Behandlungsmethode nach →	Wahl der ET	Lagerung/GE
		8.**31 a–d**
Extension → **offene Unterschenkelfraktur**	1. Unterschenkel mit Kniegelenk (Sprunggelenk) a.-p.	← Standard-ET (S. 286) a) mit flexibler Kassette. Kassette in Längsrichtung wölben und unter der Beinauflage in die Metallhalterung der Schiene mit der Rundung nach oben einschieben. **GE:** Der ZS zielt senkrecht auf Objekt- und Kassettenmitte. b) Unfallröntgengerät (s. Foto)
	2. Unterschenkel mit Kniegelenk (Sprunggelenk) seitlich	← Standard-ET (S. 286, 287)

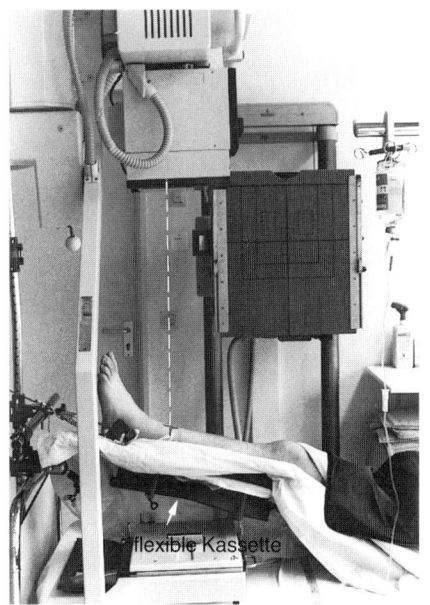

a

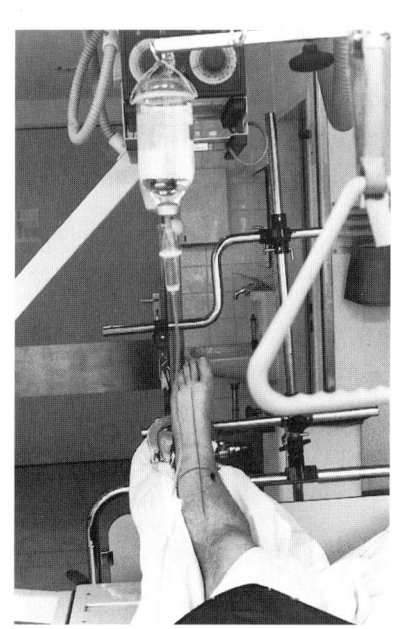

b

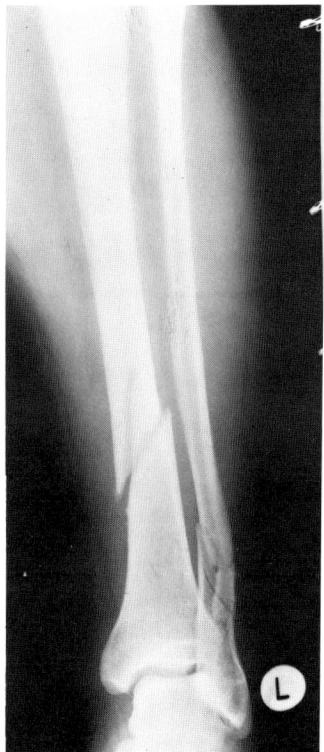

d

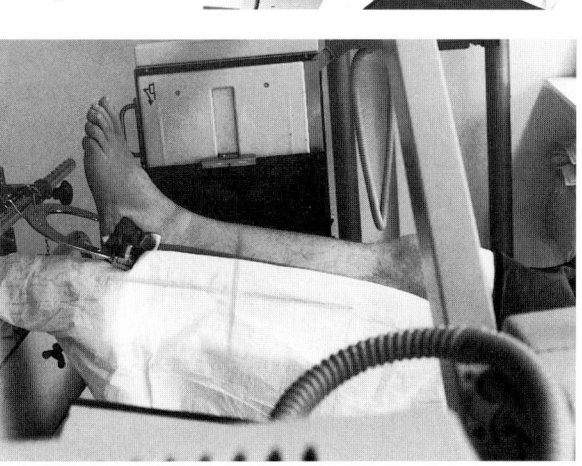

c

Abb. 8.**31 a/b**   Unterschenkel in
Extension mit flexibler Kassette.
c Seitliche Einstellung.
d Distale Unterschenkelfraktur in
Extension mit flexibler Kassette.

Behandlungsmethode nach→	Wahl der ET	Lagerung/GE
Gips, Osteosynthese → **Spiralbruch**	1. Unterschenkel mit beiden Gelenken a.-p.	← Standard-ET (S. 287)
	2. Unterschenkel mit beiden Gelenken seitlich	← Standard-ET (S. 287) a) oder b)

Behandlungsmethode nach→	Wahl der ET	Lagerung/GE
Fixateur → **Trümmerfraktur**	**Erste Röntgenkontrolle nach OP oder nach Fixateurumbau:**	
	1. Unterschenkel mit beiden Gelenken a.-p.	← Standard-ET (S. 287)
	2. Unterschenkel mit beiden Gelenken seitlich	← Standard-ET (S. 287) a) oder b) Bei Überlagerung durch die Längsverstrebung des Fixateur:
	3. Unterschenkel mit beiden Gelenken	← Unterschenkel mit beiden Gelenken so weit schräg drehen, bis die Längsverstrebung den Unterschenkelknochen im Frakturbereich möglichst nicht mehr überlagert.
	Bei den folgenden Kontrollen:	
	1. Unterschenkel und 1 Gelenk a.-p.	← Standard-ET (S. 286) Die Pins des Fixateur und 1 Gelenk müssen auf der Aufnahme zu sehen sein.
	2. Unterschenkel und 1 Gelenk seitlich	← Standard-ET (S. 287) a) oder b) Die Pins und 1 Gelenk müssen auf der Aufnahme zu sehen sein. Bei Überlagerung durch den Metallbügel des Fixateurs:
	3. Unterschenkel und 1 Gelenk schräg	← siehe bei erste Röntgenkontrolle 3.

Behandlungsmethode nach→	Wahl der ET	Lagerung/GE
Gips, Fixateur → **Unterschenkelfraktur mit distalem Drittel (z. B. bei Gutachten)**	1. Unterschenkel mit Sprunggelenk a.-p. (Prof. Büchner)	← Spezial-ET (S. 288)
	2. Unterschenkel mit Sprunggelenk seitlich (Prof. Büchner)	← Spezial-ET (S. 289)

Sprunggelenk

Sprunggelenk mit Unterschenkel siehe Unterschenkel S. 286, 287)

Standard-ET

Oberes Sprunggelenk (OSG) a.-p. (S. 298).
Sprunggelenk seitlich (S. 298).
Sprunggelenk schräg 45°-Innenrotation/45°-Außenrotation (S. 300).
Unteres Sprunggelenk (USG) seitlich (S. 301).

Spezial-ET

„Gehaltene Aufnahme" zur Beurteilung des lateralen (medialen) Bandapparates a.-p. (S. 301).
„Gehaltene Aufnahmen" bei Fragestellung: Talusvorschub, seitliche Lagerung (S. 303).
Sprunggelenk schräg – Malleolus medialis (S. 304).
Sprunggelenk schräg – Malleolus lateralis = Sprunggelenk schräg 45°-Innenrotation (S. 304)

Wahl der Standard-ET bzw. der Spezial-ET bei V. a.

Bandläsion nach Supinationstrauma (S. 304).
Fraktur/Luxation im Bereich: Sprunggelenk (S. 305).
Fraktur/Luxation im Bereich: Malleolus medialis (S. 307).
Fraktur/Luxation im Bereich: Malleolus medialis und distale Tibia (S. 308).
Fraktur/Luxation im Bereich: Malleolus lateralis (S. 309).

Sprunggelenk nach Reposition

(S. 309)

Objekt	Format	Empfindlich-keitsklasse	Raster	Abstand cm	Belichtung kV/mAs
Sprunggelenk	18/24	200	–	105	50/6,3 a.-p. 50/5 seitlich 50/6,3 schräg
Sprunggelenk Malleolus	18/24	200	–	105	50/5 (einblenden)

Die Belichtungsdaten gelten für einen 12-Puls-Generator und einen RP1-Film (blue).
Aufnahmen mit Gips 5 Belichtungsstufen (3 kV/2 mAs) mehr belichten.

Standard-ET: Sprunggelenk a.-p.   8.32a–d

im Sitzen/im Liegen:

Rückenlage. Der Fuß wird möglichst weit zum Körper hin angezogen, das ganze Bein um 17° innenrotiert (Einstellhilfe: Die kleine Zehe steht über der Sprunggelenkmitte).

GE Der ZS zielt senkrecht auf das Gelenk.

Standard-ET: Sprunggelenk seitlich   8.33a–e

im Liegen:

a) Seitenlage. Fuß und Sprunggelenk liegen mit der Außenseite der Kassette an. Der Fuß wird möglichst rechtwinklig angezogen. Vom hinteren oberen Rand des Fersenbeins aus mit dem Daumen und Zeigefinger den Innen- und Außenknöchel fühlen und durch Drehung des Fußes beide genau übereinander bringen (Abb. 8.**33a–c**).
b) Rückenlage. Wenn möglich, den Fuß auf ein festes Polster hochlagern; ansonsten den gesunden Fuß zur Seite nehmen lassen. Der (wenn möglich) 17° innenrotierte Fuß liegt der seitlich lateral oder medial angestellten Kassette an (Abb. 8.**33d/e**).

GE Der ZS zielt senkrecht auf das Gelenk.

Abb. 8.**32a/b**   Sprunggelenk a.-p.
c Sklerose in der Tibia, Fibulafraktur am Übergang vom mittleren zum distalen Drittel.
d Hilfe für die Innenrotation des Sprunggelenks bei immobilen Patienten (**nicht** bei offensichtlicher Fraktur!).

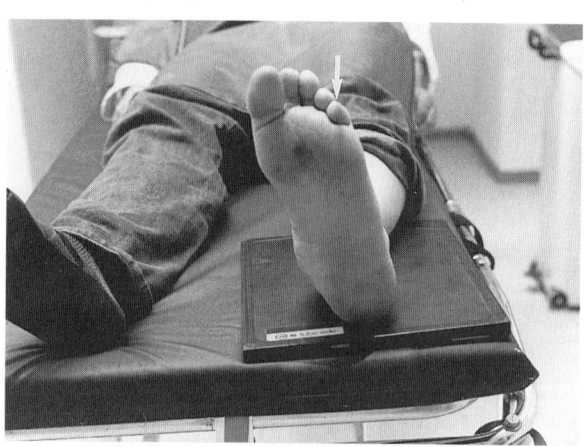

a

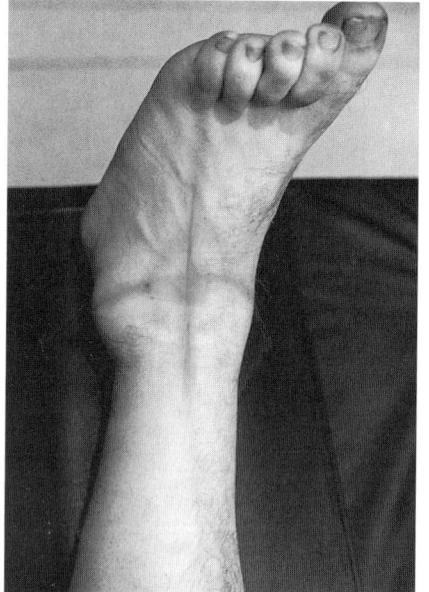

b

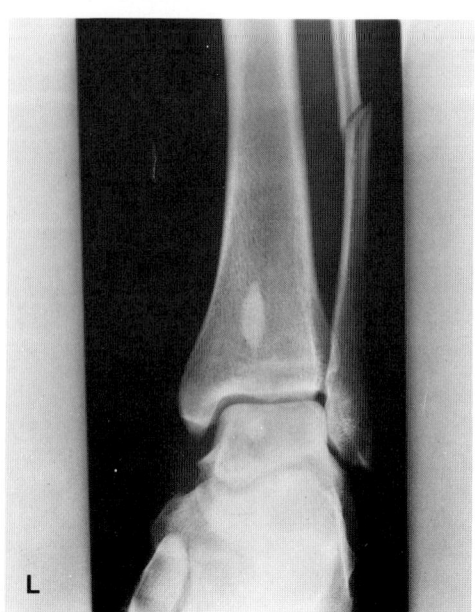

c

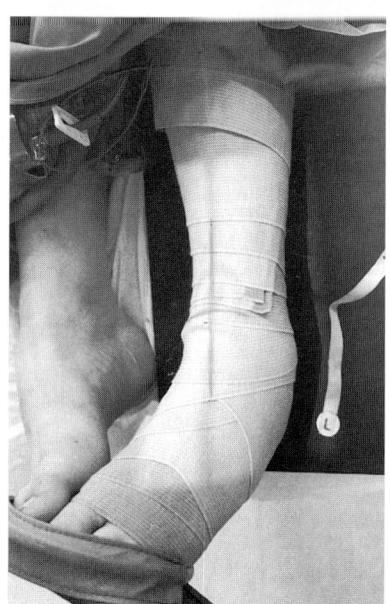

d

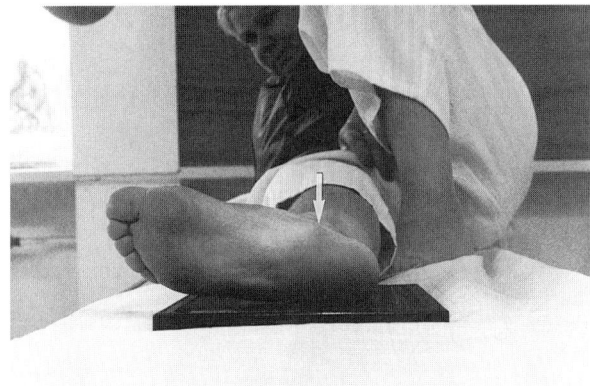

a

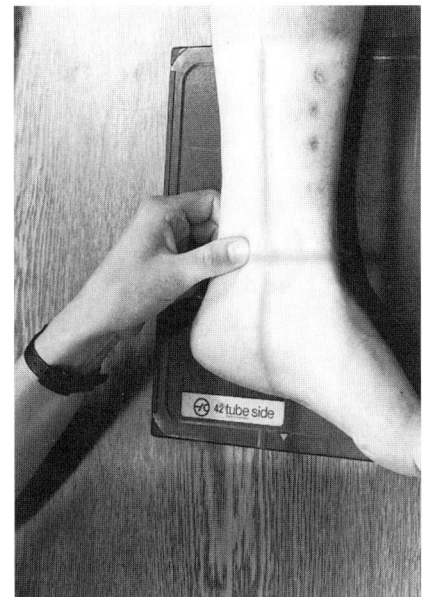

b

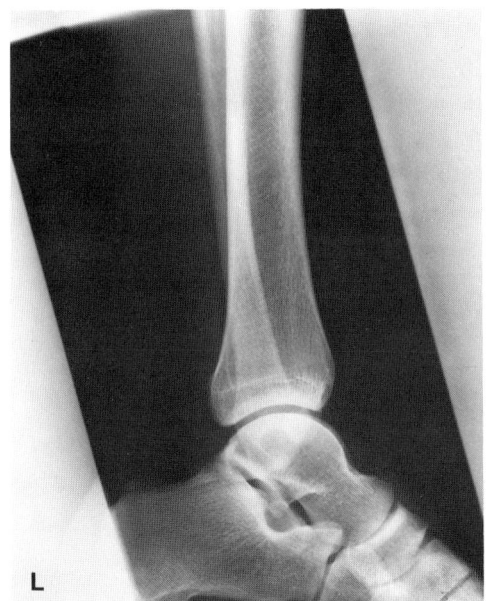

c   L

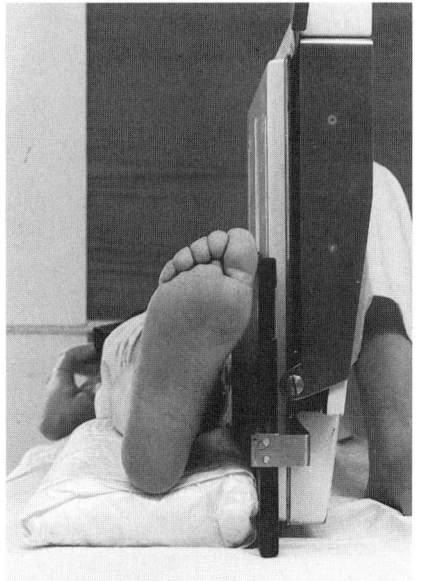

d

Abb. 8.**33a**   Sprunggelenk seitlich.
b Daumen und Zeigefinger als Hilfe zur exakten Drehung.
c Keine knöcherne Verletzung nachweisbar.
d Unterschenkel hochgelagert.
e Hilfe für die Innenrotation des Sprunggelenks bei immobilen
Patienten (**nicht** bei offensichtlicher Fraktur!).

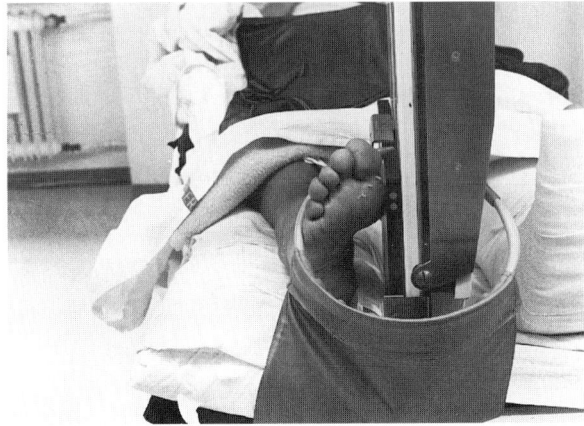

e

!! Bei Aufnahmen der Gelenke nicht am Format und
an der Längenausblendung sparen. Eine Fraktur
könnte übersehen werden.

Das Sprunggelenk liegt mit dem Gelenk im unteren
Drittel der Kassette auf, um Frakturen im proximalen Unterschenkel nicht zu übersehen.

Standard-ET: Sprunggelenk schräg 3. Ebene $\boxed{8.34\,a{-}f}$

im Sitzen/im Liegen:

Rückenlage. Fuß – wenn möglich – anziehen.

45°-Außenrotation des Beines: Bei V. a. Fraktur im
Bereich Tibia.

45°-Innenrotation des Beines: Bei V. a. Fraktur im Bereich Malleolus lateralis und distale Tibia fibularseits.
Bei V. a. Absprengungen an der Malleolusspitze bringt
ein kleiner Reismehlsack einen guten Belichtungsaus-
gleich. Ohne Reismehlsack 1 mAs-Stufe weniger belichten.

GE Der ZS zielt senkrecht auf das Gelenk.

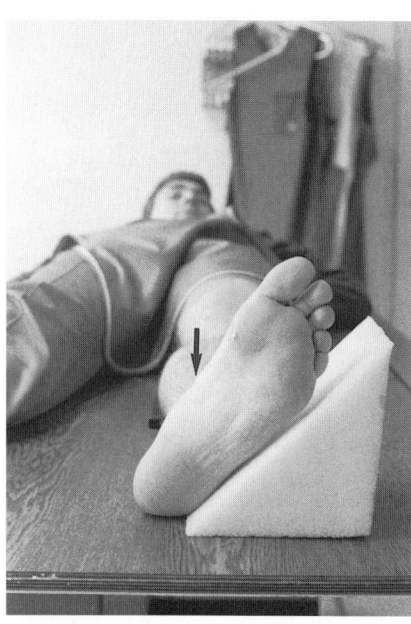

a

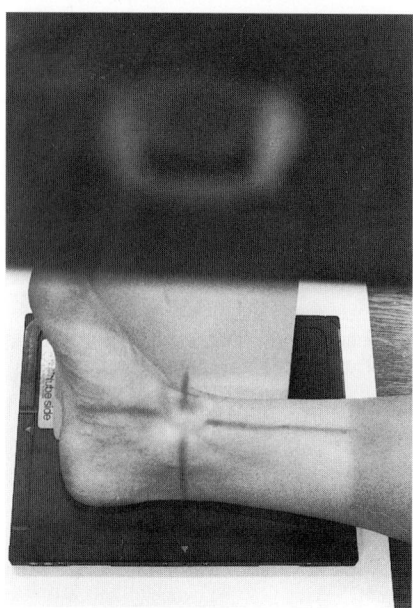

b

Abb. 8.**34 a/b**   Sprunggelenk in Außenrotation.
c Siehe 8.**32 c**.

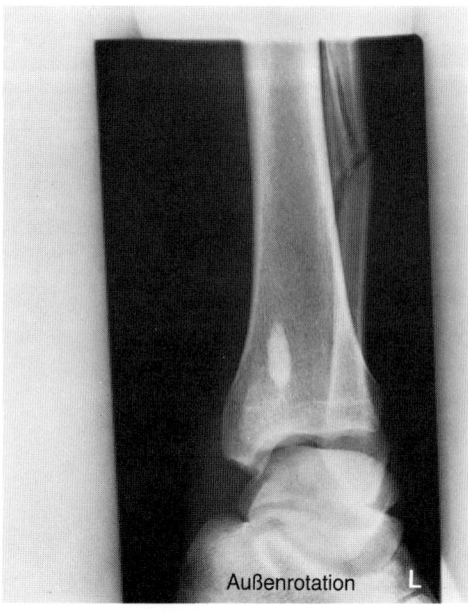

Außenrotation   L

c

Untere Extremität *Forts.* Sprunggelenk Innenrotation – Unteres Sprunggelenk seitlich – Geh. Aufn. für das Außenband

301

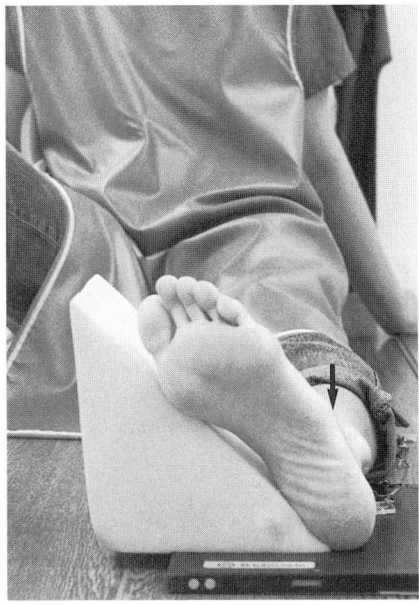
d

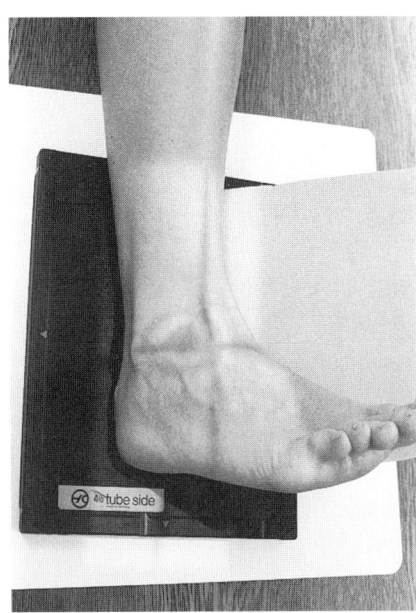
e

Standard-ET: Unteres Sprunggelenk seitlich

im Liegen:

a) Seitenlage, das Fersenbein mit einem 15°-Keil anheben. Die Kassette liegt unter dem Keil.

GE Der ZS trifft senkrecht 1 cm unterhalb des Innenknöchels auf.

b) Sprunggelenk 45°-Außenrotation (S. 291).

GE Der ZS trifft im Winkel von 15° kandokranial 1 cm unterhalb des Innenknöchels auf.

Spezial-ET: „Gehaltene Aufnahmen" für den lateralen Bandapparat a.-p. (telos-Gerät)

im Sitzen:

Einstellung mit dem telos-Haltegerät.
Text aus der Anleitung:

– „Patienten sitzend mit einer Kniebeugung von ca. 20° lagern (Knierolle oder Keil unter die Kniekehle legen).

– Ferse muß fest am Mittelsteg des Fußhalteteils anliegen.

– Die Fixierung der Ferse durch Andrücken des Schwenkbügels und kleine Drehung des Griffs muß so erfolgen, daß der Patient den Fuß nicht mehr aus der Halterung herausziehen kann.

– Druckplatte des Supports im Abstand von 2 cm oberhalb des Innenknöchels ansetzen.

– Auflagedruck zur routinemäßigen Untersuchung 15 kp."

Vergleichsaufnahme (lockerer Bandapparat) erforderlich.

GE Der ZS zielt senkrecht auf die Gelenkmitte. Einblenden auf das Gelenk.

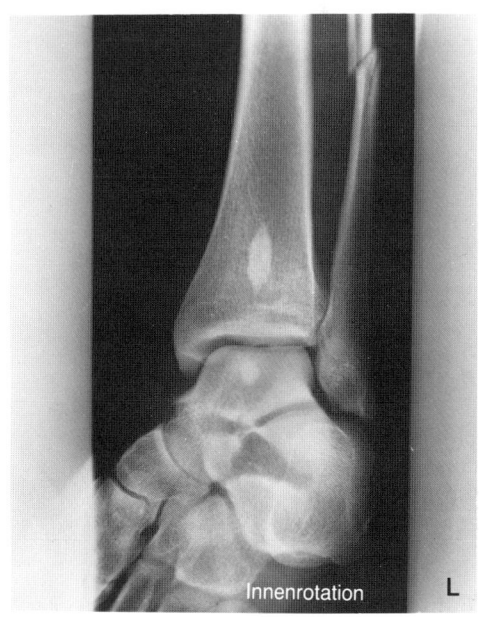

Innenrotation L

f

d/e Sprunggelenk, in Innenrotation. **f** siehe 8.**32 c**.

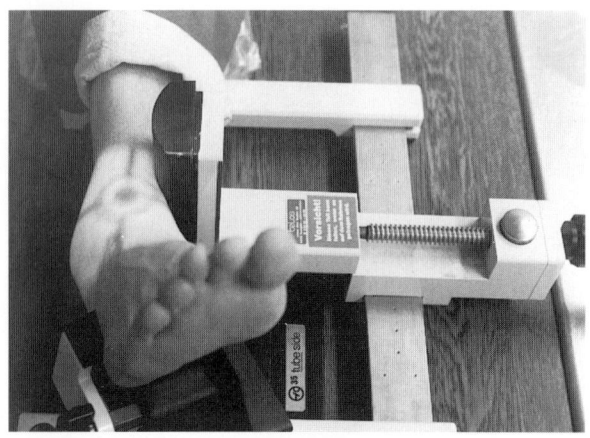
a

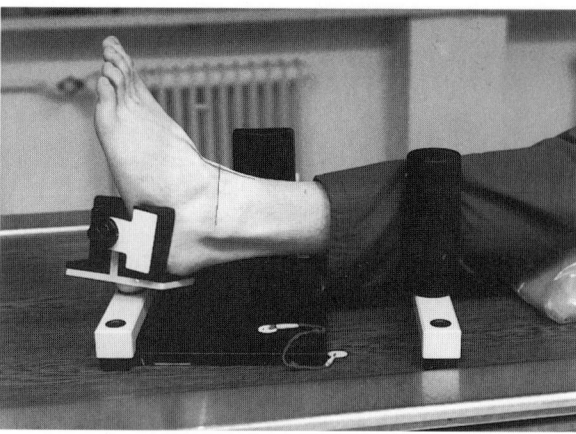
b

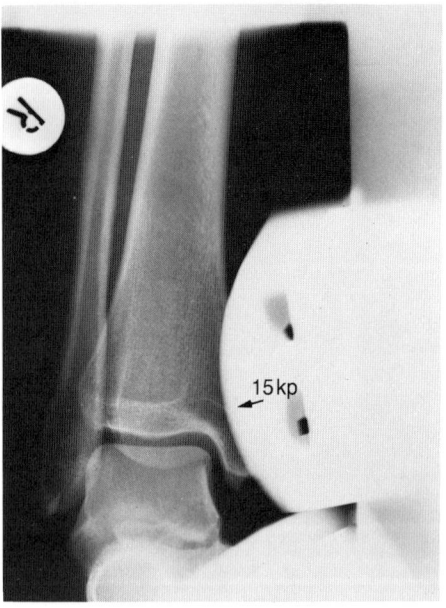
c

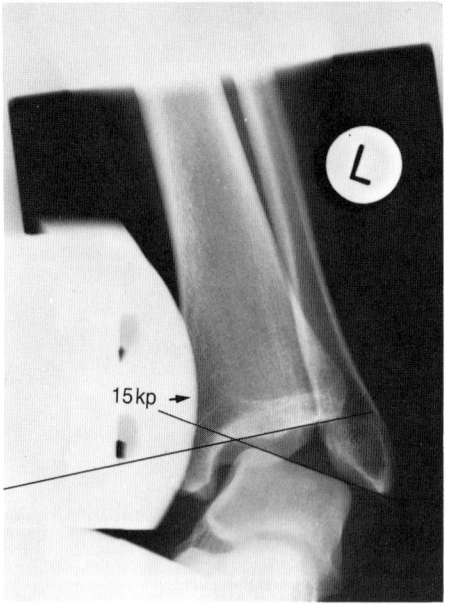
d

Abb. 8.**35a** Prüfung der rechten Außenbänder.
b Prüfung der linken Außenbänder.
c/d Vermehrte Aufklappbarkeit des äußeren Sprunggelenks bds., links mit leichter Subluxation.

!! „Gehaltene Aufnahmen" für den medialen Bandapparat: Der Andruck befindet sich 2 cm oberhalb des Außenknöchels, ansonsten keine Veränderung.

!! **1. Einstellung: traumatisiertes Gelenk a.-p.** Toleriert der Patient nur 10 kp, kann die Aufnahme mit diesem Andruck ausgelöst werden. Für die Vergleichsaufnahme der Gegenseite den selben Andruck verwenden. Hilfe für den Patienten: Die Schmerzen sind leichter zu ertragen, wenn der Patient die jeweils angezeigten kp mitgeteilt bekommt.

Spezial-ET: „Gehaltene Aufnahmen" | 8.35 a–g |
bei Fragestellung: Talusvorschub
(Lagerung seitlich)
(telos-Gerät)

im Liegen:

Einstellung mit dem telos-Haltegerät.

Text aus der Anleitung:

– „Patienten wie abgebildet seitlich mit einer Knien-beugung von mindestens 30° lagern.

– Ferse muß fest am Mittelsteg des Fußhalteteils an-liegen.

– Ferse darf **nicht** mit Schwenkbügel fixiert werden.

– Druckplatte des Supports im Abstand von 2 cm oberhalb des Innenknöchels ansetzen.

– Auflagedruck zur routinemäßigen Untersuchung 15 kp."

– Röntgenaufnahme erst **1 Minute nach** Druckge-bung.

Es ist keine Vergleichsaufnahme erforderlich.

GE Der ZS zielt senkrecht auf die Gelenkmitte. Ein-blenden auf das Gelenk.

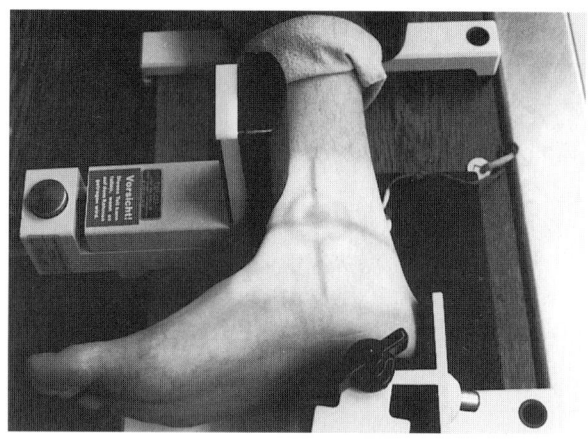

e

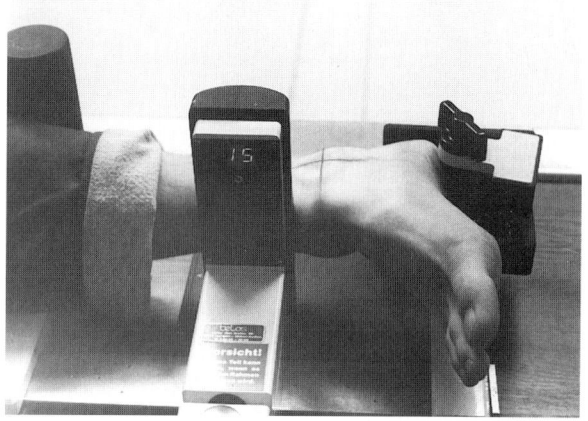

f

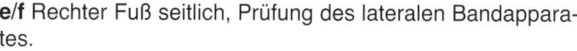
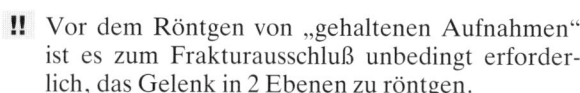

e/f Rechter Fuß seitlich, Prüfung des lateralen Bandappara-tes.

g Talusvorschub.

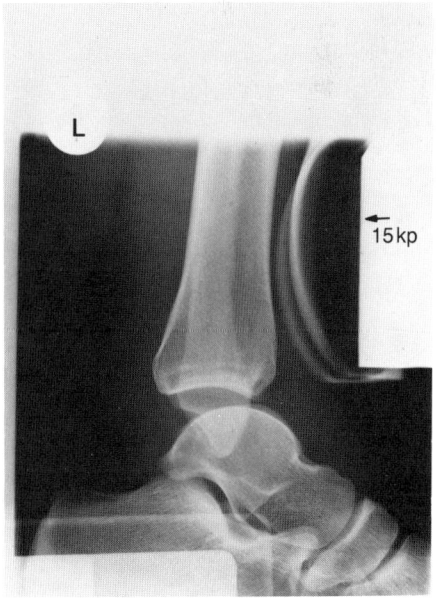

g

‼ Vor dem Röntgen von „gehaltenen Aufnahmen" ist es zum Frakturausschluß unbedingt erforder-lich, das Gelenk in 2 Ebenen zu röntgen.

‼ Bei Kindern unter 16 Jahren **keine** gehaltenen Auf-nahmen des Sprunggelenkes anfertigen, da der Bandapparat noch sehr locker ist und die Epiphy-senfugen noch nicht geschlossen sind.

Spezial-ET: Sprunggelenk schräg, Malleolus medialis   8.36a/b
(Absprengungen an der inneren Knöchelspitze)

im Liegen:

In Bauchlage, Fuß liegt p.-a. auf einem 15°-Keil auf.
– Kassette **unter** dem Keil, den Fuß etwas nach außen drehen.

GE Der ZS zielt im senkrechten Strahlengang auf den schräg liegenden Fuß in Höhe des Innenknöchels auf den Gelenkspalt.

Spezial-ET: Sprunggelenk schräg – Malleolus lateralis
(Absprengung an der äußeren Knöchelspitze)

1. Die ET Sprunggelenk schräg in 45°-Innenrotation (S. 300).
Fehleinstellung: Fuß nicht weit genug angezogen.

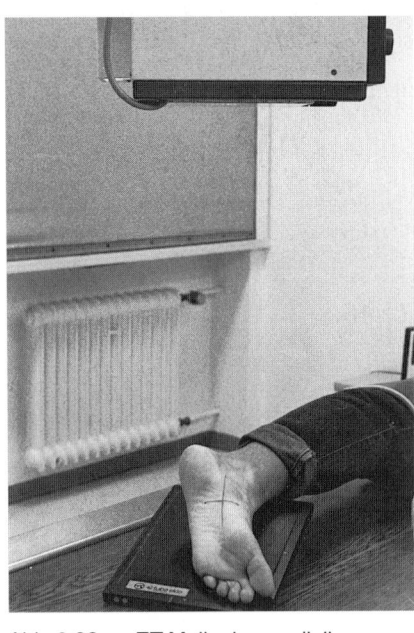
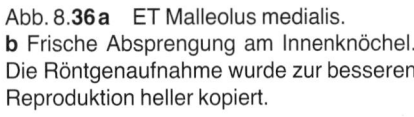
a
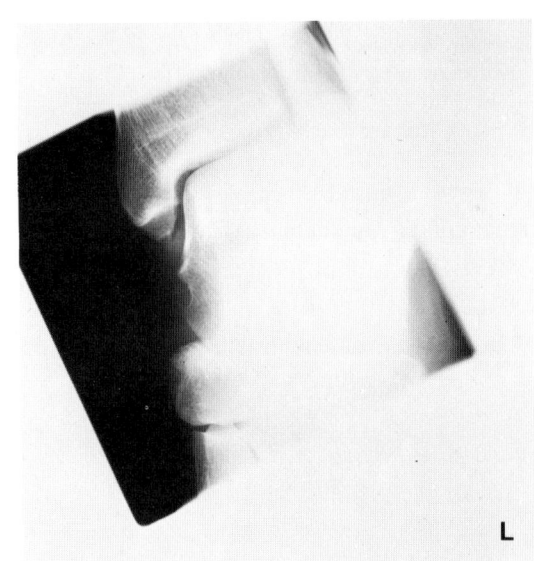
L
b

Abb. 8.**36a**   ET Malleolus medialis.
b Frische Absprengung am Innenknöchel.
Die Röntgenaufnahme wurde zur besseren Reproduktion heller kopiert.

ET-Wahl   **Sprunggelenk (Bandläsion nach Supinationstrauma)**   8.37a/b

Verletzung V. a. Fraktur/Luxation im Bereich →	Wahl der ET	Lagerung/GE
Sprunggelenk (Bandläsion nach Supinationstrauma)	1. Sprunggelenk a.-p.	← Standard-ET (S. 298)
	2. Sprunggelenk seitlich	← Standard-ET (S. 298)
		Zeigt sich keine knöcherne Verletzung:
	1. a) „Geh. Aufnahmen" Sprunggelenk a.-p. traumatisierte Seite	← Spezial-ET (S. 301) mindestens 10 kp/möglichst 15 kp
	b) „Geh. Aufnahmen" Sprunggelenk a.-p. Gegenseite	← Spezial-ET (S. 301) mit gleichem Andruck
	4. „Geh. Aufnahmen" Sprunggelenk seitlich traumatisierte Seite	← Spezial-ET (S. 303) mindestens 10 kp/möglichst 15 kp

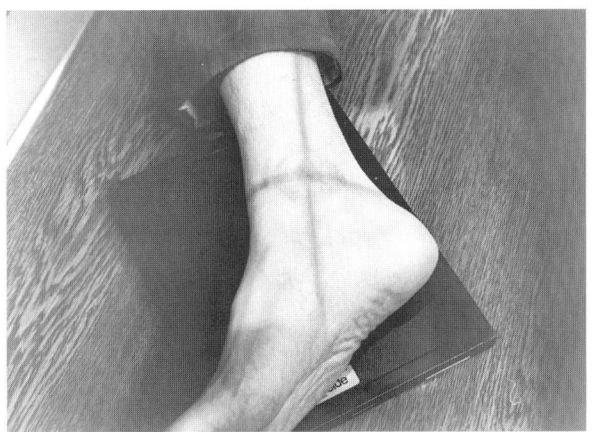

a

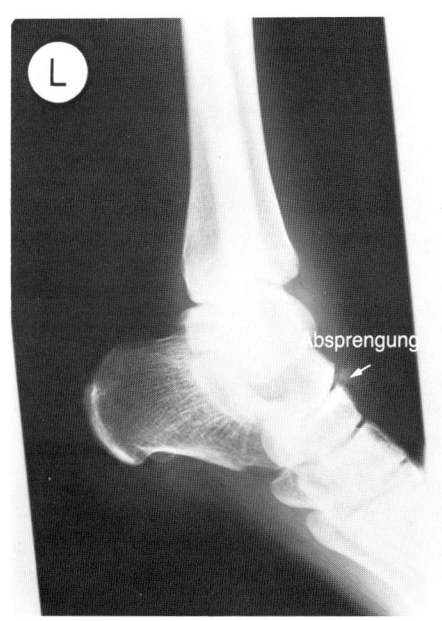

b

Abb. 8.**37 a/b**   ET Sprunggelenk seitlich mit schräg gedrehtem Lichtvisier. Knöcherner Bandausriß am Navikulare kann nicht übersehen werden. Die Aufnahme wurde zur besseren Reproduktion heller kopiert.

!! Der „volle Befund" einer Ruptur ist erst nach 1 Minute nach Andruck zu sehen. Grund: Der Talus rutscht nur verzögert nach ventral. Daher sollte bis zum Auslösen der seitlichen Aufnahme 1 Minute vergehen.

!! Bei einer Fraktur und bei knöchernem Bandausriß dürfen keine „gehaltenen Aufnahmen" angefertigt werden.

ET-Wahl	**Sprunggelenk – Fraktur, Luxation**	8.38 a–g

Verletzung V. a. Fraktur/Luxation im Bereich →	Wahl der ET	Lagerung/GE
Sprunggelenk Fraktur/Luxation	1. Sprunggelenk a.-p.	← Standard-ET (S. 298) Das Gelenk befindet sich in Außenrotation: um das Gelenk zumindest senkrecht zu lagern, wird ein 15°-Bocollokeil unter das Gelenk gelegt (die Ferse hängt an der erhöhten Seite des Bocollo frei auf die Kassette). **GE:** Wie Standard-ET
	2. Sprunggelenk seitlich	← Standard-ET (S. 298) a) oder b) Bei Trümmerfrakturen im Sprunggelenkbereich zusätzlich:
	3. Sprunggelenk schräg 3. Ebene	← Standard-ET (S. 300) Außenrotation oder Innenrotation (evtl. in beiden Schräglagen)

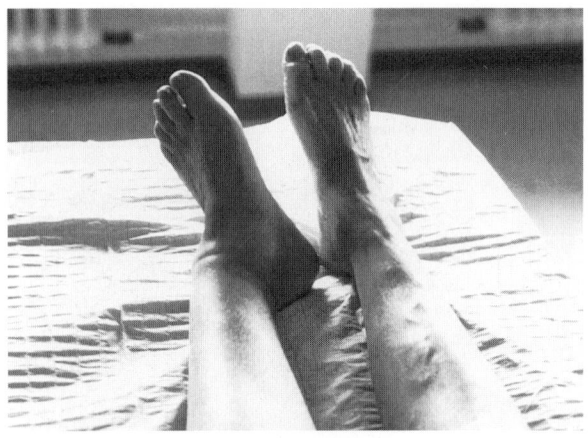
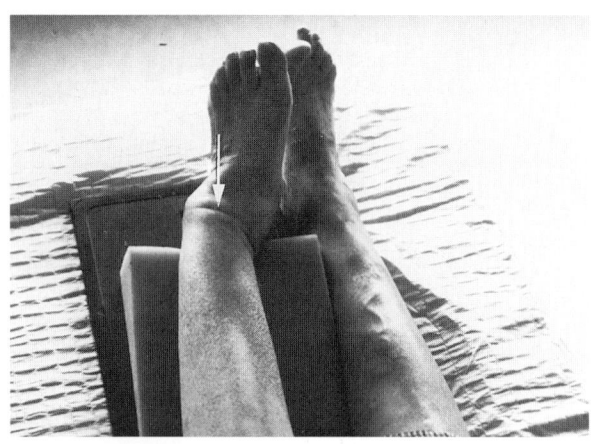

a

b

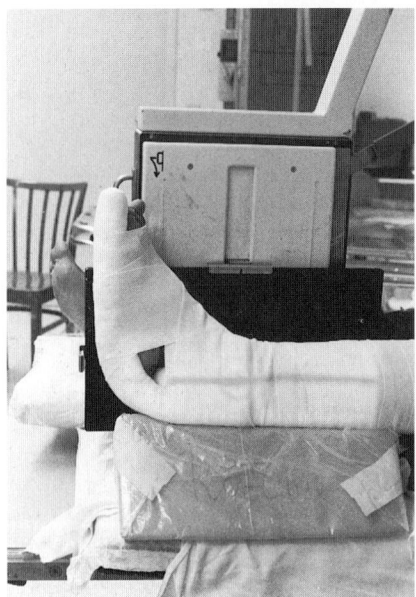
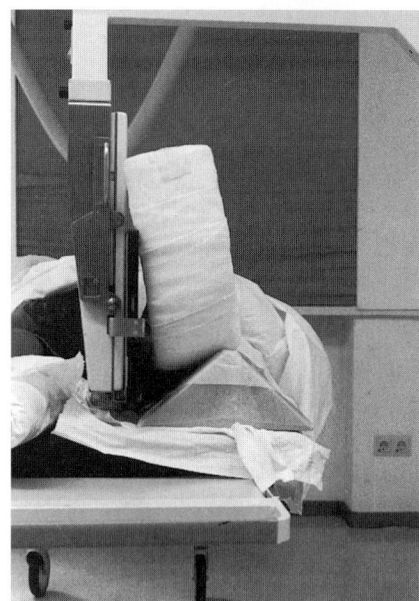

c

d

Abb. 8.**38 a**   Sprunggelenk in Außenrotation.
b Angehoben.
c/d Hilfe zur Innenrotation.

!! Tips zur problemlosen Drehung des Sprunggelenkes in Innenrotation: Unterschenkel (z. B. mit Cramer-Schiene) auf einen *langen* 45°-Keil hochlagern. Das Bein dreht sich von selbst in Innenrotation. Kassette bei Standardröntgengerät für die
seitliche Aufnahme mit einem Stein fixieren.

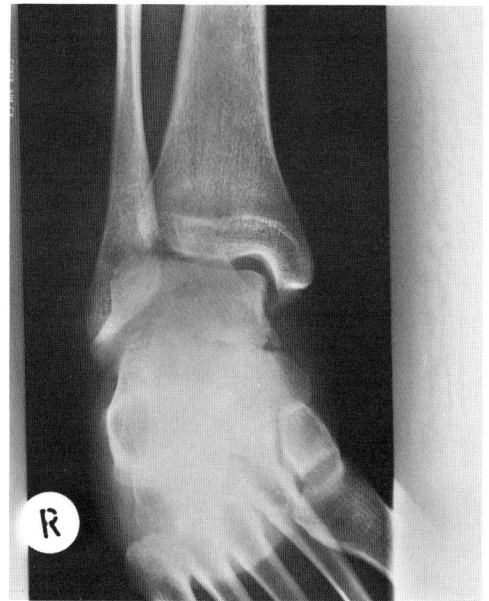

e

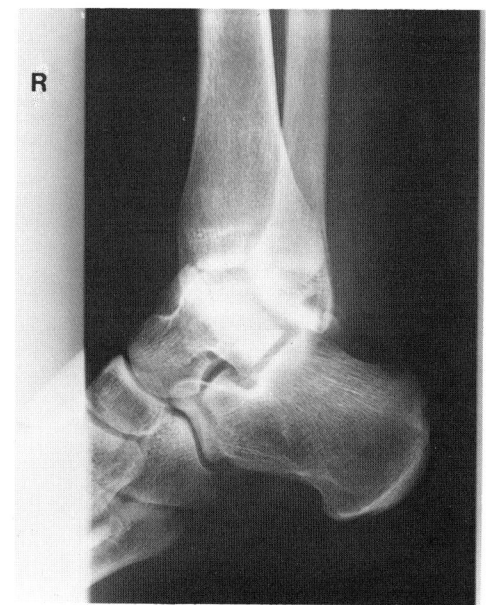

f

e–g Luxation im hinteren Sprunggelenk, Trümmerfraktur in
der Talusrolle. Die knöcherne Absprengung an der Tibiavor-
derkante (vorderes Volkmannsches Dreieck) und die Luxation ist nur bei der Schrägaufnahme zu sehen.

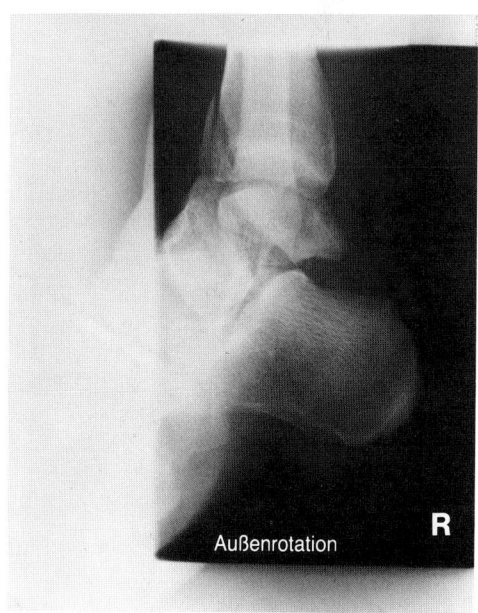

g

ET-Wahl   Sprunggelenk – Malleolus medialis, Absprengung

Verletzung V. a. Fraktur/Luxation im Bereich →	Wahl der ET	Lagerung/GE
Sprunggelenk (Malleolus medialis) – Absprengungen an der Knöchelspitze	1. Sprunggelenk a.-p.	← Standard-ET (S. 298)
	2. Sprunggelenk seitlich	← Standard-ET (S. 298) a) oder b)
	3. Sprunggelenk schräg – Malleolus medialis	‹ Spezial ET (S. 304)

ET-Wahl	Sprunggelenk – Malleolus-medialis-Fraktur u. distale Tibia	8.39 a–c

Verletzung V. a. Fraktur/Luxation im Bereich →	Wahl der ET	Lagerung/GE
Sprunggelenk (V. a. Malleolus-medialis-Fraktur und distale Tibia)	1. Sprunggelenk v. d. 2. Sprunggelenk seitl. 3. Sprunggelenk schräg – 3. Ebene	← Standard-ET (S. 298) ← Standard-ET (S. 298, 299) ← Standard-ET (S. 300) 45°-Außenrotation

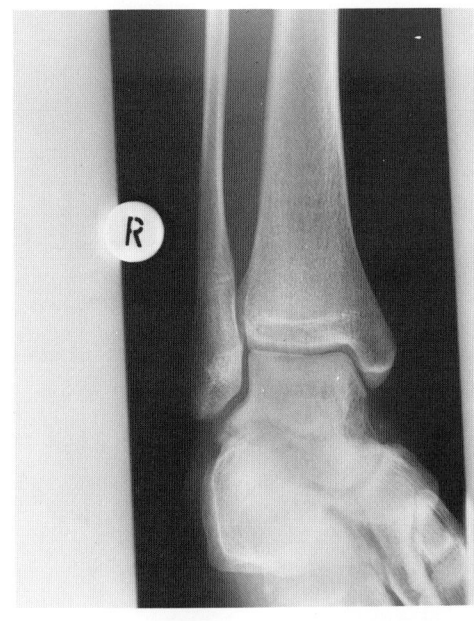

a

Abb. 8.**39 a–c**   Innenknöchelfraktur, nur in der Schrägaufnahme deutlich sichtbar.

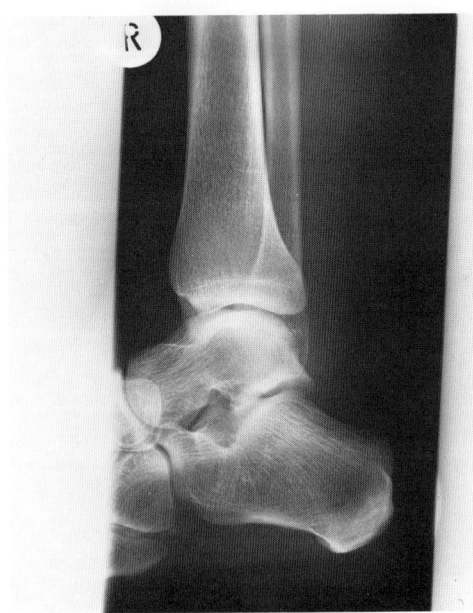

b

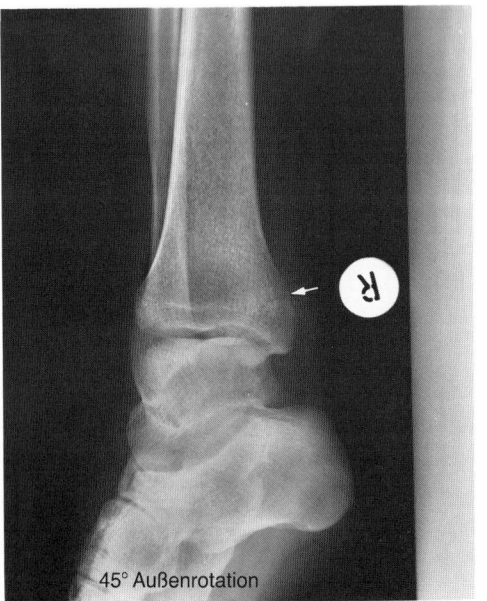

45° Außenrotation

c

ET-Wahl   Sprunggelenk – Malleolus lateralis, Absprengung

Verletzung V. a. Fraktur/Luxation im Bereich→	Wahl der ET	Lagerung/GE
Sprunggelenk (Malleolus lateralis)	1. Sprunggelenk a.-p.	← Standard-ET (S. 298)
	2. Sprunggelenk seitlich	← Standard-ET (S. 298)
– Absprengung an der Knöchelspitze	3. Sprunggelenk schräg – 3. Ebene	← Spezial-ET (S. 300, 304) 45°-Innenrotation

Sprunggelenk nach Reposition

Wahl der Standard-ET bzw. der Spezial-ET nach:

– Gips, Osteosynthese → Fraktur/Luxation im Sprunggelenkbereich

Behandlungsmethode nach→	Wahl der ET	Lagerung/GE
Gips, Osteosynthese →	1. Sprunggelenk a.-p.	← Standard-ET (S. 298)
Fraktur/Luxation im Sprunggelenkbereich	2. Sprunggelenk seitlich	← Standard-ET (S. 298) a) oder b)

Fuß/Fersenbein/Vorfuß/Zehen

Standard-ET	Fuß „a.-p." (S. 311). Fuß schräg (S. 312). Fuß seitlich (S. 312). Vorfuß „a.-p." (S. 313). Vorfuß schräg (S. 313). Großzehe „a.-p."/seitlich (S. 314). Kalkaneus (Fersenbein) axial (S. 314). Kalkaneus (Fersenbein) seitlich (S. 315).
Spezial-ET	Kalkaneus schräg (S. 315). Fußwurzelknochen „a.-p." (S. 316): Navikulare und Talus. Fußwurzelknochen seitlich: Navikulare, Talus, Kalkaneus (S. 317).
Wahl der Standard-ET bzw. der Spezial-ET bei V. a.	Fraktur/Luxation im Bereich: Fuß (Übersicht) (S. 317). Fraktur/Luxation im Bereich: Großzehe (S. 318). Fraktur/Luxation im Bereich: Fersenbein (S. 318). Fremdkörper im Bereich: Fuß (S. 318). Fraktur/Luxation im Bereich: Fußwurzelknochen (S. 319). Fraktur/Luxation im Bereich: Fuß (Schwerverletzter) (S. 319). Fraktur/Luxation im Bereich: Vorfuß (einzelne Zehen) (S. 321).
Fuß/Fersenbein/Vorfuß/Zehen nach Reposition	(S. 321).

Objekt	Format	Empfindlich-keitsklasse	Raster	Abstand cm	Belichtung kV/mAs
Fuß	24/30(2)	100	–	105	50/6,3 „a.-p." 50/8,0 schräg
Fußwurzelknochen	18/24	100	–	105	50/8–12,5
Fersenbein	18/24(2)	100	–	95 105	57/35 (dick Reismehl) 50/8,0 seitl.
Vorfuß/ Großzehe	18/24(2)	100	–	105	44/6,3 „a.-p." 44/8 schräg bzw. seitlich
Kleine Zehen	18/24(2)	100	–	105	44/5 „a.-p." 44/6,3 seitl.

Die Belichtungsdaten gelten für einen 12-Puls-Generator und einen RP1-Film (blue).
Aufnahmen in Gips 4–6 Belichtungspunkte mehr belichten (2 kV/4 mAs-Stufen).
Filter bzw. Reismehl zum Schwärzungsausgleich verwenden.

Standard-ET: Fuß „a.-p." | 8.40 a–d

im Sitzen/im Liegen:

a) *Im Sitzen* den Fuß plan auf die Kassette auflegen. Hat der Patient hiermit Schwierigkeiten: Patient auf einen Holzkasten hochsetzen oder die Beine über den Tischrand herunterhängen lassen. Der Fuß wird auf die Kassette, die auf einem Stuhl liegt, aufgestellt. Reismehlsack oder Filter zum Schwärzungsausgleich verwenden.

b) *Im Stehen* liegt der Fuß ebenfalls plan auf der Kassette auf. Der Patient lehnt sich, um den Fuß mit seinem Körper nicht zu überlagern, nach hinten (z. B. an den Aufnahmetisch). Reismehl oder Filter verwenden.

GE Der ZS zielt kaudokranial in einem Winkel von 10° in Höhe Navikulare auf die Fußmitte.

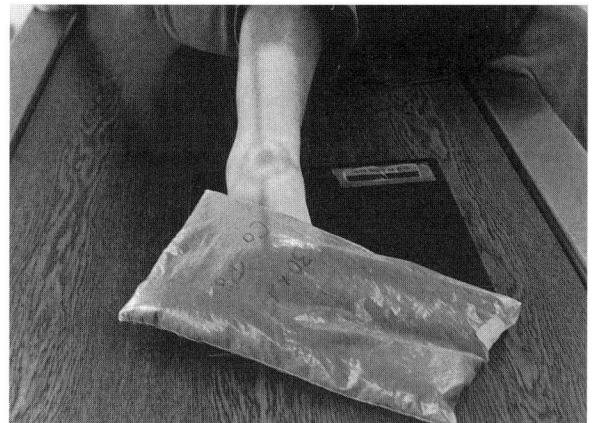
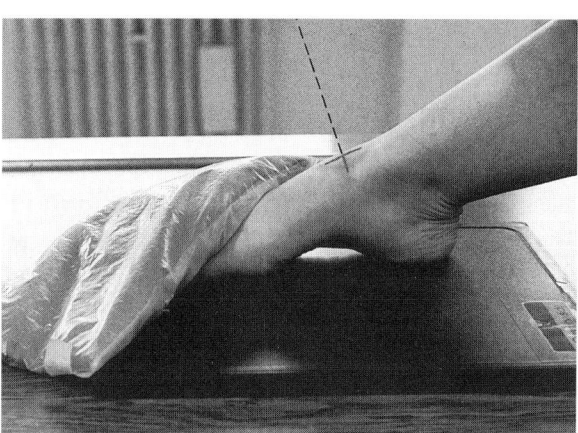

a   b

!! Bei Fragestellung *Fraktur*: Reismehlsack bringt einen guten Schwärzungsausgleich. Es kann im Gegensatz zu Filtern in unterschiedlicher Dicke auf das jeweilige Objekt gelegt werden. Bei Fragestellung *chronische Polyarthritis* (Rheuma): darf Reismehlsack nicht verwendet werden, da es als Schatten zu sehen ist. Bei der CP ist die Beurteilung der Weichteile zur Diagnosestellung wichtig! (Keilfilter verwenden).

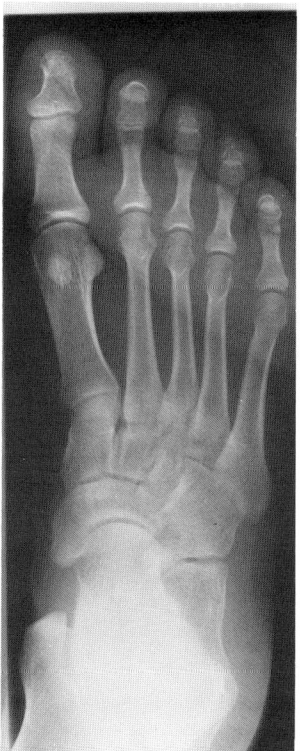
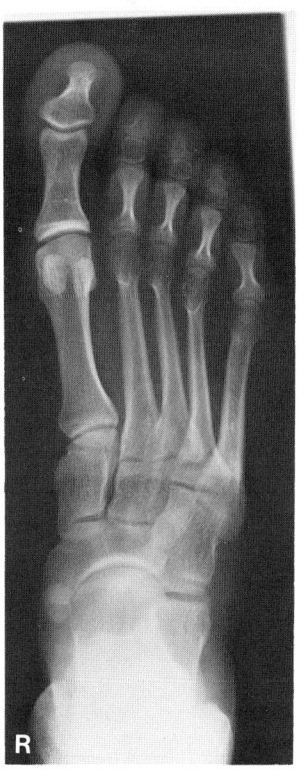

Abb. 8.**40 a/b**   Fuß „a.-p." mit Reismehl.
c Kein knöcherner Befund (mit Reismehl).
d Gleicher Befund (mit Filter).

c   d

Standard-ET: Fuß schräg 　　　8.41a–c

im Sitzen/im Stehen:

Der Fuß liegt mit der Innenseite im Winkel von ca. 45°
der Kassette an.

GE ZS zielt senkrecht auf die Fußmitte.

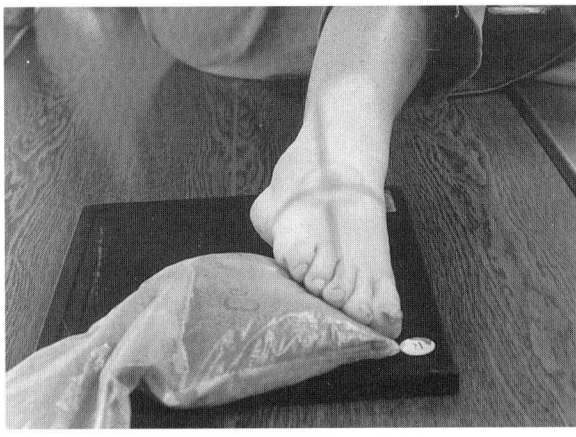

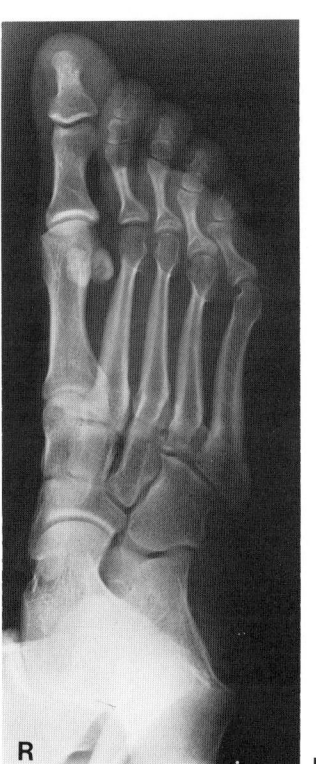

Abb. **8.41a** Fuß schräg mit Reismehl.
b Gleicher Befund (mit Filter).
c Keine knöcherne Verletzung (mit Reismehlsack).

Standard-ET: Fuß seitlich 　　　8.42

im Liegen:

Patient in Seiten- oder Rückenlage. Der Fuß liegt mit
der Außenseite der Kassette an.

GE ZS zielt senkrecht im frontalen oder horizontalen
　　　Strahlengang auf das Navikulare.

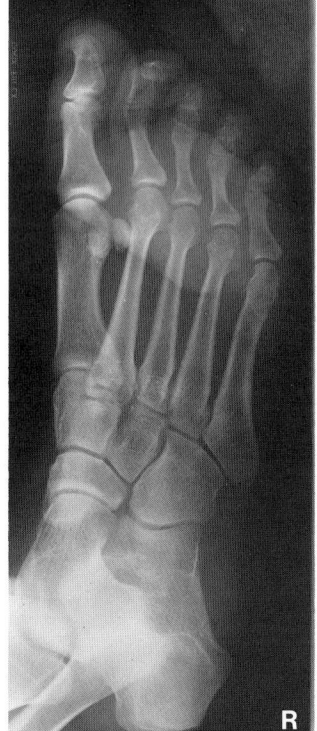

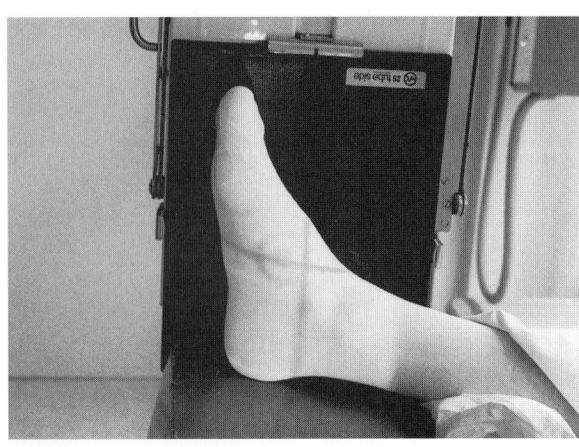

Abb. **8.42** Fuß rein seitlich.

Standard-ET: Vorfuß oder Zehe einzeln   8.43 a/b
„a.-p."

im Sitzen:

a) Der Patient sitzt auf dem Aufnahmetisch und stellt den interessierenden Anteil des Fußes auf die Kassette. Ein längsgefalteter Mulltupfer, unter die Zehenendglieder gelegt, bringt eine plane Auflage.

b) Der Patient kann den Fuß nicht flach auf den Tisch stellen. Patienten auf einen Kasten hochsetzen, oder der Patient setzt sich an das Ende des Aufnahmetischs und stellt den Fuß auf die Kassette, die auf einem Stuhl liegt, auf.

GE ZS trifft senkrecht auf Vorfußmitte bzw. auf die einzelnen Zehen auf.

Standard-ET: Vorfuß oder Zehen   8.44 a/b
einzeln schräg

im Liegen:

a) *Rückenlage:* Den Fuß im Winkel von etwa 45°, mit der Großzehe anliegend, auf die Kassette auflegen. Evtl. Zellstoff verwenden.

b) *Bauchlage:* Sind die Endglieder der Zehen II−V stark nach innen gezogen, bringt die Schrägaufnahme in Bauchlage bessere Ergebnisse, da sich die Endglieder nicht ineinander projizieren. Der Patient legt seinen Fuß auf einen 15°-Bocollokeil, dem die Kassette aufliegt. Er dreht sich nun so weit zur aufzunehmenden Seite, bis der Fuß mit dem Spann anliegt. Evtl. Zellstoff zwischen die Zehen schieben, um sie einzeln darzustellen.

GE Der ZS trifft senkrecht auf Vorfußmitte bzw. auf die einzelnen Zehen auf.

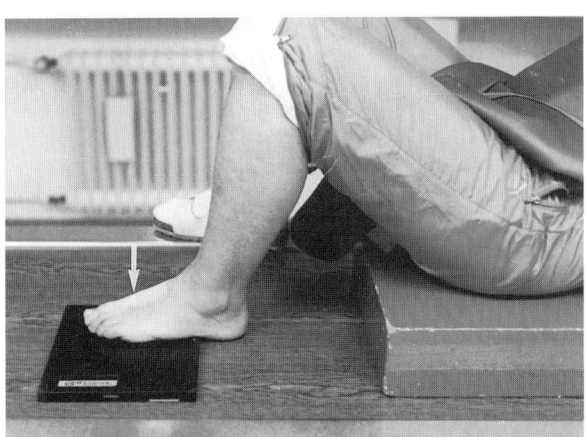

Abb. 8.**43 a**   Vorfuß „a.-p." Patient sitzt auf dem Holzkasten.

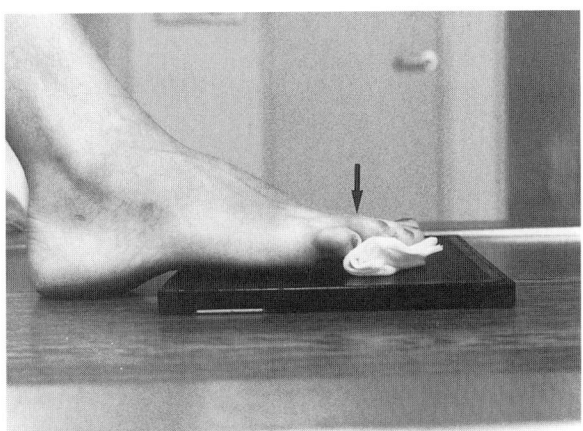

b Nach innen gekrümmte Zehen mit Mull unterpolstern.

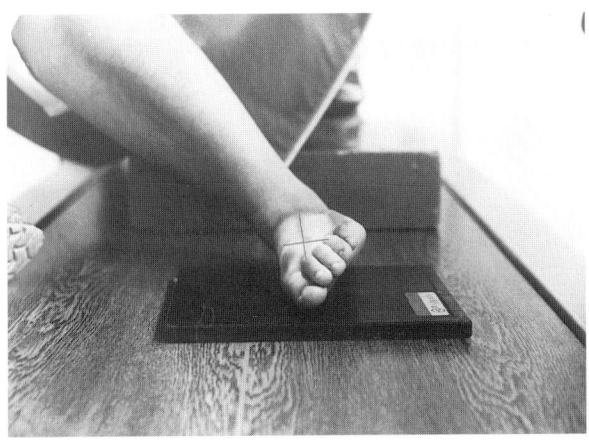

Abb. 8.**44 a**   Vorfuß schräg im Sitzen.

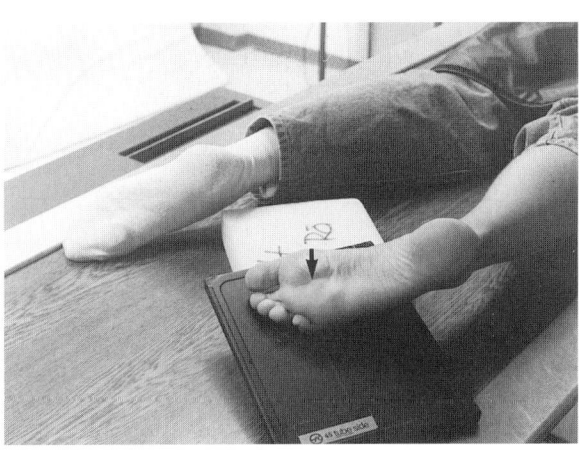

b In Bauchlage.

Standard-ET: Großzehen „a.-p."   8.45a

im Sitzen:

Der Patient stellt seinen Fuß mit der Großzehe in Kassettenmitte auf. Bei entsprechender Fragestellung wird das Metatarsale I mitgeröntgt.

GE Der ZS zielt senkrecht auf Objektmitte.

Standard-ET: Großzehe seitlich   8.45b

im Sitzen:

Der Patient dreht den Fuß so weit nach innen, bis die Großzehe möglichst plan aufliegt, die Zehen II–V werden vom Patienten mit Tupfer (auseinandergefaltet) nach lateral weggezogen.

GE ZS trifft senkrecht auf die Großzehe und auf die Kassette.

Standard-ET: Kalkaneus (Fersenbein) axial   8.46a–c

im Liegen/im Stehen:

a) *Im Liegen:* Der Unterschenkel wird auf einen Holzkasten hochgelagert. Das Fersenbein liegt (Fuß, wenn möglich, anziehen) dem vorderen Drittel der Kassette an. Als Schwärzungsausgleich dick Reismehlsack um das Fersenbein legen, dies erlaubt eine 2–3 Punkte höhere Belichtung. Der Kalkaneus ist bis an die Gelenkfläche zum Talus gut beurteilbar.

GE Der ZS zielt in einem *kraniokaudalen* Winkel von 45° auf die Gelenkfläche zwischen Kalkaneus und Talus und trifft auf die Kassette.

b) *Im Stehen:* Der Fuß steht mit der Ferse 2 cm neben der Außenkante der Kassette. Der Patient beugt sein Knie und hält sich evtl. am Röntgentisch fest. Reismehlsack wird zum Schwärzungsausgleich um das Fersenbein gelegt.

GE Siehe Punkt a).

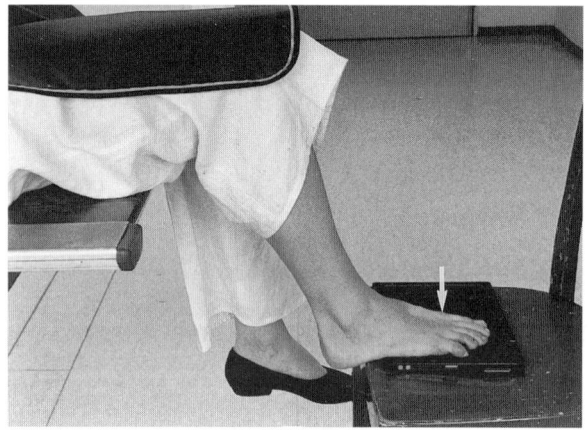

Abb. 8.**45a**   Großzehe „a.-p.", Unterschenkel hängend.

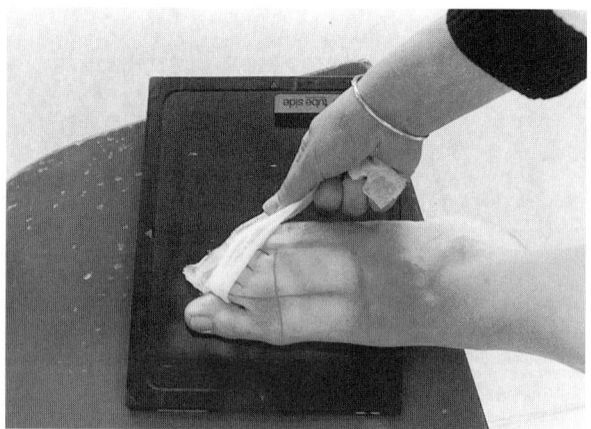

b Großzehe seitlich, Kassette liegt auf einem Stuhl.

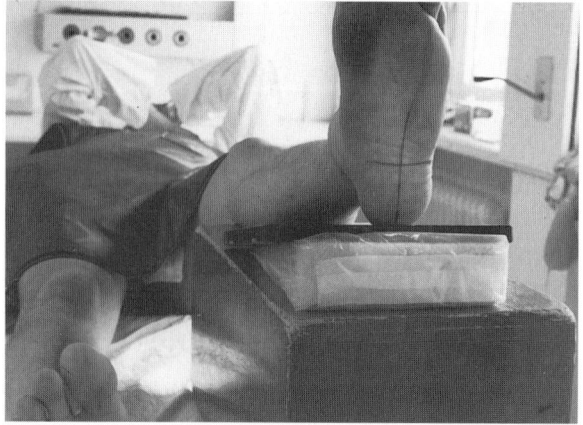

Abb. 8.**46a**   Kalkaneus axial. Patient kann den Fuß nicht anziehen, daher zusätzlich 15°-Keil unter der Kassette.

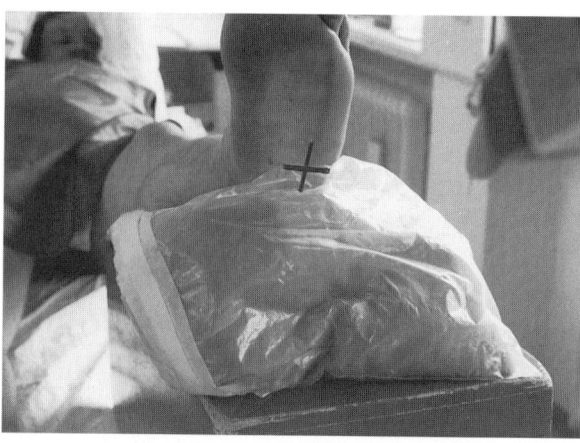

b Dick Reismehl zum Schwärzungsausgleich.

c Eingestauchte Kalkaneusfraktur (2. Ebene zu 8.**47**a),
mit Reismehl.

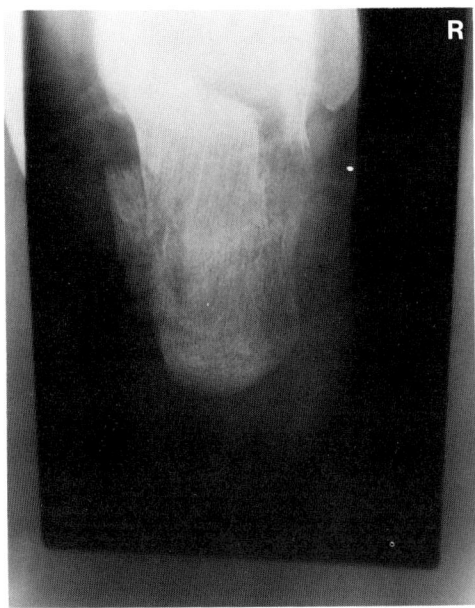

Standard-ET: Kalkaneus seitlich   8.47a

im Liegen:

a) *Seitenlage.* Wenn möglich Fuß seitlich auflegen,
Ferse mit einem 15°-Keil anheben.
b) *Rückenlage.* Unterschenkel hochlagern. Sprunggelenk 15° außenrotieren, um in das untere Sprunggelenk
einsehen zu können. Kassette seitlich anstellen.

GE Der ZS zielt senkrecht auf Fersenbeinmitte.

Spezial-ET: Kalkaneus schräg   8.47b−c

im Sitzen:

Innenrotation des Fußes um 45° (an Bocollokeil anlegen). Der Fuß liegt mit der Innenseite der 18 × 24-
Kassette an. Fuß anziehen.

GE Der ZS zielt senkrecht auf den Kalkaneus und die
Kassette.

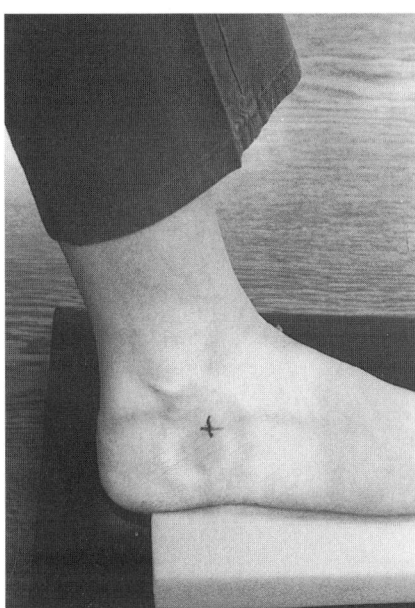

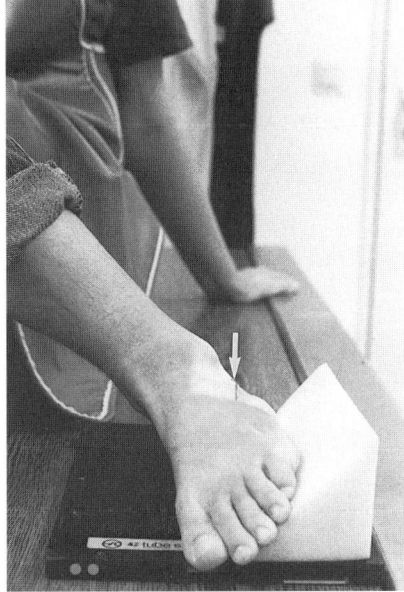

Abb. 8.**47** a   Eingestauchte
Kalkaneusfraktur (2. Ebene zu
8.**46** c).
b/c Kalkaneus schräg.   a

c ▶

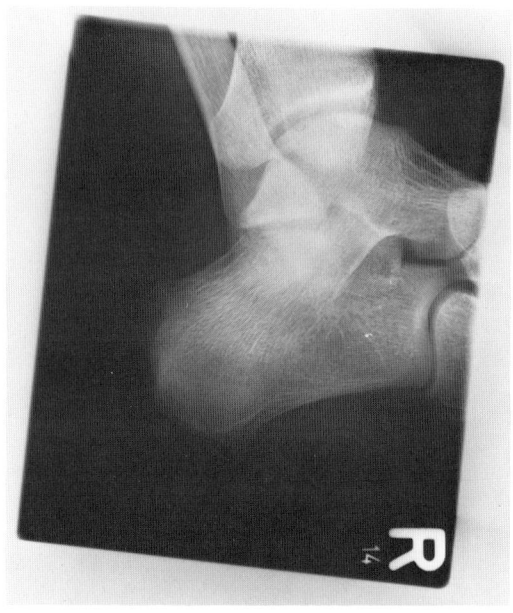

c   Abb. 8.**47 c**   Kein knöcherner Befund.

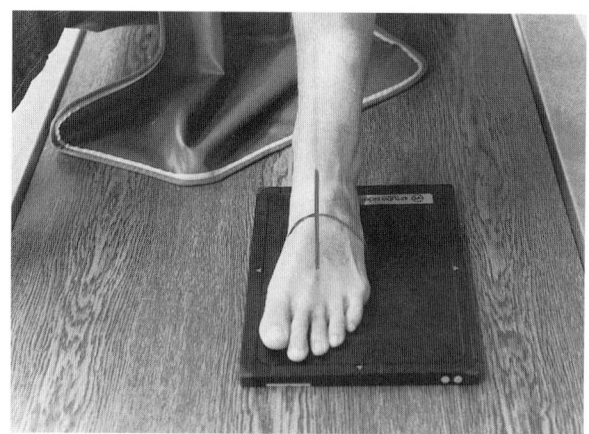

Spezial-ET: Fußwurzelknochen „a.-p.": 8.48a–f
Navikulare und Talus

im Sitzen/im Stehen:

Der Fuß steht plan auf der 18/24-Kassette.

GE Der ZS trifft im kaudokranialen Winkel von 20° für
1. das Navikulare auf Fußmitte in Höhe Navikulare (Abb. 8.**48a–c**);
2. den Talus auf Fußmitte in Höhe Sprunggelenk auf (Abb. 8.**48d–f**).
(1 kV und 1 mAs-Stufe mehr belichten und Reismehlsack verwenden).

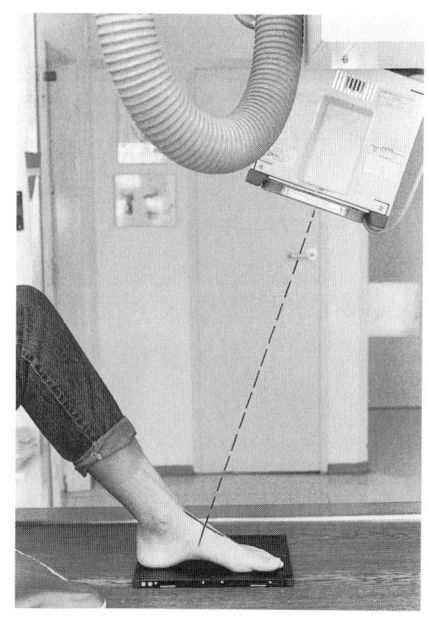

a

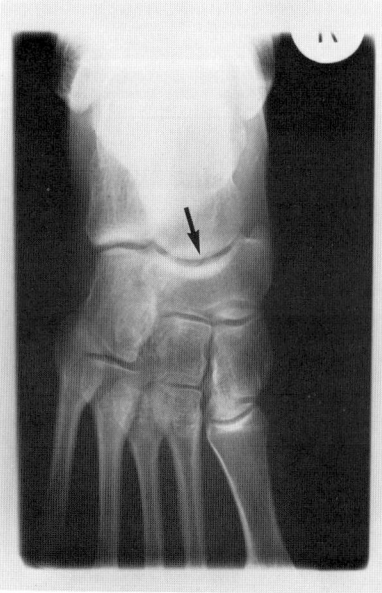

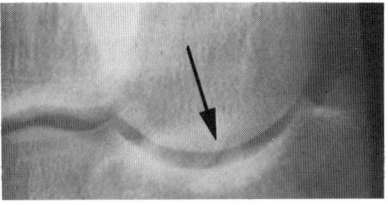

b

c

Abb. 8.**48 a/b**   Spezial-ET 1.
c Navikularefraktur gut beurteilbar (s. Bildausschnitt).

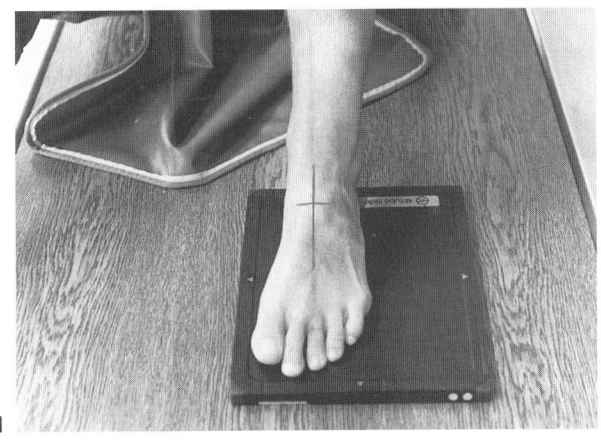

d

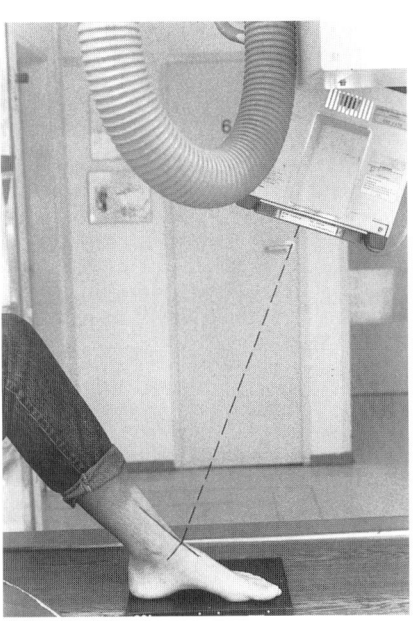

e

d/e Spezial-ET 1.
f Taluskopf (vorderer Anteil), lateraler Talusrand und das
Kalkaneokuboidgelenk sind gut einsehbar.

Spezial-ET: Fußwurzelknochen seitlich: Navikulare, Talus, Kalkaneus

im Liegen:

Seitenlage. Der Fuß liegt seitlich mit der Außenseite
dem Film an.

GE Der ZS trifft senkrecht auf Fußmitte und Kassette
in Höhe des Navikulare auf.

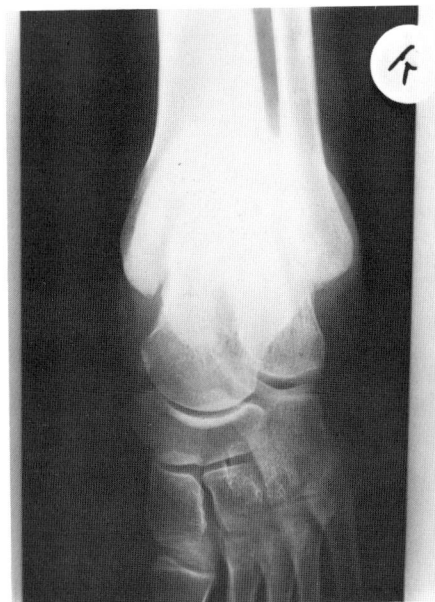

f

ET-Wahl   Fuß – Übersicht

Verletzung V. a. Fraktur/Luxation im Bereich →	Wahl der ET	Lagerung/GE
Fuß (Übersicht)	1. Fuß „a.-p."	← Standard-ET (S. 311) a) oder b)
	2. Fuß schräg	← Standard-ET (S. 312)

ET-Wahl　Großzehe

Verletzung V. a. Fraktur/Luxation im Bereich →	Wahl der ET	Lagerung/GE
Großzehe	1. Großzehe	← Standard-ET (S. 314) evtl. mit Metatarsale I
	2. Großzehe seitlich	← Standard-ET (S. 314) evtl. mit Metatarsale I

ET-Wahl　Fersenbein

Verletzung V. a. Fraktur/Luxation im Bereich →	Wahl der ET	Lagerung/GE
Fersenbein	1. Fersenbein axial	← Standard-ET (S. 314) a) oder b)
	2. Fersenbein seitlich	← Standard-ET (S. 315) a) oder b)

ET-Wahl　Fuß – Fremdkörper

Verletzung V. a. Fraktur/Luxation im Bereich →	Wahl der ET	Lagerung/GE
Fuß (Fremdkörper)	1. Fuß „a.-p."	← Standard-ET (S. 311)
	2. Fuß seitlich	← Standard-ET (S. 312) evtl. Weichteilaufnahme
	3. a) Fuß schräg	← Standard-ET (S. 312) **oder bei V. a. Fremdkörper in den Weichteilen zusätzlich:**
	b) Fremdkörper tangential	← Drehung des Fußes, bis der Fremdkörper tangential getroffen werden kann. **GE:** Der ZS zielt senkrecht auf die Kassette und tangential auf den Eintrittspunkt des Fremdkörpers in den Fuß (evtl. Eintrittsstelle mit Bleimarkierung)

ET-Wahl	Fußwurzelknochen – Navikulare/Talus/Außenknöchel/Innenknöchel	

Verletzung V. a. Fraktur/Luxation im Bereich →	Wahl der ET	Lagerung/GE
Fußwurzelknochen **(Navikulare/Talus/Außen- knöchel Innenknöchel/Kalkaneus unteres Sprunggelenk**	1. Fuß „a.-p." 2. Fuß schräg 3. Fuß seitlich 4. Fußwurzelknochen (nach Fragestellung)	← Standard-ET (S. 311) ← Standard-ET (S. 312) ← Standard-ET (S. 312) Wahl der Spezial-ET anhand eines Vergleichs mit den unter den jeweiligen ET gezeigten Röntgenaufnahmen: ← Spezial-ET Navikulare/Talus (S. 316, 317) Außenknöchel/Innenknöchel (S. 300, 304) Kalkaneus (S. 314, 315) unteres Sprunggelenk (S. 301)

ET-Wahl	Fuß – Fraktur, Luxation, Schwerverletzter	8.49 a – g

Verletzung V. a. Fraktur/Luxation im Bereich →	Wahl der ET	Lagerung/GE
Fuß **(Fraktur/Luxation)** **– Schwerverletzter –**	1. Fuß „a.-p."	← Standard-ET (S. 311) a) bei Fraktur im Beinbereich: **im Liegen:** Den Fuß hochlagern und die Kassette senkrecht anstellen (Reismehlsäckchen evtl. ankleben, oder Filter verwenden). **GE:** Der ZS zielt, wenn möglich, im Winkel von 10° kaudo- kranial (oder senkrecht) auf das Navikulare.
	2. Fuß schräg	← Standard-ET (S. 312) bei Fraktur im Beinbereich: **im Liegen:** Fuß mit festem Polster hochlagern, Kassette steht hinter dem Fuß im Winkel von ca. 45°, Großzehe liegt der Kassette an (Reismehlsäckchen unter Zehen schieben und ankleben). **GE:** Der ZS zielt senkrecht auf die Kassette in Fußmitte.

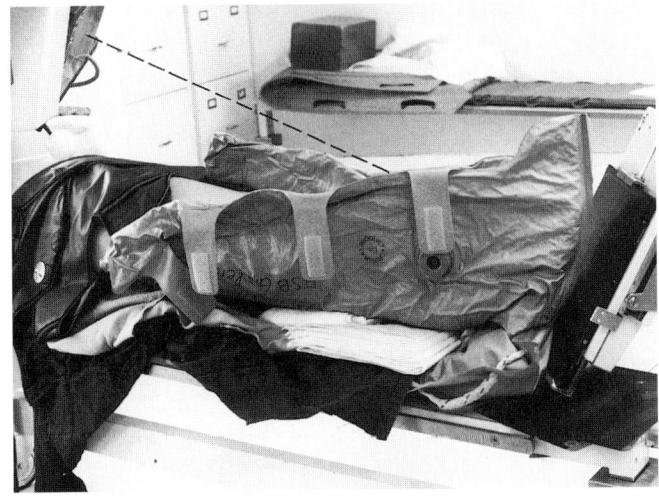

Abb. 8.**49a**   Fuß „a.-p." in einer Vakuummatte mit Unfallröntgengerät.

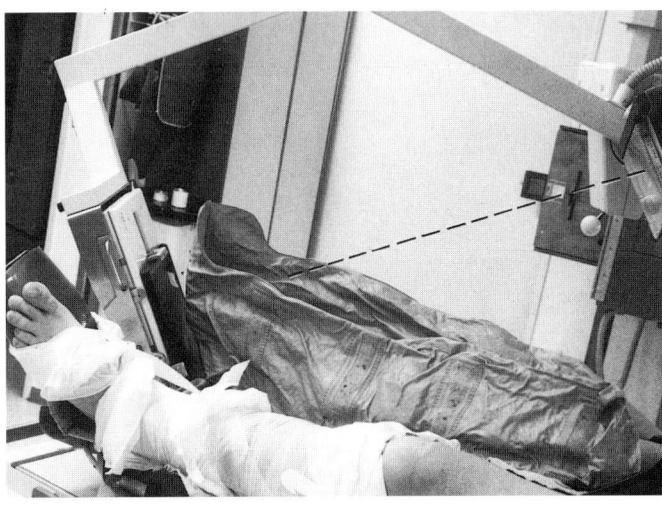

Abb. 8.**49b**   Fuß in einer Vakuummatte mit Unfallröntgengerät, schräg.

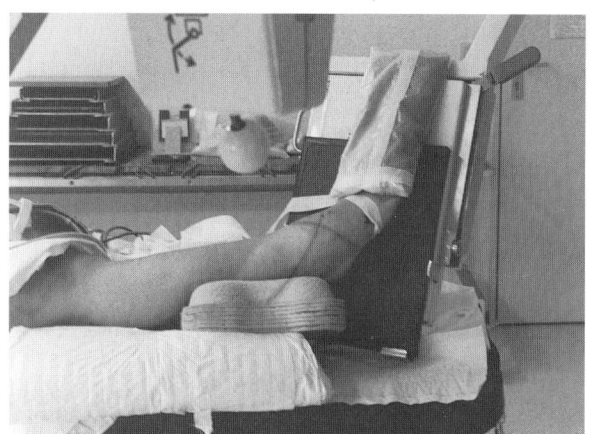

c

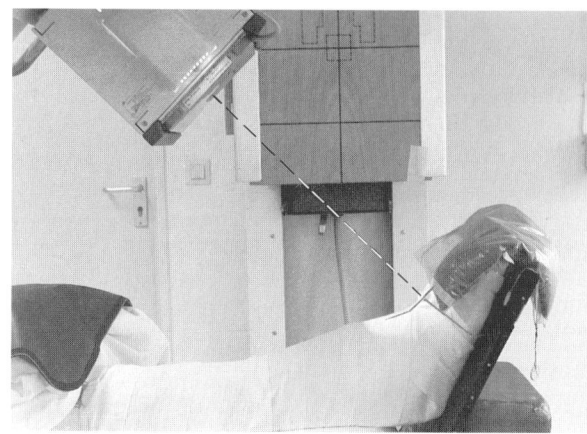

d

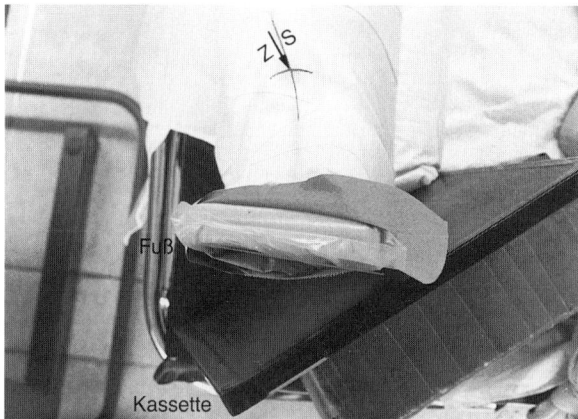

e

Abb. 8.**49 c** Fuß schräg mit Klebeband fixiert.
d–f Fuß „a.-p."/schräg mit Standardröntgengerät (Kassette lehnt an Stein).
g Röntgenaufnahme in Rückenlage im Bett angefertigt, ältere knöcherne Aussprengung an der fibularen Basis des Großzehenendgliedes.

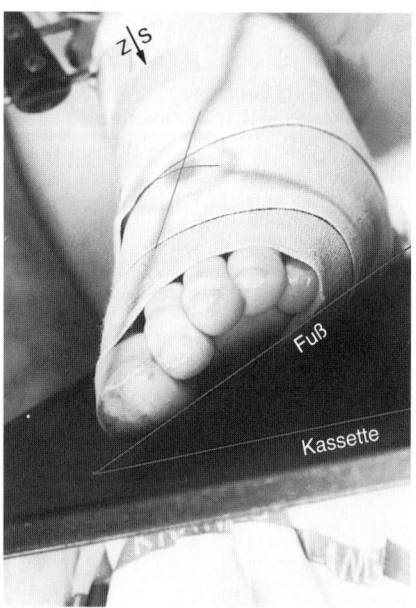

f

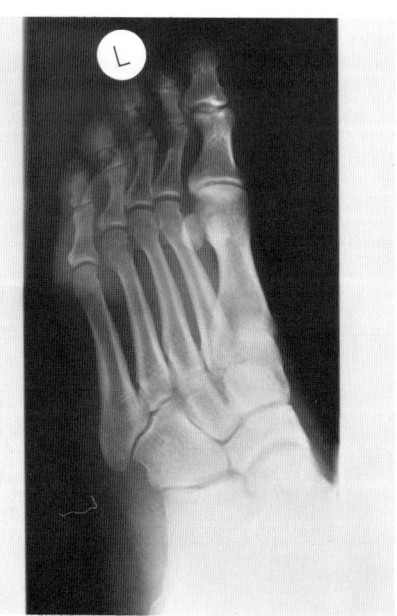

g

ET-Wahl	Vorfuß – einzelne Zehen	

Verletzung V. a. Fraktur/Luxation im Bereich →	Wahl der ET	Lagerung/GE
Vorfuß (einzelne Zehen)	1. Vorfuß (Zehe) „a.-p.“	← Standard-ET (S. 313) a) oder b) im Liegen gleiche Lagerung wie Fuß (Fraktur/Luxation) (S. 319)
	2. Vorfuß (Zehen) schräg	← Standard-ET (S. 313) a) oder b) im Liegen gleiche Lagerung wie Fuß (Fraktur/Luxation) (S. 319)

Fuß/Fersenbein/Vorfuß/Zehen nach Reposition

Die Wahl der Standard-ET bzw. der Spezial-ET wird wie auch die Lagerung unverändert beibehalten

– Sprunggelenkfixateur → konservativ behandelte Fraktur im Mittelfußbereich (S. 321)..
– Oberschenkelextension → konservativ behandelte Fraktur im Fußbereich (S. 321).
– Gips, Spickung → Fraktur im Bereich Mittelfuß (S. 322).
– Gips, Spickung → Fersenbeinfraktur (S. 322).

Behandlungsmethode nach →	Wahl der ET	Lagerung/GE
Sprunggelenkfixateur → **konservativ behandelte Fraktur im Mittelfußbereich**	1. Fuß „a.-p.“	← Standard-ET (S. 319), jedoch Kassette an den schräg zum Bett liegenden Fuß anstellen.
	2. Fuß schräg	← Standard-ET (S. 312, 319) siehe „a.-p.“

Behandlungsmethode nach →	Wahl der ET	Lagerung/GE	
			8.50 a/b
Oberschenkelextension → **konservativ behandelte Fraktur im Fußbereich**	1. Fuß „a.-p.“	← Standard-ET, jedoch mit angestellter Kassette (s. Fuß, Fraktur/Luxation, S. 319)	
	2. Fuß schräg	← Standard-ET siehe „a.-p.“	

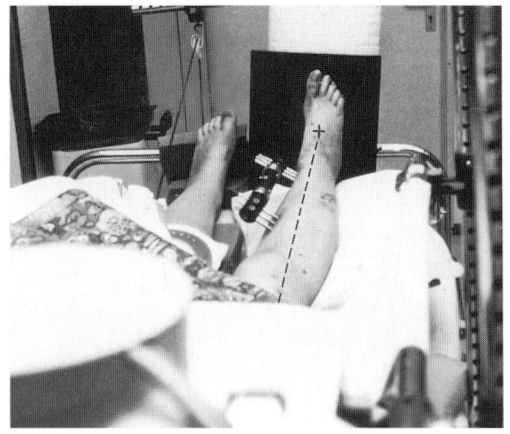
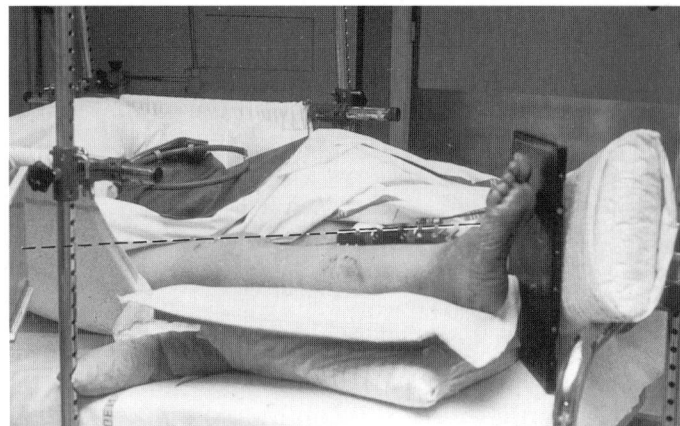

a

b

Abb. 8.**50a** Fuß „a.-p."
b Fuß schräg.

Behandlungsmethode nach →	Wahl der ET	Lagerung/GE	8.**51a/b**
Gips, Spickung → **Fraktur im Bereich Mittelfuß**	1. Fuß a.-p.	← Standard-ET (S. 311) im Sitzen mit hängendem Unterschenkel	
	2. Fuß schräg	← Standard-ET (S. 312) siehe 1.	

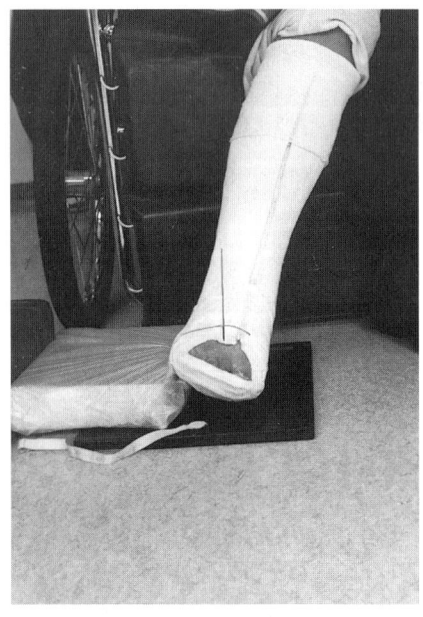
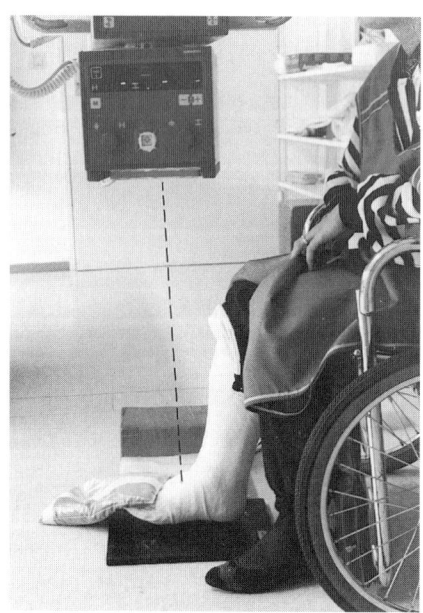

b

Abb. 8.**51a/b** Fuß im Gips (Stein verhindert ein Abgleiten der Kassette); schräg ohne und mit Reismehlsack.

a

Behandlungsmethode nach →	Wahl der ET	Lagerung/GE
Gips, Spickung → **Fersenbeinfraktur**	1. Fersenbein axial	← Standard-ET (S. 314)
	2. Fersenbein seitlich	← Standard-ET (S. 315)

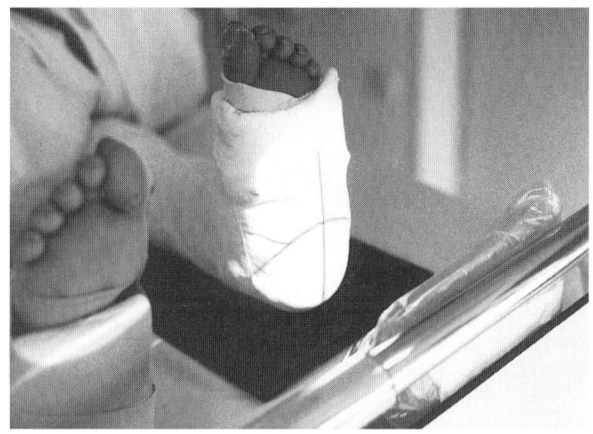

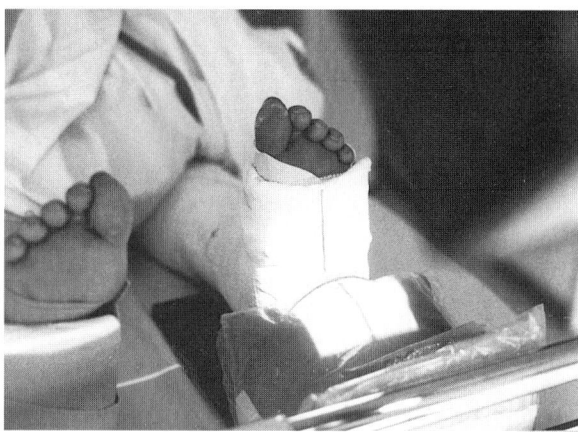

a

b

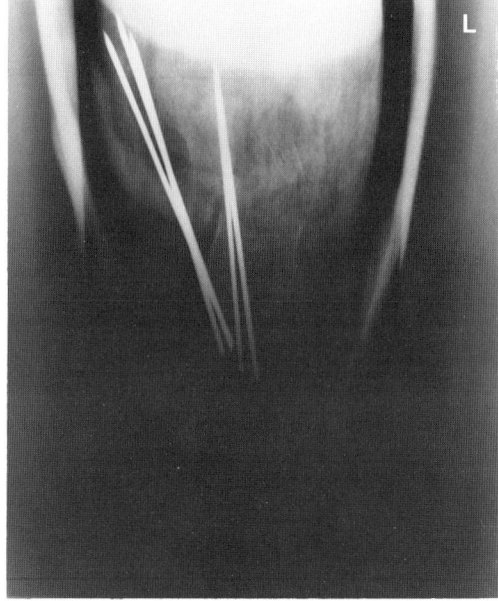

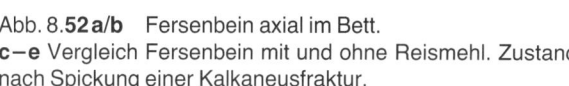

c

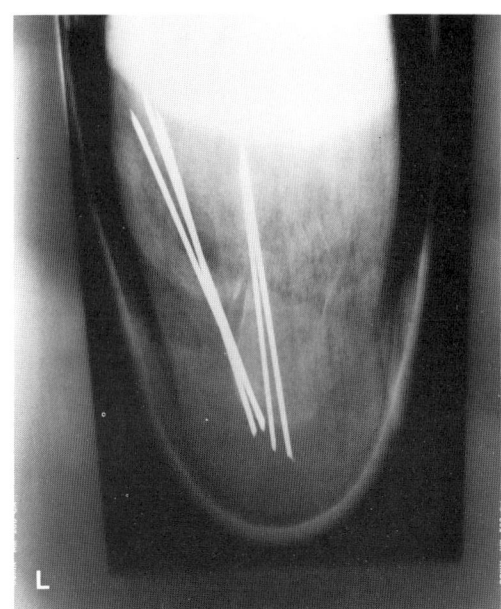

d

Abb. 8.**52 a/b** Fersenbein axial im Bett.
c−e Vergleich Fersenbein mit und ohne Reismehl. Zustand
nach Spickung einer Kalkaneusfraktur.

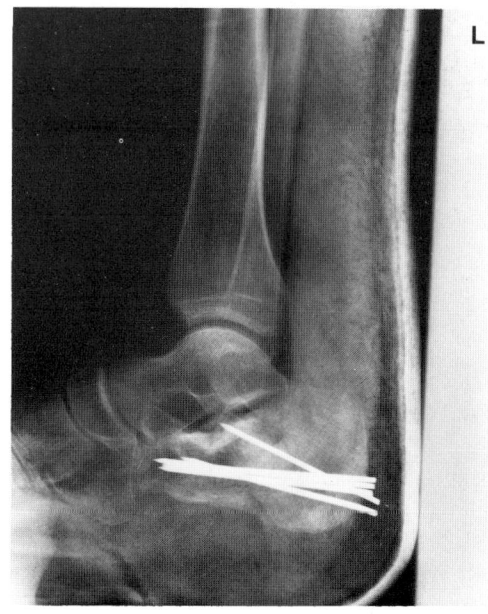

e

9. Intensivstation

Röntgen auf der Intensivstation

Strahlenschutz
– MTAR –

1. Bleischutz tragen.
2. Während dem Auslösen der Aufnahme Abstand halten. „Abstand ist der beste Strahlenschutz!"

Strahlenschutz
– für Personal der Intensivstation –

Hilfsmittel:
1. Eine Zweitonglocke, die an das Röntgengerät montiert werden kann, wird vor dem Auslösen der Aufnahme gedrückt. Dieser Klang macht auf das Röntgen aufmerksam.
   Jeder vom Personal wird so aufgefordert, den Raum zu verlassen.
2. Bleischutz zum Halten.
3. Beim Halten nicht im direkten Strahlenkegel stehen!
4. Stabdosimeter und Werte aufzeichnen.

Strahlenschutz
– Patient –

– Vor allem junge Patienten möglichst mit ganzer Bleischürze abdecken.
– Werden mehrere Aufnahmen am Nachbarbett angefertigt, besonders junge Patienten mit Bleischürze abdecken.
– Schwangere Patientinnen wenn möglich aus dem Raum fahren, ansonsten mit Blei abdecken.

Röntgengerät

Möglichst leistungsstarker Generator, optimal:
12-Puls-Generator (Grund: a) Hartstrahlthoraxaufnahmen,
b) bessere Durchdringung der Knochen).

Beschriebene ET auf der Intensivstation
(weitere ET siehe unter den entsprechenden Punkten)

– Thorax (S. 326)
– Unterarm mit Gips (S. 327).
– Ellenbogen mit Oberarm (Gips) (S. 327).
– Schädel in 2 Ebenen (S. 328).
– NNH in Rückenlage (S. 329).
– Pin-Kontrolle – Halo-Ring (S. 330).
– HWS – Halo-Ring – (S. 331).
– HWS/BWS-Übergang, BWS, BWS/LWS-Übergang, LWS (S. 332).
– Becken-Fixateur (S. 332).
– Ala-/Obturator-Aufnahme – Extension (S. 333).
– Oberschenkel – Extension (S. 334).
– Unterschenkel – Extension (S. 335).
Belichtungswerte siehe unter den entsprechenden Punkten.

Thorax (Kontrolle)

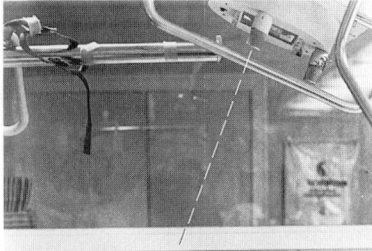

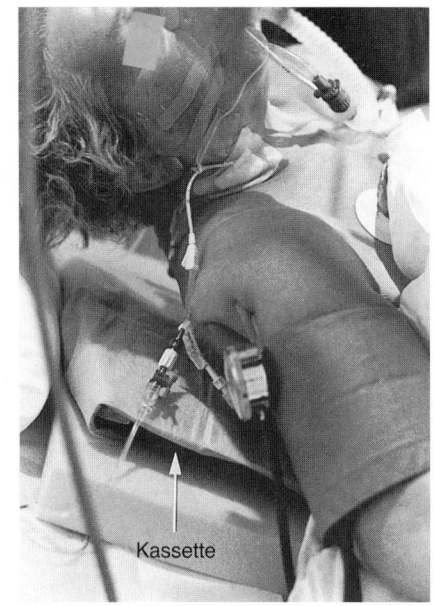

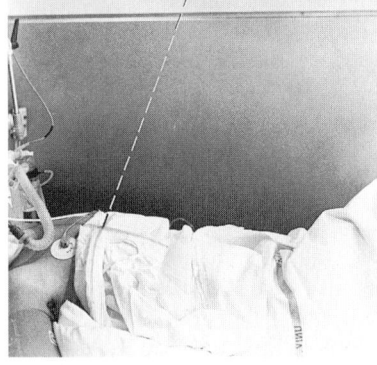

Kassette

a

b

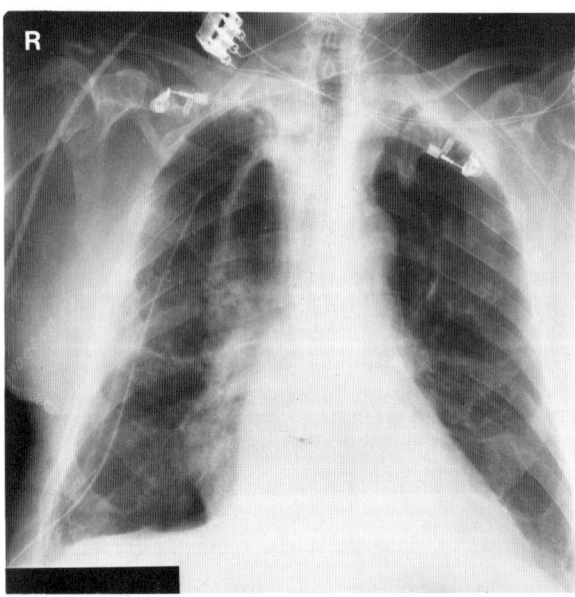

c

Abb. 9.**1 a/b**   Thorax a.-p. im Winkel von etwa 25 ° (Betthöhe wie ZVD-Messung). Patient muß vollkommen plan (ohne Kissen) auf der Kassette mit Raster liegen. Moltexauflage auf der Kassette (Grund: a) Wärmeauflage b) Hygiene).
c Homogene Eintrübung beider Lungenunterfelder als Zeichen eines beidseitigen Pleuraergusses.
EK 200, Pb 8/40-Einschubraster

‼ Grund des 25 °-Winkels: Galgen am Bett muß nicht entfernt werden. Eine Thoraxaufnahme im Sitzen sollte nur in Ausnahmefällen bei vollkommen aufgerichteten Patienten angefertigt werden (s. Thorax, S. 16).
Atmung des Patienten überprüfen, Aufnahme in Inspiration anfertigen.

Finger, Hand, Unterarm, Ellenbogen, Oberarm (Fraktur oder V. a. Fraktur)

Siehe bei den entsprechenden Einstelltechniken.

Unterarm mit Gips

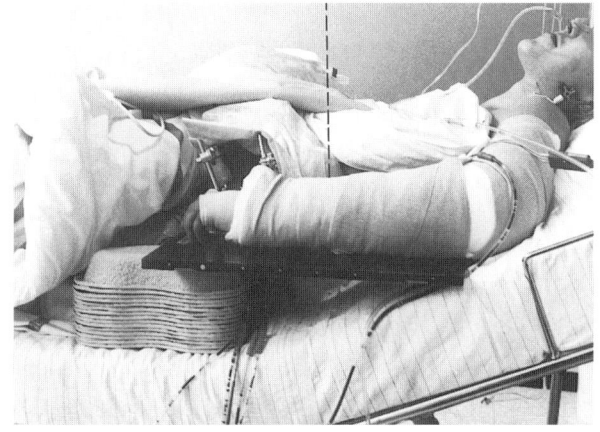

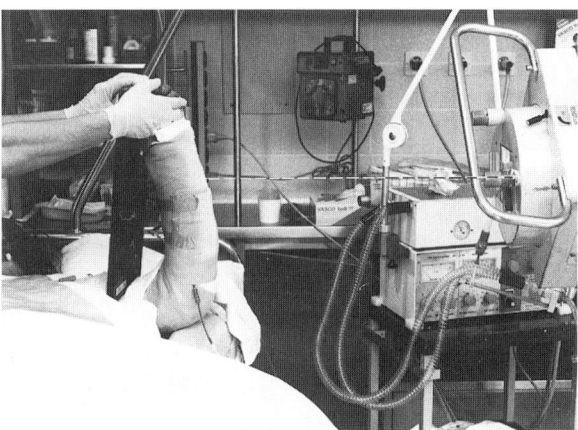

a

b

Abb. 9.**2 a**   Unterarm a.-p.
b Unterarm a.-p., Arm gehalten.
c Unterarm seitlich.
d/e Ellenbogen mit Oberarm in zwei Ebenen.

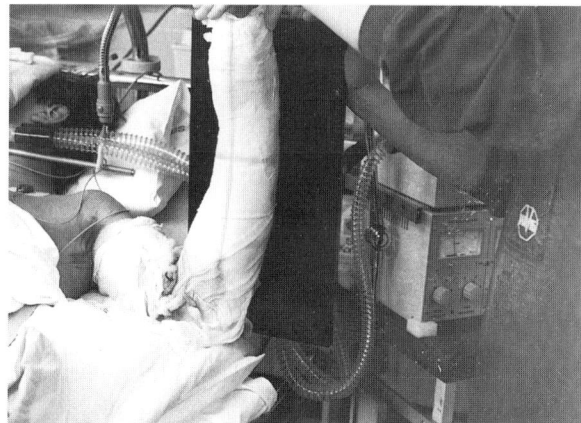

c

Ellenbogen mit Oberarm (Gips)

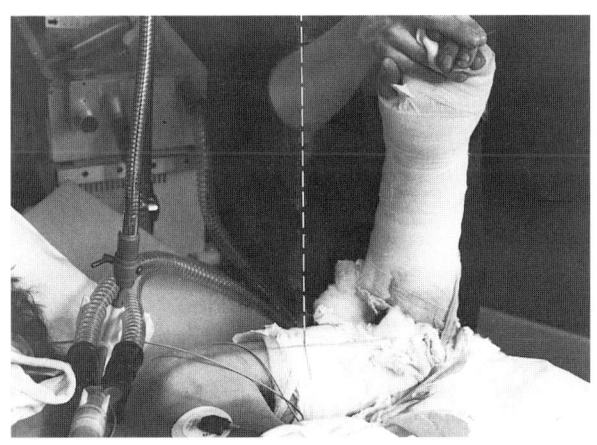

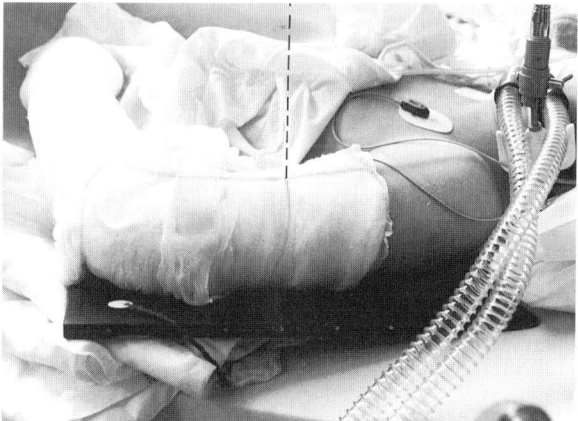

d

e

Schulter, Rippen, Klavikula, Sternum (Fraktur oder V. a. Fraktur)

Siehe unter den entsprechenden Einstelltechniken.

Schädel (Fraktur oder V. a. Fraktur)

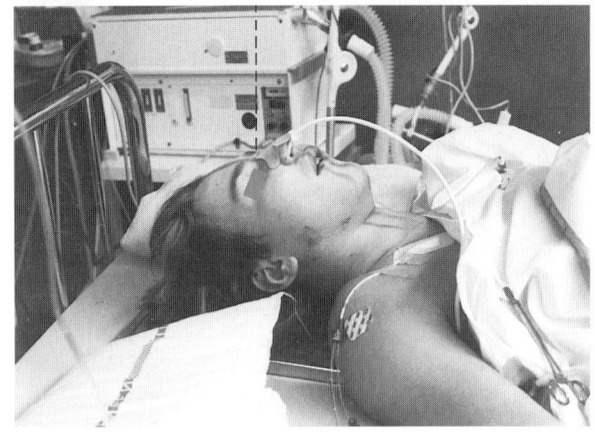

a

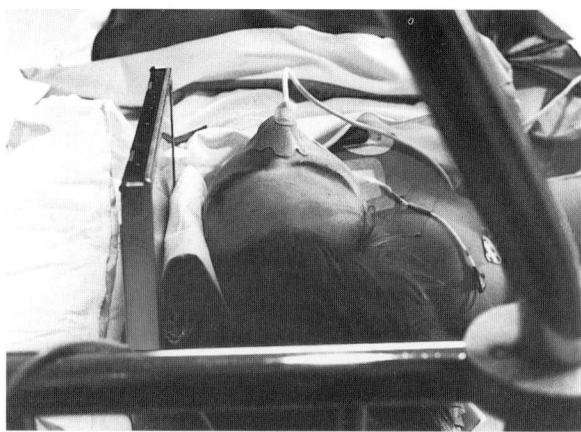

b

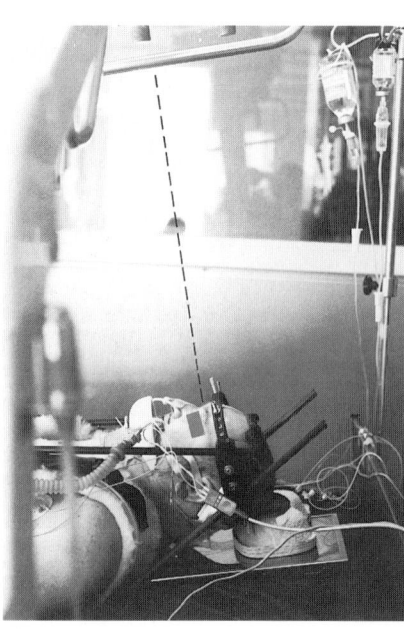

c

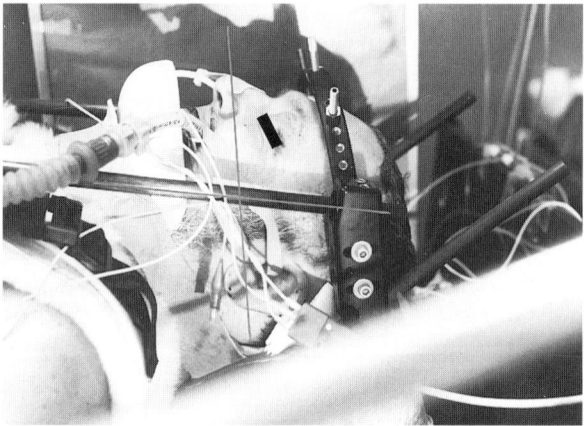

d

Abb. 9.**3a** Schädel a.-p. mit Kassette im Rastertunnel (70 × 70).
b Schädel seitlich, Kopf hochlagern, möglichst Schaumstoff zwischen Kopf und Kassette (Grund: Kippen der Kassette).
c Schädel a.-p. mit Halo-Ring.
d Schädel, seitlich mit angestellter Kassette.
e/f HWK-2-Bogenfraktur, versorgt mit Halofix. Schädel o. B.

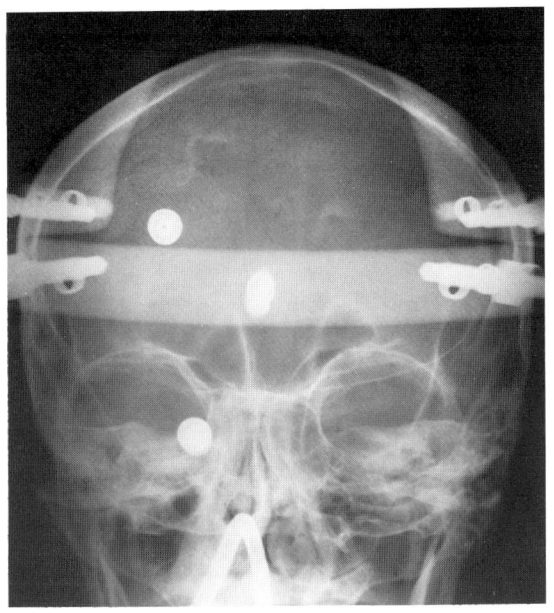

e

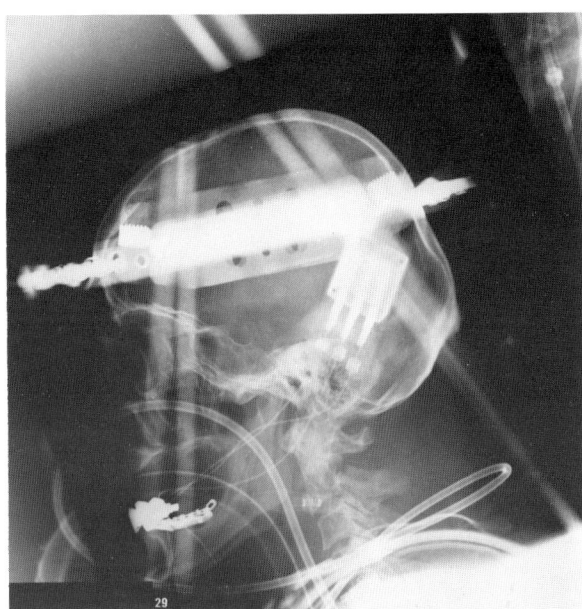

f

‼ Kann der Kopf des Patienten für die seitliche Aufnahme nicht angehoben werden, muß eine 35 × 35-Kassette (mit Raster) neben der Matratze angestellt werden (evtl. zwischen Bettgitter und Matratze schieben).

‼ Für Abdomenaufnahmen und Knochenaufnahmen mit Raster wird der Rastertunnel 70 × 70 – für Lungenaufnahmen der Rastertunnel 8/40 verwendet. Grund: Die Lamellenhöhe der Raster. Der Pb-8/40-Rastertunnel muß exakt parallel zum ZS liegen, während sich eine leichte Verkippung beim 70 × 70-Raster auf der Röntgenaufnahme nicht bemerkbar macht.

Nasennebenhöhlen (Sinusitis, Fraktur oder V. a. Mittelgesichtsfraktur)

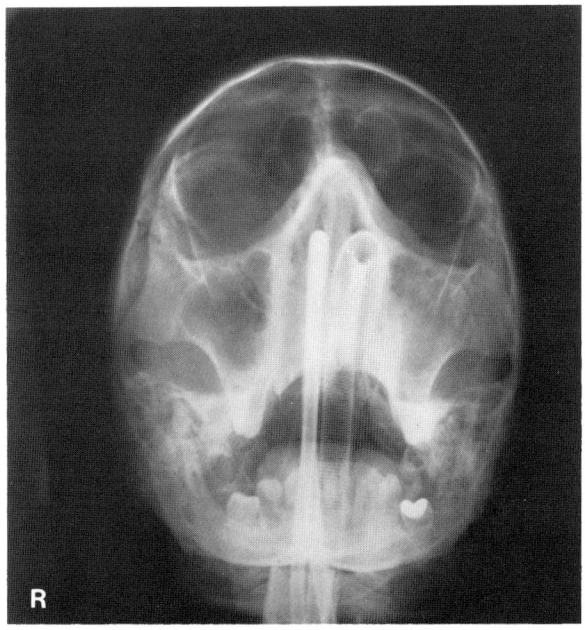

Abb. 9.**4** Nasennebenhöhlen in Rückenlage (s. Schädel S. 163), Verschattung der linken Kieferhöhle.

Stenvers, Unterkiefer: siehe unter den entsprechenden Einstelltechniken.

Pin-Kontrolle – Halo-Ring (HWK-Fraktur)

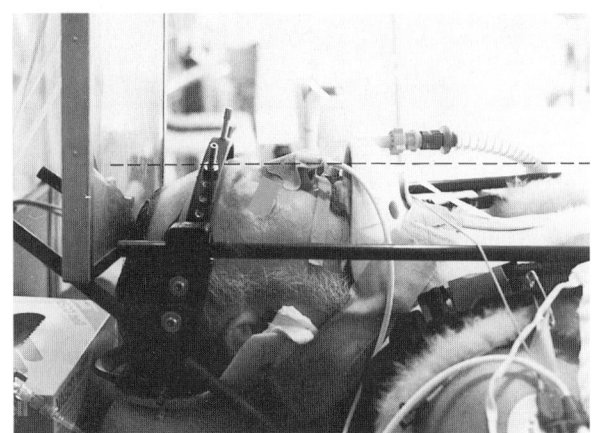

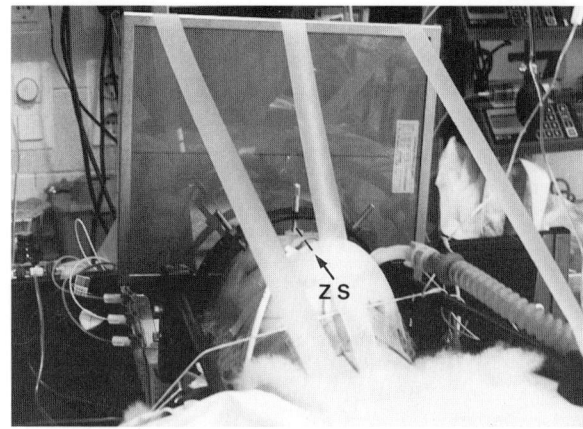

a

b

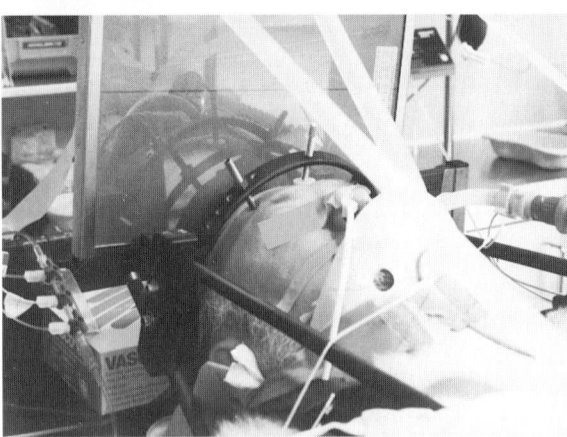

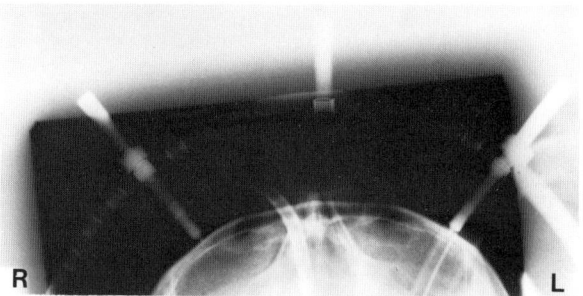

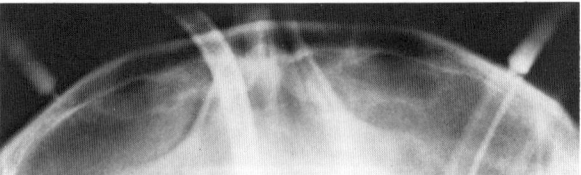

c

R   L   d

Abb. 9.**5a–c**   Aufnahme der vorderen Pins, Kassette (mit Raster) senkrecht oberhalb des Kopfes anstellen, mit Klebestreifen fixieren! ZS senkrecht auf die Medianebene; Höhe ergibt sich aus dem Schattenbild auf der Kassette.
d Pins in korrekter Position.

‼ Die hinteren Pins können nur bei Luftkissenbetten kontrolliert werden. Siehe ET-Pin unter HWS (S. 198).

HWS – Halo-Ring (HWK-Fraktur)

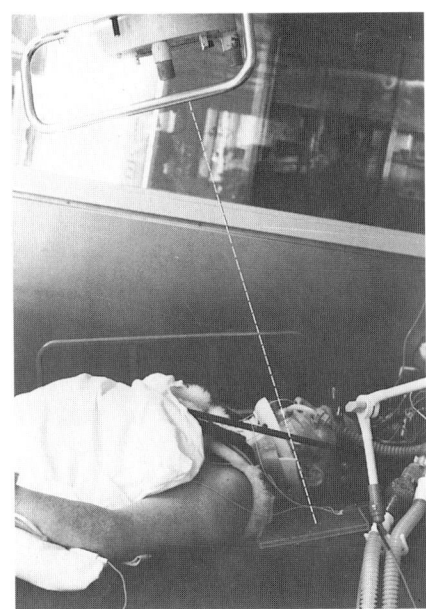

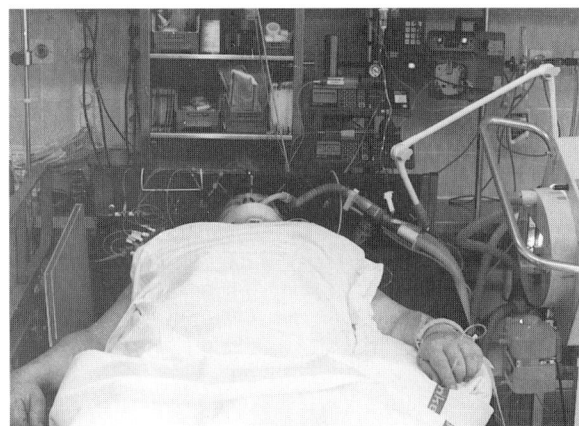

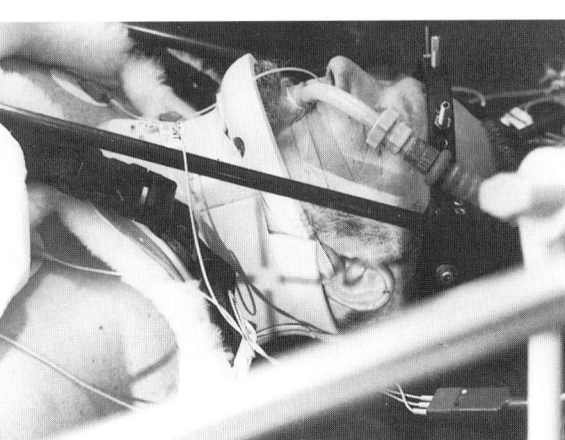

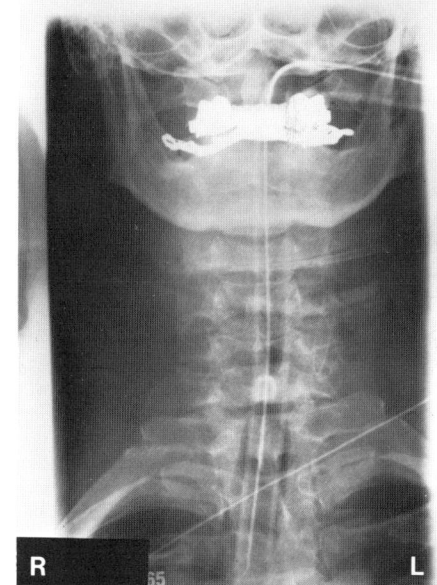

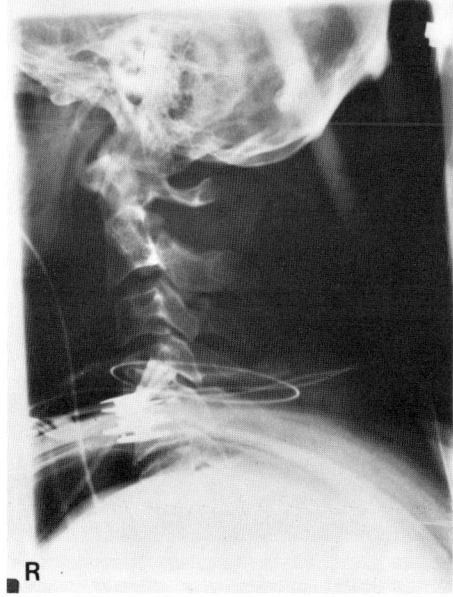

Abb. 9.**6 a**   HWS a.-p., Röhre 10° kaudokranial.
b/c HWS seitlich, Kassette zwischen Gitter und Matratze
eingeschoben.
d/e HWK-2-Bogenfraktur, versorgt mit Halo-Fixateur.

HWS/BWS-Übergang, BWS, BWS/LWS-Übergang, LWS (Fraktur oder V. a. Fraktur)

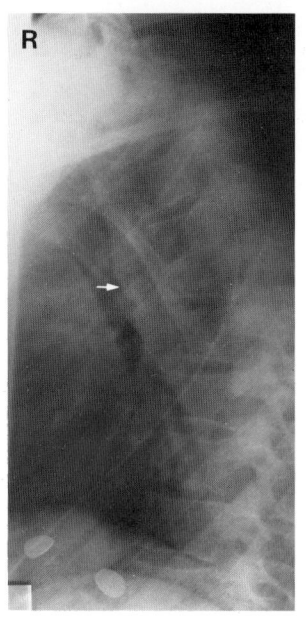

a

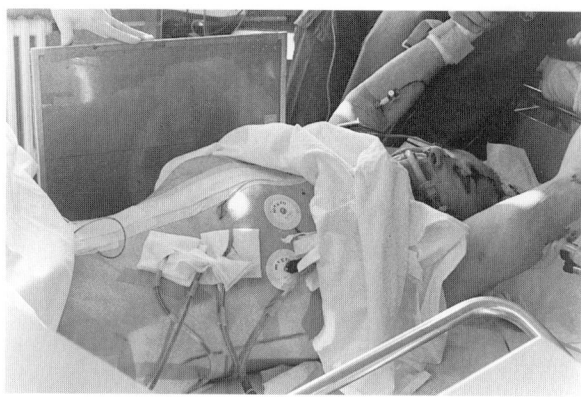

b

Abb. 9.**7a** HWS/BWS seitlich, Patient mit Ausfallsymptomatik. Hilfsperson stellt sich auf das Bett und zieht die Arme hoch (siehe zervikothorakaler Übergang 3. Möglichkeit, S. 196): Ventrale Kompressionsfraktur BWK 5 (Belichtung: 80 kV/103 mAs EK 400 FFA 115).
b BWS seitlich mit angestellter Kassette (wenn möglich Kassette zwischen Gitter und Matratze einspannen).
Gleiche Einstellung für Übergang BWS/LWS und LWS seitlich.

‼ Röntgenaufnahmen der seitlichen BWS und LWS sind bei kräftigen Patienten trotz Film-Folien-System der EK 400 und 12 Puls-Generator oft sehr schlecht zu beurteilen.

‼ Für die BWS oder LWS a.-p. Kassettenformat 35/ 43 (mit Raster) verwenden. Die Auflagefläche ist für den Patienten angenehmer. Auf WS-Breite einblenden.

Becken-Fixateur (Beckenringfraktur)

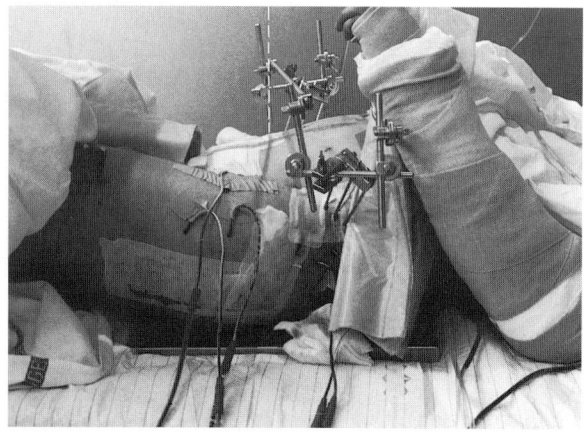

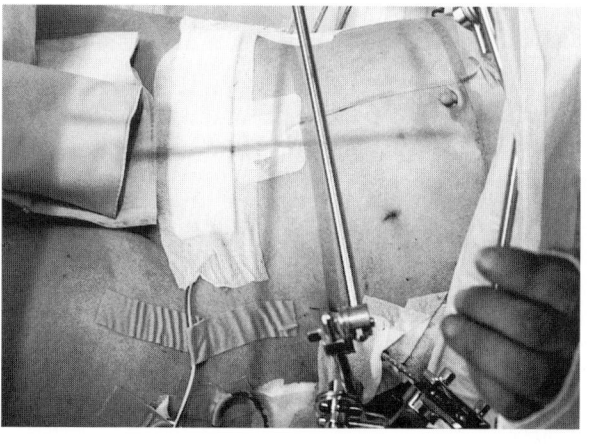

Abb. 9.**8a/b** Becken a.-p. mit Fixateur.

c Becken a.-p., beide Oberschenkel auf Schienen hochgelagert. Auflage der Schienen auf der Kassette unterpolstern (Grund: Die Rasterlamellen werden eingedrückt!).

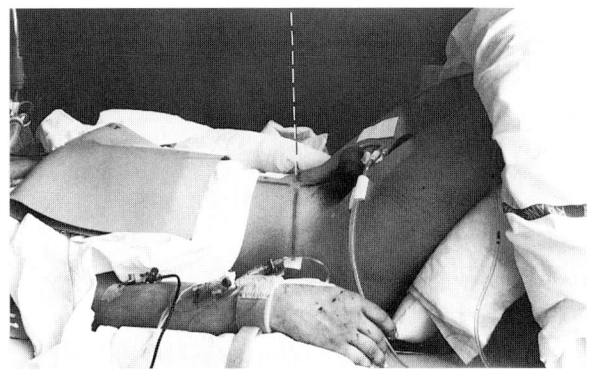

c

Ala-Obturator-Aufnahme – Extension (Fraktur, V. a. Fraktur)

(Siehe ET im Bett, S. 249) **Kassettenformat 35/43** (mit Raster) und einblenden.

e

Abb. 9.**8 d – f**   Azetabulumfraktur gut sichtbar bei der Bekken- und Ala-Aufnahme, nicht zu beurteilen bei der Obturatoraufnahme.

d

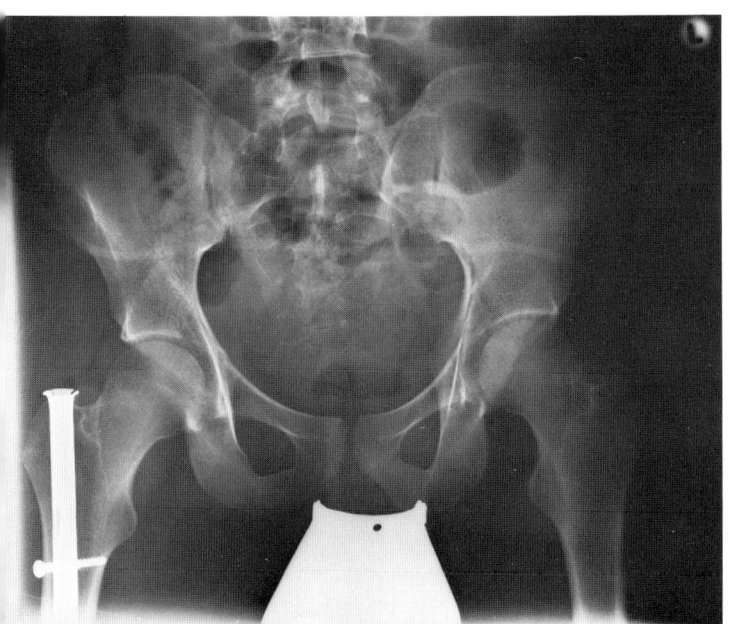

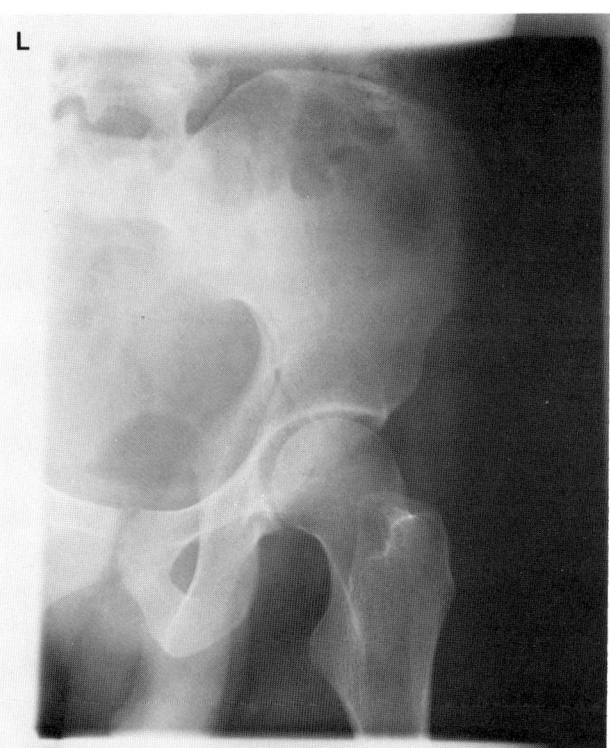

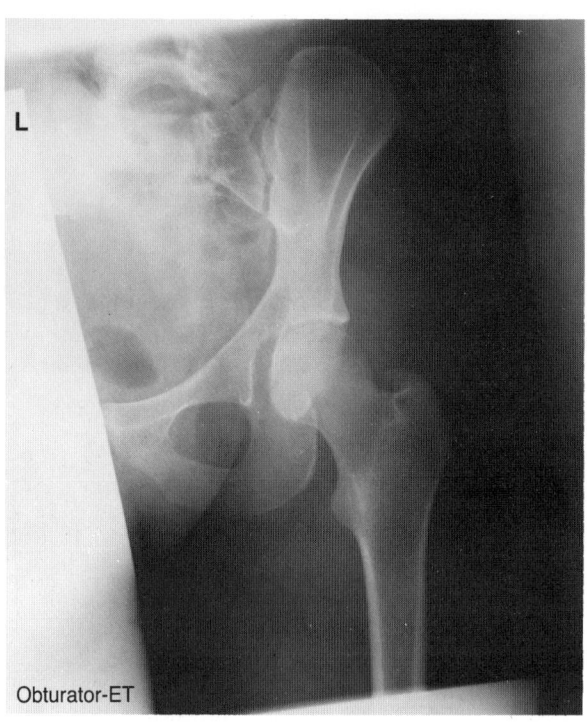

f Obturator-ET

Oberschenkel – Extension (Fraktur)

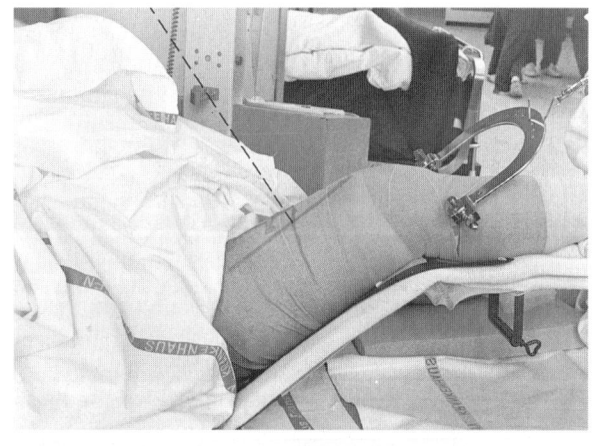

a

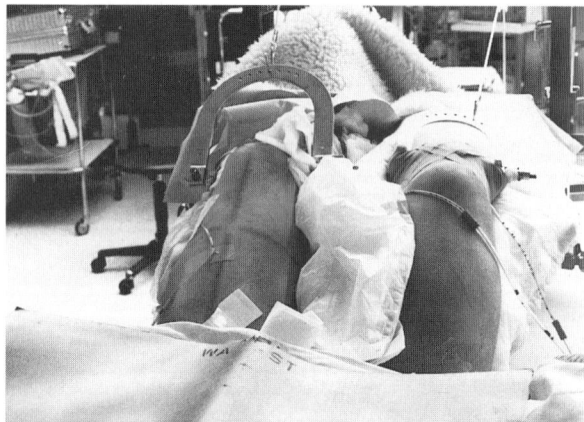

b

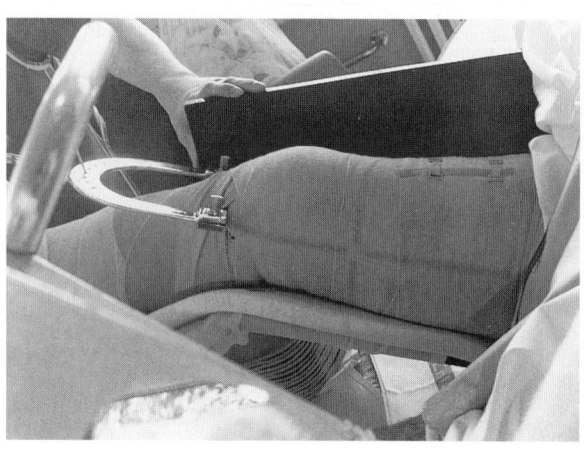

c

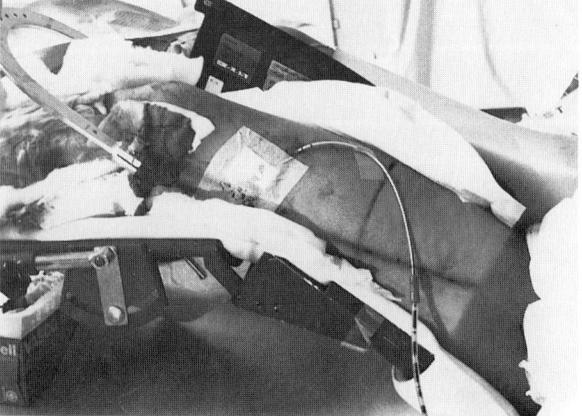

d

Abb. 9.**9 a/b** Oberschenkel a.-p. in Extension mit flexibler Kassette.

c Oberschenkel, seitlich, mit starrer Kassette.
d Oberschenkel mit flexibler Kassette.

Kniegelenk (Fraktur, V. a. Fraktur)

(Siehe unter der entsprechenden ET.)

Unterschenkel (Fraktur)
bei Oberschenkelextension

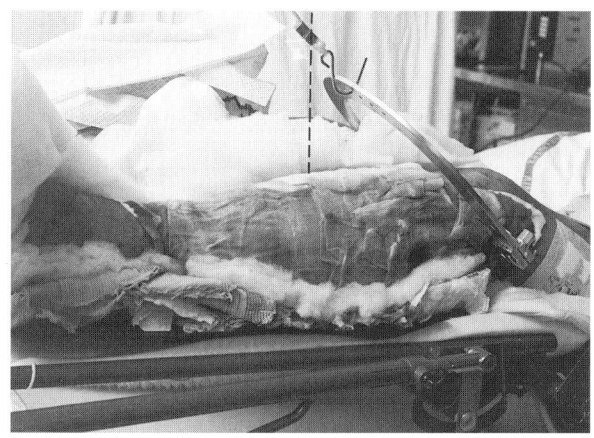

a

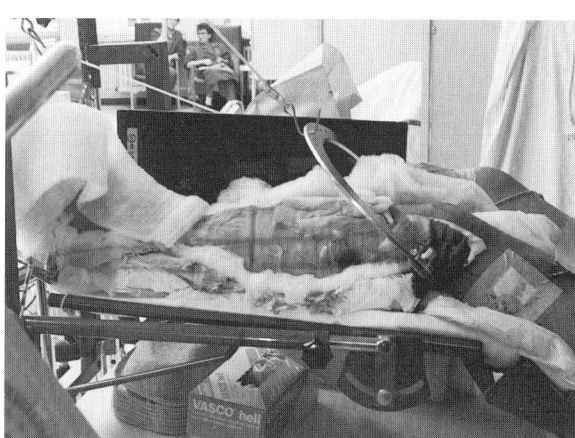

b

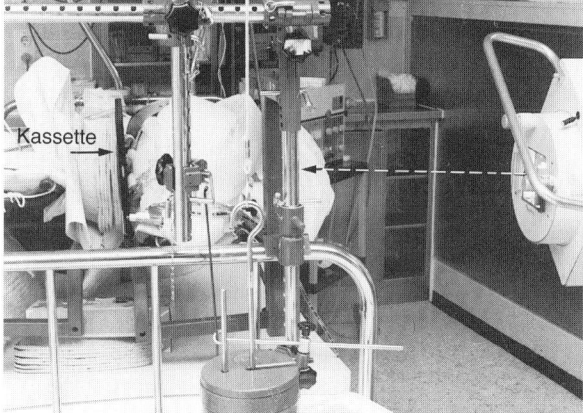

c

Kassette

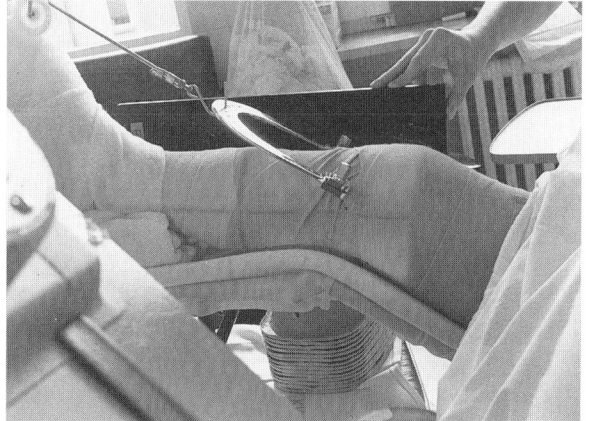

d

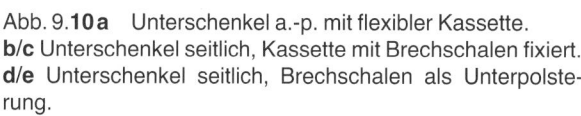

Abb. 9.**10a**   Unterschenkel a.-p. mit flexibler Kassette.
b/c Unterschenkel seitlich, Kassette mit Brechschalen fixiert.
d/e Unterschenkel seitlich, Brechschalen als Unterpolsterung.

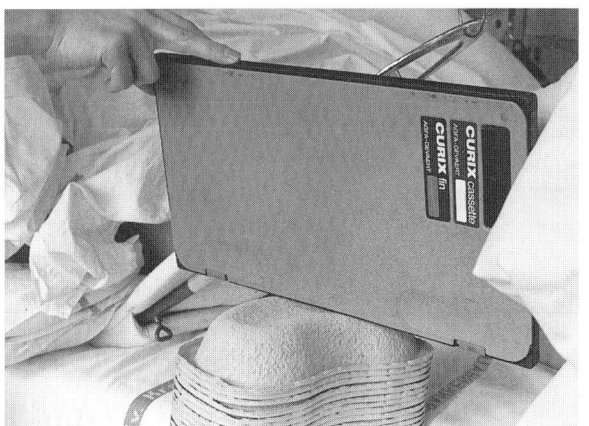

e

Sprunggelenk, Fuß, Fersenbein
(Fraktur, V. a. Fraktur)

(Siehe unter den entsprechenden ET.)

10. Kinder

Belichtung:	Altersabhängig, richtet sich nach dem Körpergewicht. Ab 12 Jahren Belichtung wie schlanker Erwachsener.
Empfindlichkeitsklasse: (lt. Leitlinien der Bundesärztekammer) (s. „Strahlenschutz", S. 338 unten)	400−800 (200); Kontrollaufnahmen EK 400.
Hilfspersonen, die das Kind halten:	Möglichst ein Elternteil. (Bei Müttern eine Schwangerschaft ausschließen.)
Strahlenschutz dieser Personen:	− Stabdosimeter (Aufzeichnungspflicht). − Bleischutz. − Nicht direkt in den Strahlengang stellen.
Strahlenschutz des Kindes:	− So viel wie möglich mit Bleigummi abdecken. − Einblenden, jedoch mit Überlegung. Kleinkinder können den Schmerz nicht genau lokalisieren, daher in Längsrichtung nicht zu eng einblenden. − Vergleichsaufnahme der gesunden Seite − wenn möglich − gleichzeitig in einer Exposition anfertigen (Hände, Füße, Knie usw.). − **Zum Auslösen der Röntgenaufnahme dreht das Kind den Kopf aus der Richtung des Strahlengangs, bzw. dreht die Mutter den Kopf des Kindes zur Seite (s. S. 347 Abb. 10.9 c)**
Hilfsmittel, um das Kind zu beruhigen:	− Schnuller (auch bei Schädelaufnahmen) erlauben. − Schmusetier im Arm des Kindes oder auf dem Körper sitzen lassen. − Kind nicht auf kalte Platten, Tisch legen (Moltex). − Schnell arbeiten, den Überraschungseffekt ausnutzen.

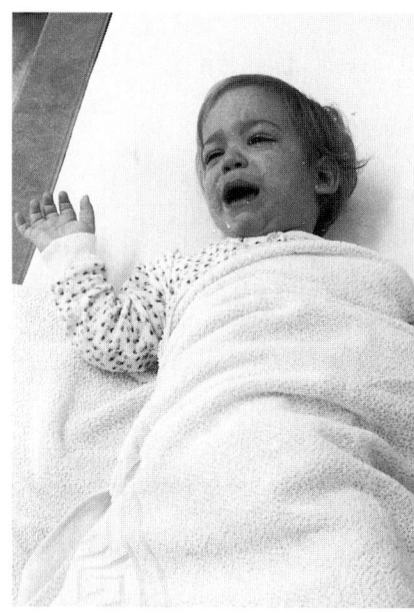 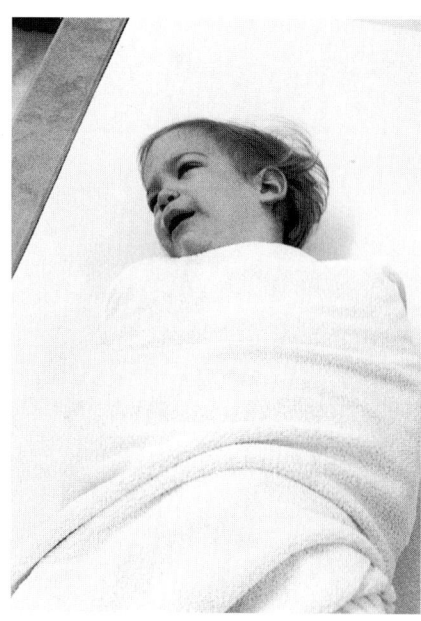

Abb. 10.**1 a/b**   Kind auf das Badetuch legen, den einen seitlichen Teil fest unter die Achsel und Körperseite des Kindes schieben. Den anderen seitlichen Teil des Badetuches unter die eingewickelte Seite; zum Röntgen einer oberen Extremität, diese freilassen.

Hilfsmittel, um das Kleinkind zur Röntgenaufnahme ruhigzustellen:	Kind in Badelaken einwickeln (s. Foto)
Beschriebene ET speziell bei Kindern:	– Polytrauma. – Finger/Hand (S. 339). – Unterarm (S. 340, 341). – Ellenbogen mit Oberarm – „frische" Fraktur – Cuff- und Collar-Schlinge – Baumannsche Extension – Anschluß Röntgenaufnahme an Baumannsche Extension (S. 342–347). – Oberarmgips – Desault (S. 347, 348). – Oberarm/Unterarm im Thoraxabduktionsgips (S. 348, 349). – Schädel (S. 349). – Becken (S. 350). – Oberschenkel – Beckengips – Extension (S. 350–352). – Fuß/Vorfuß (S. 352).
Belichtungstabelle für Kinder:	Siehe: **Strahlenschutz** (Kurslehrbuch für die in der medizinischen Röntgendiagnostik tätigen Personen) H. Hoffmann-Verlag Berlin. Anhang 10.2.

c Unterarm-/Oberarmgips im
Bett a.-p.: Der Arm wird im Ellenbogen hochgelagert.
d Seitlich: Arm abspreizen und
anlehnen.
e/f Kind auf der Trage.

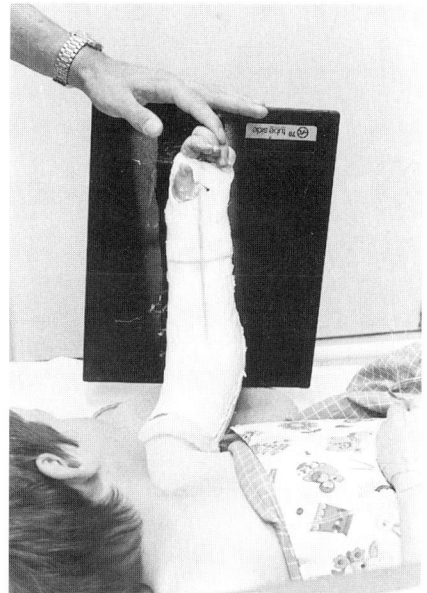

c

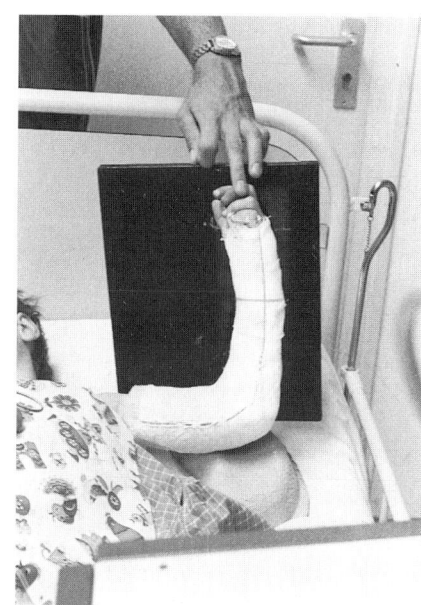

d

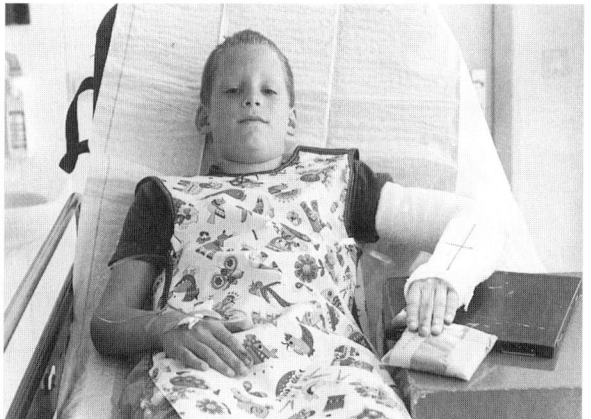

e

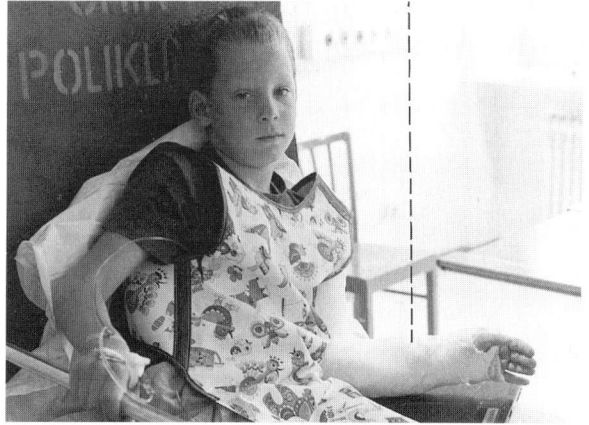

f

Ellenbogen mit Oberarm

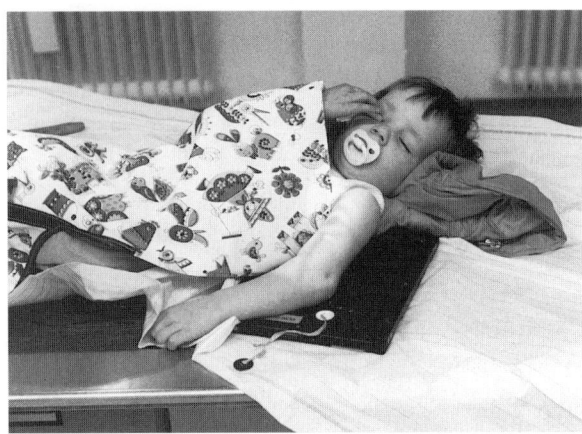

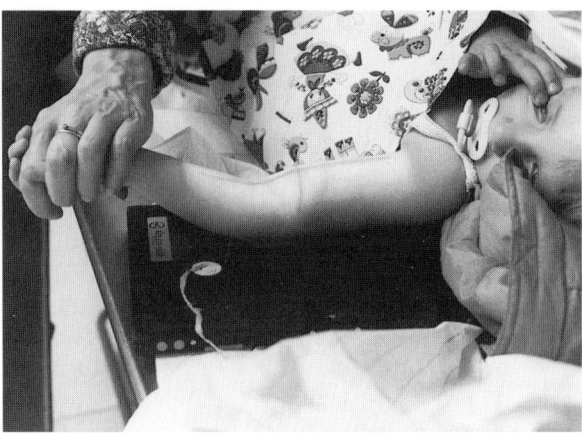

a

b

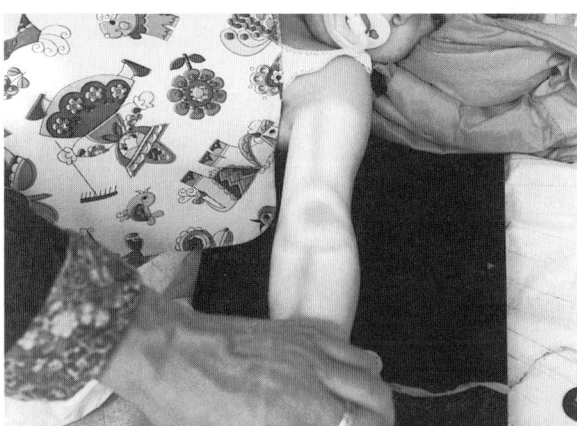

‼ Ellenbogen seitlich im Liegen V. a. Fraktur (Arm ist nicht zu drehen): Der gesamte Arm muß mit festen Kissen bis über die Körperhöhe hochgelagert werden. Kassette innen oder außen an den Ellenbogen anstellen.

Abb. 10.**6a–c** Kleinkind nicht auf kalte Unterlage legen. Filmformat nicht zu klein wählen, Schmerzangabe von Kleinkindern ist ungenau! Seitlich gut einblenden.
d/e Dislozierte subkapitale Humerusfraktur.

c

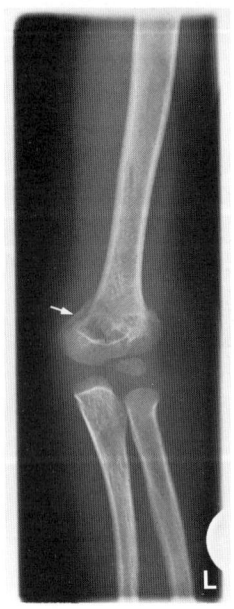

d   L

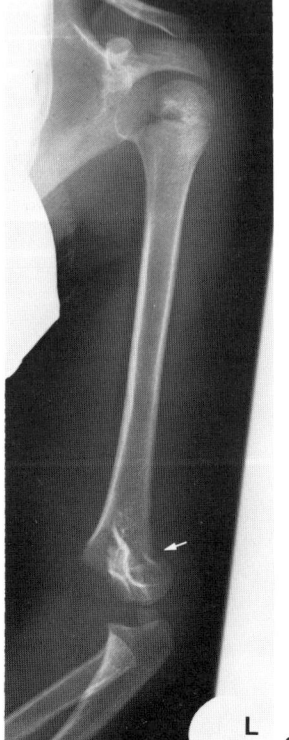

L e

Ellenbogen mit distalem Oberarm
– Cuff- und Collar-Schlinge –
(suprakondyläre Oberarmfraktur)

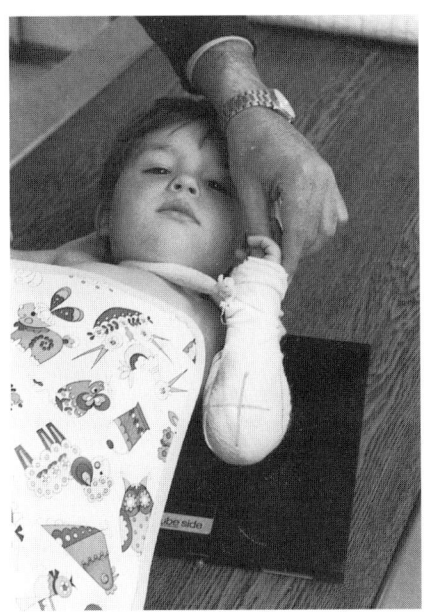

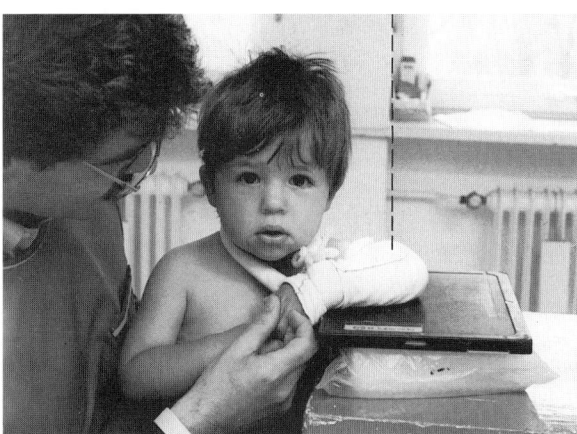

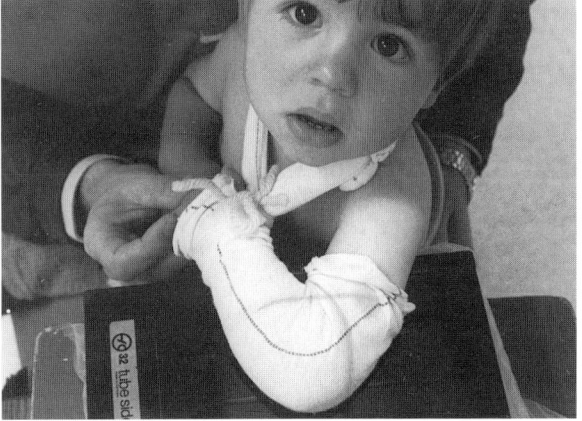

Abb. 10.**7 a**   Ellenbogen und Oberarm mit Cuff- und Collar-Schlinge a.-p.
b/c Ellenbogen und Oberarm mit Cuff- und Collar-Schlinge, seitlich, halbe Bleischürze um den Körper, bis unter die Oberarme schieben, Arm entsprechend hochlagern.
d/e Suprakondyläre Oberarmfraktur.

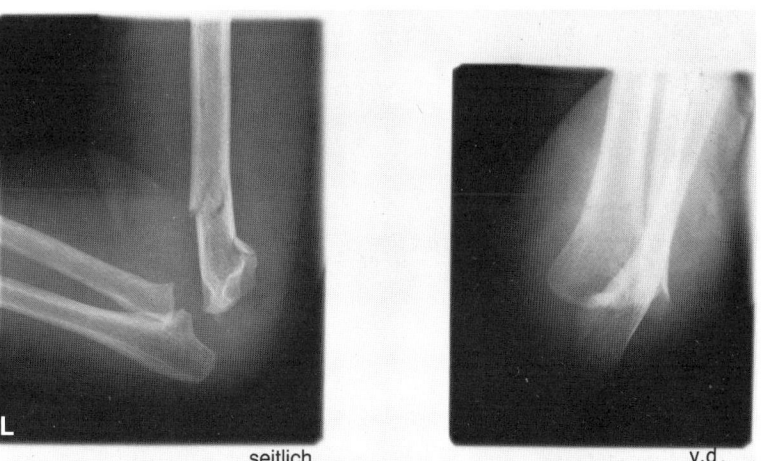

d   seitlich   v.d.   e

f–h ▶

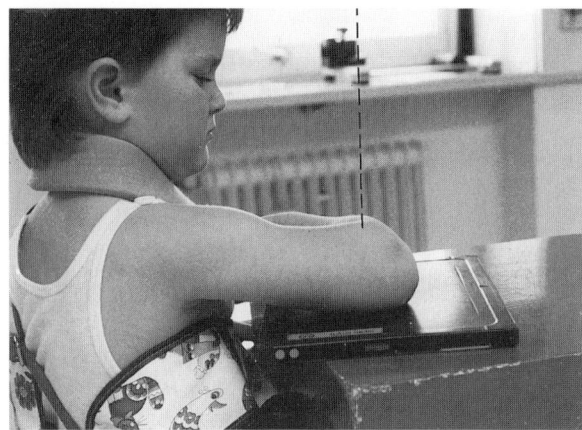

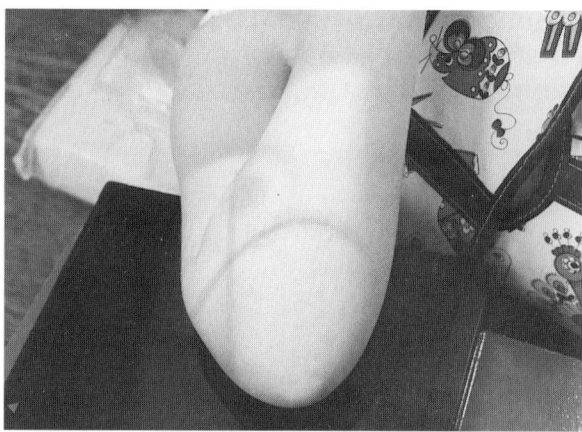

f

g

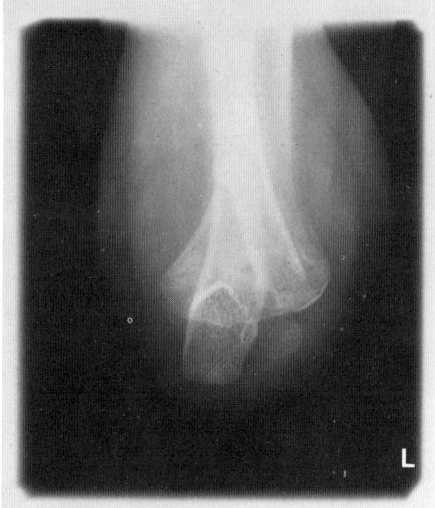

h

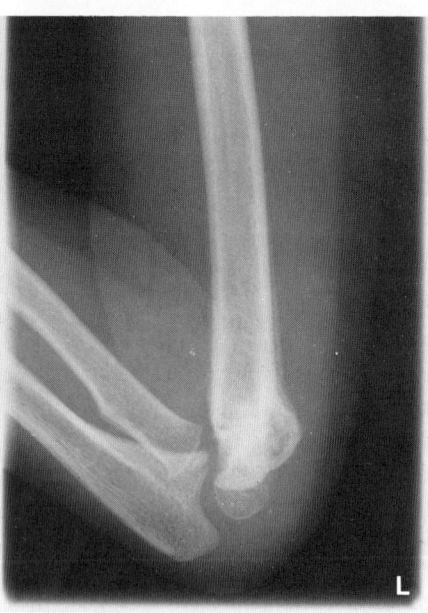

Abb. 10.7f Kind (Cuff- und Collar-Schlinge) steht zur seitlichen Aufnahme.
g Aufnahme a.-p. im Liegen, Unterarm etwas nach medial nehmen lassen.
h Suprakondyläre Oberarmfraktur, knöchern durchbaut.

Ellenbogen mit distalem Oberarm a.-p. – Cuff- und Collar-Schlinge

im Liegen:

Kleinkinder: Unterarm liegt über dem Oberarm.
Ältere Kinder: Oberarm der Kassette plan anliegend, Unterarm etwas nach medial (besserer Einblick in die Frakturlinie).

GE Der ZS trifft senkrecht durch den Unterarm hindurch auf den distalen Oberarm.

Ellenbogen mit distalem Oberarm seitlich – Cuff- und Collar-Schlinge

im Sitzen/im Stehen:

Unterarm, Ellenbogen und Oberarm liegen in gleicher Höhe der Kassette an.

GE Der ZS zielt senkrecht auf den Ellenbogen.

‼ Die suprakondyläre Oberarmfraktur ist eine typische Kleinkindfraktur (Sturz auf den Arm). Ist die *Fraktur nicht verschoben*, bekommt das Kind eine *Cuff- und Collar-Schlinge.* Der Arm ist im Schultergelenk frei beweglich, jedoch nicht durchzustrecken. *Die Cuff- und Collar-Schlinge darf zum Röntgen nicht entfernt werden!*

Ellenbogen mit distalem Oberarm – Baumannsche Extension – (suprakondyläre Oberarmfraktur)

– die Frakturteile sind verschoben –

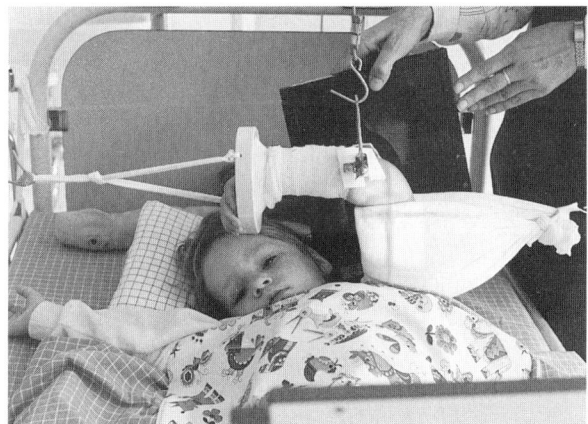

a

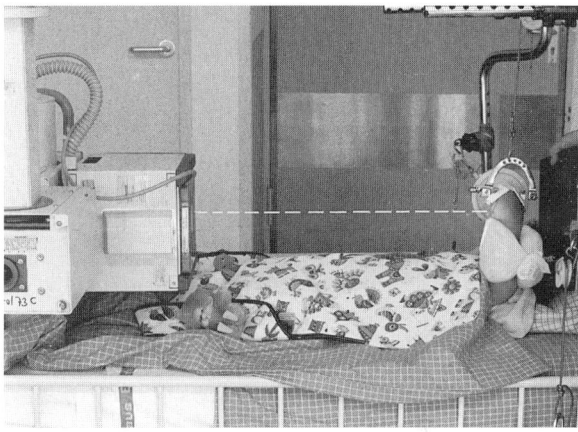

b

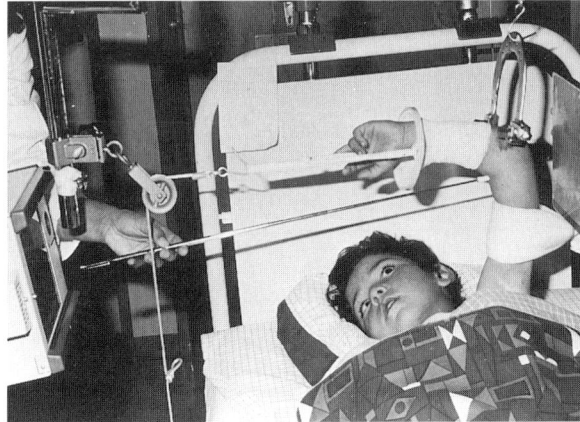

c

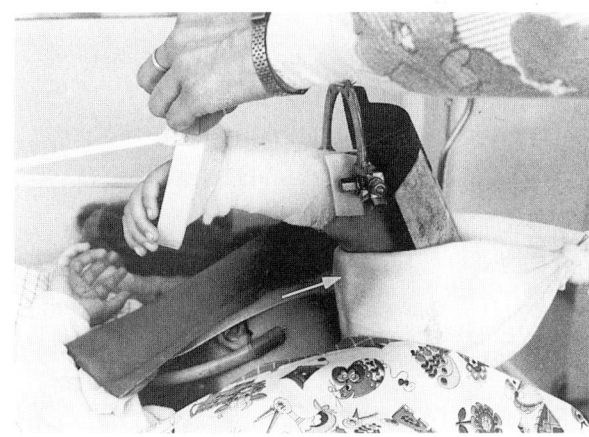

d

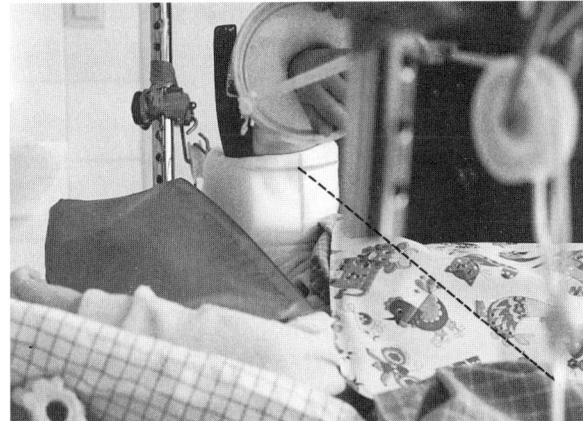

e

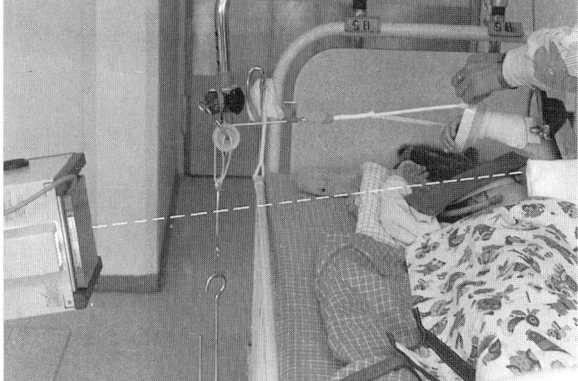

f

Abb. 10.**8** Suprakondyläre Oberarmfraktur in Baumannscher Extension.
a/b Ellenbogen mit Oberarm seitlich (seitlich gut einblenden).
c–f Ellenbogen und Oberarm a.-p.

c ET mit Metallkassette (s. Text).
d–f Flexible Kassette in die Mullmanschette eingeschoben. Metallring am Handgelenk wird zur Aufnahme angehoben (zu Abb. 10.**6 d/e**).

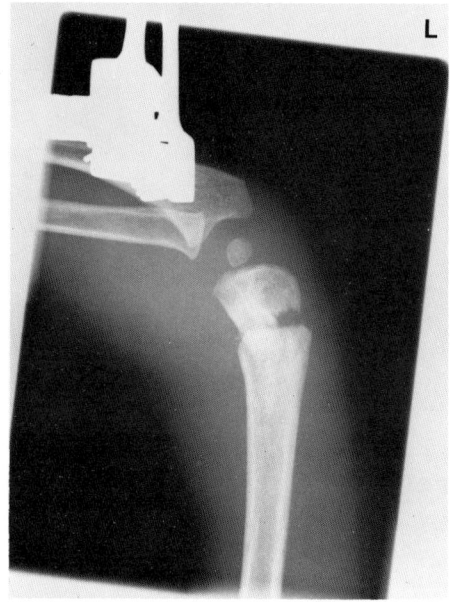 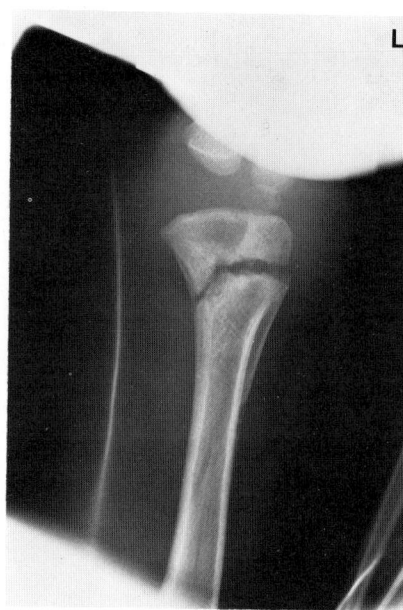

Abb. 10.**8 g/h** Suprakondyläre Oberarmfraktur in Baumannscher Extension, Stellung ach-
sengerecht.

Ellenbogen mit distalem Oberarm a.-p. – Baumannsche Extension

im Liegen:

Schwierigkeit dieser ET: das Extensionsgestänge liegt bei horizontaler Zentrierung vor dem ZS.
Falsch: ZS trifft vom Fußende her schräg am Exten-sionsgestänge vorbei auf den Ellenbogen (Fraktur wird verprojiziert).

Hilfe: ZS ca. 5° kaudokranial, von der Längsseite des Bettes her, senkrecht auf den Ellenbogen richten.
- Liegt die Mullmanschette nicht direkt an den Kon-dylen, sondern proximal, kann eine starre Kassette angestellt werden.
- Vorteilhafter (und schmerzfrei) ist es eine flexible Kassette, mit der Rundung zum Ellenbogen hin, in die Mullmanschette einzuschieben.
- Das Kind dreht den Kopf vom Strahlenfeld weg. Kleinkinder erhalten eine Bleiabdeckung über den Kopf. Unter das Blei ein Tuch o. ä. legen (Blei-schürze ist kalt), Augen frei lassen (Grund: Angst des Kindes).
- Zur Aufnahme den Metallring am Handgelenk an-heben (liegt störend im Aufnahmebereich).

GE Der ZS zielt im kaudokranialen Winkel von etwa 5° auf die Oberarmkondylen.
Belichtung: Kind 4 Jahre: EK 400 FFA 115 40 kV 5 mAs.

Ellenbogen mit distalem Oberarm seitlich – Baumannsche Extension

im Liegen:

Oberarm und Ellenbogen lehnen an der Kassette.

GE Der ZS zielt senkrecht auf den Ellenbogen.

Ellenbogen mit Oberarm – nach Baumannscher Extension (suprakondyläre Oberarmfraktur)

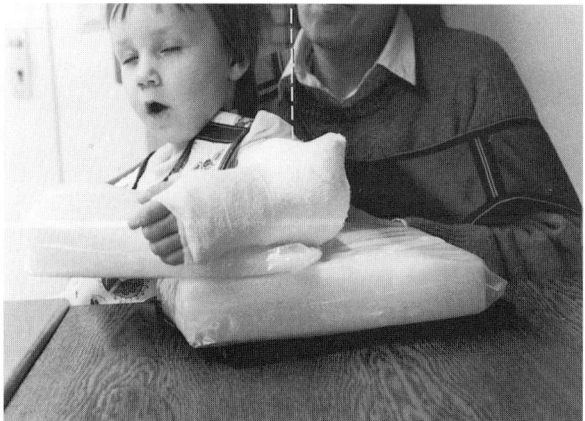

Abb. 10.**9 a** Ellenbogen seitlich mit Oberarm nach Bau-mannscher Extension, der Pin ist noch nicht entfernt (daher weiche Unterlage für die seitliche Aufnahme).

Kinder *Forts.* Ellenbogen nach Baumannscher Extension –
Oberarmschaftfraktur (Gips) – Subkap. Oberarmfraktur (Desault)

347

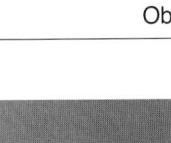

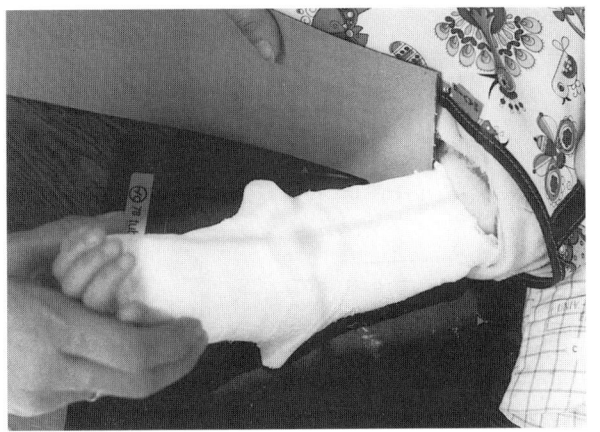

b Ellenbogen, a.-p., Arm gestreckt.

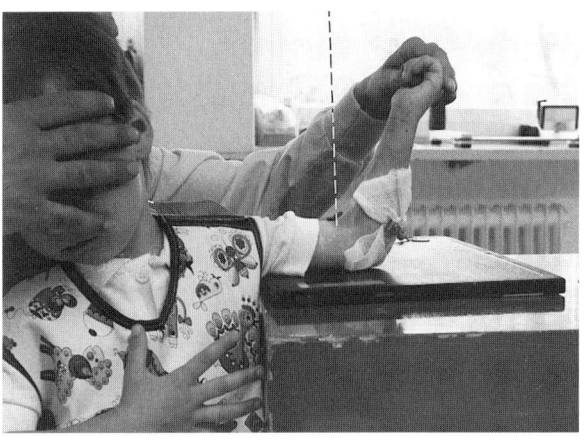

c Arm nicht durchstrecken, Aufnahme mit **aufliegendem Oberarm** anfertigen.

Oberarmgips, Desault (Oberarmschaft-fraktur, subkapitale Oberarmfraktur)

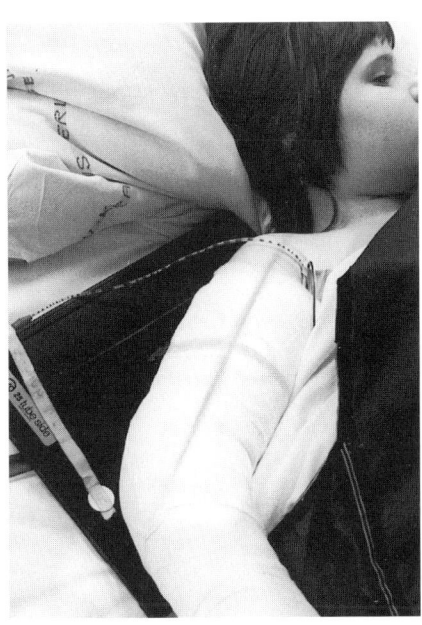

a

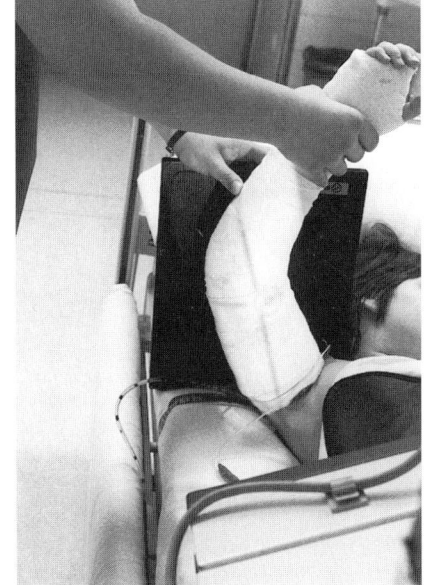

b

Abb. 10.**10 a/b**   Oberarmfraktur a.-p. und seitliche ET.
c Oberarmfraktur im Desault: interessierende Körperseite mit
Schaumstoffkeil anheben. Der Oberarm liegt nicht in Thorax-
mitte, sondern in Höhe Sternum (Dosisverringerung).

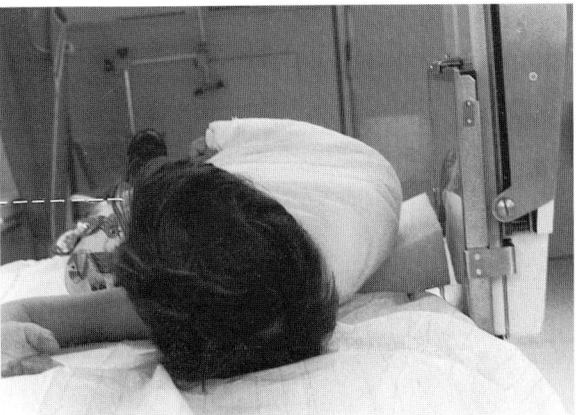

c

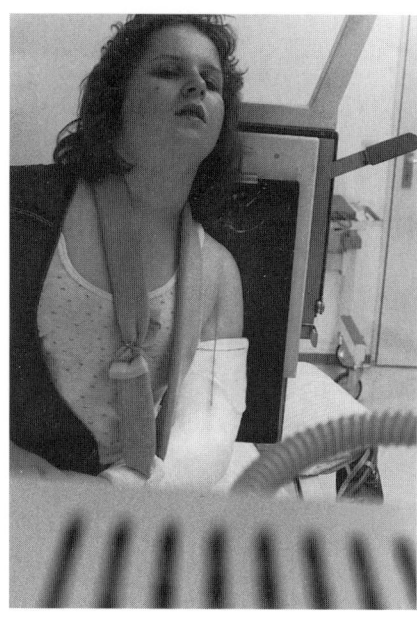

a

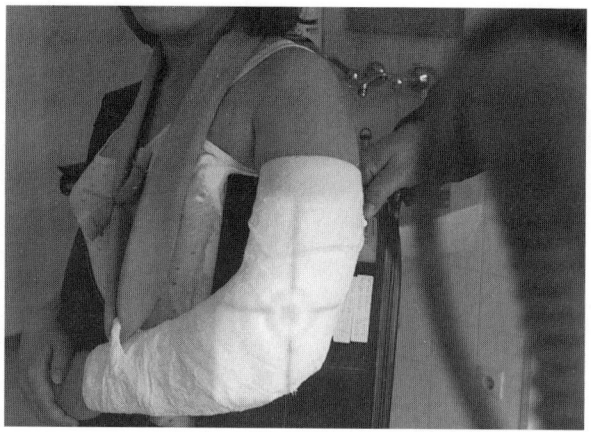

b

Abb. 10.**11a** Oberarmschaftfraktur a.-p.
b Seitliche Aufnahme mit flexibler Kassette (Bleiplatte unter
der Kassette). Die Schaftfraktur liegt im mittleren Oberarmbereich (transthorakale ET = größere Strahlenbelastung).

Oberarm/Unterarm im Thorax-
abduktionsgips (subkapitale
Oberarmfraktur und Unterarmfraktur)

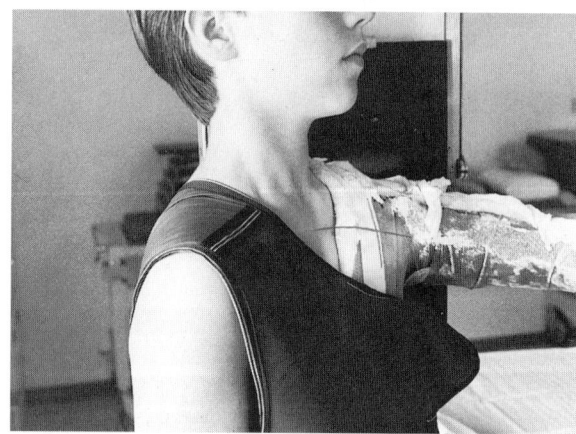

a

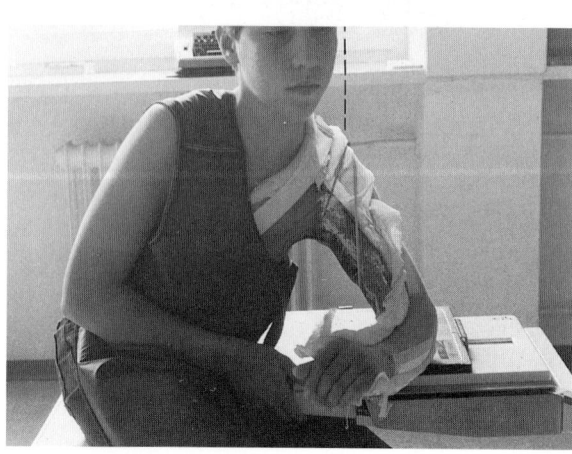

b

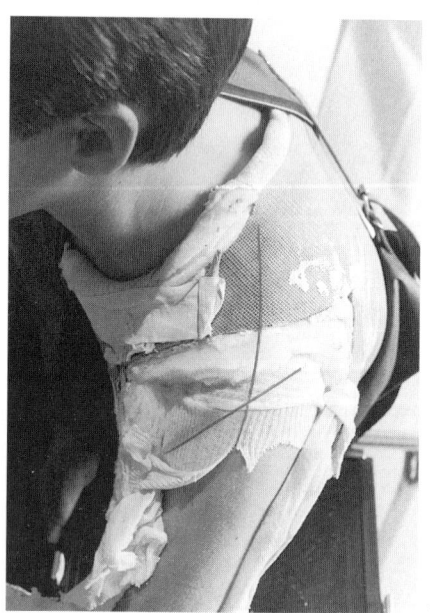

c

Abb. 10.**12a** Oberarm und Schulter a.-p. (45°-Drehung).
b/c 2. Ebene bei Thoraxabduktionsgips.

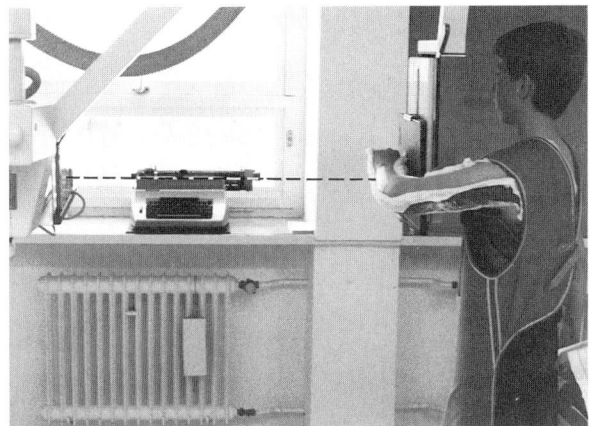

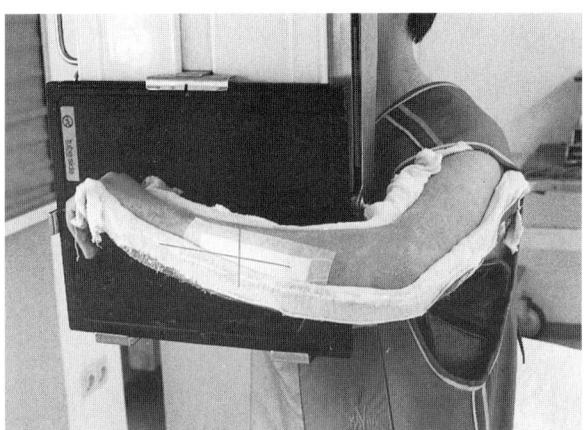

d

e

d–f Unterarm seitlich, entweder Kassette anstellen oder bei Unfallröntgengerät Arm an die eingespannte Kassette anlehnen.

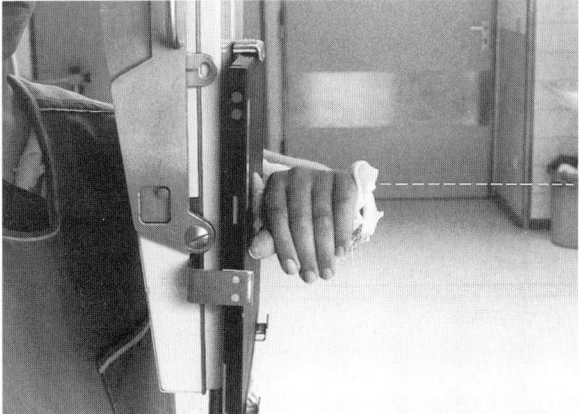

f

Schädel

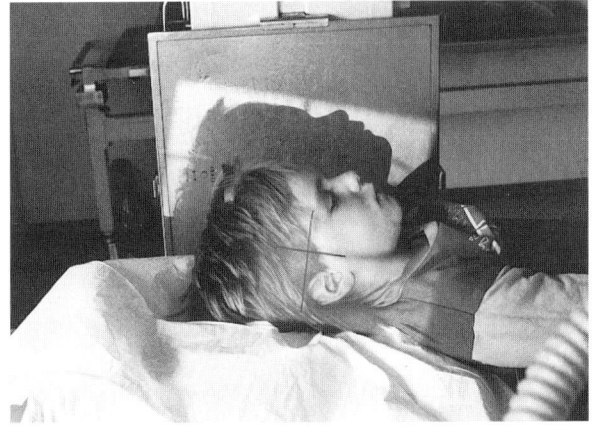

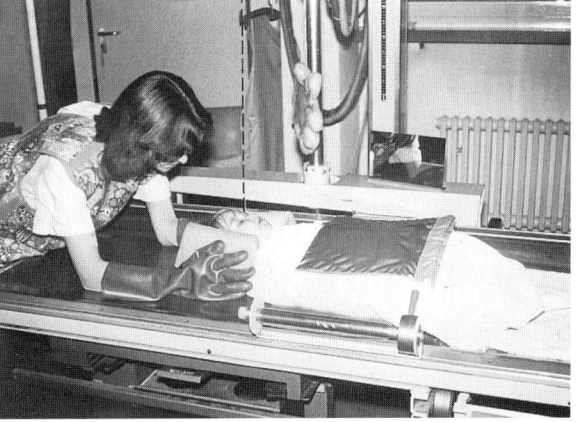

Abb. 10.**13a** Seitliche Schädelaufnahme und seitliche HWS können mit 1 Aufnahme angefertigt werden.
b Schädel a.-p. (Kleinkind).

Wirbelsäule

Gut seitlich einblenden, optimaler Strahlenschutz, d. h.
mit Bleigummi abdecken.

Becken

Trauma: Jungen mit Gonadenschutz.
Mädchen ohne Gonadenschutz.
Kein Trauma: Jungen und Mädchen erhalten Gona-
denschutz.

!! Nach Trauma in der Längsrichtung nicht zu eng
einblenden. Kleinkinder können den Schmerzbereich nicht lokalisieren.

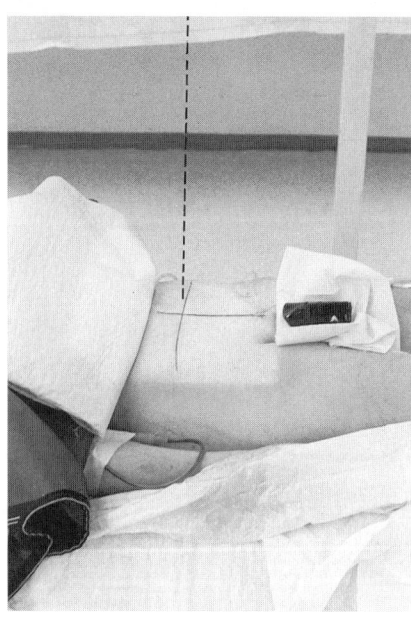

a

Abb. 10.**14a** Becken a.-p.; keine Fraktur nachweisbar.
b/c Im Anschluß an diese Aufnahme Oberschenkel mit Knie
in 2 Ebenen, Femurschaftfraktur ohne Dislokation.

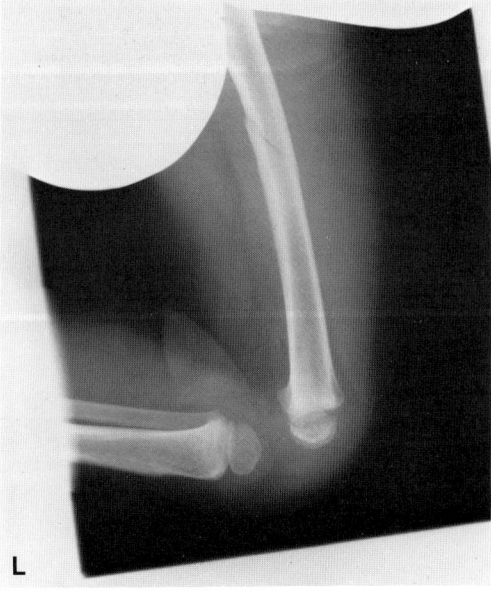

b

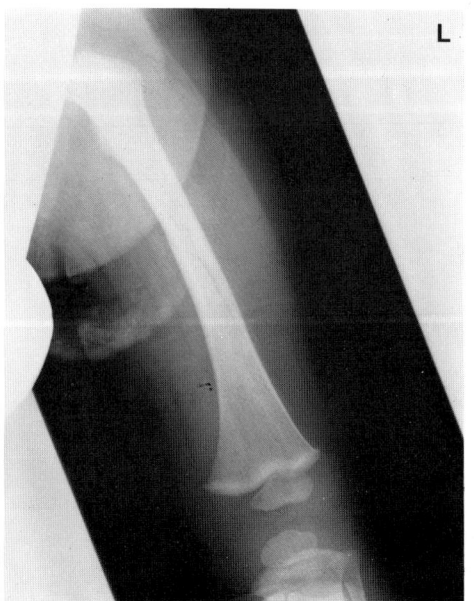

c

Oberschenkel – Beckengips
(Oberschenkelfraktur)

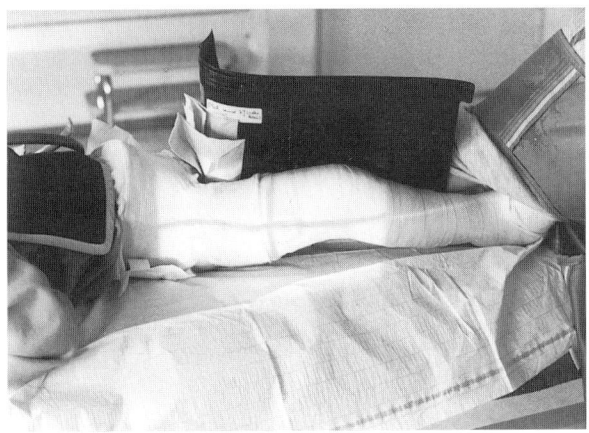

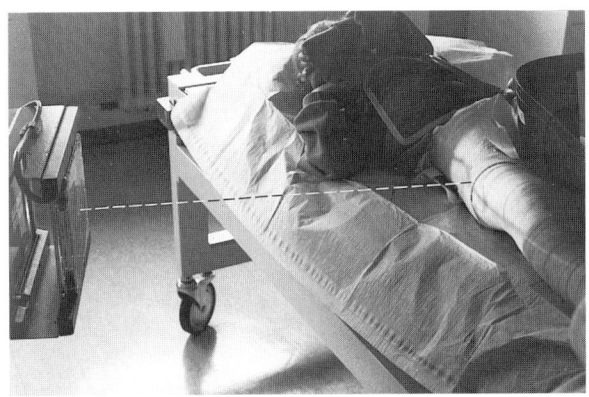

a

b

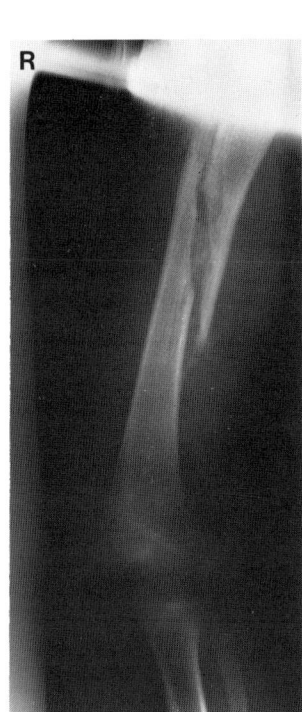

c

d

Abb. 10.**15 a/b**   Oberschenkel 2 Ebenen; durch den Becken-
gips ist das andere Bein nicht anzuheben. Mutter drückt die
Kassette (mit Bleiplatte) bis an das Becken heran.
c/d Femurschaftfraktur, seitlich mit Dislokation um halbe
Schaftbreite nach vorn.

(ET für *Epiphysenlösung* bei Jugendlichen s. S. 230 ff.)

Oberschenkel – Extension
(Oberschenkelfraktur)

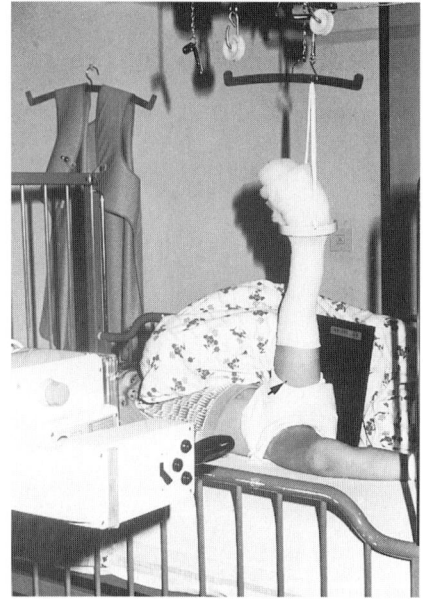 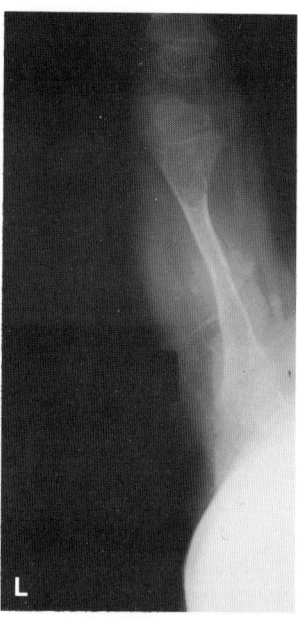 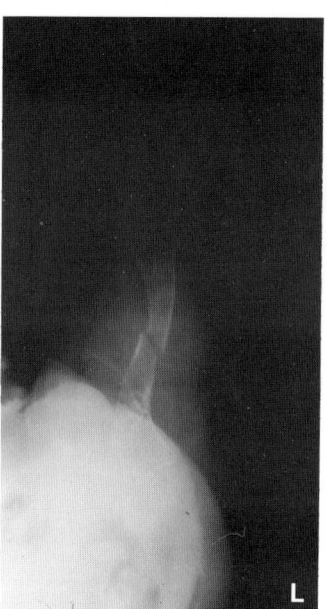

Abb. 10.**16a**   Oberschenkel in Extension.   **b/c** Oberschenkelschaftfraktur.

Fuß/Vorfuß

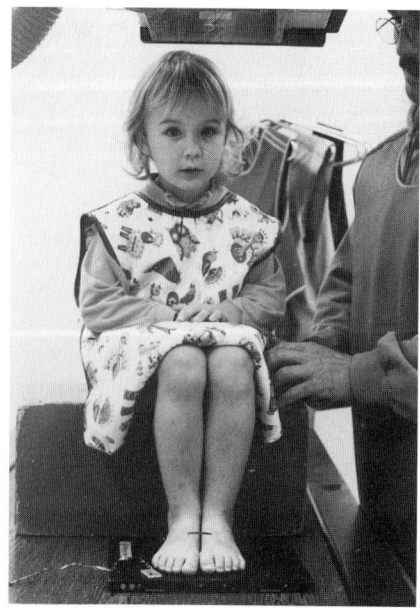

Abb. 10.**17**   Kleinkind auf Holzkasten setzen, die Füße (Vergleich) werden ruhiger auf die Kassette aufgestellt.

Sachverzeichnis

Halbfett gedruckte Zahlen weisen auf Stichworte hin, die gezielt unter ET-Wahl zu finden sind